# 病気、不調知らずのからだになれる
# ふるさと村の食養ごはん

山田剛　草野かおる
監修・秋山龍三　ふるさと村・自然食養学会主宰

Discover

# はじめに

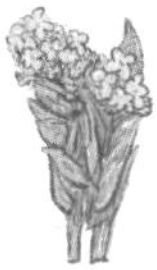

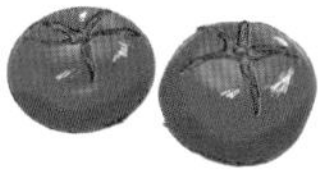

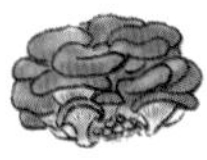

## 今こそ「食養」が必要とされるとき

**『食べたものが血液を作り、**
**血液がからだを作る』**

**『食べることは、生きるための絶対条件であると**
**同時に寿命も縮めている』**

そして、

**『いい食事と、少食と、よく噛むことが、**
**自らできる命を長らえる手段』**

静岡県伊豆半島の南端にある「ふるさと村」で、食養について教えてきた秋山先生の考えは、これらの言葉にあらわれています。

この本は、２０１６年に出版された『「食事」を正せば、病

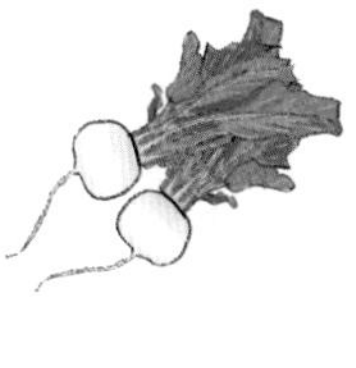

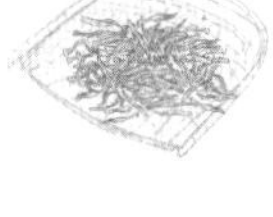

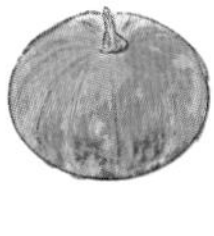

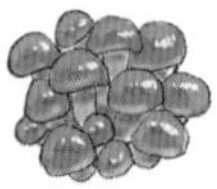
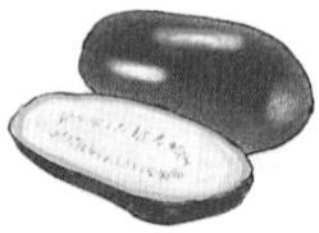
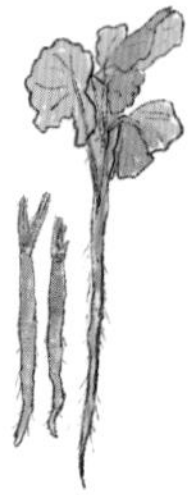

気、不調知らずのからだになれる』の実践編です。

前著では、秋山先生が実践してきた独自の玄米菜食による食養とはなにか、日本人に合った食事とはなにか、生きるとはなにかについてお伝えしました。

出版してからは、実際に連絡をくださって伊豆のふるさと村まで足を運んでくれる人もいるほど大きな反響があり、なかでも「食養のレシピはないですか？」という問い合わせを多くいただきました。

しかし、食養とは「なにをどのぐらい食べればからだにいい」とはっきり言えるものではありません。

これまでの生き方や食事、体質や病歴、生活習慣やどのぐらいからだを動かしてきたか、現在の体調や季節によっても大きく変わってくるので、秋山先生は当時、レシピとしてまとめるのは難しいと話していました。

ですが、出版から数年経っても、原因不明のからだの不調や病気で悩む現代人はますます増えるばかりです。そこに未知のウイルスによる脅威も加わり、健康についての情報が錯綜して

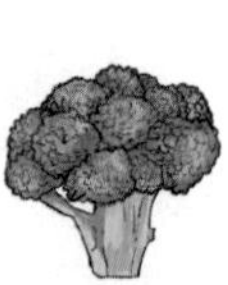
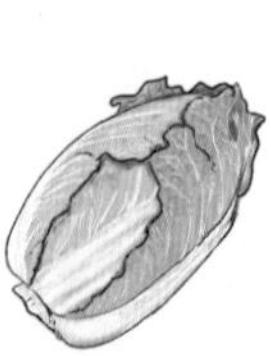
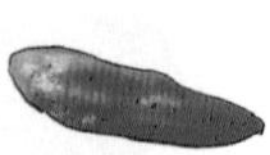

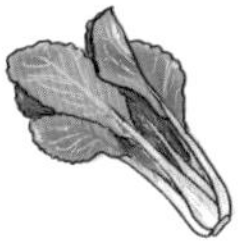
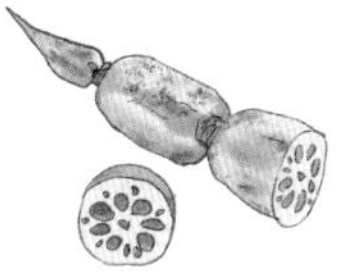
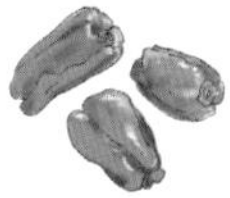

います。

**今こそ秋山先生の「食養」が必要なときではないかという思いと、レシピを切望する声にお応えするため、ふるさと村でずっと暮らし、秋山先生の食養ごはんでからだが変わり、先生のそばで食養を学び続けてきたボクが、前著の著者である草野さんとともに、この本を執筆することになりました。**

ご高齢ということから先生は数年前に食養の指導を引退されましたが、今回は最後のアドバイスというかたちでかかわってくださいました。

ボクは、秋山先生が作った料理と先生の言葉をメモにとり続けてきました。メモするとともに、「先生が前著で伝えきれなかったこと」や「自分で実践するにはどうすればいいのか」を長年考え続け、先生の言葉の本当の意味や料理の作り方についての質問を繰り返し、自分なりの答えを探してきました。

この本では、秋山先生が実際に作ってきた多くのレシピを紹介しながら、食養とはなにかを理解していただくと同時に、皆様に少しでも食養を実践していただけるようにお伝えします。

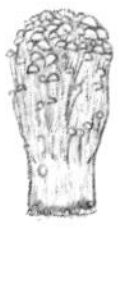
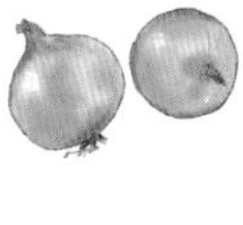
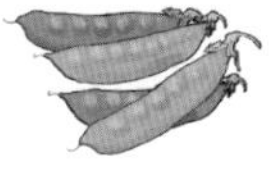

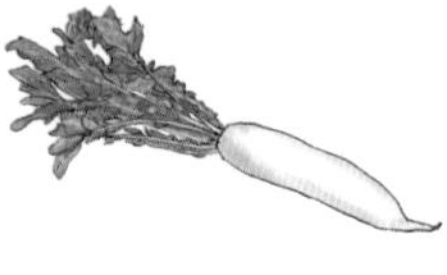
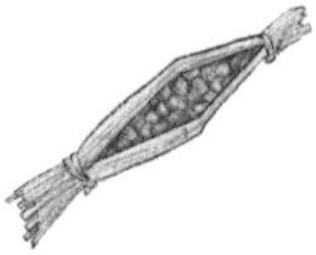
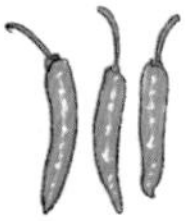

## 「ふるさと村」の秋山先生との出会い

少しだけボクのことを話させてください。

ボクは、20年勤めた会社を45歳で退職して、それまでの生き方を考え直しました。2年程、農業関連の仕事を模索して動き回りましたが、違和感を覚え、残りの人生は自分の本当にやりたいことである自給自足をしながら仙人のような生活をしようと強く考えるようになりました。

そこで、まずは湧き水のある山奥の土地を探し始めたところ、たまたま伊豆で紹介された別荘の物件の地図に「ふるさと村」という文字を見つけたのが始まりです。

調べてみると、山奥のどん詰まりの場所に土地を開き、湧き水を飲み水にして、そこで自給自足をしている人がいることを知りました。

まさにボクのやりたいことそのままを実現していました。

その人が「秋山龍三先生」でした。

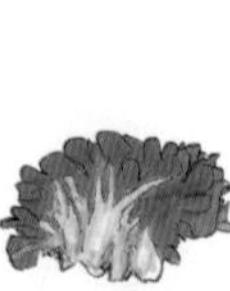

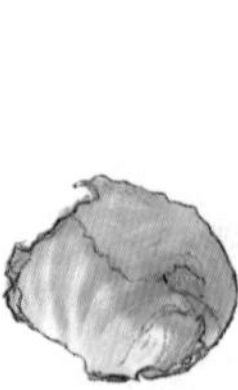

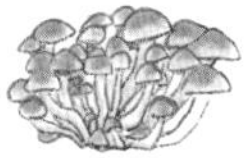
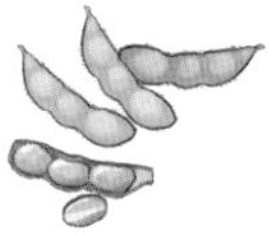
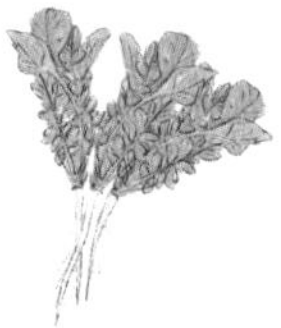

## ふるさと村の食事でからだが変わった

自分も秋山先生のように年齢を重ねていきたいと思うようになったボクは、２０１１年の4月からふるさと村に住み込んで本格的に有機農と自給自足の技術を学び、先生の作った食事を、朝と晩の2食いただくことになりました。

すると、明らかに食事でからだが変わり始めたのです。

小さな頃から虚弱体質だったボクは、栄養ドリンクを頻繁に飲むなど、不健康な生活を続けていたため、からだを動かしても汗がかけず、日なたでの長時間の作業をすると熱が頭にこもり、途中で動けなくなっていました。

ところが、ふるさと村では、3ケ月をすぎた頃から、胸や背中あたりから少しずつ汗をかけるようになり、途中で動けなくなることが減っていきました。以前、別の場所で半年間、同じように農業を経験したときは、まったくからだに変化がなかったのに……。

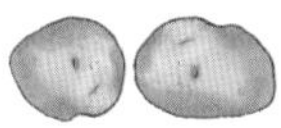
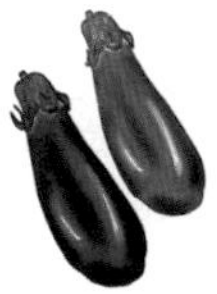
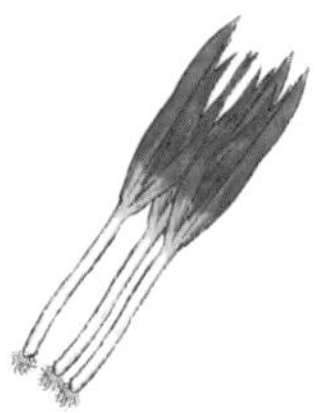

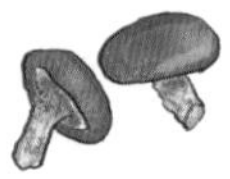
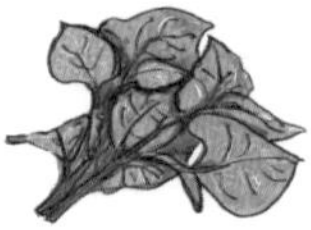
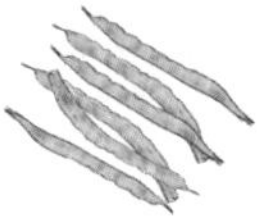

2年目になると、動くことが苦痛ではなくなりました。それまで太陽の下で動くのがつらく、からだがしなびていくように感じ、長い作業はできなかったのが、汗を流しながら気持ちよく動けるようになり、大嫌いだった夏が大好きになりました。

朝起きたときにスッキリ感じることが多くなり、それまで快調だと思っていたものが、本当は快調ではなかったことを知りました。と同時に、それまで好きだったお菓子を食べても、外食をしてもおいしいと感じなくなりました。

それ以降も、からだはどんどん変わっていきます。

初めは、自給自足の技術を身につけることが目的でしたが、食養でからだが変わることを体感したことで、食養を本気で学ぶようになったのです。

食養を実践するためには、自分で料理をして作れるようにならないといけないことに気がつきました。

それまで料理をしたことはありませんでしたが、2年目から

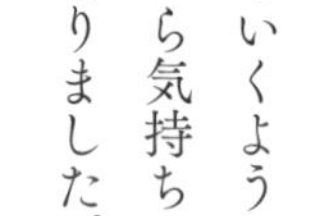

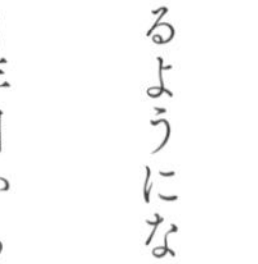

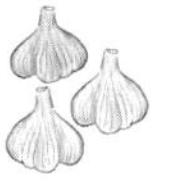
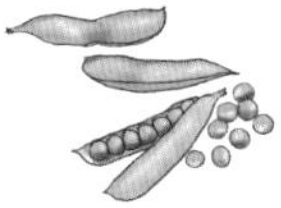
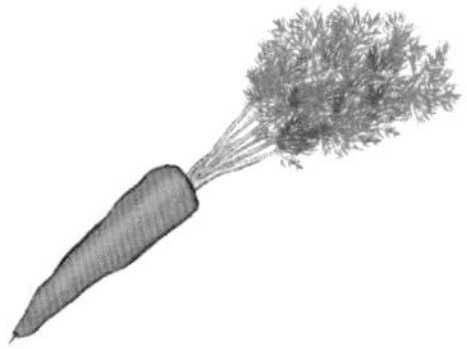

は、朝の食事は秋山先生の手料理を、晩ごはんは自分で作り始めました。3年目は、朝晩2食とも自分で作るようにしました。
先生が話す内容は、食養だけではなく多岐に渡り、とり続けたメモ帳の量は、最初の2年で30冊以上。書きとった先生の言葉は、ボクの宝物です。これらのメモを何度も見直し、先生に質問を繰り返し、考え続けることで本書ができました。

## 秋山式食養のルーツ

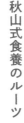

ふるさと村を開いた秋山先生は、昭和6年千葉に生まれ、末っ子だったこともあり、江戸時代生まれの祖母に育てられました。
先生の祖母は病気知らずで、子どもの頃から玄米菜食と少食生活を送り、野草や薬草にくわしく、味噌や梅干しをずっと自分で作っていました。
そんな祖母から食べものや生き方について教わった結果、先生は現代の人々とは異なる、「江戸時代に近い食習慣や生活様式」を受け継いだのです。

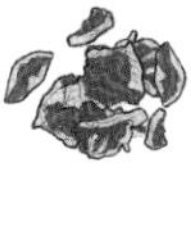
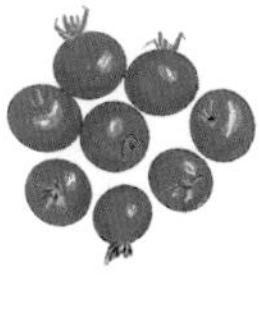
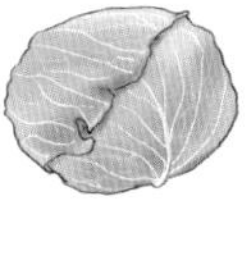

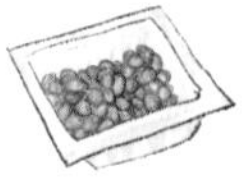
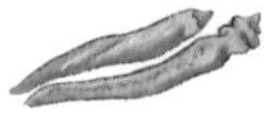
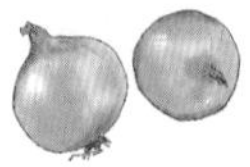

## 食事を正すことで、病気・不調知らずのからだになれる

そんな秋山先生は、戦後、勤めていた小学校の教員をやめて、物書きになる夢を見て東京に出ましたが、行くあてがなくなり、お寺の軒下で一宿を借りることに。このことがきっかけで、お寺の管長の秘書をすることになりました。

お寺の修行食は、1日2食。粥や麦飯に味噌汁と漬物、たまに副食が1品つく程度。とても質素な食事ですが、管長をはじめ僧侶たちは、夜明け前から深夜までの激務をこなし、健康で長生きでした。そんな姿を見た先生は、「西洋から導入された栄養学の常識が通用しない世界」を体感しました。

また、そのお寺の典座長に言われた「料理は、おいしく食べてもらいたいという強い気持ちがあればおいしくなる」という言葉が胸に響いた先生は、ふるさと村で独学で料理を学び、自分で作るようになったのです。

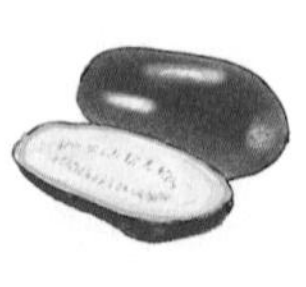
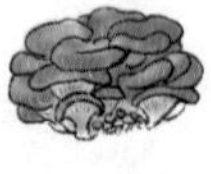
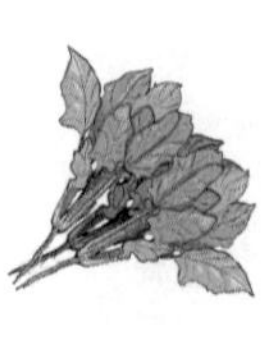

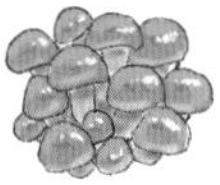
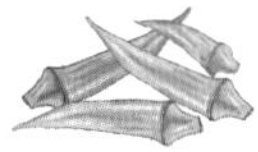
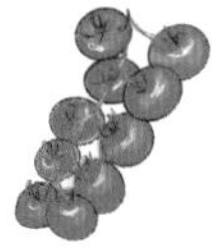

そして30代のときに、病院経営をしながら食養による治療をも行っている医学博士の沼田勇先生に出会い、現代の病気の大きな要因が食の乱れにあり、『「食事を正す」ことで、病気を治せる』ことを学びました。

**祖母から受け継いだ食生活で、祖母同様に自らが健康で病気ひとつしないこと。**

**お寺の粗食で、管長や僧侶が元気に激務をこなし、長生きしていること。**

**放漫で贅沢な食生活で病気になり、早く亡くなる人が多いこと。**

それらの事実から、食養が本物であると確信した秋山先生は、その後、何度も沼田先生の病院に泊まり込み、食養での治療を現場で学びました。

沼田先生には食事のレシピはなく、一人ひとりの症状や体調によって食事を変え、さらにその反応を見ながら細かく食事を変えていたのでした。

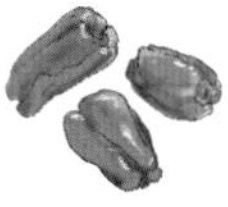
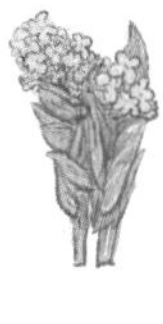
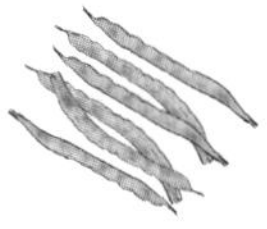

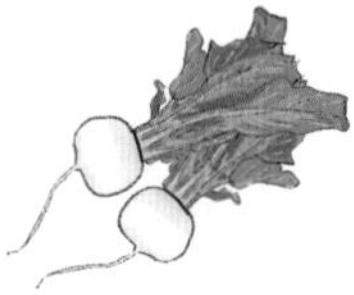
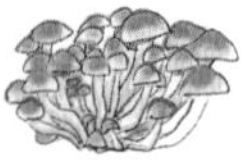
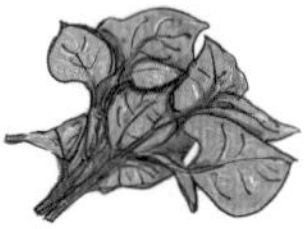

その後、20年以上にわたって食養を学び続けるなか、きれいな湧き水を求めてたどり着いた西伊豆の地にふるさと村を開き、食料の自給と安全な食の提供、食養の指導を始めたのです。

本書では、秋山先生自身が実践しながら指導してきた「正しい食事」について、からだにおいしい料理とはなにかなど、食養の味つけや実践の前に知っておきたいことを1章でまとめました。

2章では、秋山式食養における、毎日食べたい基本の食事をくわしく説明します。

3〜6章は春夏秋冬ごとに旬を迎える素材と食養の実践の参考にしてほしいレシピを、7章は季節にかかわらず食べられる乾物や豆類のレシピについてお伝えしています。

どんなに忙しくても、時間がなくても、どんな世の中になったとしても、ごはんは、毎日食べます。それが「生きる」ということです。

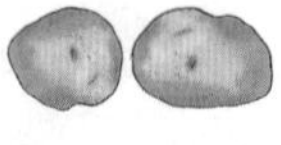
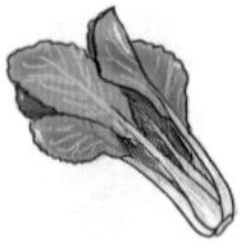
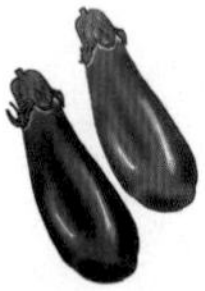

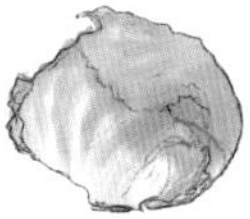
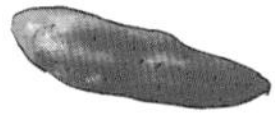
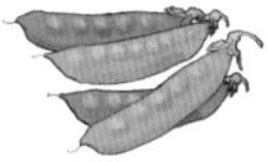

だからこそ、この本を参考に毎日の生活のなかで食養を実践し、自分のからだが変わる体験をぜひ一度味わってみてください。

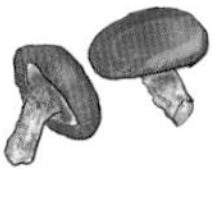
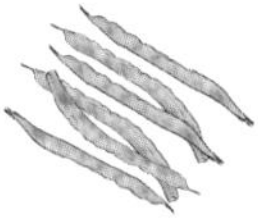
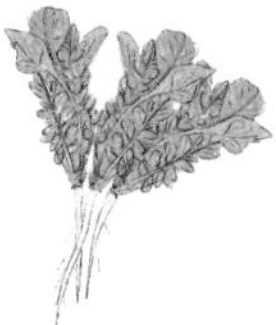

# 目次

## 3章

### 春の食事　春に旬を迎える野菜とレシピ

## 4章 夏の食事 夏に旬を迎える野菜とレシピ

## 5章

## 秋の食事　秋に旬を迎える野菜とレシピ

## 6章

# 冬の食事　冬に旬を迎える野菜とレシピ

# 1章

# ふるさと村の「食養ごはん」とは？

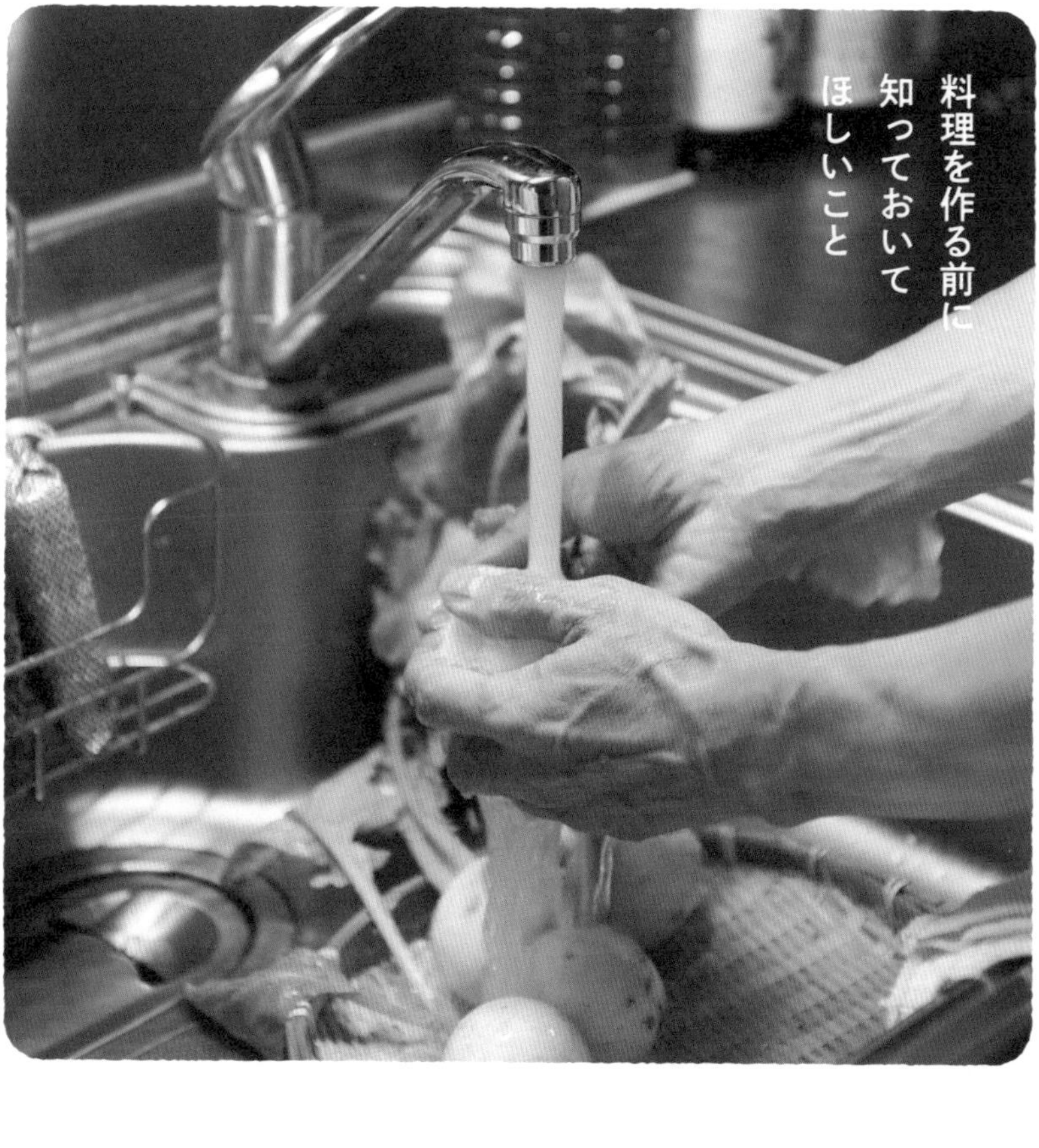

# 日本人が昔から食べてきたものでからだを癒す

## お米・漬物・味噌・醤油・梅干し・だし基本の食事が日本人に合っている

毎日の生活のなかであまり意識しないかもしれませんが、食べものには、それぞれ歴史があることを、知っていますか？

たとえば、ボクたちの主食である「お米」を食べるようになって約3000年、「漬物」は約1500年以上、「味噌、醤油、梅干し、だし」は、約800〜700年になります。

日本という国で生き抜いてきた祖先の人たちは、ずっとこれらの食材を食べ続け、健康を維持し、子孫を残してきました。つまり、今生きているボクたちのからだと心は、「お米」「漬物」「味噌、醤油、梅干し、だし」から作られていると言っても過言ではありません。

一方、「肉、油、砂糖、添加物、薬品」などを毎日のように大量に食べるように

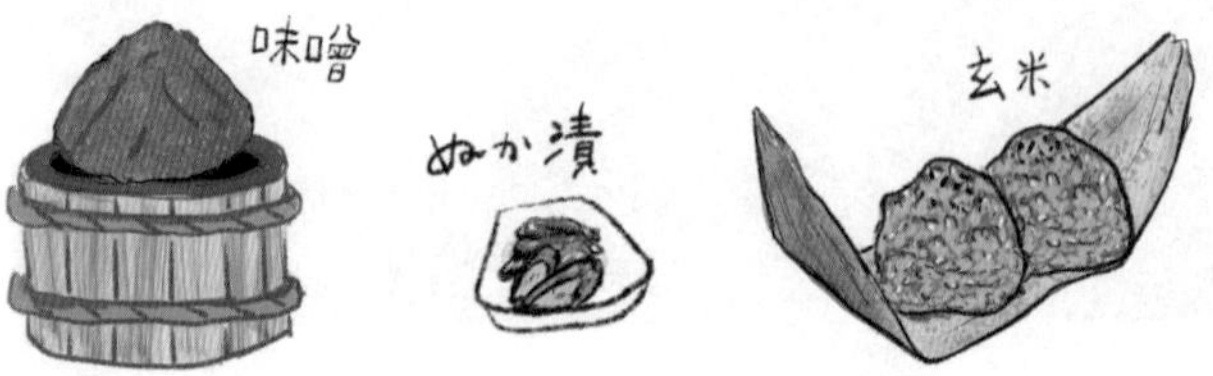

なったのは、ほんのここ50～60年のことです。

日本人の食の歴史を1000年単位で考えると、こうした食べものと付き合ってきた時間はまだほんのわずか。味が魅力的だったり、西洋における栄養学効果が謳われていたりするものもありますが、その実、日本人であるボクたちのからだに本当に合っているかどうかは、まだわかりません。

もしかしたら、からだが必要とする以上にこれらの食べものを摂り過ぎて、食当たりのような作用を起こしている状態かもしれません。病気や不調になることの一因としても、十分考えられるのではないでしょうか。

ふるさと村で食養を始めた秋山先生は、常に言っていました。

**『食べたものが血液を作り、血液がからだを作る。**
**そして、血液の汚れが病気を引き起こしている』**

当たり前ですが、人間のからだは、空気、水、食べたもので作られています。

今は、空気と水の質が悪化していることも無視できませんが、それだけではありません。秋山先生は、「肉、油、砂糖、添加物、薬品」などの過剰摂取や食生活の

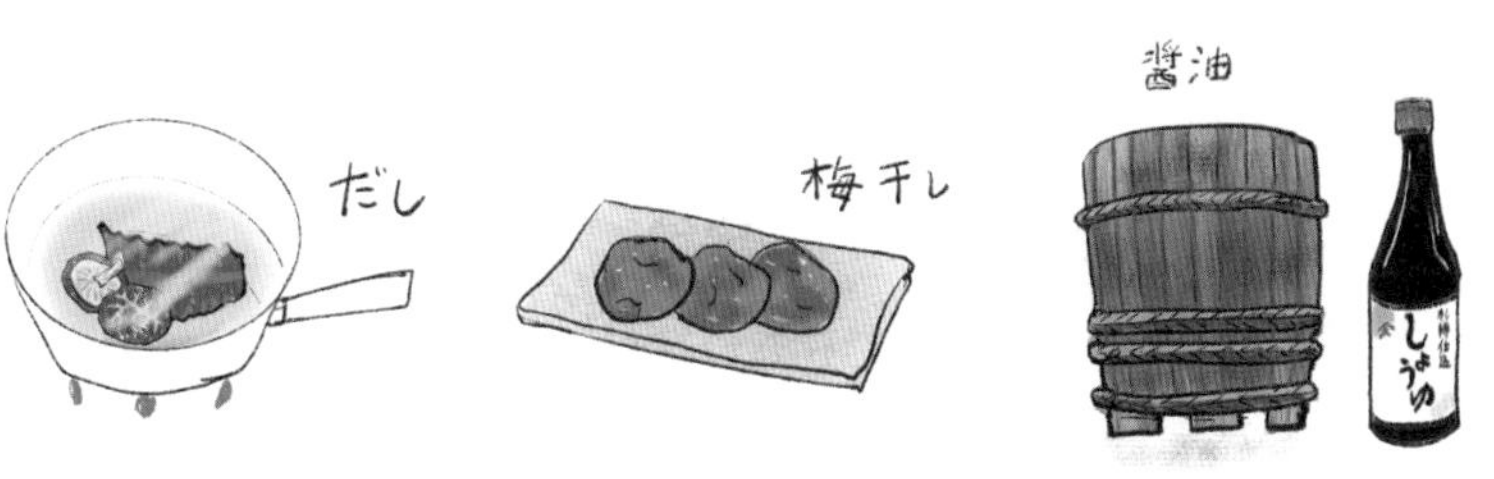

乱れによりからだの中の血液が汚れ、生活習慣病やアレルギー、ガンなどの多くの病気や不調を引き起こしていると考えていました。

さらに、からだは左のイラストのように、常に新陳代謝を繰り返し、全身では1秒間に数百万回の細胞分裂をしています。

からだは少しずつですが常に生まれ変わっています。

食事を見直して、汚れていた血液を新しくキレイなものに入れ替えることで、不調をとりのぞくことができます。まさにこれが「食養」です。

でも、ボクたちの生活習慣は、そう簡単には変えられないものです。一度知った贅沢ややみつきになる味もなかなか止められません……。

だからと言って、今の不調をそのままにしておけば、やがてからだの組織や臓器が壊れて、発病してしまうでしょう。そこから「食養」で回復するにはとても時間がかかりますし、本当に難しい挑戦になります。

できるだけ「病気になる前」（漢方では「未病」という概念であらわします）から、食養を実践してみませんか？

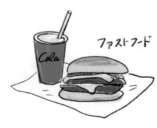

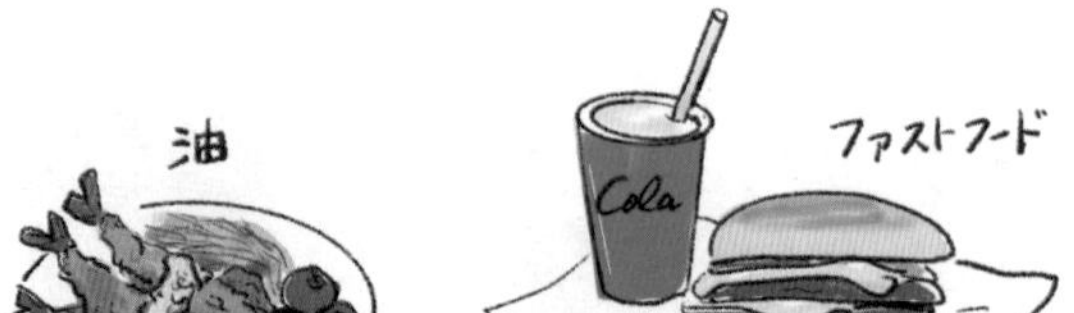

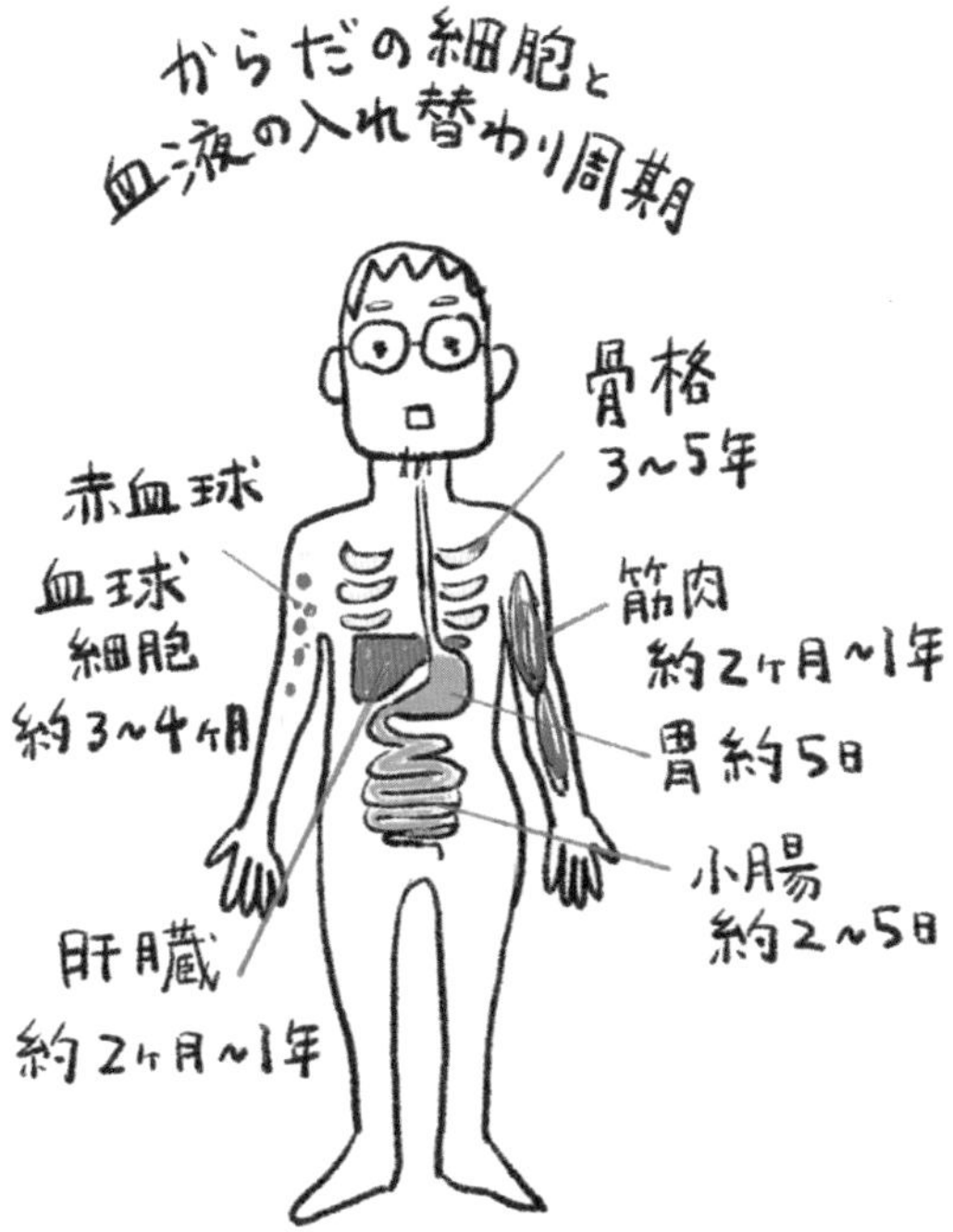
からだの細胞と
血液の入れ替わり周期
骨格
3〜5年
赤血球
血球
細胞
約3〜4ケ月
筋肉
約2ケ月〜1年
胃約5日
小腸
約2〜5日
肝臓
約2ケ月〜1年

人のからだは常に新陳代謝を繰り返して、一般的には上のような周期で、古い細胞が新しい細胞に入れ替わります。

食養に加えて、

① しっかりと呼吸する
② からだを動かす
③ からだを温める
④ ストレスをためない
⑤ 十分な休養と睡眠をとる

を実践すると新陳代謝が活発になると同時に、免疫力が上がり、病気や流行性感冒の予防にもなります。

# おいしいものは、からだに必要なもの

**乱れた味覚が病気を招いている**

「おいしい」食事ってなんでしょう？

あなたは、どんな基準で日頃の食事の「おいしい」を判断していますか？

**人類の長い歴史において、食べることと生きることはイコールでした。そして、「おいしい・まずい」という味覚は、生存本能とつながっていました。**

甘味、うま味、塩味の元である糖質、タンパク質や脂肪、ミネラル、ビタミンなど、生命を維持するためにからだが本当に必要としているものは、おいしさを感じて食べたくなります。逆に、酸味や苦味のあるものは、腐っていたり毒だったりする可能性があるので、まずく感じ、食べたくなくなります。

たとえば子どもは、本能として酸味と苦味は苦手であることが多く、食べても安全だと学習することによって、味を受け入れていくようになります。味覚は、本来このようにシンプルなものです。

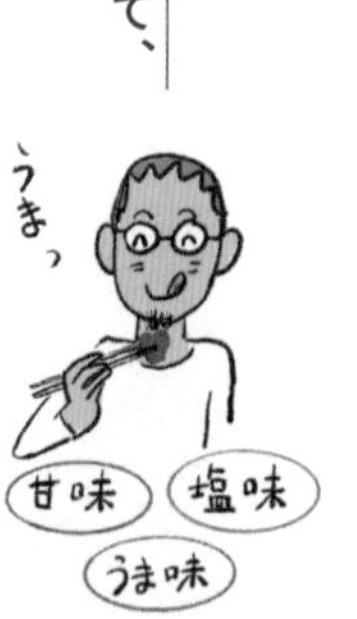


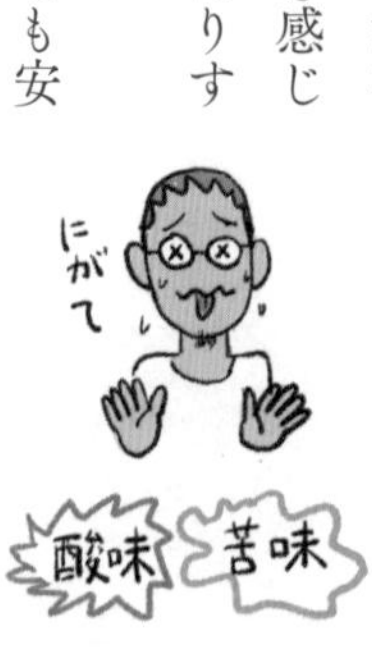

人間は、古来営んできた狩猟採取の生活から、天日干しで乾物にする、塩や発酵作用のある菌を用いて漬物にするなど、食べものを保存することを長い時間をかけ、試行錯誤して学んできました。20世紀になると、電気を活用した冷蔵庫が生まれ、食品を長期保存することが可能になります。科学や技術が進むにつれて、より便利さが追い求められ、長期保存できる食品や簡単に味を演出できる添加物や薬品が開発されていきました。その結果、現代の先進国では、食べものがいつでも安く手に入るようになりました。

食べることは生死につながることだったのに、時代が進み、いつのまにか、手軽さや味のバリエーションを楽しむことが重視されています。

とくに日本においては、戦後から高度成長期に大きく食生活が変化し、食べることと生きることのつながりが、どんどん薄れていきました。

生きるための「おいしい」と感じる味覚機能が、娯楽のための「おいしい」にスイッチし、より刺激の強いものを求め続けるようになっています。

からだに必要なものこそがおいしいものだったのに、味覚が乱れることで、生きるために食を意識することから切り離されていったのです。

この乱れた味覚が、生活習慣病やガン、アレルギー性疾患の原因になっていると秋山先生は考えていました。

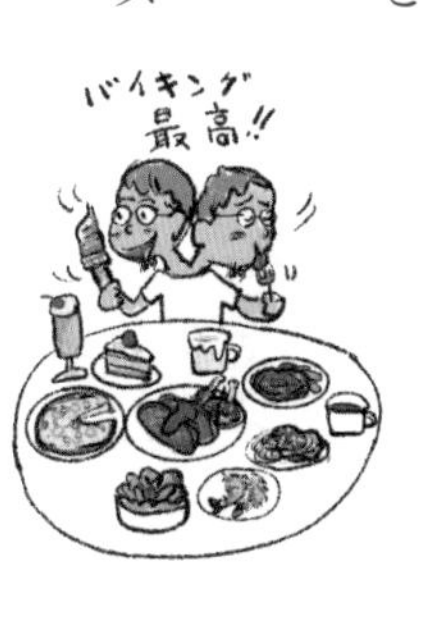

## おいしく食べてほしいという気持ちが「料理」の原点

**限られた調味料と食材でも食べ飽きない**

ほんの50～60年前の日本には、コンビニや今ほどたくさんの飲食店はありませんでした。また、化学的につくられた添加物、薬品が含まれている食べものや調味料も今ほどありませんでした。

50～60年以上前の昭和初期や江戸時代までの人々は、自分たちのまわりで手に入る**野菜、穀物、きのこ、海藻、魚、貝類などの限られた食材と、だし、古来から続く限られた調味料を使って、素材本来の味を引き出してきました。**

毎日食べ飽きることがないように、繊細で噛むほどに味わい深い料理を作ってきたのです。

もちろん今の日本人も、同じ気持ちを持って料理しているはずです。しかし、この50～60年の「肉・油・砂糖中心」の味と、「添加物や薬品」によって作りだされる直接的で強い刺激をもった味がクセになり、いつのまにか、舌や頭が感じるおい

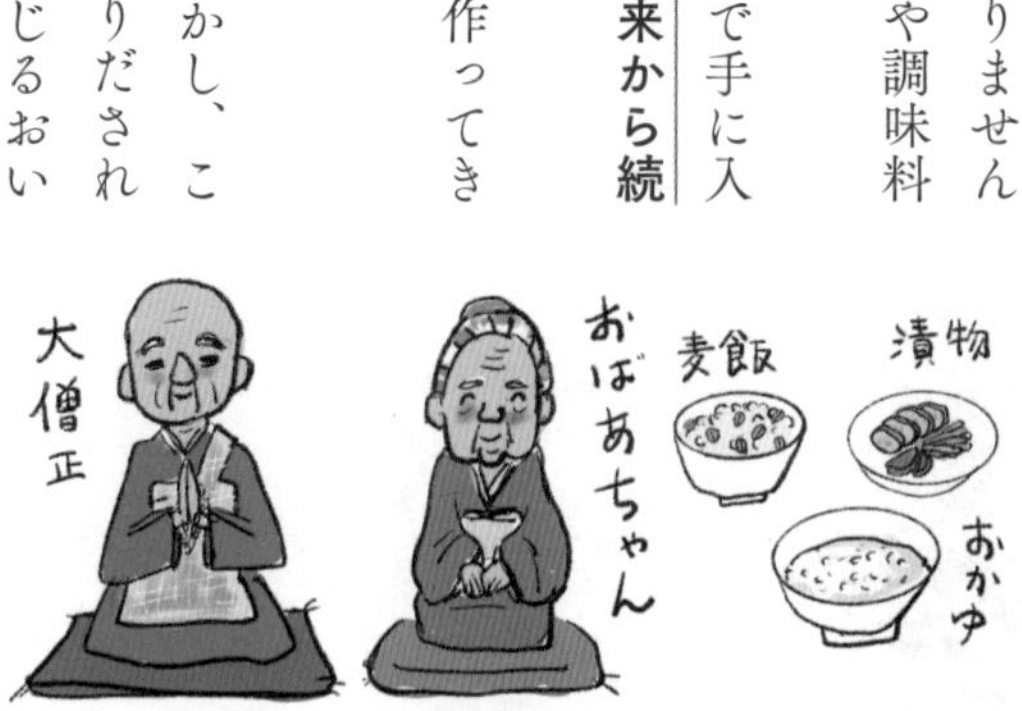

しさに意識が奪われています。

現代は、化学調味料の多用も無視できませんが、多くの調味料による味つけのみでおいしさを求めることが主流になっています。そのため、少ない調味料を工夫して作っていた昔ほど、創意工夫をしなくても、おいしく感じられるものがいつでもどこでも食べられます。

秋山先生の食養ごはんは、50～60年以上前の日本人がつくっていた料理を受け継いでいます。

前述したように先生が作るごはんのルーツは、江戸時代生まれの先生の祖母が幼かった秋山少年に作ってくれた料理のおいしさにあります。秋山先生の料理は、調味料の味つけだけに頼らず、昔の創意工夫を引き継いでいます。

さらに、お寺の管長の秘書として過ごした中で食べた、お寺の修行食のお粥や麦飯、漬物などの「粗食」がベースになっています。

だからと言って、現代のおいしさをすべて否定しているわけではありません。ただ、毎食刺激的なおいしさを求めて食べるのではなく、たまに楽しむほうが、からだにも心にもいい作用があるはずです。

昔は、節句や年中行事、儀礼、祭、お祝いのときに、「ハレの日」の料理として、いつもと違う食事を楽しんでいました。それと同じように、月に1～2回、もしくは10日に1回程度、現代のおいしい料理を食べるというルールを設けるのもひとつの手です。

刺激的なおいしさを知ってしまった現代人が、ストレスをためこまずに食養を続けるには、現代のおいしさも少しは必要になってくるのかもしれません。

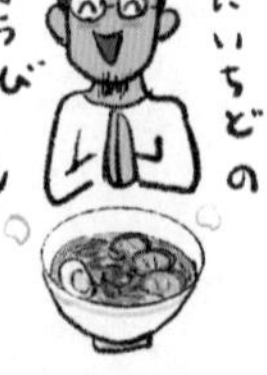

# 秋山式ふるさと村の食養ごはん722食

## 食べる人によって変わる3種類の料理

ふるさと村の食養ごはんの基本は、「玄米、味噌汁、梅干し、漬物」です。このメニューに「旬の緑野菜、根菜類、海藻類」を中心とした副菜を加えます。

ボクは、最初の2年間ふるさと村のスタッフとして作業をして秋山先生が作る食事をいただき、その献立を毎食メモにとり続けました。それを数えたら、なんと722食！

この本では、この記録した722食と秋山先生の教えを基本に紹介していきます。

秋山先生は、食べる人やその人の状況によって、主に次の3種類の食事を作り分けていました。

## ① 病気回復のための料理と断食前後の料理

病気にかかった方の食養の実践や断食後のための料理です。個人の体調や症状に合わせて、素材や量、味つけを変えていくので、具体的なレシピはありません。

病気療養や体質改善を目的とした断食の後の回復食は、簡単に考えると危険なので、必ず専門家に相談してから行ってください。

・油、みりん、砂糖は使わない

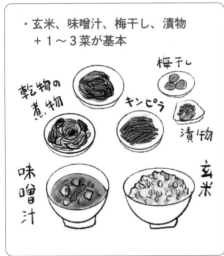

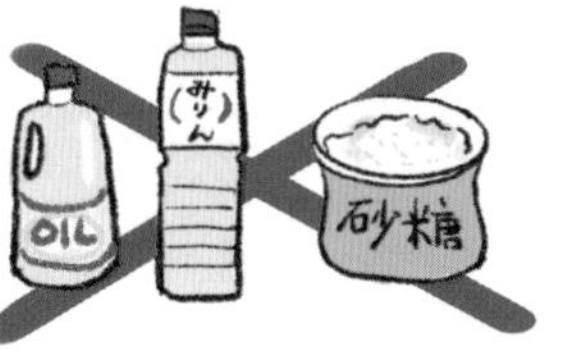


・玄米、味噌汁、梅干し、漬物
＋１～３菜が基本

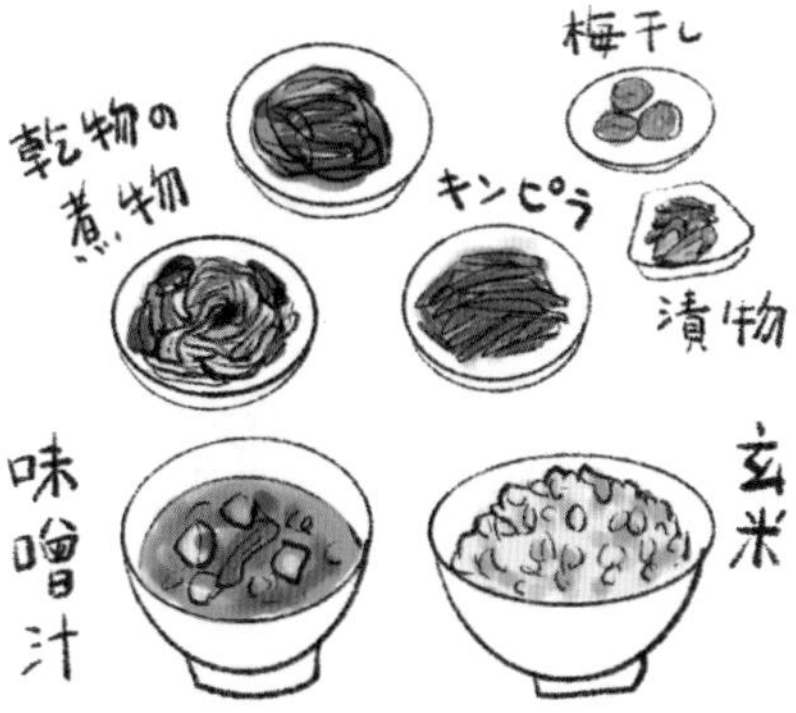

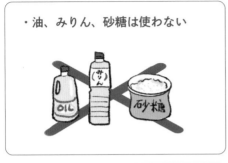

・少食＋100回以上の咀嚼《そしゃく》
（重病の人は200回以上）

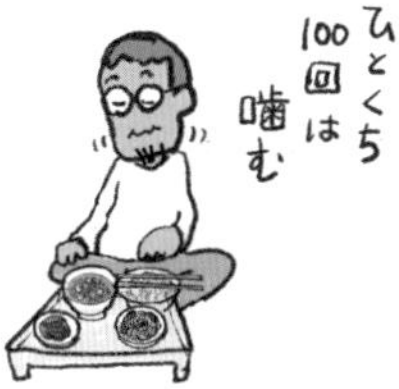


・玄米を噛めない人や重病の人は、玄米スープ、玄米クリームを（スープやクリームも噛んで食べます）

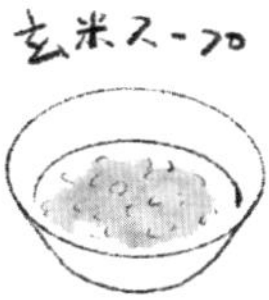


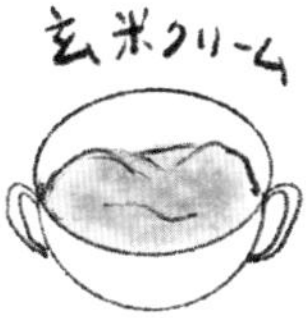


・重湯、粥、消化のいい料理

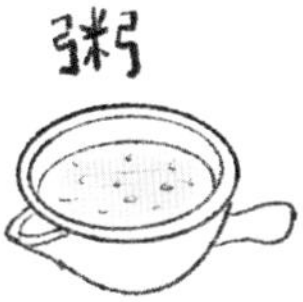

## ② 未病・不調の人のための料理、ふるさと村のスタッフのための料理

病気と診断されてはいないけれど、からだに違和感や不調がある人のための料理です。これはふるさと村で働くスタッフのための料理でもあります。

・砂糖は使わない。油、みりんは最低限の使用で油は加水分解する

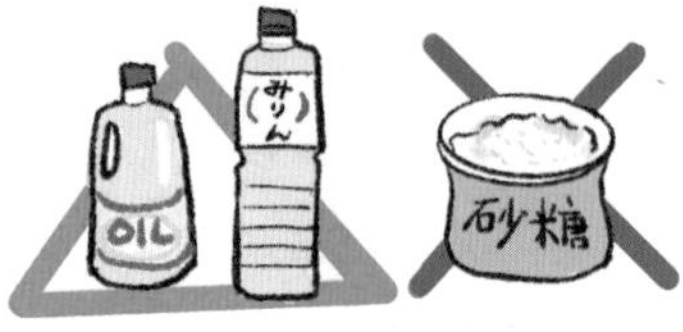


・玄米、味噌汁、梅干し、漬物が基本

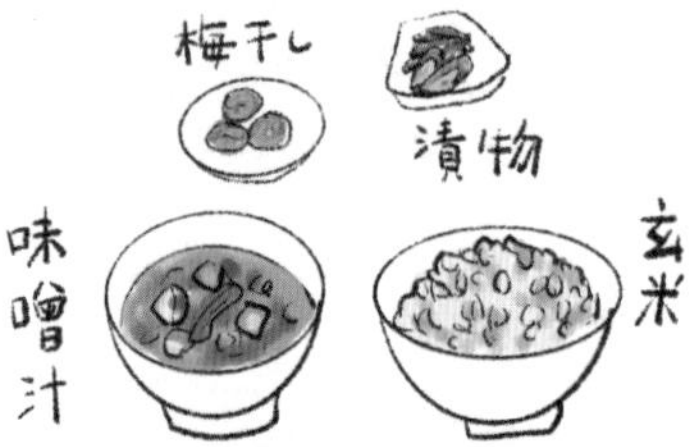


・お浸しや酢の物、根菜と乾物の煮物、キンピラの３種が副菜の基本。食材は、緑野菜、根菜、海藻を中心にして、小魚介類、豆、きのこ類も使う

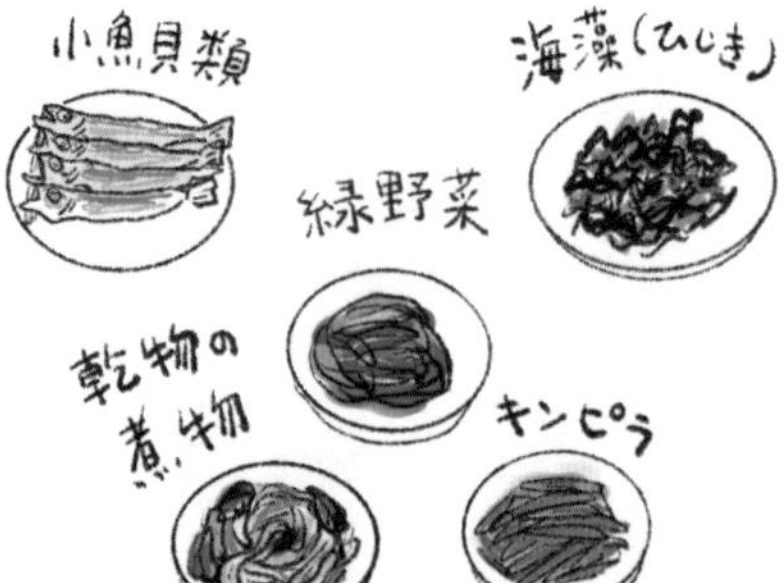

・腹8分目の少食

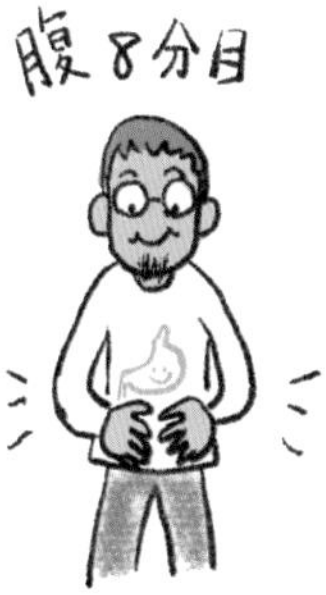


・卵もときどき使う（ふるさと村の鶏のエサは野菜くずなどで平飼いされている安全な卵です）

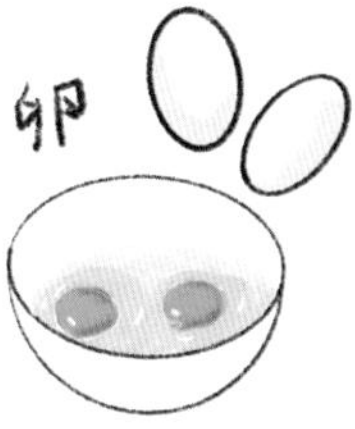


・咀嚼は、最初は30回から始めて70回は噛む

・からだがつらいときや、風邪や病気にかかったときは、①の食事をする

・月に１～２回　ハレの日として食べたいものを食べる

食べたいものを我慢することで生じる精神的ストレスは、心とからだによくないので、①の食事よりも無理しないようにするのが、食養を実践してきた人や、ボクたちふるさと村で働くスタッフの食事の心得でした。

ただし、何か目立って不調の症状がある場合は、覚悟を決めて断食や玄米クリーム、玄米スープにします。本気で取り組まないと効果は出ません。

## ③ 来客のためのハレの日の料理

ふるさと村には、秋山先生の友人や知り合い、味噌作りや米作りの手伝い、ふるさと村のスタッフだった人たち、食養で病気が完治した人たちなど、多くの人が足を運んでいました。その人たちを迎えたり、もてなしたり、また、長く滞在している人のリクエストには、先生は「ハレの日の料理」で応えていました。

先生はサービス精神が旺盛なので、添加物を使わず、現代風のものも作りました。先生は口をつけませんが、日頃は使用しない油、みりん、必要であれば黒糖、肉、卵も使って、みんなに「味わうこと」「食べることそのもの」を楽しんでもらっていたものです。

これはあくまでも、たまに作るハレの日の料理なので、健康な人でも常に食べ続けるのは避けてほしいと思っています。

この3種類の中から、できるだけリアルに秋山式食養をお伝えできるように、本書に掲載する料理を選びました。

**2章では、①の「病気回復のための料理」と、②の「未病・不調の人のための料理」から、秋山食養の基本であるメインで食べてほしい料理とその理由を紹介します。**

**3章以降では、主に、②「未病・不調の人のための料理」から選んだ料理を紹介します。**

どれも飽きずにおいしく食べ続けてもらうために、収穫された目の前にある食材と限られた調味料の中で、毎回工夫して作った料理たちです。

汁なし汁あり、とろみづけ、みぞれ和え、添える、巻く、詰める、温冷など……、同じ料理でも、食材の組み合わせ方、切り方、焼き方、加熱の仕方、味つけなどに変化をつけて、食べ飽きないようにする工夫が満載です。

# 食養ごはんで3つのリセット

## 食材、食べる量、味覚をシンプルにする

ここまでで「食養」がどのようなものか、少し理解してもらえたでしょうか。

食養とは、シンプルに言えば、現代の食生活や生活習慣の大きな変化が、病気や不調を引き起こす原因と考え、食べることでからだを変えていくことです。

秋山先生は、特に次の4つを、からだが不調に陥る要因としていました。

### ①　肉・油・砂糖の過剰摂取

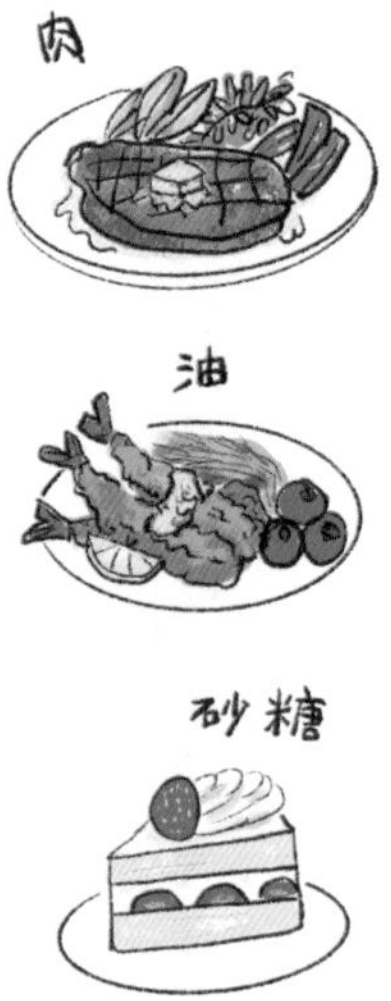

## ②　添加物・薬品の大量摂取

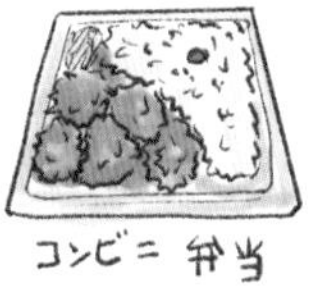
コンビニ弁当

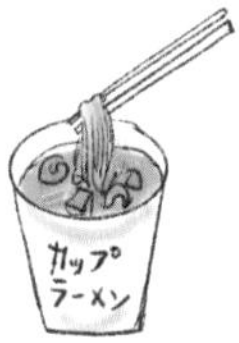
カップラーメン

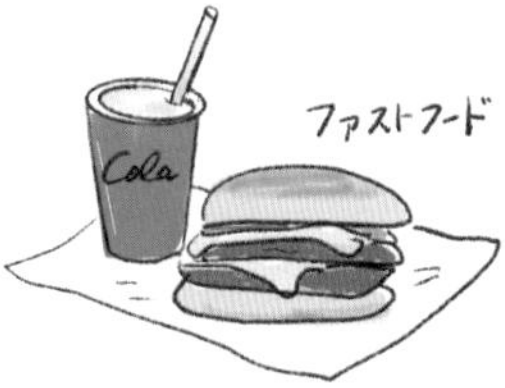
ファストフード
Cola

現代に生きる人は、１年間で、１人あたりおよそ4キロ以上の添加物を摂取しているといわれます。何が原料であり、どのように作られているのかもよくわからない添加物や薬品を含む食品によって、腎臓や肝臓に負担がかかり、細胞を傷つけ、ガンやさまざまな病気の原因になっている可能性もあります。

## ③　よく噛まない＋食べすぎ

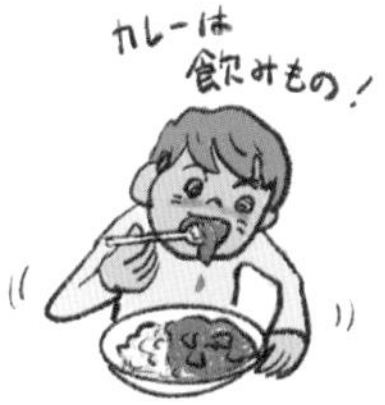
カレーは
飲みもの！

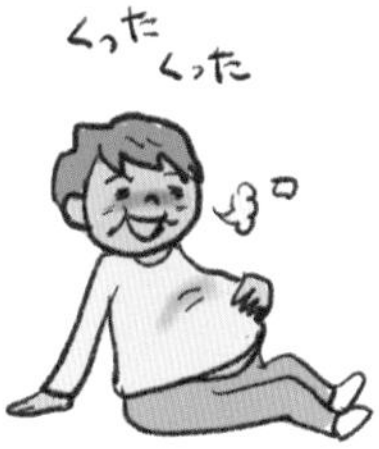
くったくった

## ④体温の低下

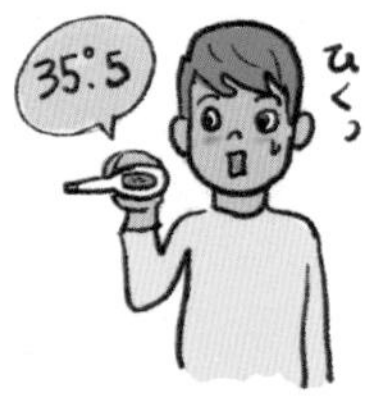


体温が低下する要因に、運動不足があります。それだけでなく、糖分過多や塩不足も、その要因のひとつです。

また、食材の旬の時期を無視して、からだを冷やす夏野菜を一年中食べているなど。食生活や生活習慣が体温の低下を招き、免疫力の低下やガン細胞の増殖を招いていることもあります。

ボク自身、ふるさと村で秋山先生の食養に出会う前は、右の①～④のすべてにあてはまっていました。ですが、先生の料理を食べ続けたボクのからだは実際に変わっていったのです。

それは、次の3つのリセットができたことが理由です。

**①食材のリセット**

**②食べる量のリセット**

**③味覚のリセット**

これから、ひとつずつ説明していきます。

## ①　食材のリセット

# 日本人の命をつなげてきた食べもの

### 太古の昔から使われてきた調味料と食材とは？

からだが変わる理由である「食材のリセット」についてお話しします。

先程もお伝えしましたが、今、ボクたちが当たり前に食べているものは、ここ50～60年の間に食べ始めたもので、それ以前から長く食べてきたものと大きく異なっています。

では、ボクたちの食のルーツである、この50～60年以前の食生活は、どのようなものだったのでしょうか？

ちょっと時間がかかりますが、太古の日本の食事から、たどっていきますね。

### ●縄文～奈良時代

**【狩猟・採取】**

日本は美しい四季があり、降雨量も多く、自然が豊かで緑が茂り、海に囲まれています。貝塚や遺跡からの出土物から考えても、野草、きのこ、果実、種実などの山の幸と、海藻、魚介類などの海の幸に恵まれ、それらを食べていました。

**【塩田・稲作】**

古事記には「藻塩《もしお》」の記録があり、奈良時代には塩田から塩を取り出していたことがわかっています。すでにこの時代には海から塩を得ながら、水が豊かな土地では稲作が始められていました。

**【漬物・酒・酢の始まり】**

日本書紀や神社の伝承、木簡の記録では、漬物は、すでに5世紀の奈良時代には作られ、食べられていました。また、酒と酢も製法が中国から伝わり、奈良時代には作られていたという記録が残っています。

**【醤油・味噌・だしの原型】**

肉や魚を塩漬けして、その漬け汁やペースト状にした肉醤《ししびしお》や魚醤《ぎょしょう》を使っていましたが、675年の肉食禁止令により、肉や魚の代わりに、穀物や豆の塩漬けが中心になりました。

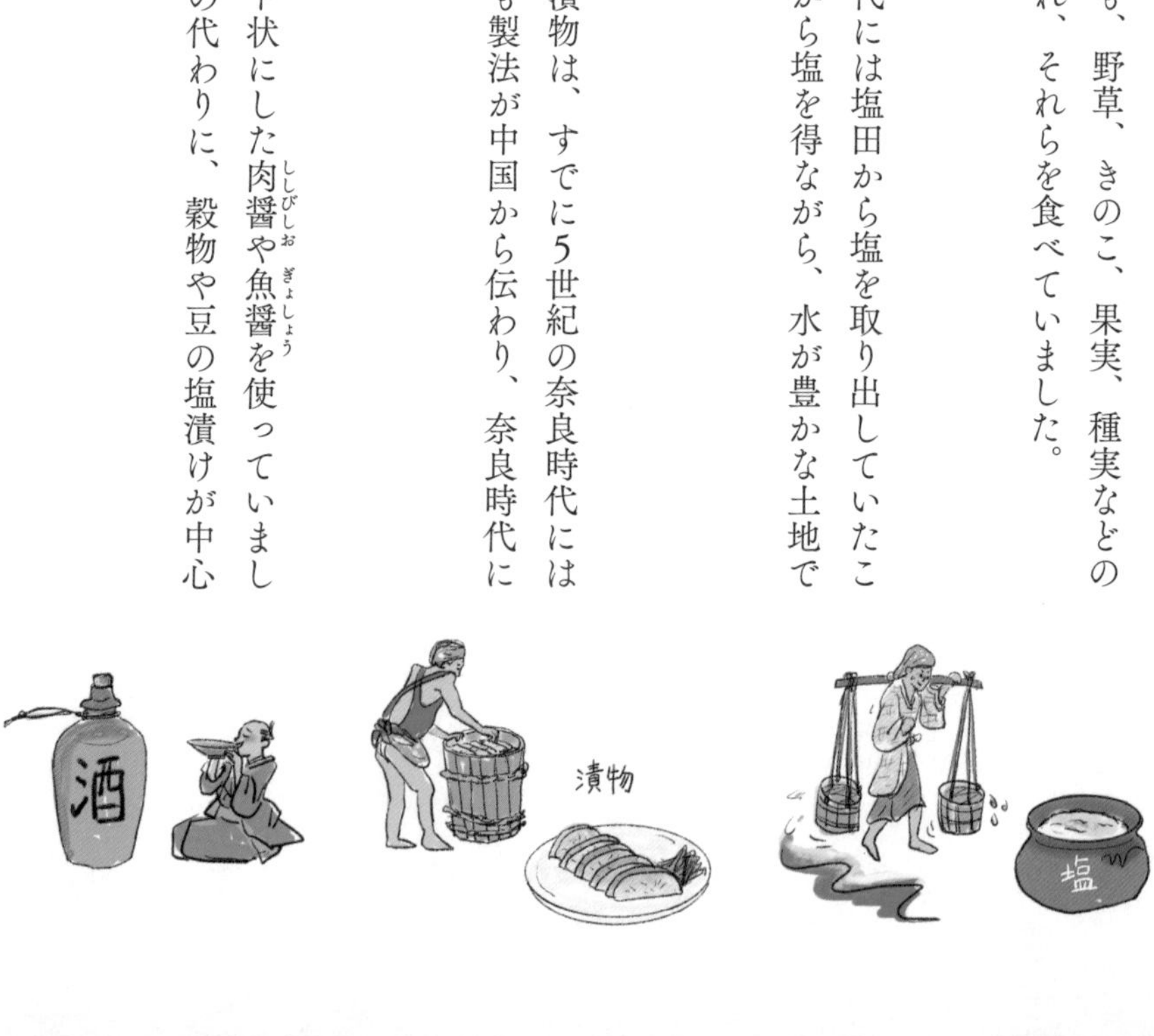

肉と油と砂糖のおいしさを知らなかった人々は、おいしい味を求めて、試行錯誤したと考えられます。おいしいものを食べたいという気持ちは、現代人と同じです。その努力の結果、塩漬けの穀物や豆に麹を加えて発酵させ、醤油や味噌の原型である醤《ひしお》や未醤《みしょう》ができます。

また、干したカツオの煮汁やコンブを煮たものがおいしいことを発見したのもこの頃で、後のだしにつながりました。

## ●奈良〜平安時代

### 【調理後に味つけ】

古代〜奈良、平安時代までは、基本的に調理中の味つけはしていません。食材は蒸したりゆでたり煮たりするのが中心です。各自が別の皿に盛られた塩や酢、醤や未醤をつけて食べていました。

### 【一汁三菜の基本】

箸を使うようになったのは奈良時代。そして平安時代には、飯、汁、「あわせ」と呼ばれるおかずが1〜3つ並ぶようになり、一汁三菜の基本が確立されました。

この時代の貴族たちは、1日2食で、精白度の高い白飯を食べていました。

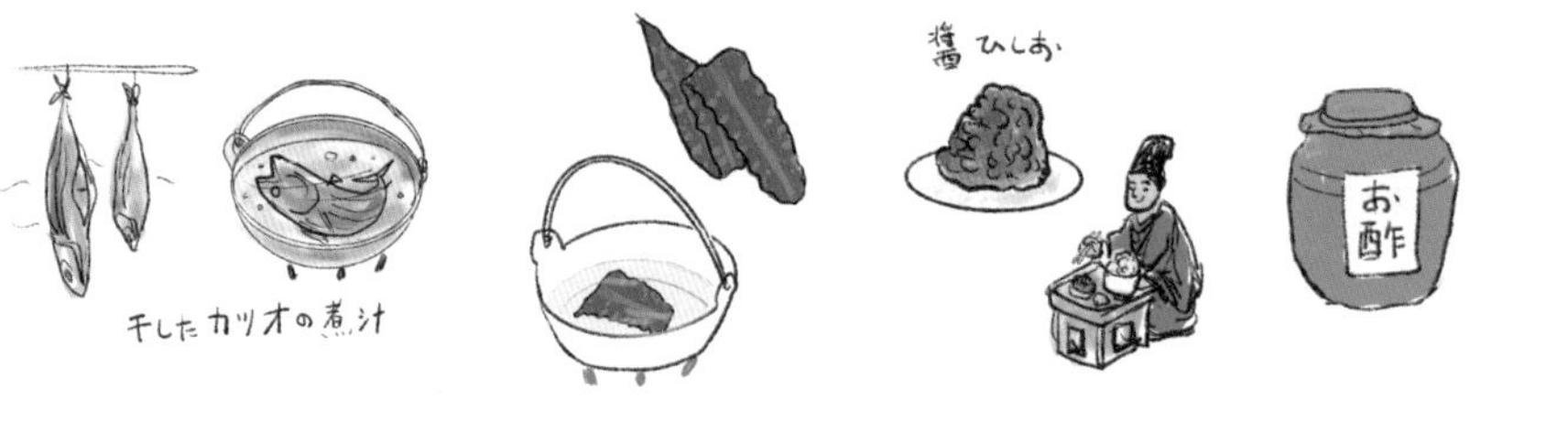

## ●鎌倉〜室町時代

### 【味噌・醤油・だし・梅干し】

もうこの時代には現代と同じような味噌、醤油、だし、梅干しが出揃います。

からだを動かして戦う武士は、ビタミンやミネラルの多い黒米（現代の玄米）、梅干し、味噌を食べて力をつけたのです。

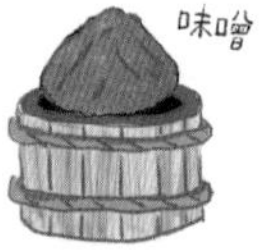


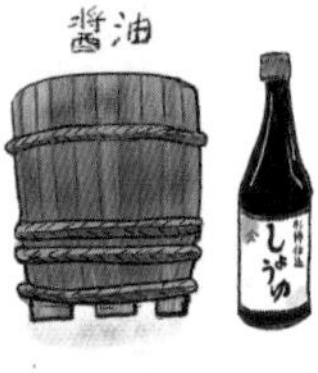


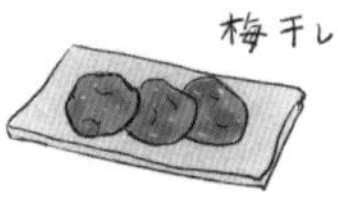


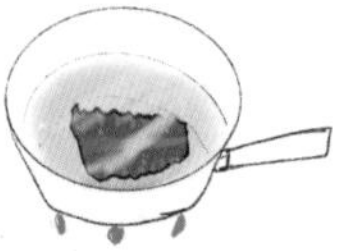

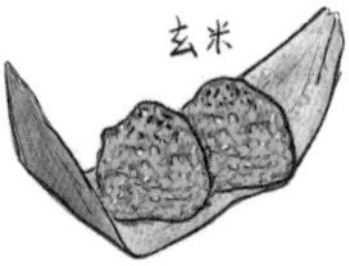


また、だしを使った味噌汁や煮物も作られ始めます。

お寺の精進料理では、干しシイタケのだし、豆腐、コンニャクなどを使うようになり、抹茶を飲む習慣も始まります。

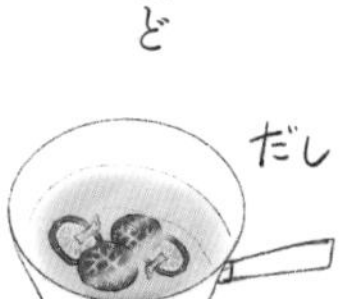


さらに室町時代には、醤油が広まり、現代の刺身と同じような食べ方もされるようになり、現代に通ずる食べ方がこの頃に定まってきました。

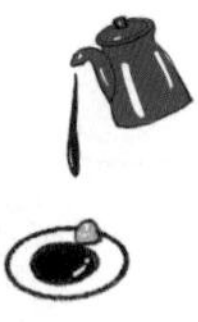

## ●江戸時代以降〜現代

**【油】**

江戸中期の1780年代に、屋台の天ぷらが大流行。油がおいしいことを知りましたが、庶民にはまだまだ貴重品でした。毎日のように食べるようになったのは、戦後の高度成長期以降のことです。

**【炒める】**

油で炒める調理法は、明治時代以降に伝わります。

**【砂糖】**

一般庶民の手に届くようになるのは、明治時代に砂糖の国産化が始まって以降。今のように、あらゆる食品に含まれるようになったのは、この50〜60年のことです。

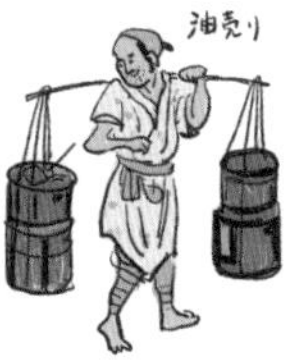


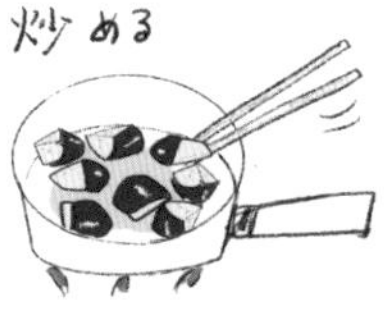


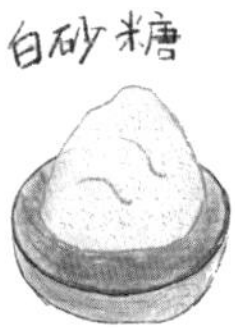


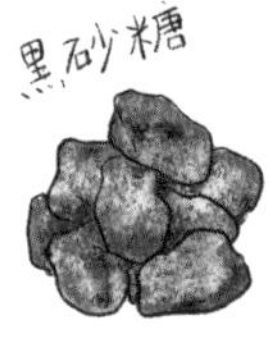

**【肉類・卵・乳製品】**

６７５年の肉食禁止令以降、江戸時代の末期までの約１２００年ほど、多くの日本人は肉を食べていませんでした。

明治時代以降に御馳走として食べるようになり１００年ほどたちますが、毎日のように食べるようになったのは、やはり50～60年の間のことです。

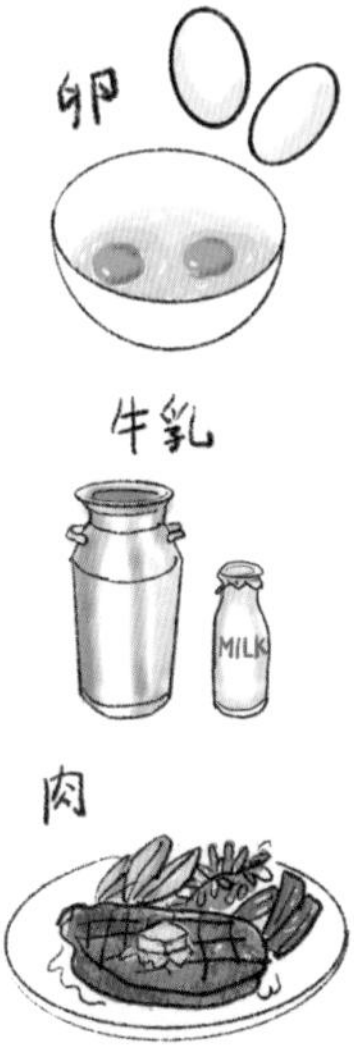


**【化学合成された添加物や薬品を含む食べ物】**

50～60年以前には、今のようにほとんどの食品に化学合成された添加物や薬品が含まれていることはありませんでした。

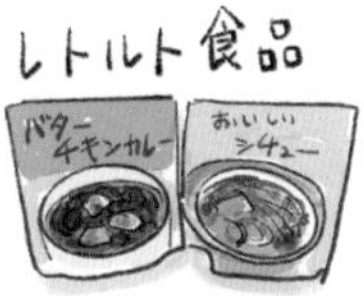


歴史を振り返ると、**日本人が長く食べて命をつないできた食材は、お米、梅干し、味噌汁、漬物、緑野菜、根菜類、海藻、小魚介類、豆、きのこなどです。**大げさではなく、私たちの命は、これらの食材でできています。

では、今の自分の食事はどうでしょうか？

この50～60年の間で初めて食べるようになったものが多くありませんか？

ボクはそうでした。すべての食事、すべての間食や飲み物が、ここ50～60年で初めて食べるようになったものばかりでした。

でも、ボクのからだは、先生の料理をいただくことでリセットさせることができました。先生に出会えなかったら、そのままずっと食べ続け、不調の状態が普通だと考えていたはずです。

とくに今、不調を感じている人は、からだに大きな負担をかけているかもしれない食べものや食べ方を見直して、本当にからだが必要としている食べものや食べ方を選び始めましょう。

## ② 食べすぎで動けていない

### 食べる量のリセット

**1日2食の食養ごはんで元気に動ける！**

次は、食養でボクのからだが変わった2つ目の理由「食べる量のリセット」について説明します。

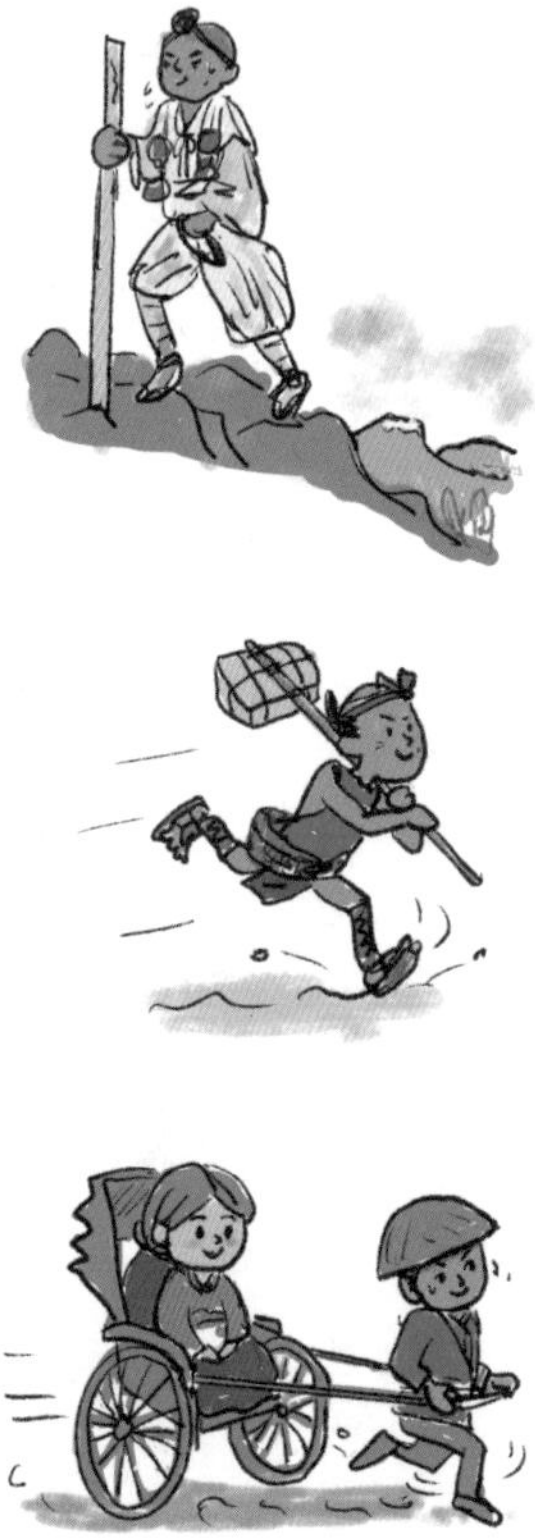

電力や機械、車のなかった時代は、今より少食でしたが、耕運も移動もすべて人力でこなしていました。精のつく食べ物というと肉や卵類と思われがちですが、当

時の食事は玄米、雑穀、味噌汁、梅干し、漬物。食養の基本の食事だけで、1日に何十キロという道を歩いていたのです。

秋山食養では、「現代人は食べすぎていることが原因で動けなくなっている」と考え、10時と18時の1日2食が基本で、間食はしません。

歴史的にも、1日3食の習慣が始まったのは江戸時代の元禄期（1688～1704年）で、江戸時代中期には定着していたようですが、それ以前は1日2食でした。

ボクもふるさと村に来た当初、おかわり自由だったのをいいことに、丼いっぱいのごはんを満腹になるまでおかわりしたものです。

しばらくして1日2食の生活に慣れた頃にはご飯茶碗1杯と梅干し、味噌汁と三菜で元気に一日中動けるようになりました。

## ③ 味覚のリセット

# 自分のからだが求めているおいしさを知る

クセになる刺激的なうま味は本当に必要ですか？

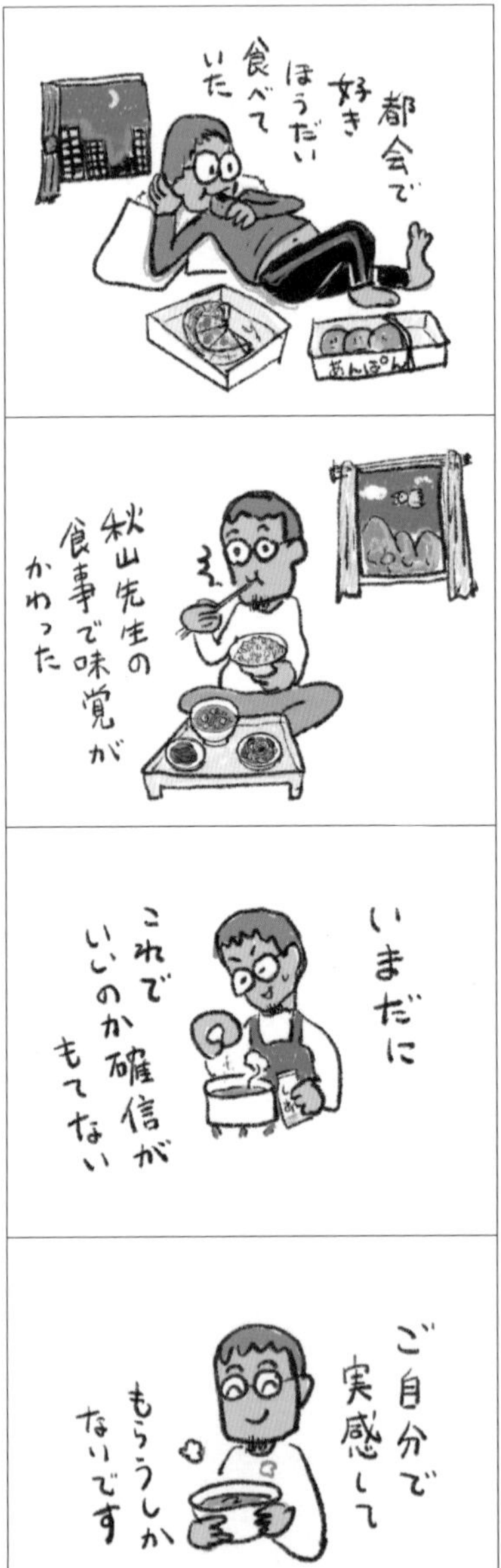
都会で
好きほうだい
食べていた
あんぱん
秋山先生の
食事で味覚が
かわった
いまだに
これで
いいのか確信が
もてない
ご自分で
実感して
もらうしか
ないです

ふるさと村の食養の味つけは、決して難しくはありませんが、現代の食事に慣れきってしまったボクたちが理解するには少し時間がかかるかもしれません。

味つけについて、秋山先生はいつもこう言っていました。

**『塩が多くて、塩味が強すぎれば食べられないけれど、塩が足りなければあとから塩を足すから大丈夫。からだが本当に必要なものを食べたくなり、それをおいしいと感じる』**

この言葉を聞いたときのボクは、まだ食養に出合ったばかり。本当の意味がわかっていませんでした。

味つけについてお話しする前に伝えたいのは、食事のおいしさには3つの種類があるということ。

**① からだが求めているおいしさ**

**② 日本人が長く培ってきたおいしさ**
**これは、日本で採れる限られた食材と調味料を使って、素材本来の味を引き出しながら、さまざまな工夫を重ねて作るおいしさです。**

**③ ここ50〜60年で大きく変化したクセになる現代のおいしさ**

③の現代の強烈なおいしさが、①と②のおいしさを感じにくくさせています。からだにとって必要な①と②のおいしさを取り戻すことが食養において重要になるのです。

つまり、刺激的で過度なうま味や化学調味料に慣れた自分の味覚をリセットして、本当に自分のからだが求めている味を理解することが、食養の味つけで一番大切なことです。

今ではこのようにお伝えしているボクも、ふるさと村に来る以前の食事で完全に味覚が麻痺していたので、最初から秋山先生の料理をおいしく感じたわけではありません。

食べ続けることで、血液からからだが変わって、味覚も変化していったのです。

味覚のリセットをわかっていただくためには、ボクと同じように、食養で味覚が変わる体験をしてもらうのが一番ですが、なかなか簡単にいかないもどかしさがあります。

ボクの場合は、山奥にあるふるさと村に住んで、簡単には外食できない状況のなか、秋山先生の食養ごはんを食べることで実行できました。

しかし、すぐ外食ができて、さまざまな食材も容易に手に入る街の生活では、誘惑が多すぎて食養を続けることは本当に難しいはずです。

そこで、まずは今の生活を続けながら、無理のない範囲で皆さんに味覚のリセットを実感してもらうための方法を2つ紹介します。

## 実践味覚リセット①

# 断食でからだの求めるおいしさを体感

断食後に食べる回復食のお粥や味噌汁のおいしさを味わってもらうことも味覚リセットにとても役立ちます。

### ときには食べないことでからだを癒す

断食は、心とからだと体重だけではなく、味覚もリセットしてくれます。

秋山先生自身も「『食を断たれる』という異常事態に『からだ』が生命の危機を感じ、『免疫力、自然治癒力』が目覚める」と、からだの不調は断食で治していました。

病気療養や体質改善のためには「3日断食」が取り組みやすいですが、自己流で行うと危険が伴うので注意が必要です。

ちなみにボクは、栄養ドリンクと甘いものばかり食べる生活を長く続けていたせいか胃が弱っていたので、最初の断食でひどい吐き気を催しました。

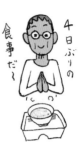

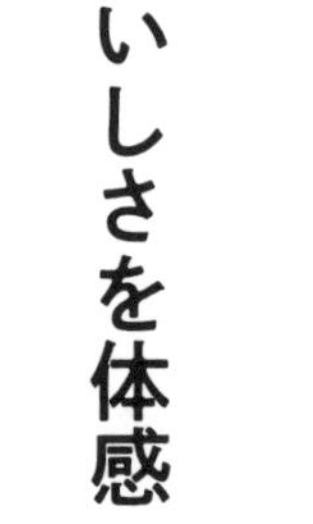

さらに、坂道が一歩も上がれないほどからだが重くなり、1日ももたずに断念した経験があります。

からだが変わってから、何度か必死でチャレンジして、やっと「3日断食」ができ、そのとき最初にいただいた重湯のおいしさは今でも忘れられません。

人によっては、ボク以上にからだの反応が出る人もいるので、簡単に断食をおすすめできませんが、断食後の重湯やお粥、味噌汁は、本当にからだが必要としているおいしさを感じられる貴重な体験です。

食材そのままの味を感じられたとき、新しい世界が広がります。

そして、今の自分の味覚が感じている味以外にも、おいしさがあることがわかり、次のステップに進む原動力になります。

**ただ、先程もお伝えしましたが、断食は方法を少しでも間違えてしまうと、からだを壊すことにつながります。**

**必ず専門知識のある人の指導のもとで行ってください。**

## 実践味覚リセット②

# 素材本来のおいしさを知る

### 野菜そのままの味を感じることから始める

島国の日本は、周りを暖流と寒流が流れる海に囲まれているため、古くから海の幸が豊富です。また、四季があることで雨の恵があり、豊かな水や、野草、きのこなどの山の幸も豊富です。豊かな水を生かして、稲を作り、土地を開いて野菜や穀物や豆類を作ってきました。

これらの恩恵を存分に活かして収穫したものを食べてきました。

今のように、いつでもいろいろなものが食べられるわけではありませんが、季節ごとに採れる旬の食材を新鮮な状態で、あまり手を加えることなく食べて、素材のおいしさを味わってきたのです。

現在は、食材に味つけすることが常識になっていますが、味噌や醤油が生まれる鎌倉～室町時代以前は、基本的に塩や酢や塩梅《えんばい》（梅酢）などの調味料しかなく、素材のおいしさが味の中心でした。

もちろん、当時と今の食材では条件がいろいろと違いますが、我々の祖先が味わっていた「素材のおいしさを味わう味覚」を取り戻すことから始めてみましょう。

そこで、現代でも素材のおいしさを味わえる味覚リセット法を紹介します。

いつもの献立の一品に、野菜をただゆでたり、蒸したものを加えてみてください。

味付けは次のやり方を試してみましょう。

① **まずは、調味料はなにも加えずに、そのままの素材を味わってみる。**

② **野菜の味を確認したら、ほんの少しずつ塩を加えながら味をみて、おいしいと感じるポイントを見つける。**

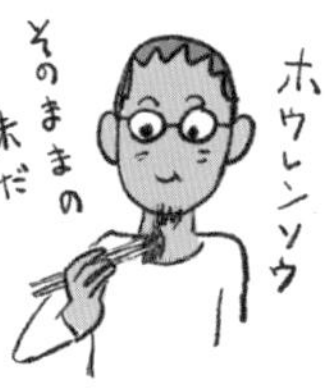
ホウレンソウ
そのままの味だ

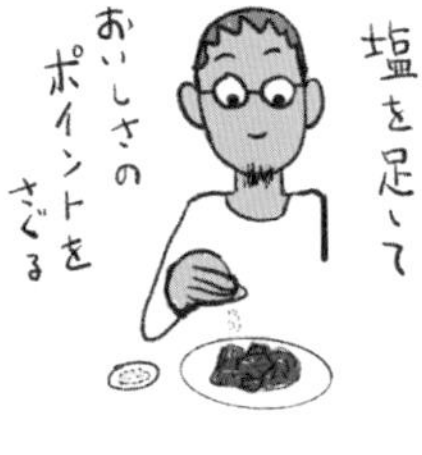
塩を足して
おいしさのポイントをさぐる

最初は、野菜をそのまま食べたときにまったく味がしなかったり、おいしいと感じるまでにたくさんの塩を加えたりするかもしれません。

**おいしいと感じる塩の量がわかったら、それを覚えて繰り返すのではなく、何度も素材をそのまま味わうことから始めて、ほんの少しずつ塩を加えておいしいポイントを探していきましょう。**

そうやって繰り返すうちに、それまで味を感じなかったポイントでも、いろいろな味がするようになり、昨日までとは違うおいしいポイントが見つかるようになります。

これは実際自分でやってみて、感じるしかありません。

秋山先生は塩加減について

**『耳かき1さじ分からの塩の量で味つけして、味をみる。**
**足りなければ、ほんの少し追加する』**

と言われました。

そう、ほんの少しの塩加減が、からだが喜ぶ味つけにつながるんですね。

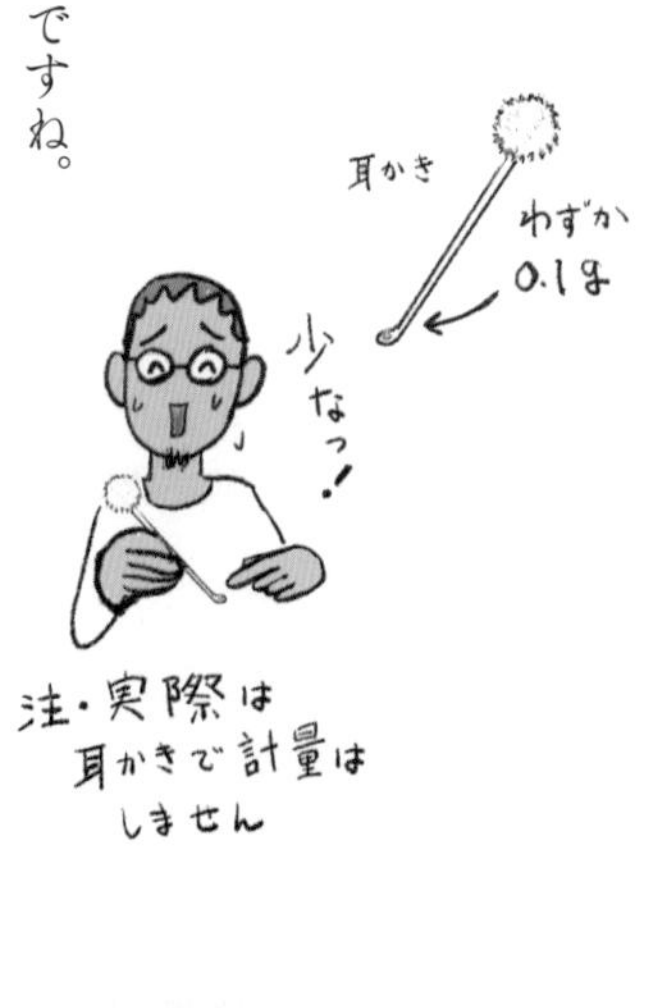
耳かき
わずか
0.1g
少なっ!
注・実際は
耳かきで計量は
しません

# 食材と食べる人によって変わる味つけ

## 体調が悪いときは消化にいいもの、夏には酢のもので疲労回復を

秋山先生の食養ごはんは、すべてが薄味というわけではありません。

農作業で汗をたくさんかくので、汗と一緒に失われる塩分を補給するためにも、基本的に梅干しや漬物、たくあん、ぬか漬けの塩味は強めです。

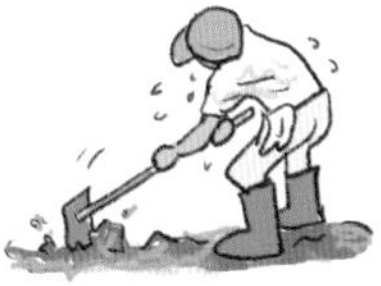
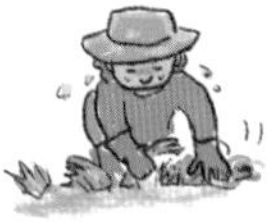
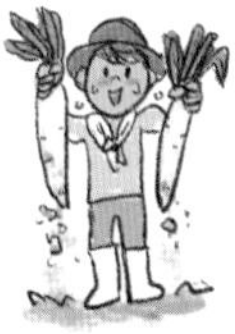
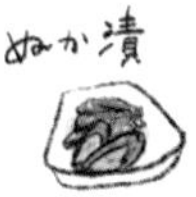

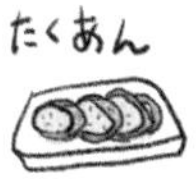

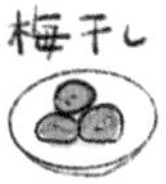

また、**調味料で作る味を食べるのではなく、野菜本来の味を活かすために調味料を使うので、その野菜の旬の時期や状態によって、味つけが変わります。**

また、食べる人の体調や季節、環境によっても味つけは違ってきます。

汗をかいている場合は塩味を強くして、体調がいつもより悪いときは消化のいいものやからだを温める料理にします。夏場には、疲れをとるために酢のものが多かったり、あえて体を冷やしたりする料理を作るのです。

ボクが先生の料理をいただいた当初は、現代の味にどっぷり浸かっていたので、おいしく感じていたわけではありませんでした。

農作業をしても汗がかけなかったので、梅干しや漬物の塩味が強いと思ったり、野菜本来の味がせずに味つけが薄いと感じたりしていました。

しかし、食材の味を引き出し、食べる人のからだを考えた味つけをした先生の料理を食べるにつれて、本来の味覚を取り戻し、そのおいしさを少しずつ理解できるようになりました。

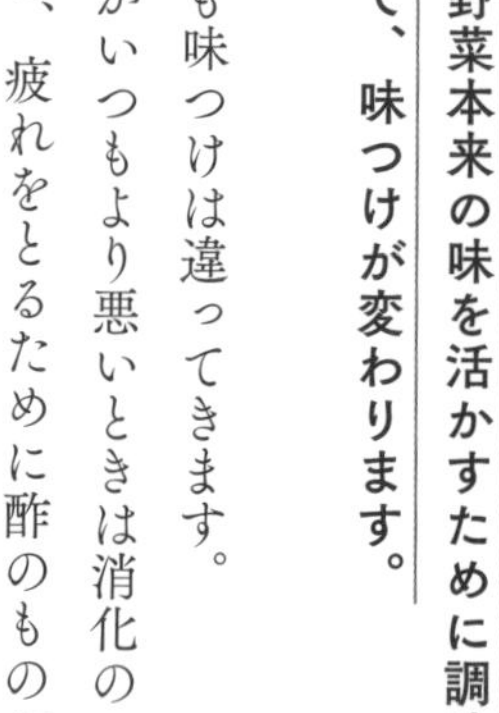
体調の悪い時
みそ汁がありがたい

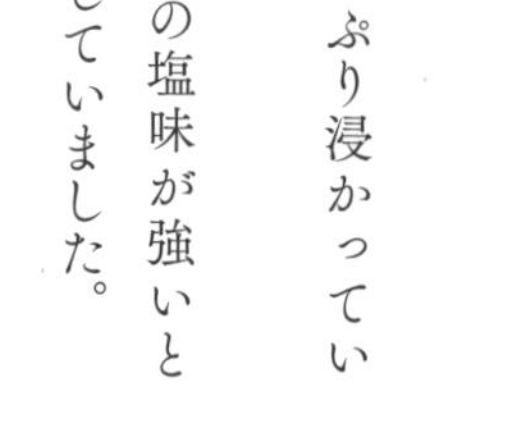
夏の旬野菜
いただきます
きゅうりの酢の物
塩トマト

# 味つけに頼らない料理

## 少しずつ味をみながら調味料をたしていく

みなさんがよく参考にしているレシピには、「味つけ」についてどのように書かれていますか？

なんの調味料をどんな割合と分量で入れて作るのかが、書かれているはずです。これは料理をするときにとても大切なことです。

しかし、秋山先生の味つけには、調味料の決まった割合や分量がありません。なぜなら、食材から引き出した味を活かすために、味をみながら調味料を少しずつ加えていくからです。

野菜の旬や素材の状態、下ごしらえ、切り方、加熱の仕方で、引き出される素材の味やおいしさは大きく違ってくるので、いつも同じ味つけだと食材のよさを活かしきれません。

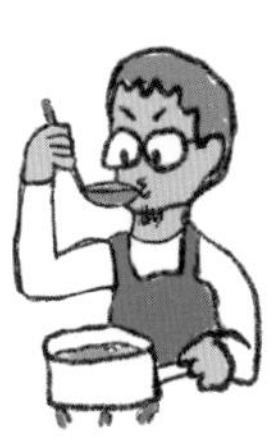

また、秋山先生自身、野菜本来の味を取り戻すために、野菜の生産からスタート。ふるさと村を始めた約30年前に、ゼロから有機農業を始めて、試行錯誤を繰り返しながら料理を作り続けてきました。

野菜は、旬の時期とその前と後では、やわらかさ、硬さ、水分、味、香りが変わります。(くわしくはP107の3章以降で、各野菜の旬の時期について説明しています)。

水分が多くてやわらかく、まだ若いので野菜本来の味が整っていない旬の前の野菜。旬が過ぎ、水分が減ってかたさが増し、味が濃厚になった野菜。それぞれのおいしさがあります。

このようなところに、野菜がもつ本当の味があり、料理のおいしさにつながるのではないでしょうか。

少し余談になりますが、夏野菜は特に成長が早く、1日でびっくりするほど大きくなったり、食べられなくなったりします。

野菜が旬を迎えて、そろそろ収穫しようとしたその直前に、動物たちに全部食べられてしまうことがたびたびあります。

彼らのほうが本当のおいしさをよく知っているのです。

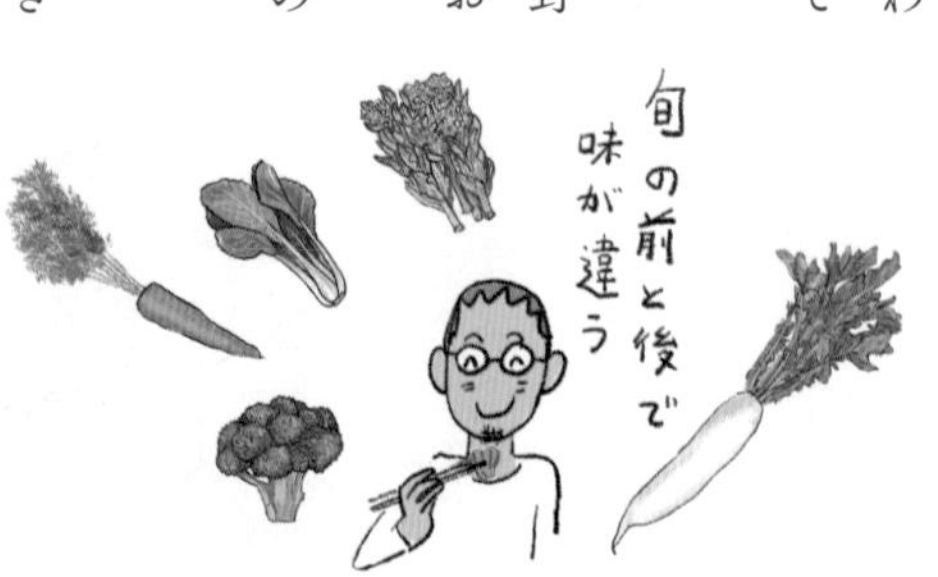

# 秋山先生の「料理」の本質

## 素材のよさを引きだす下ごしらえと調理とは

ふるさと村の秋山先生の料理の基本を、秋山先生の言葉を引用してお伝えします。

**『まずは、素材にできるだけ手を加えず、『生』のまま素材のおいしさを味わうことを考える。**

**次に、『蒸す』か、『ゆでる』か、『焼いて』食べてみる。**

**それでもおいしさを感じないときに、初めて『調味料』を使って素材の味を引き立てる。**

**おいしさは、体調や野菜の状態で変わるから、必ず『味見しながら』調味料を加える。**

**それでもおいしくない場合に、だしの『うま味』を加えて『煮る』んだよ』**

そのときのボクは、まだ料理をしたことがなく、食養の理解も浅く、調味料で味つけして食べることが料理だと思っていました。言葉は理解できましたが、心の底から受け入れることができませんでした。

その後、からだが変わって食養を実践し始めても、先生の料理を再現するために、「どのように調味料で味つけするか」にこだわる自分がいました。

素材の味を引き出し、からだがおいしいと感じる味や先生が作り出すおいしさを再現するのは難しく、今も試行錯誤の真っ最中ですが、やっと理解できたことがあります。

先生の料理は、人類や日本人が時間をかけて積み上げてきた食の進化そのものだということです。

先ほど（P41〜）説明した食事の歴史と繰り返しになりますが、先史時代の人々は食材を生のままで食べていました。

やがて、火を使うようになり、「焼く」や「あぶる」、水を使って「ゆでる」や「蒸す」の時代が長く続いたと考えられています。

そして、日本では最初の調味料として、海から取り出した「塩」を使うようになりました。

さらに、保存のために塩に漬けていた素材から染み出すエキスがおいしいことに気づき、「肉醤や魚醤」「穀醤や草醤」や「塩梅（梅酢）」などを使うようになりました。

発酵の技術が入ってきて、お米と麹を使って発酵させることで「酒」「酢」が生まれます。

奈良～平安時代は、料理と調味料は別々の皿にもられて、食べるたびに調味料をつけて食べていました。

鎌倉～室町時代になると、「穀醤」から「未醤」をへて、「味噌」「醤油」が生まれました。

また、「だし」や「和える」という技が精進料理で使われるようになり、素材と調味料が一緒になった「味噌汁」「煮物」「和えもの」が生まれました。

このような大きな流れの中で、日本人はそれぞれの時代で、目の前にある食材や調味料を使って、おいしく食べるための工夫をずっと積み重ねてきたはずです。

秋山先生も同じです。

**病気の人は病気が治るために、未病の人は健康を取り戻すためにできることを考え続けていました。それと同時に、限られた食材と調味料を使って、毎日の料理を食べ飽きずにおいしく食べられるように、毎回工夫をしていました。**

たとえば、下ごしらえで、毒やアクを抜き、できだけ素材のおいしさを引き出し、「生」、もしくは「蒸す」「ゆでる」「焼く」で加熱します。

そして、そのままか、塩を少しずつ加えながら食べて、おいしいポイントを探し、シンプルに素材のよさを味わいます。

次に、味噌や醤油など調味料のうま味を使います。

さらに、塩や味噌や醤油などの調味料に「だし」のうま味を加えて、味つけしていくのです。


もちろん毎日、いい素材が手に入ったり、素材の味をうまく引き出せるわけではありません。そのような場合には同じ料理でも、

調味料の濃淡や組み合わせを変化させ、
和えたり、合わせ調味料を手作りして、
柑橘や季節の香味を加えてみる。
だしの引き方や組み合わせを変え、
食材や状況をみて、使う部位や切り方を変え、
すったり潰したりして、歯応えや口当たりを工夫してみる。
料理を温かくしたり冷たくしたり、
汁気を残したり飛ばしたり、とろみをつけたり、
香りや彩りにも気を配るなどの工夫をこらしていました。

柑橘や季節の香味

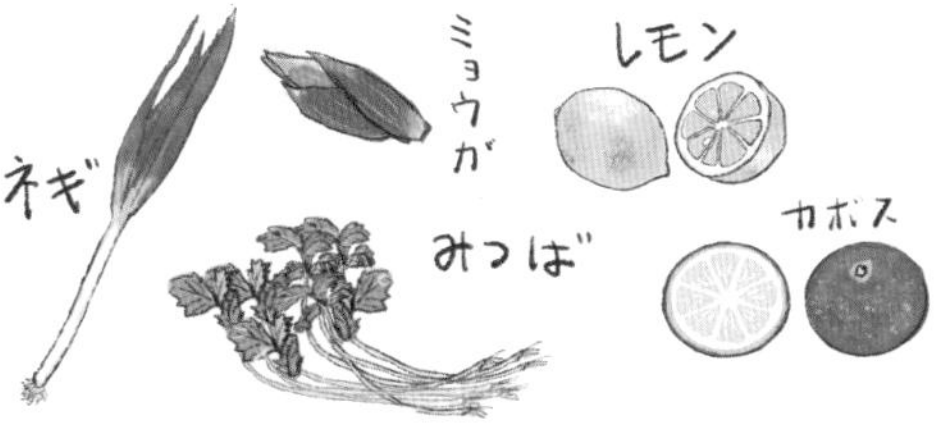


温かい料理、冷たい料理

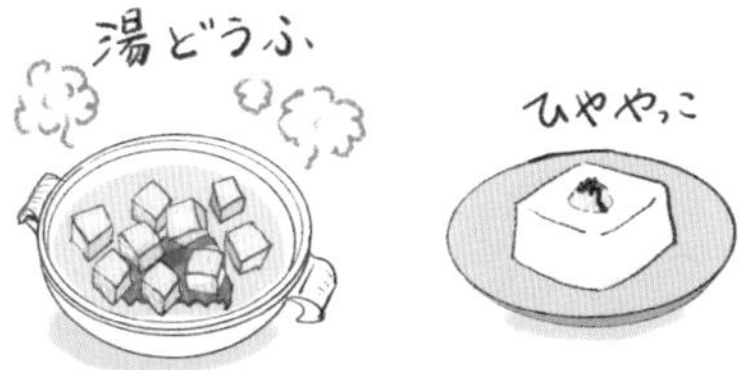


煮汁あり・なしの料理

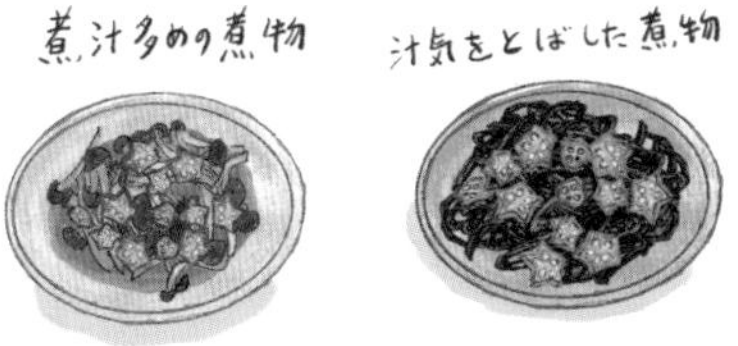


あんかけ料理

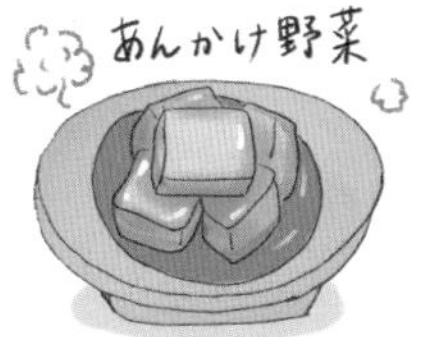

**食養は、おいしさを求めすぎないことも大切**

最後に、今までのお話と矛盾しているかもしれませんが、**おいしく食べてもらう気持ちを常に持ちながらも、食養の視点からは、おいしさを求めすぎてはいけないのです。**

秋山先生の料理のおいしさの理由について、こだわって何度も質問するボクに先生はひと言だけ言いました。

『質素に、シンプルに食べることが一番』

これが食養に関して先生からもらった最後の言葉です。

おいしさがないと、食養は続けられません。

しかし、おいしさを求めすぎると、いつの間にかコントロールが効かなくなり、内臓の負担を軽くしてからだを養うという本質から離れ、食養とはかけ離れた食事になってしまいます。

料理のおいしさは必要ですが、いつも過剰なおいしさを求めることは、食べすぎや偏りにつながり、内臓に負担をかけて、からだを壊すことにつながります。

おいしく食べてほしいという気持ちはいつももちながら、からだが必要とするおいしさに常に耳を傾け、素材にできるだけ手を加えず食べること。

**『おいしく食べてほしいという気持ち』とともに、**
**『質素に、シンプルに食べることが一番』**

これが、秋山式食養の本質です。

# 2章

# 基本の食養ごはん

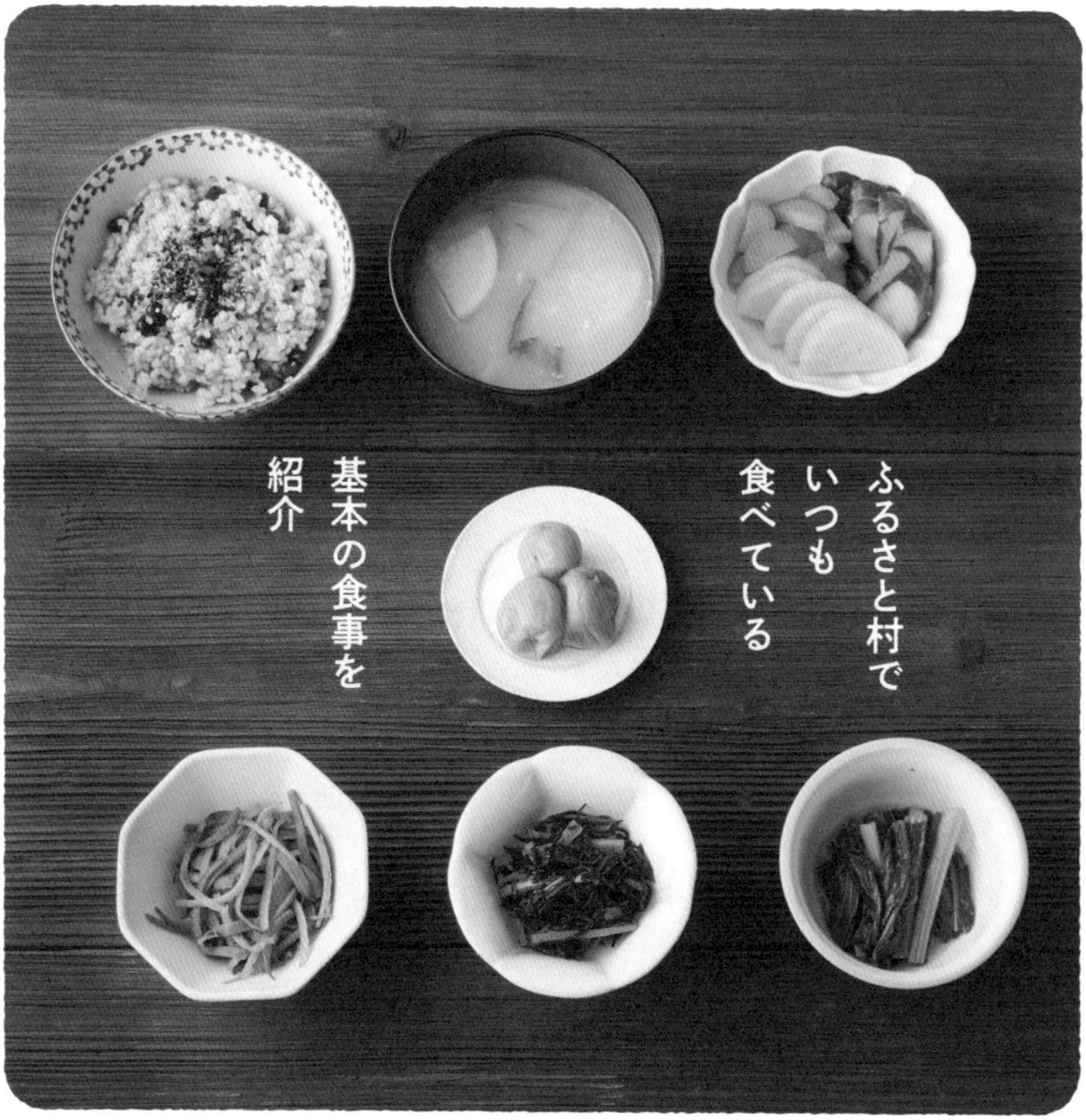
ふるさと村で
いつも
食べている
基本の食事を
紹介

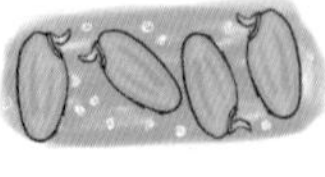

## 食養基本の主食①

# 玄米

食養の主食は玄米です。

白米は、発芽条件を満たす水分と温度の条件を整えても何日かすると腐ってしまいますが、玄米は発芽します。まさに、**玄米は「生きた米」**です。

また、玄米はデンプン、タンパク質、脂質、ビタミン、ミネラル、食物繊維を含み、「完全食」とも呼ばれます。

その栄養素をくわしくみますと、主要なエネルギー源であるデンプンが豊富です。

さらに、そのデンプンをエネルギーに変換するときに必要な補酵素であるビタミンB1も含み、エネルギーを作るうえで、とても効率的な食材です。

その他にも脂質やタンパク質、多くのビタミンやミネラルも含みます。

しかし、ビタミンA、ビタミンB2、ビタミンB12、ビタミンC、ビタミンD、カルシウムなどの含有量が少ないという特徴があるので、副菜で栄養素を補うことになります（補いたい栄養素と食材は下記を参照）。

**【玄米で不足する栄養素とその栄養素を多く含む食材】**

- **ビタミンA**　ニンジン、ピーマン、小松菜、ホウレンソウ。脂溶性のベータカロテンを多く含むため、油で炒めて食べる
- **ビタミンB2**　魚介類、納豆
- **ビタミンB12**　魚介類
- **ビタミンC**　柑橘類、野菜、漬物。ジャガイモ、白菜、ホウレンソウ、柿の葉茶は調理中にビタミンCが失われにくい
- **ビタミンD**　きのこ類、魚類。ビタミン

からだに必要な栄養素は、秋山式食養の基本の主食である「玄米・梅干し・漬物・味噌汁」と、基本の副食である「緑野菜のお浸しと酢の物・ニンジンとゴボウのキンピラ・ヒジキや切り干し大根の煮物」を食べることで、ほぼ満たすことができます。

さらに、緑野菜・根菜・海藻・小魚介類・豆きのこを使ったおかずを食べることで十分な栄養を補強します。

いいことだらけの玄米ですが、硬く消化されにくい果皮と種皮に覆われていて、とても消化が悪いということを忘れないでください。

まずはよく噛んで、果皮と種皮を噛み砕き、小さく分解する必要があります。さらに、唾液中の消化酵素（アミラーゼ）でデンプンの分解を促進します。**ここでよく噛まないと、胃を通過した後に膵臓から分泌される消化酵素や小腸内の消化酵素による消化がスムーズに行われなくなり、せっかくの栄養素が吸収されないまま、排出されてしまいます。**

ただ、秋山先生は、栄養素のことを気にすると、「あれを食べないといけない」「サプリで補わなければ」などと、頭で考えるようになってしまうので、栄養素のことは細かく言いませんでした。

Dは日光を浴びることによって体内で作られるので、食材から摂るだけではなく日に当たることが必要

・**カルシウム**　ヒジキ、切り干し大根、干しシイタケ、魚介類

# 生きている米「玄米」をおいしく食す

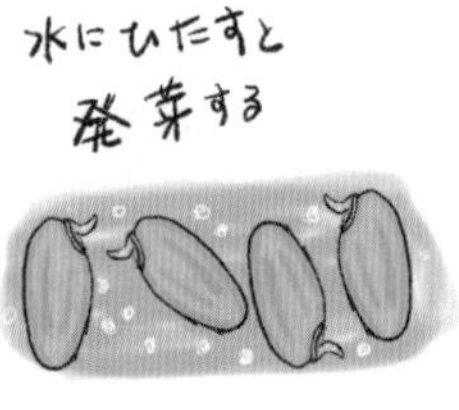
水にひたすと
発芽する

玄米はザルで研ぎ
30分以上浸水させる

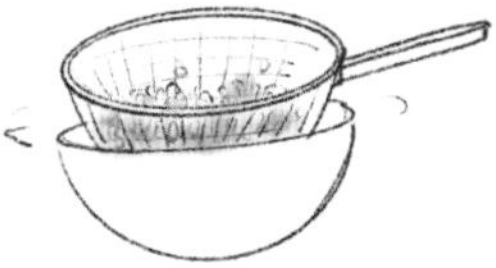

玄米1に対して1・2倍の水を入れて
ひとつまみの塩を加えて湯せん鍋に入れます

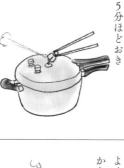

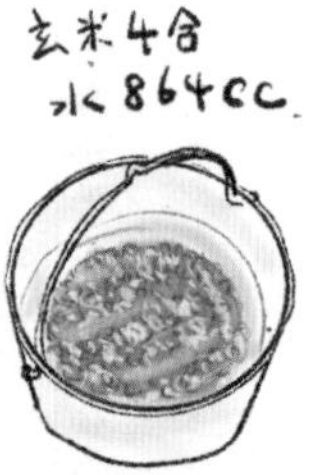
玄米4合
水864cc

圧力鍋に水を約2カップ入れて
玄米の入った湯せん鍋を入れます

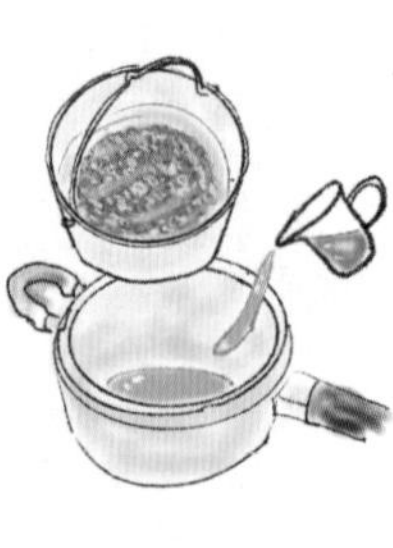

強火で加熱し圧力がかかって重りが揺れ始めたら
弱火にしてそのまま約25分炊く

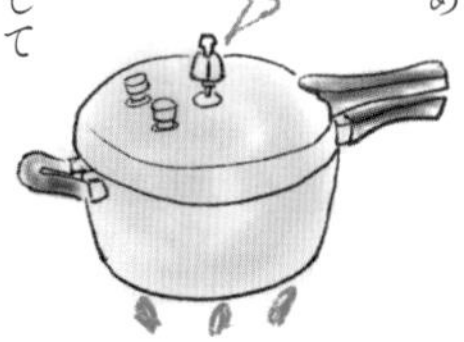

火を止めたら5分ほどおき
重りを傾け蒸気を抜く

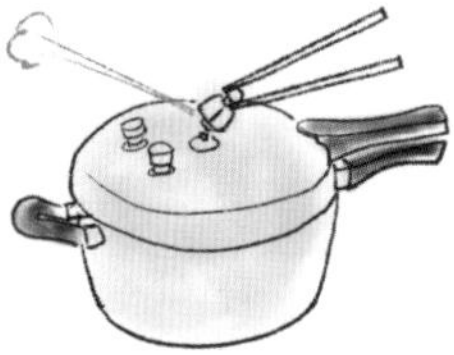

20分ほど蒸らしてからよくかき混ぜると

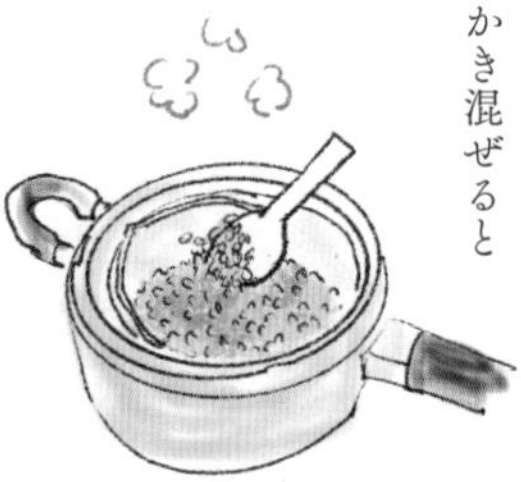

もち米のような「玄米ごはん」に

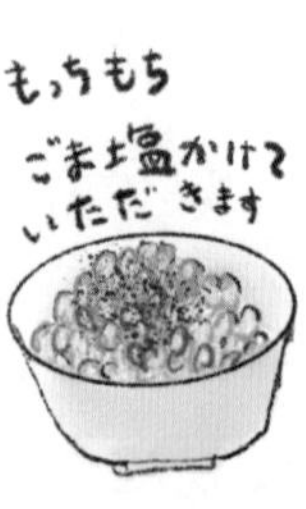
もっちもち
ごま塩かけて
いただきます

玄米は湯せんの圧力鍋で炊くのが一番おいしく炊けます

## 「玄米スープ」

病気療養の
お客様に
お出ししていました

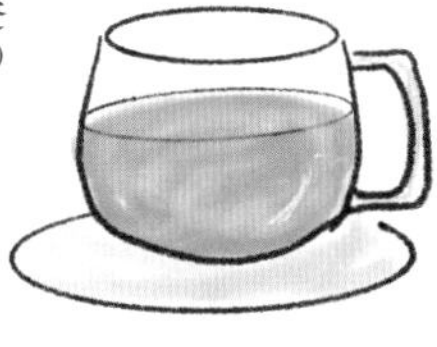

フライパンに
1カップの生の玄米を入れ
きつね色に
なるまで乾煎りする

煎った玄米を
水10カップで30分煮る

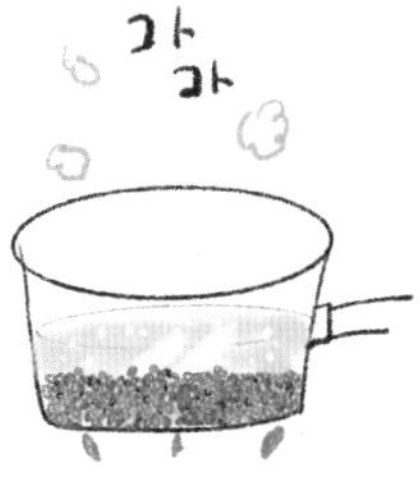


ザルで漉して
味を見ながら
塩で味をつける

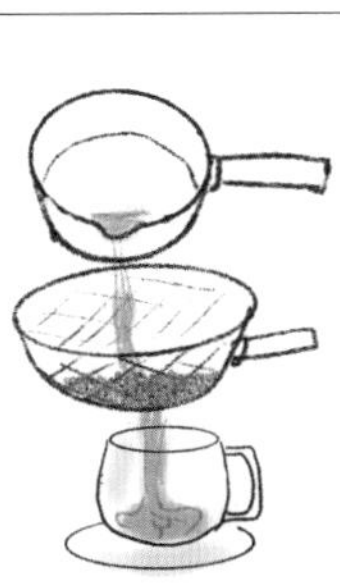

## 「玄米クリーム」

玄米の
栄養素を
消化吸収しやすい
状態にしたもの

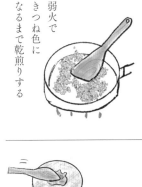

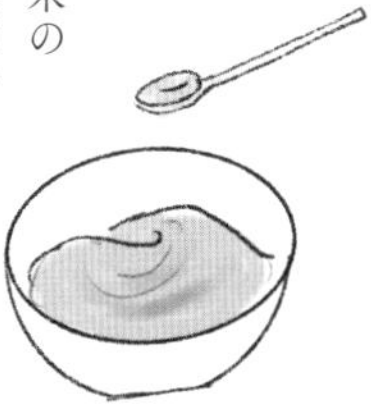

フライパンに
1カップの生の玄米を入れ
弱火で
きつね色に
なるまで乾煎りする

水5カップで
90分煮込み

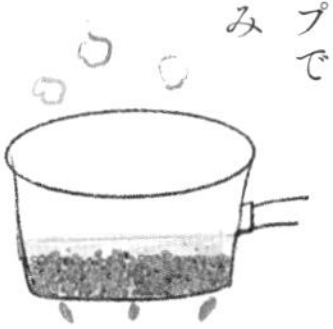

裏ごしして
クリーム状
にする

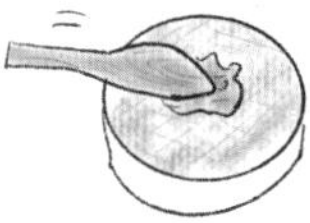

裏ごしした玄米を
さらに煮詰め
味を見ながら
塩で味をつける

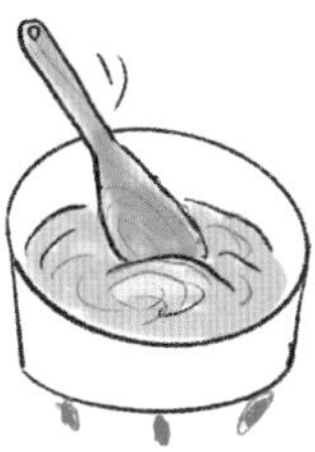

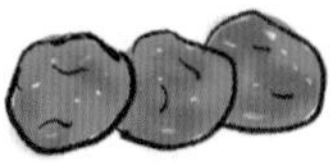

## 食養基本の主食②

# 梅干し

秋山式食養で欠かせないものの一つが「梅干し」です。

日本において梅干しは古くから薬とされてきました。

平安時代に書かれた日本最古の医学書『医心方《いしんほう》』には、青梅を燻製にした「烏《う》梅《ばい》」が登場し、その薬効が書かれています。

梅を塩漬けにしたときに塩の浸透圧で梅から出る水分を「梅酢」と言いますが、それを平安時代では、「塩梅（えんばい）」と呼び、料理の味加減やからだの健康状態を意味する「塩梅（あんばい）」の語源になっています。

科学的な観点からは、梅干しに多く含まれるクエン酸には、殺菌・抗菌作用があることがわかっています。そのため、古くから胃腸を整えたり、下痢止めに使われたりしてきました。また、ご飯を長持ちさせるために、お弁当やおひつに梅酢を振ったり、梅干しを入れたりしてきました。

さらに、クエン酸には、体内におけるいくつかのエネルギー供給システムのうち、一度に大量のエネルギーを作り出せる「クエン酸回路」の働きを活性化させたり、

**【梅干しの主成分・クエン酸の働き】**

- 疲労回復効果
- 殺菌と抗菌作用
- カルシウムなどのミネラルの吸収促進
- 酸化防止
- 唾液の分泌を促して消化をサポート

疲労原因となる活性酸素を抑制する働きもあるので、疲労回復に最適です。からだが丈夫で、疲労からの回復の早さが生死を分けた武士たちには、梅干しは欠かせないものでした。

**秋山式食養においても、梅干しは重要な食材です。**

その原点は、秋山先生が幼い頃、祖母の梅干し作りを手伝ったこと。

当時6歳だった先生は、梅干しの甕《かめ》が納屋に15個並んでいたことに驚きます。その15年前の大正12年に起きた関東大震災の影響で、先生の祖母の家があった千葉県の成田近辺でも物流が止まり、塩が長期間にわたって不足しました。そのとき、祖母がたくさん作っていた梅干しで、多くの人が塩分を補給できたことから、毎年欠かさず梅干しを作るようになったのでした。

ほかにも梅干しの効用や逸話を祖母から教わります。赤痢が流行して、下痢や渋り腹（便意があるのに便が出ない状態）で苦しんでいる人が大勢いたときがありました。当時まだ薬が充分になかったので、漬けてから10年以上経っているからこそとれる琥珀色でトロリとした梅酢を近隣の人々に提供。祖母特製梅薬が実際に効果を上げている様子を目の当たりにした秋山先生にとって、梅干しは食養に欠かせないものとなりました。

## ふるさと村の昔ながらの「梅干し」

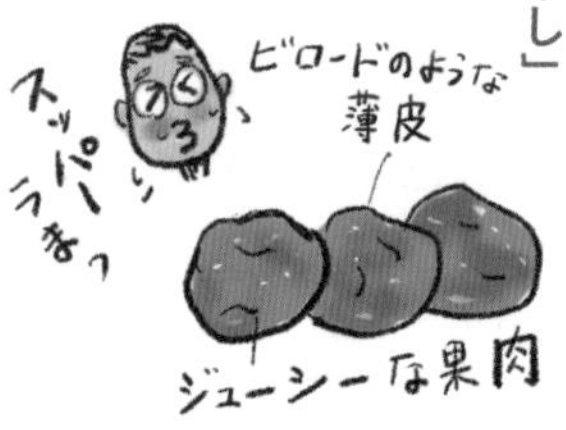
ビロードのような薄皮
スッパー うまっ
ジューシーな果肉

ふるさと村の梅は

樹上完熟梅の実を使います

青い梅があれば

黄色になるまで追熟させる

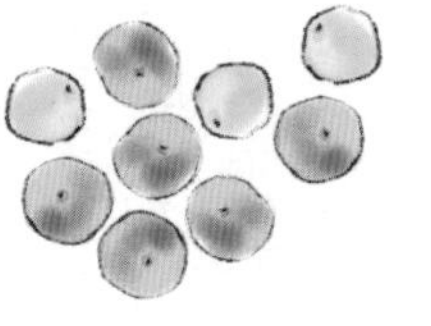

梅を洗う

数百キロの梅を漬けるふるさと村では専用の洗濯機で洗います

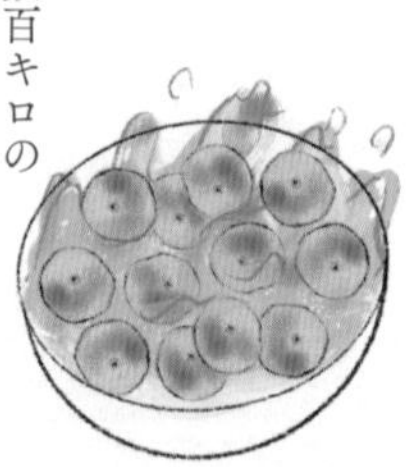

水気を切る

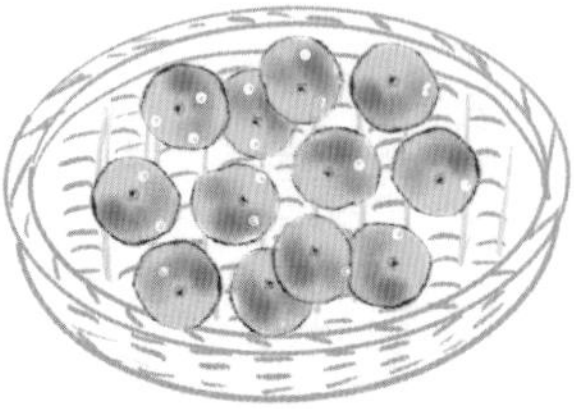

梅の重さの20%の天日塩を用意

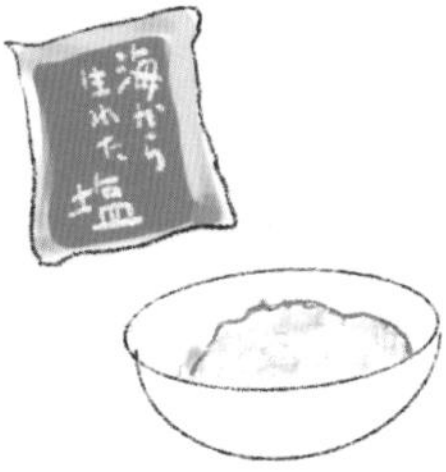
海から生まれた塩

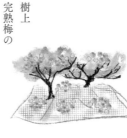

梅に塩をまぶしながら

樽に漬けていく

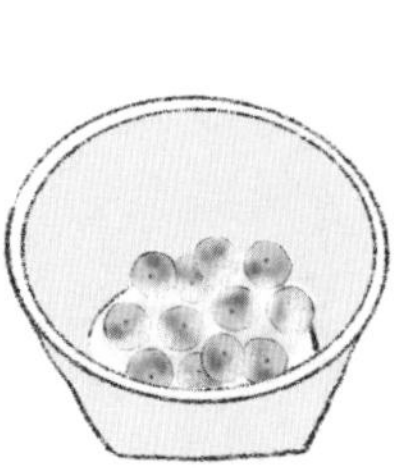

梅の2倍の重さの重しを乗せる

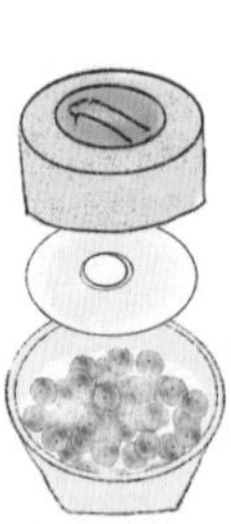

3日くらいで
水が上がってきます

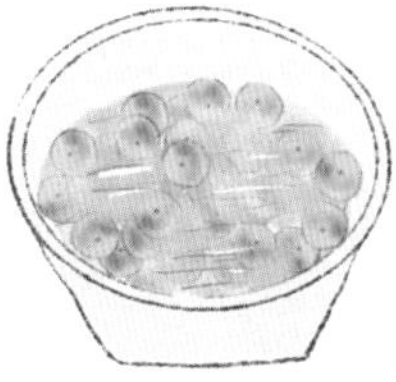

これが「梅酢」です

梅酢が上がってきたら
重しを半分に

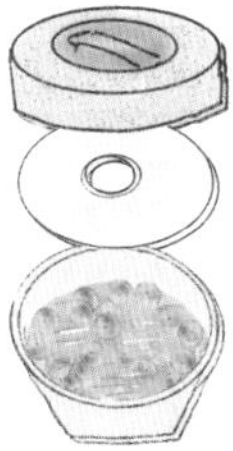

梅が梅酢に
浸かるように
引き続き漬ける

梅が梅酢に
浸かっている
状態にして

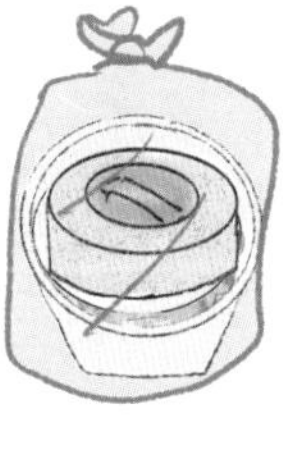

冷暗所におく

余分な梅酢は
別容器に移す

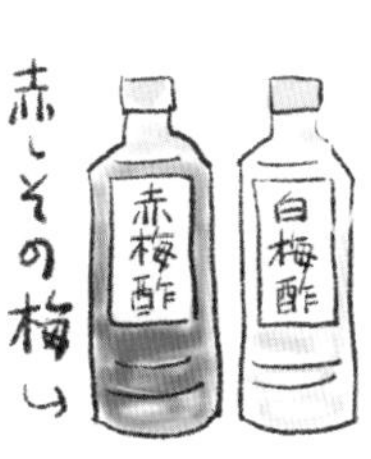
赤しその梅
赤梅酢
白梅酢

調味料になります

梅雨明けに…
天日と

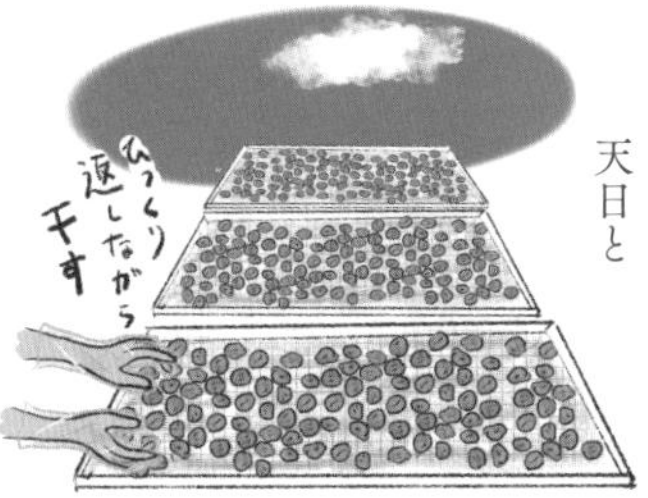
ひっくり返しながら干す

夜露に三日三晩晒します

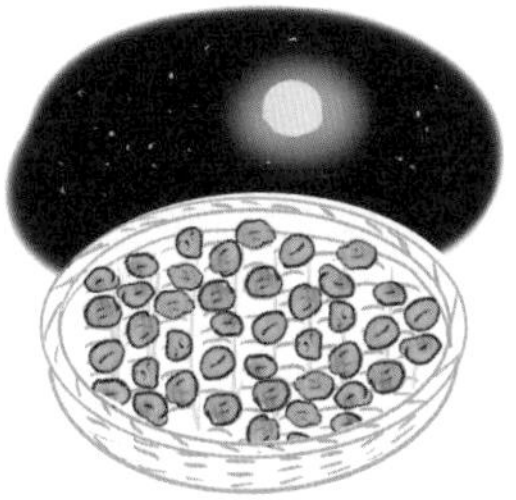

いわゆる「土用干し」

梅の皮は破れやすいので
優しく裏返し
強風や雨は厳禁
油断が
できない
作業です
この過程で
皮はいい硬さに
梅肉は柔らかくなります

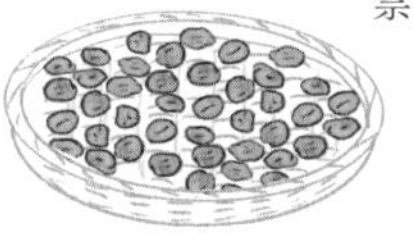

この時点で食べられ
ますが

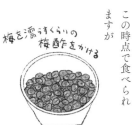

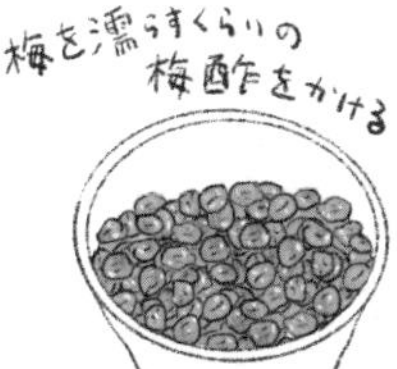
梅を濡らすくらいの梅酢をかける

別容器に移し半年ほど
置くと熟成されます

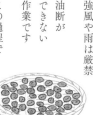

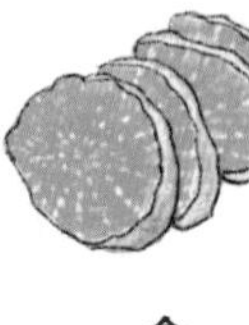

## 食養基本の主食③

# 漬物

主食の玄米に加えて、幼い頃から秋山先生の健康を保ってきた3種の神器は、「梅干し・ぬか漬け・味噌」で、もちろんふるさと村の食事でも必ずいただきます。

漬物には2種類あり、1つは、塩の濃度を高くして、微生物が発生しないように保存を目的にしたもので、代表的なのが梅干しです。

もう1つは、組織を壊す濃度の塩に漬けて、塩の浸透圧を使って水分や養分を引き出し、乳酸菌や酵母などの微生物を繁殖させて、発酵させたものです。その代表が、保存、栄養、おいしさを兼ね備えた「ぬか漬け」です。（保存と発酵についてくわしく知りたい方は、コラム（P218、326）を参照ください）。

ふるさと村の**秋山食養では、「酵素」の摂取を大切にしています。**

酵素は、食べたものの消化、吸収、代謝、排泄などに関わるタンパク質で、生きていくうえで必要な物質です。体内の酵素が少なくなると病気にかかりやすくなり、酵素がなくなると寿命が尽きることになります。

**【ぬか漬けの栄養素】**

- **ビタミンB群**　B群のなかでもエネルギーを作るときに不可欠なビタミンB1、B2が豊富。
- **ビタミンE**　強い抗酸化作用をもつ
- **植物性乳酸菌**　腸内環境を整える

**生野菜からも酵素は摂れますが、ぬか漬けなどの漬物や発酵食品には、良質な酵素がたくさん含まれています。**特に、ぬか漬けには、野菜が本来もつ酵素に加えて、ぬか床にいる数億もの微生物が野菜を分解するときに出す酵素も含まれているので、理想的な食材です。

昔の人は、滋養強壮やお腹の調子を整えるために、ぬか床のぬかをぬるま湯に溶いて飲んでいたとか。ぬか漬けは、保存、栄養、おいしさを兼ね備えた食材であると同時に、家庭の常備薬でもあったのですね。

ふるさと村のぬか床は、何の変哲もない市販の漬物容器に入っていますが、中身は大正元年から続く秋山先生の祖母より受け継がれた、宝のぬか床です。数えきれないほどの野菜が漬けられ、米ぬかと塩が足され、手入れされてきました。

フタを開けると、ほのかな香りが漂い、ぬかの強い匂いや酸っぱい匂いはありません。

口に含むと、少し強めの塩分が最初に広がり、その後、酸味と甘味とぬかの濃厚な味わいに加えて、いろいろものが混じり合った風味を感じます。

それは１００年を超えた食べものだけがもつ、言葉にできない香りと味です。

## ぬか床が決め手「ぬか漬け」

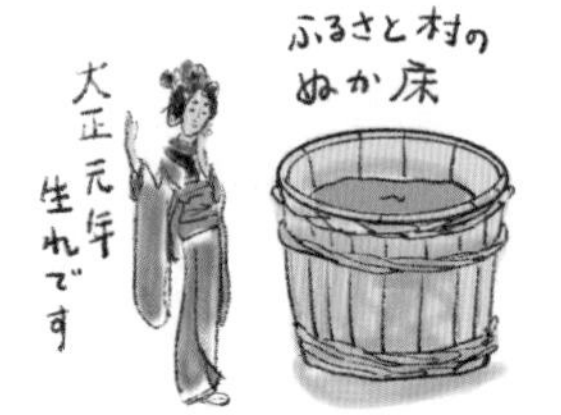
ふるさと村の
ぬか床
大正元年
生れです

ぬか漬けは
ぬか床の
微生物の
働きによって
野菜がおいしく
栄養豊富になる

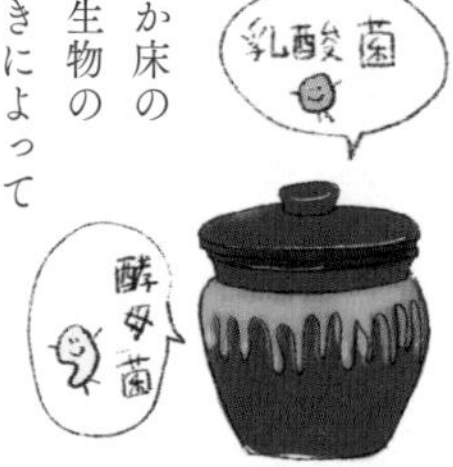
乳酸菌
酵母菌

ぬか床は
生米ぬか3キロに、塩を
溶かした湯冷ましを混ぜる

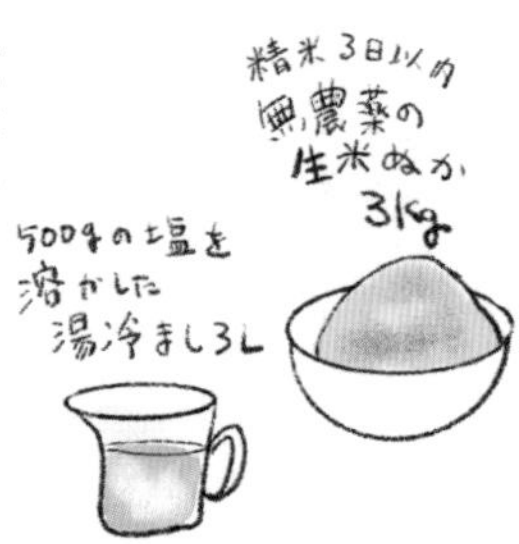
精米3日以内
無農薬の
生米ぬか
3kg
500gの塩を
溶かした
湯冷まし3L

握りながら
ぬかと水を
結合させる

お味噌くらいの
柔らかさにする

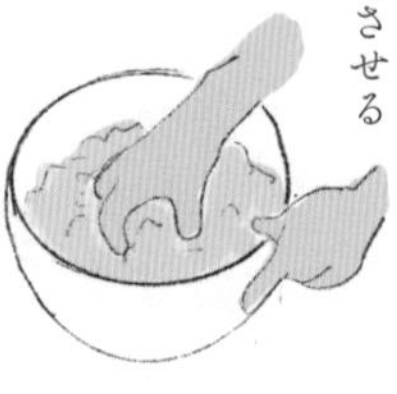

「たねぬか」があれば
加える

「たねぬか」とは
発酵済みのぬか床

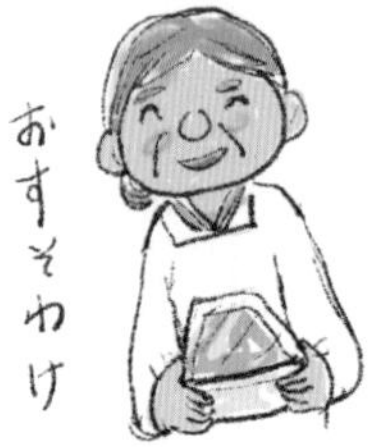
おすそわけ

ぬかに栄養や乳酸菌を
補充するために
「捨て漬け」をします

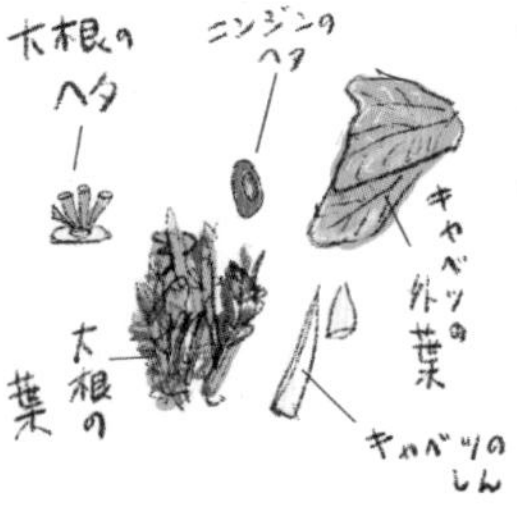
大根の
ヘタ
ニンジンの
ヘタ
キャベツの
外葉
大根の
葉
キャベツの
しん

捨て漬けの野菜は
3日ほど漬けて
取り替えるときは
底からかきまぜる

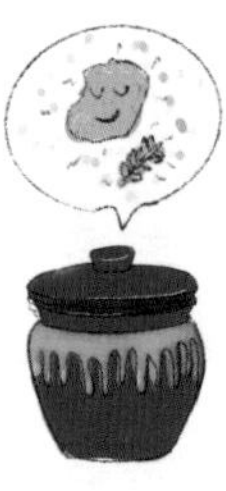

10日ほど捨て漬けを
繰り返すと「ぬか床」が
できます

漬ける野菜は
塩でもんでから漬けること

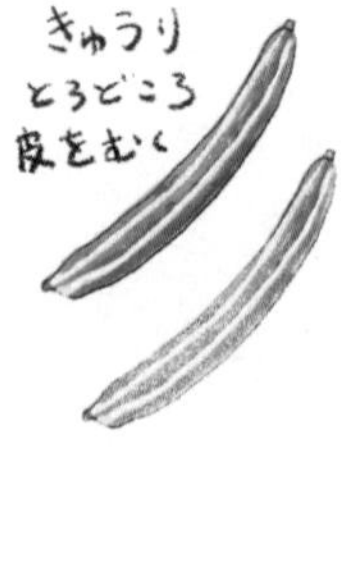
きゅうり
とろどころ
皮をむく

野菜によって漬ける
時間も異なります

## ぬか床の乳酸菌を育てるための大切なメンテナンス

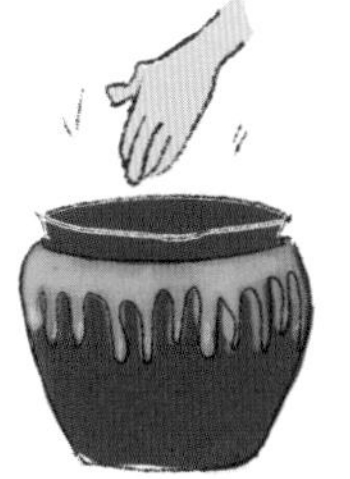

毎日かき混ぜる

ゆるいぬか床には
切り干し大根
干し椎茸をつける
水分を吸収してうま味を
足してくれます

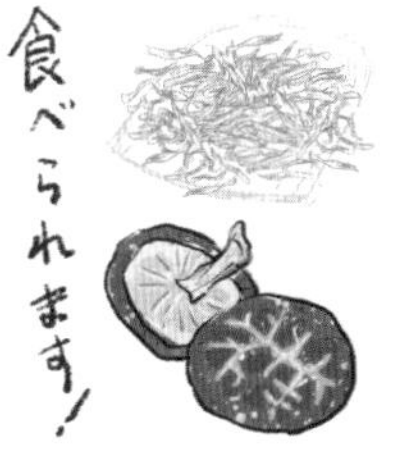
食べられます！

手のひらで
ぬか床表面を
押し付けて
空気を抜く

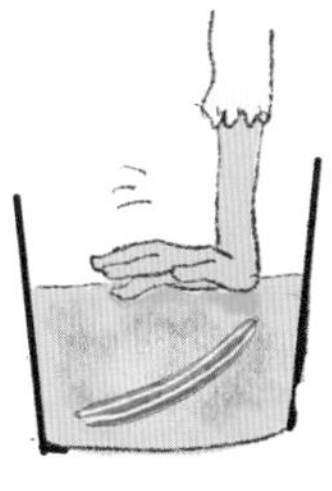

かたいぬか床には
水分の多い野菜を
入れる

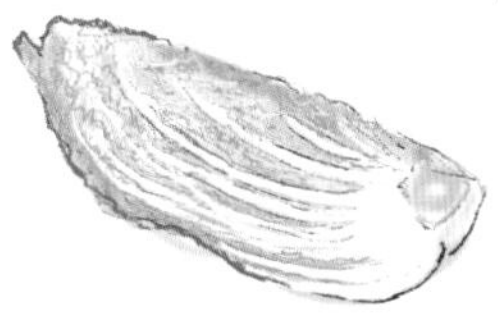

周りに飛び散ったぬかは
丁寧にティッシュで
拭き取る

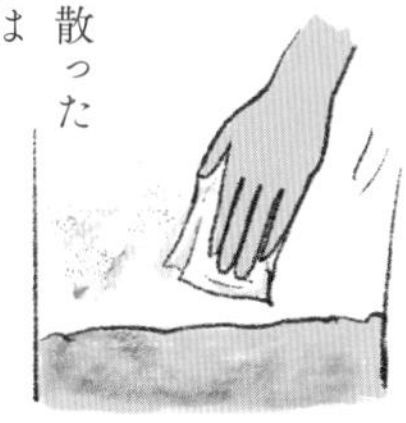

飛び散った
ぬかは
カビの原因に

家を1日でも空けるときは
表面を塩でフタするか

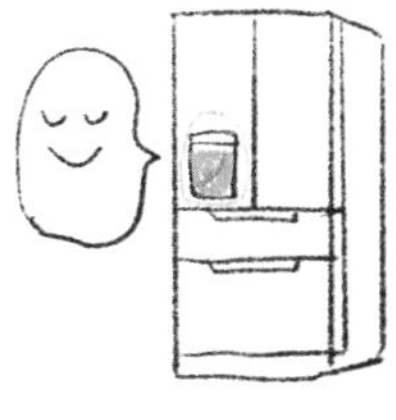

冷蔵庫に入れる

ぬか床を味見して
「ぬか」「塩」を足す

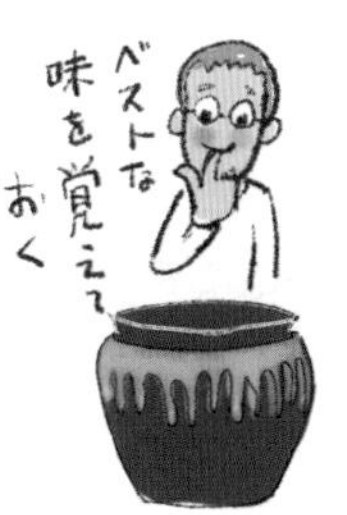
ベストな味を覚えておく

水分が多い場合は清潔な
スポンジで吸い取る

野菜や季節
好みによって
漬ける時間はいろいろ

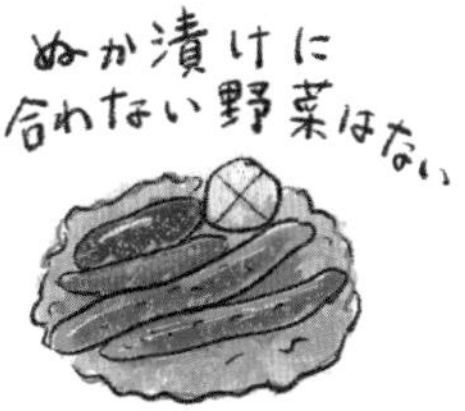
ぬか漬けに
合わない野菜はない

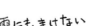

## ふるさと村の「白菜漬け」

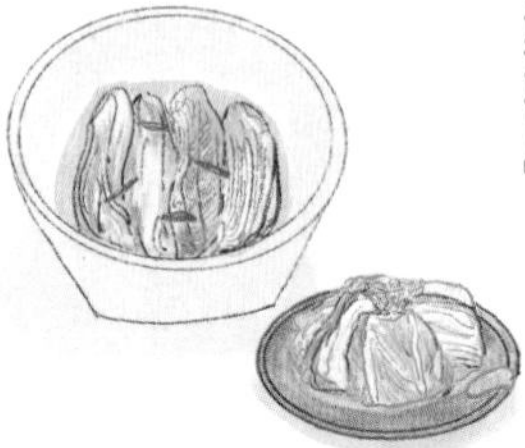

白菜の旬は
秋から冬にかけて

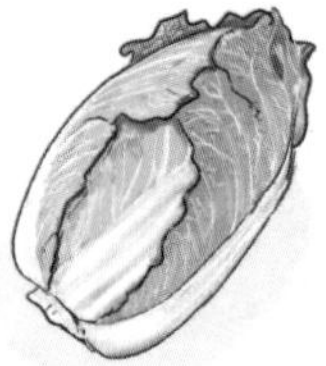

ずっしりとした
重さと甘みが特徴

寒さで白菜自身が
凍らないように糖分を
蓄えるからです

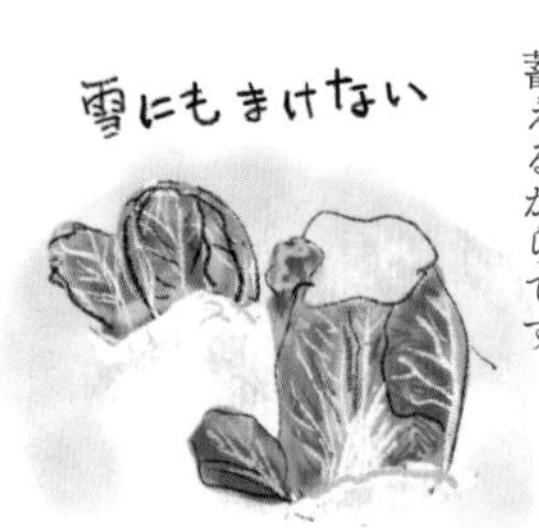
雪にもまけない

白菜は芯の部分に
切れ目を入れてから
裂く
ように
半分にし
それを繰り返す

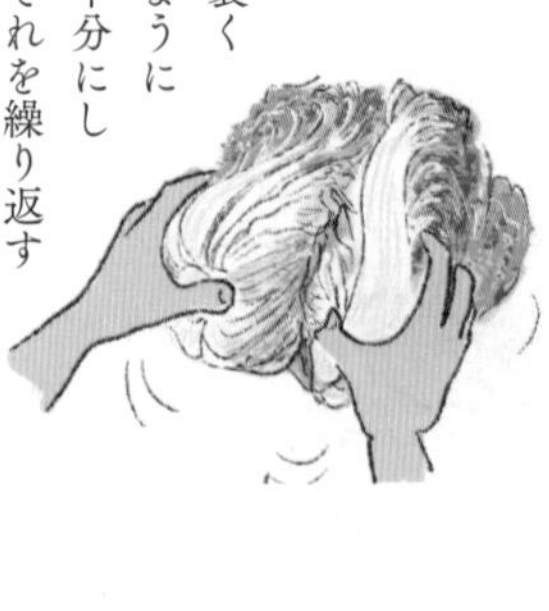

洗って水気を切り

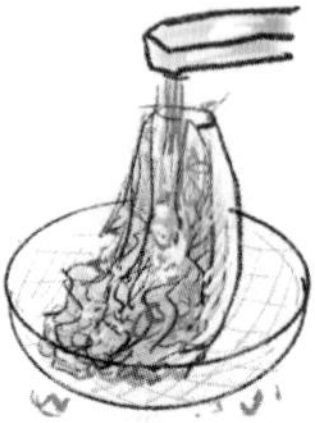

切り口を上に向けて
半日から1日干して
水分を抜く

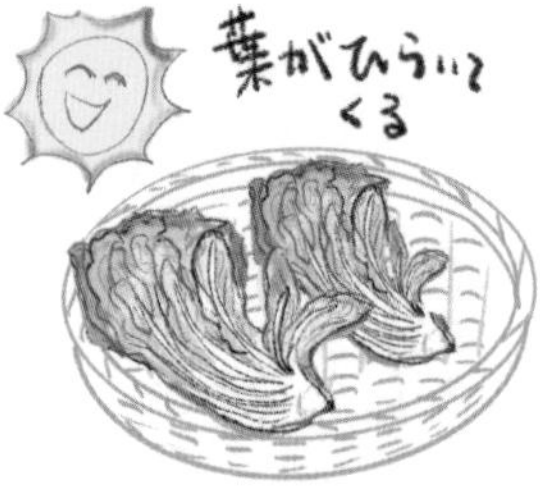
葉がひらいてくる

干した白菜の12～17%の
量の塩を用意

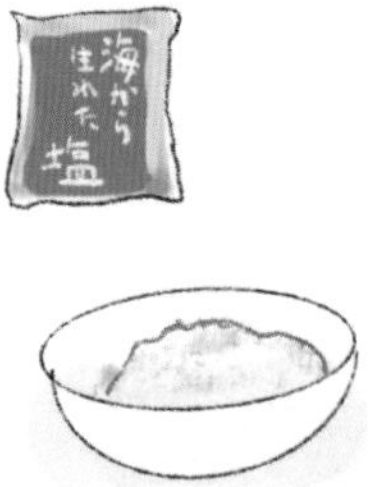
海から生まれた塩

ミネラルたっぷりの粗塩を

白菜の葉と葉の間に
塩を擦り込む

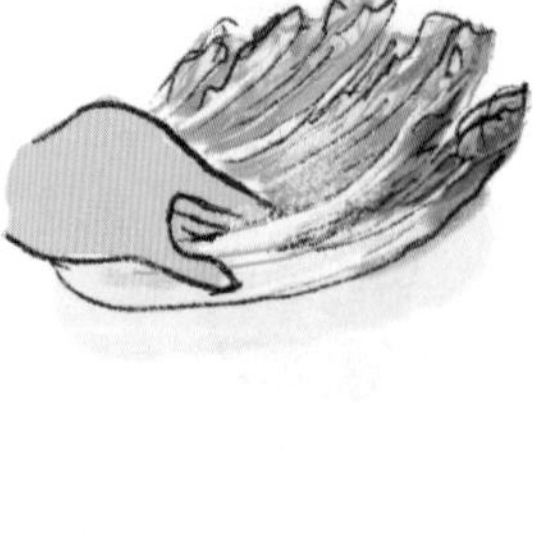

漬物樽の底に
塩を振り

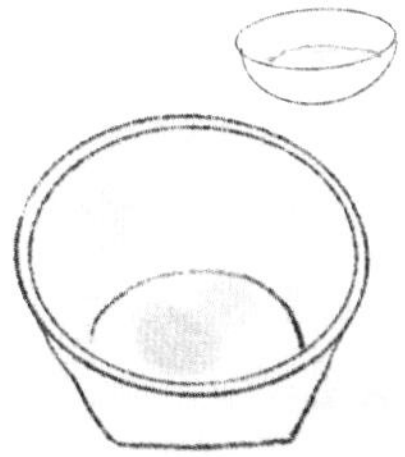

互い違いに詰め込む
合間に
赤唐辛子を入れる

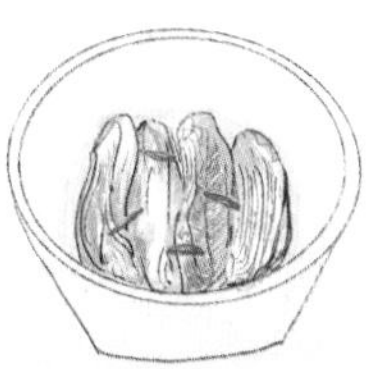

残りの塩を振り

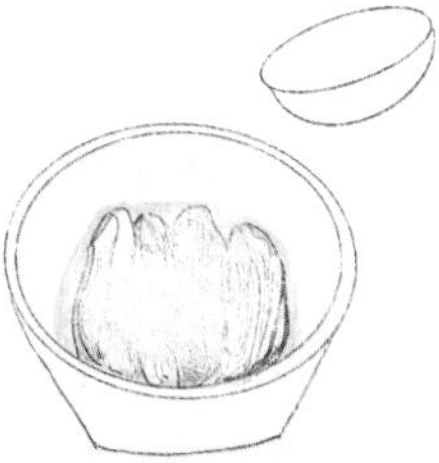

白菜の外葉で
フタをします

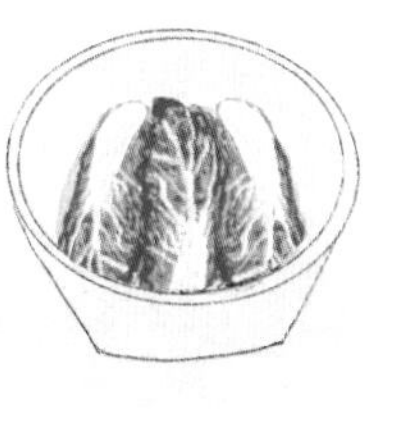

40度のお湯で
塩分12～17％の
「呼び水」を作り注ぐ
呼び水は白菜の量の
3割くらい

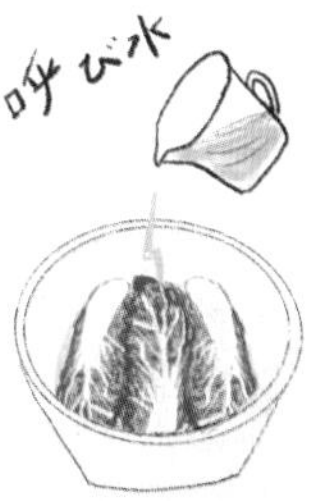


押し蓋をし
重石をして
冷暗所におく

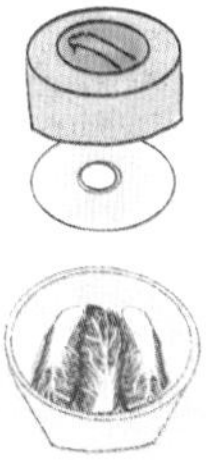

翌日から食べられます
4日過ぎると
酸味が出てきます

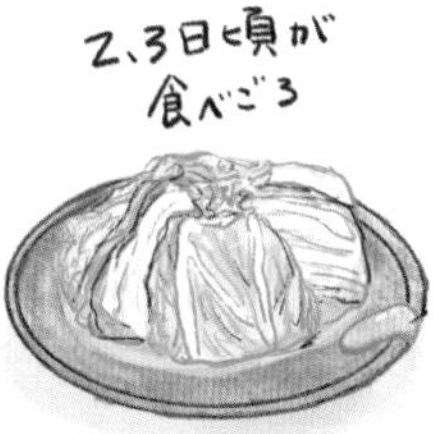


家庭で作るときは
漬物容器でも
いいでしょう

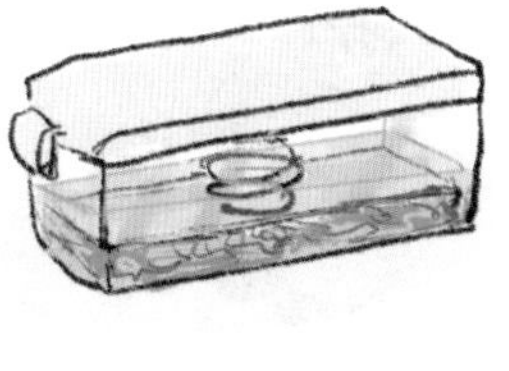

**ふるさと村の昔ながらの「たくあん」**

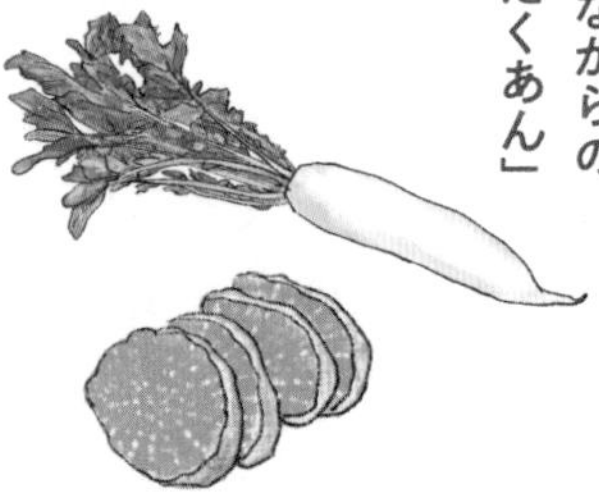

収穫した大根を洗い

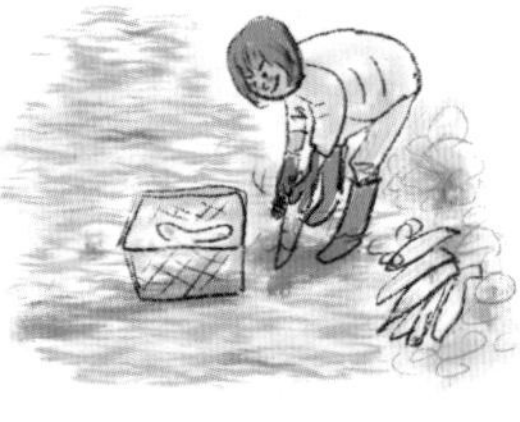

風通しが良い場所に
1〜2週間干す

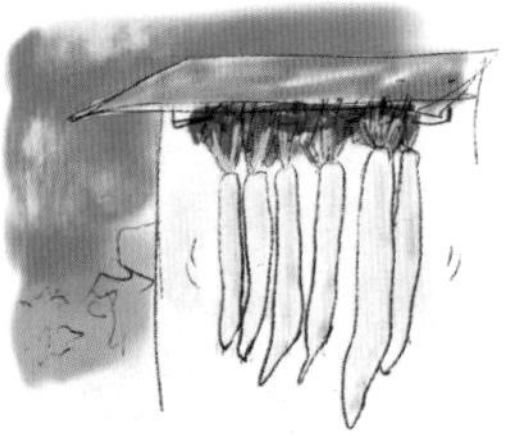

しっかり水分を抜きます

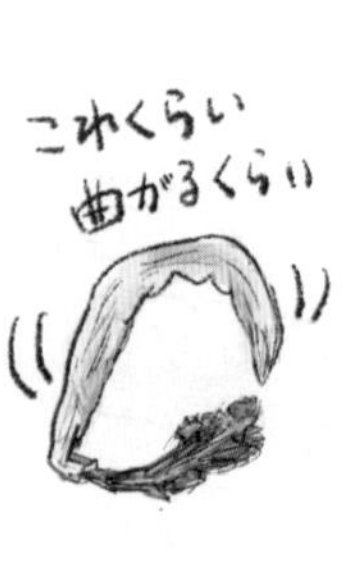
これくらい
曲がるくらい

大根に水分が
残っていると大根の
辛味が残ります

葉を切り落とす

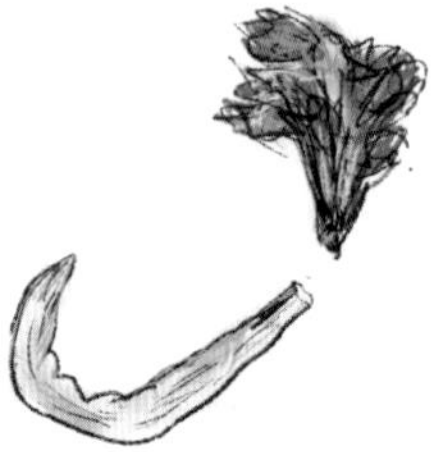

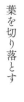

葉は
「干葉（ひば）」と呼ばれ

入浴剤にもなります

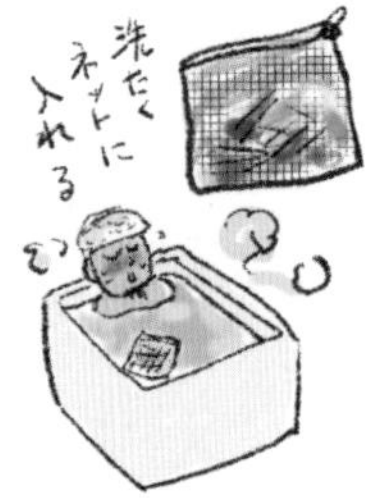
洗たくネットに入れる

血行促進や
冷え性に効果あり

大根の重さの
約7％の塩と
約10％の米ぬかを

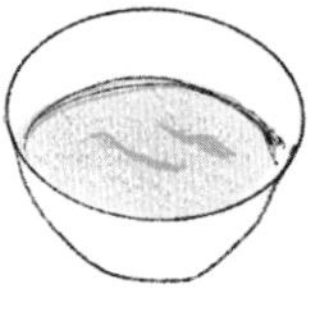

よく混ぜる

そのぬかを漬物樽に
ひとつかみ敷き

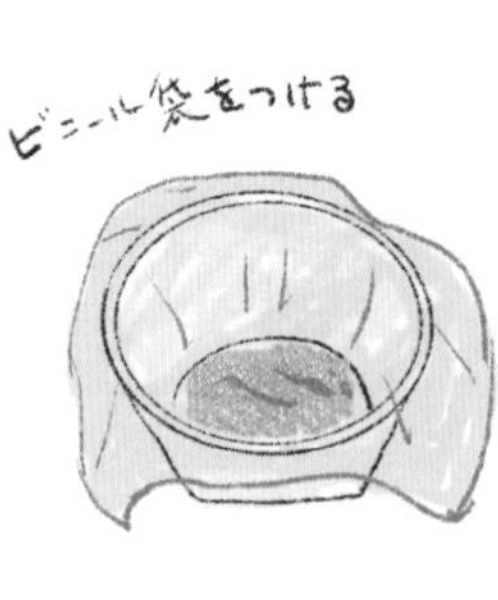
ビニール袋をつける

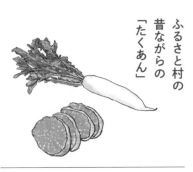

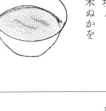

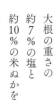

大根を隙間なく詰め
ぬかを交互にかける

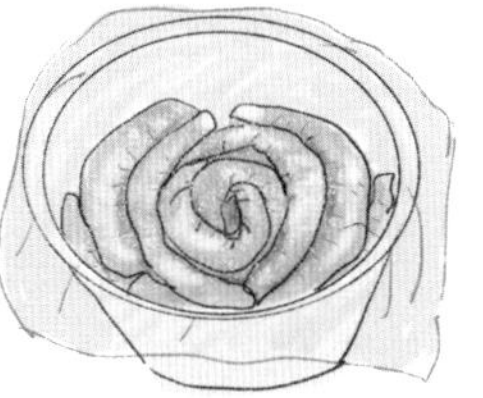

最後に
大根の葉を敷きつめ

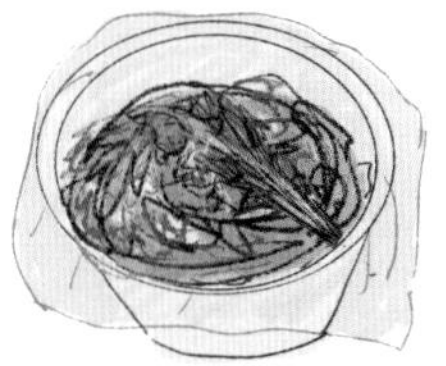

残りのぬかをかけて
押蓋をして
2倍の重さの
重しを乗せ
冷暗所におく

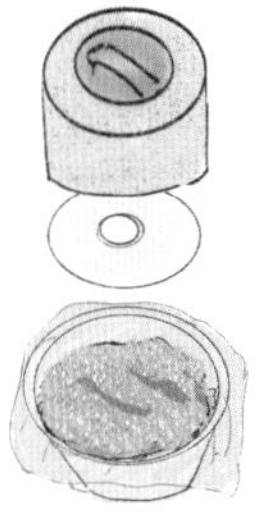

一週間前後で
水が上がってきたら
重しを
半分にする

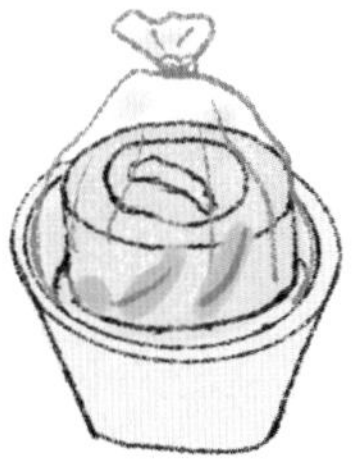

3週間後ぐらいから
食べられます
食べる分だけ
取り出す

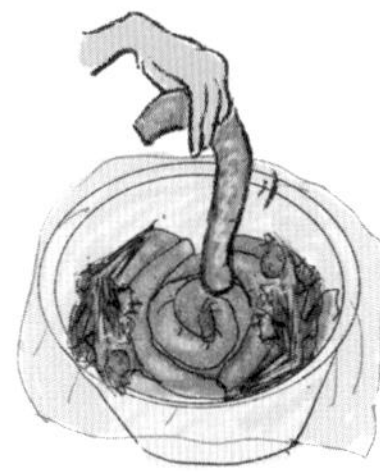

たくあんを抜きだしたら
空気に触れさせない
ように注意

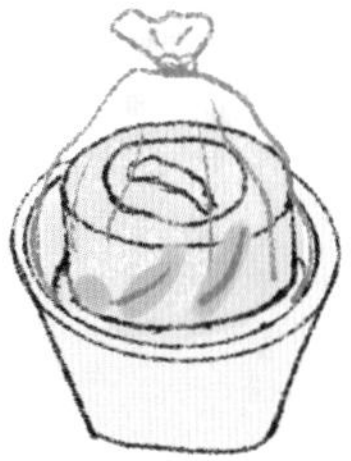

大根の水分量
漬け時間、季節に
よって塩加減が
変わります
辛味
甘み
旨味
塩辛さ
酸味……

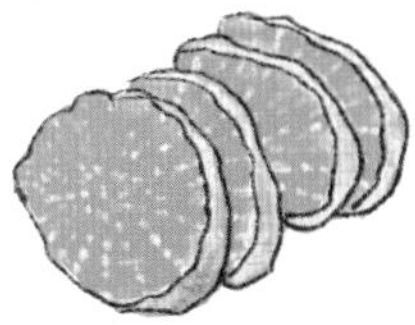

生きている
たくあんの
一期一会の
味わいです

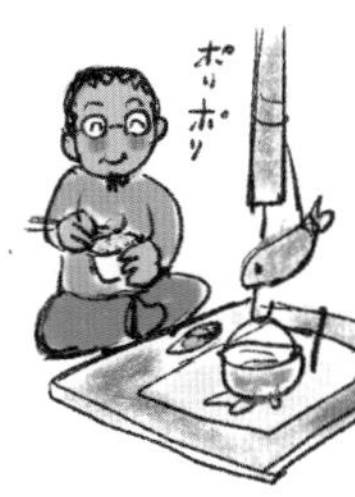

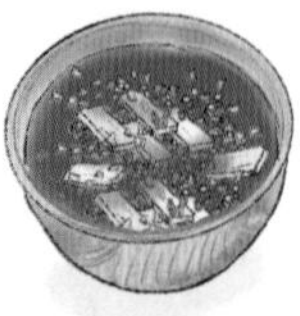

食養基本の主食④

# 味噌汁

味噌汁は、栄養ドリンクや点滴に負けない栄養剤です。

そして、ていねいに作った味噌汁は、本当においしいものです。

うま味成分を豊富に含むだし汁に発酵食品の味噌を溶かし、具材には旬の野菜を使い、香りや味のアクセントに香草や薬味を加えます。

野菜だけでなく、具材に豆腐や麩、ワカメやヒジキ、きのこ、シジミやアサリを入れたり、油揚げや炒めた野菜などの油分を加えるだけで一段とおいしくなります。ハレの日には、卵、魚、ときには肉を加えると、立派なメイン料理になります。

また、味噌には、お米に豊富に含まれる糖質に加えて、大豆のタンパク質が分解されたアミノ酸（すべての必須アミノ酸を含む）、ビタミンやミネラル、酵素や大豆由来のイソフラボンなどが含まれ、だしや具材によって、さらに多くの栄養素が加わります。

**味噌汁1杯で、数えきれないほどの栄養素を摂ることができます。**

**【必須アミノ酸】**

必須アミノ酸とは、体内で合成できないアミノ酸のことをいいます。イソロイシン、ロイシン、バリン、ヒスチジン、リシン、メチオニン、フェニルアラニン、トリプトファン、スレオニンの9種類があります。

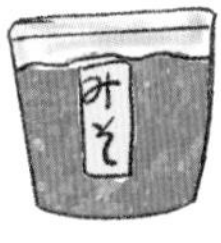


# 味噌

日本人は、祖先が「ニホンコウジカビ」という麹菌を使いこなしたおかげで、味噌、醤油、酒、酢、みりんを手に入れました。

大豆だけで作る味噌もありますが、基本的に大豆と塩と米麹や麦麹が原料となり、発酵させることで味噌ができあがります。

発酵の中心的役割を果たす乳酸菌や酵母菌などは、ブドウ糖などの単糖類をエサにして発酵するので、大豆、米、麦などの多糖類のデンプンは、そのままでは発酵することができません。

ですが、ニホンコウジカビによって、大豆、米、麦などの穀物類のデンプンが分解されて単糖類になり、初めて乳酸菌や酵母菌の発酵が可能になり、味噌ができるのです。

**味噌はぬか漬け同様、市販の栄養剤やサプリメントに負けない、一級の栄養食品**で、下のような栄養素を含んでいます。

**【味噌の栄養素】**

- **必須アミノ酸**　筋肉、臓器、髪などを作る
- **炭水化物**　運動や成長、体内で生命維持機能が働くために必要なエネルギー源
- **脂質**　エネルギー源。細胞膜やホルモンを構成する
- **ビタミンB群**　B1、B2の他、造血にも関与するB6やB12
- **カリウム**　細胞の浸透圧を維持して水分調整を行う。余分なナトリウムの排出を促し、高血圧を予防
- **マグネシウム**　生命維持に欠かせない酵素の働きを活性化
- **食物繊維**　腸内環境を整える

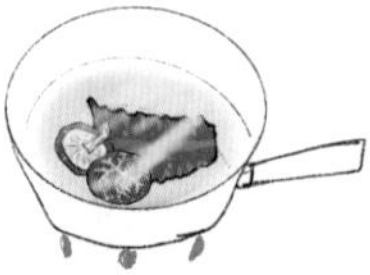

# だし汁

人間の脳と舌が求めるおいしさである「砂糖（糖質）」と「肉（タンパク質）」と「油（脂質）」が、日本人の食事には長い間ほとんどありませんでした。

そのため、日本人は、古くからおいしさを探し求めて、いろいろな工夫をしてうま味を作り出してきました。

おいしさを作る一つの方法は、魚・豆・穀物・野菜・果実を塩や麹に漬けて「発酵」させることです。これが、味噌、醤油、酒、みりん、酢などの調味料、漬物や発酵食品を生みだしました。

一方で、保存手段だった天日に「干す」ことが、うま味や風味を凝縮させ、その干した食材を水につけたり、煮出したりすると、おいしいことにも気づきます。これが、乾物や干物、だしを引くことにつながります。

鎌倉や室町時代からは、だしを使うようになり、汁物や煮物がメニューに加わります。後の時代になって、うま味成分がだしには存在することが発見されることになります。

秋山式食養では、ハレの日や料理によっては、カツオ節や煮干しも使いますが、基本は、「コンブと干しシイタケ」のだしです。

**朝ごはんを作ったあと、その日の夜のためにコンブと干しシイタケを水につけてだしを引きます。夜の料理を作ったあとは、次の朝食のためにだしを作ります。**

水に浸けておくだけなのですが、このひと手間で料理のおいしさが全然違ってきます。

基本のだし汁

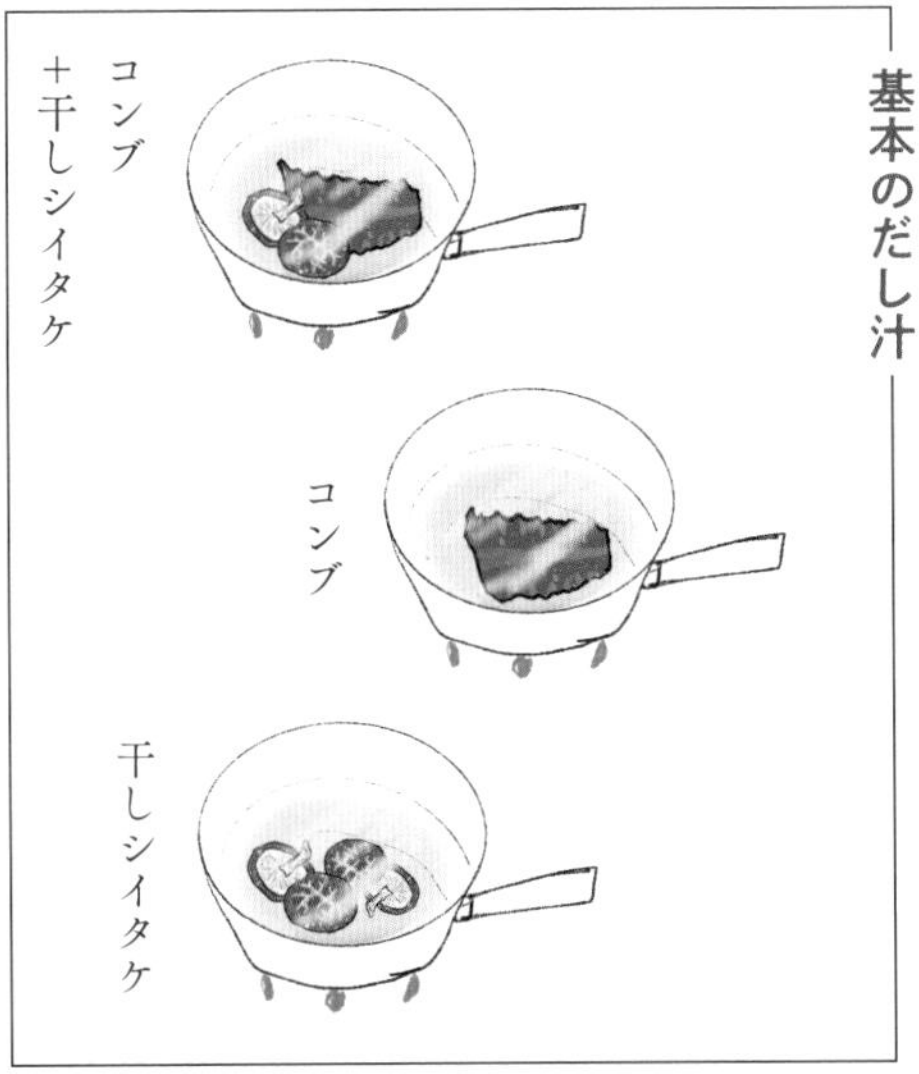
コンブ
＋干しシイタケ
コンブ
干しシイタケ

ハレの日のだし汁

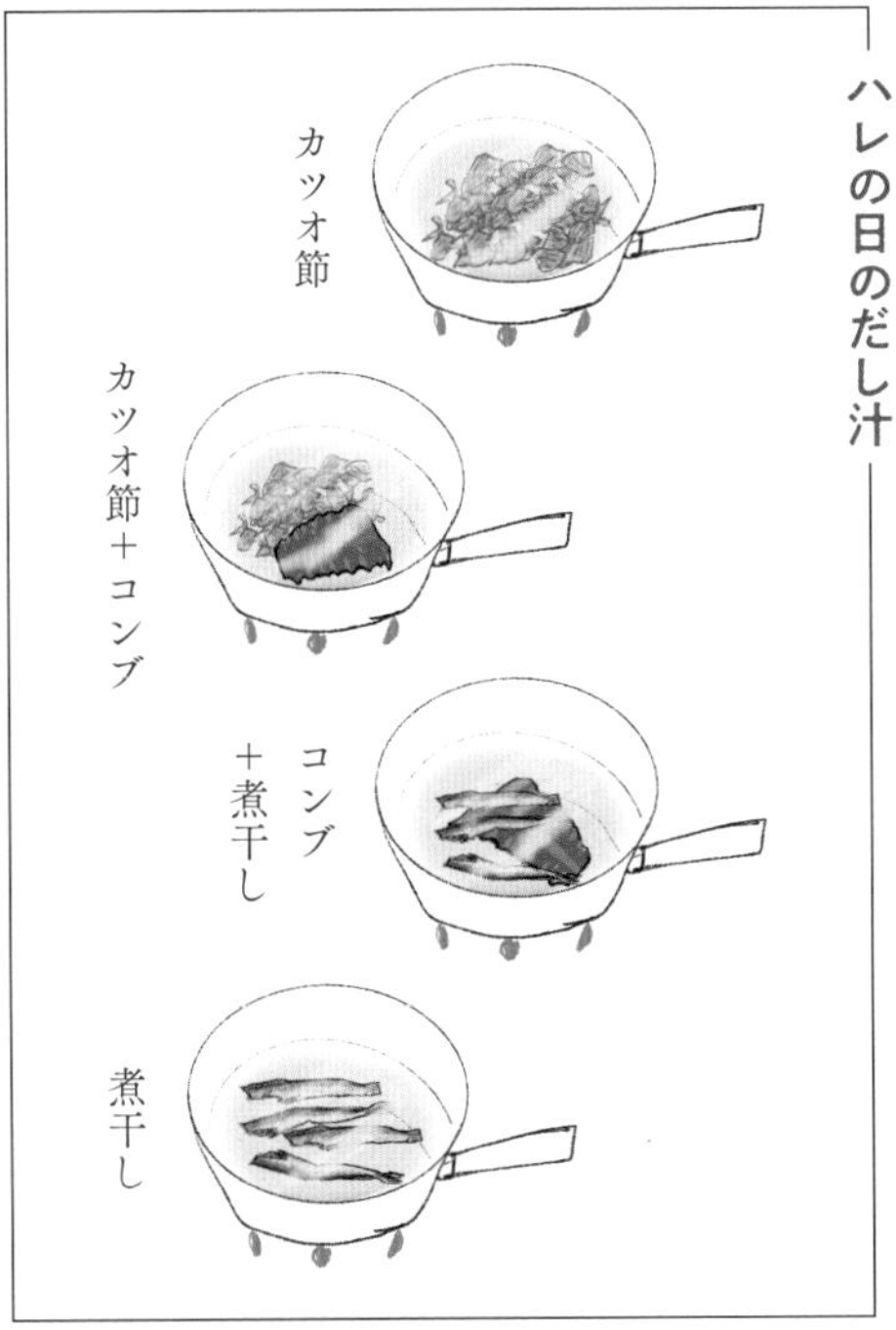
カツオ節
カツオ節＋コンブ
コンブ
＋煮干し
煮干し

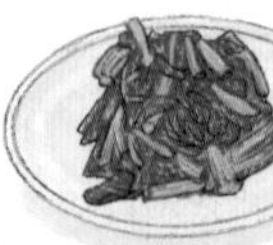

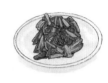

食養基本の副菜①

# 緑野菜のお浸し・酢の物

秋山式食養の副菜は、主食である「玄米、味噌汁、梅干し、漬物」で足りないものを補います。

秋山先生は、血液の汚れや不足が病気や不調の原因であると考えています。そうした原因を解決に導き、血液を増やすために、葉緑素（クロロフィル）をもつ緑野菜を毎日食べることをすすめています。

これは科学的に証明されたことではありません。しかし、実際にボクが緑野菜を食べることでからだが変わったことは確かで、その体験をお話ししたいと思います。

ボクは、小児喘息の発作を繰り返したり、自家中毒を起こしたり、腎臓が弱かったりと、からだの弱い子どもでした。両親は心配して、なにかあるとすぐにボクを大きな病院へ連れていきました。

ある日、病院で採血することになりましたが、注射針を刺そうとするとボクの血管が逃げるので、何度も針を刺し直すことに。さらに、血管を捕まえることができても、なかなか血が採れず、看護師さんが苦労したことがありました。

「この子は血が少ないから、採血が大変」と言われたのを覚えています。

その頃のボクは、食べものの好き嫌いが激しく、特に野菜が大嫌いで、緑野菜はほとんど食べませんでした。


そのあと極端な偏食はなくなりましたが、野菜を好んで食べることはなく、会社勤めしている頃は、外食や宅配中心の食生活でした。

ところが、ふるさと村に来て、ほとんど毎日緑野菜が含まれる秋山先生の食養ごはんを食べることで、ボクのからだが確かに変わりました。


葉緑素をもつ緑野菜だけで血液ができるとは言えませんが、緑野菜に含まれる鉄や銅、葉酸といったミネラルやビタミン類は、造血に欠かせないものであることは確かです。

日本人が長く食べてきたもののなかに緑野菜は確実にあり、それらを食べて祖先は血液を作り、健康に暮らしてきました。そして、途切れることなく日本人の命がつながり、子孫の私たちが今ここにいるのは、紛れもない事実です。

このことを踏まえて、緑野菜を毎日食べることをボクからもおすすめしています。

## 緑の野菜とお酢の力をいただく

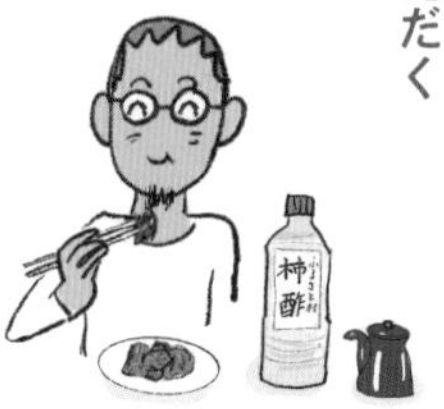


緑の植物は
二酸化炭素を吸って
酸素を放出してくれる

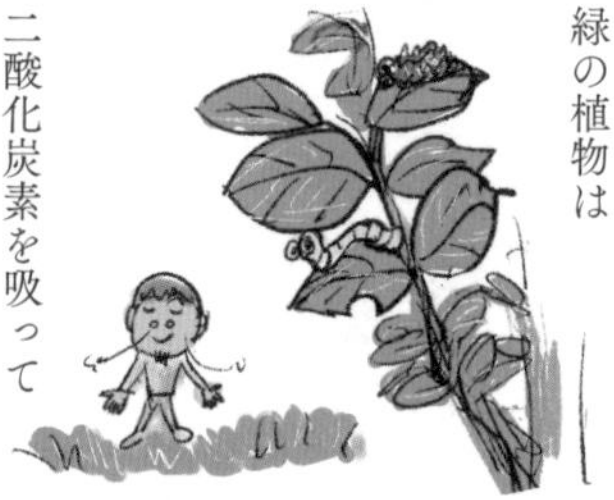

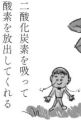

さらに、多くの
命を支える
大切な
食料

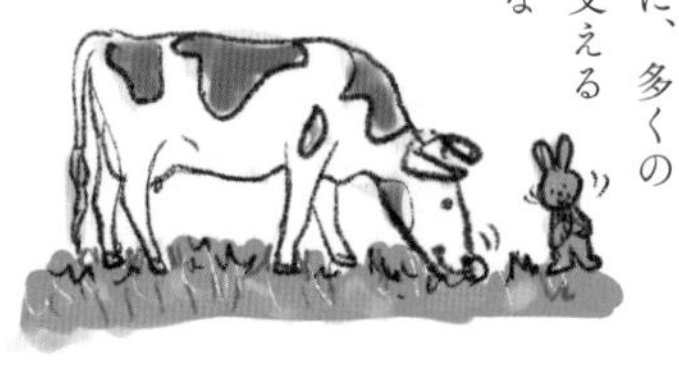

植物の葉緑素は
人の血液の赤血球
ヘモグロビンの色素と
構造が似ている

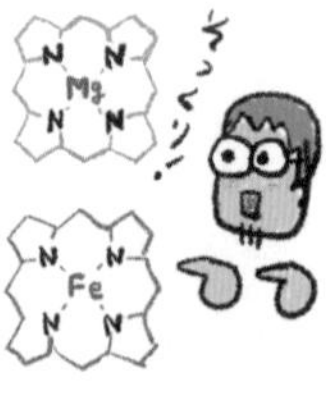


葉緑素いっぱいの
緑野菜は
太陽と土の恵みで
ビタミンとミネラル豊富

葉物野菜は
傷みやすいので
ゆでて
冷蔵庫に保存すると
使い勝手がいい

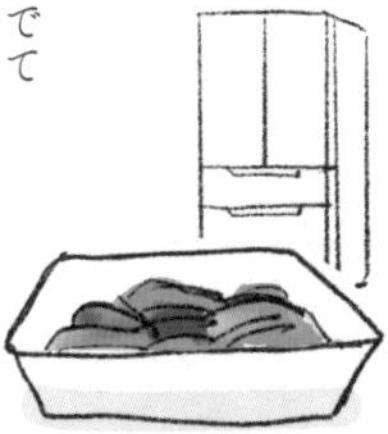

たっぷりの湯で
さっとゆで

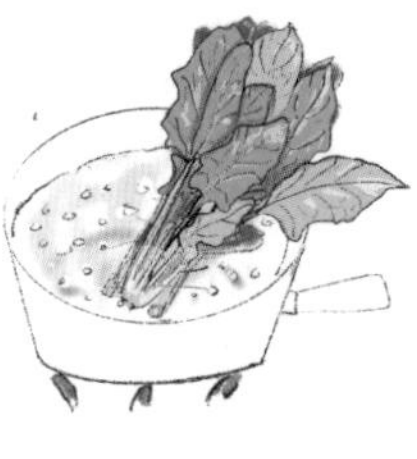

ザルに取って
急いで冷ますか
水にとって絞る

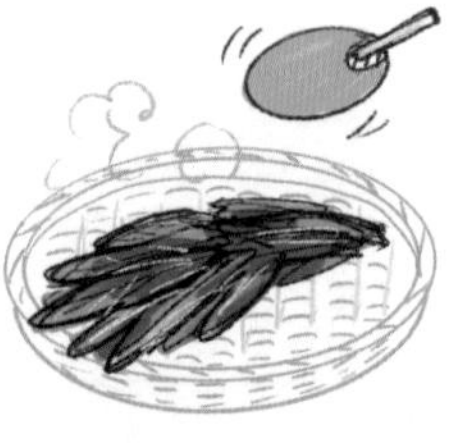

青菜に醤油をかけ
しっかりと絞るのが
いわゆる「醤油洗い」
付け合わせや
和え物などに使える

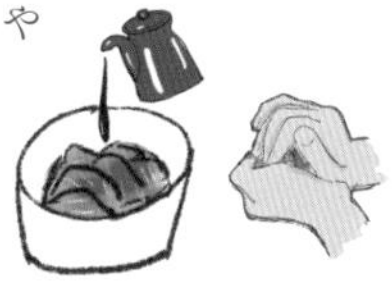

また、だしに醤油を加えた
「浸し地」にひたして
おくと
おいしい作り置き惣菜に

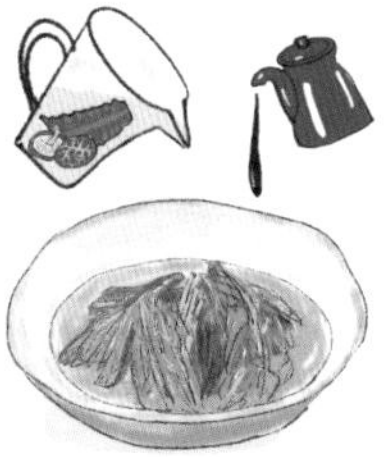

疲労回復の特効薬は
ズバリ「酢」
免疫力を担う栄養素の
カルシウムの吸収を
促進する

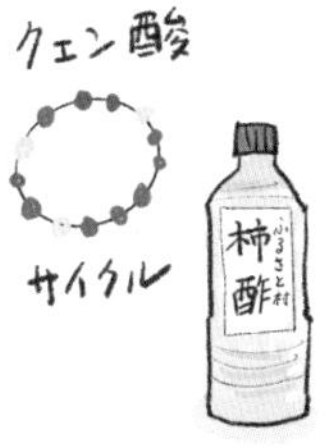
クエン酸
サイクル
柿酢
ふるさと村

秋山先生は
おちょこ一杯の柿酢を
ぐいっと飲んでいました

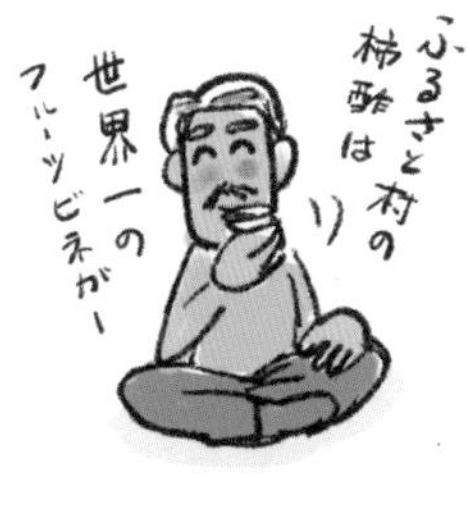
ふるさと村の柿酢は
世界一のフルーツビネガー

酸味が苦手なボクは
白湯で薄めた梅酢を
飲んでいました

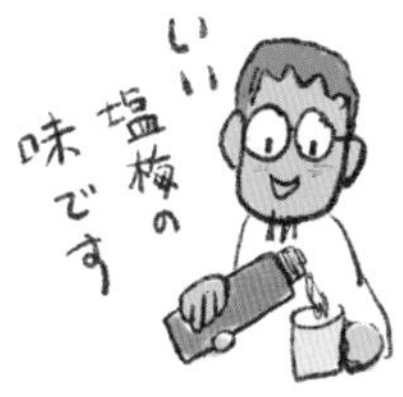
いい塩梅の味です

酢は料理でおいしく
味わうのもいいし

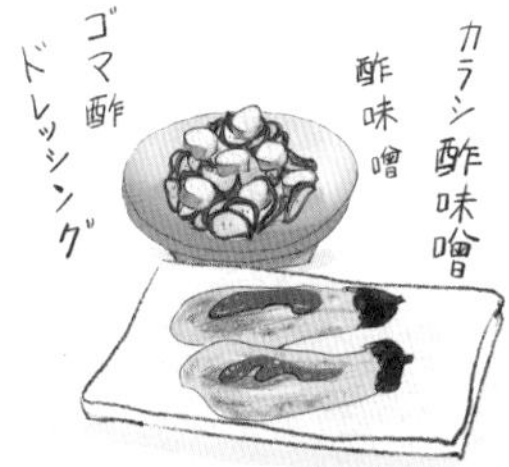
カラシ酢味噌
酢味噌
ゴマ酢ドレッシング

酢の代わりに
柑橘類や梅を使っても

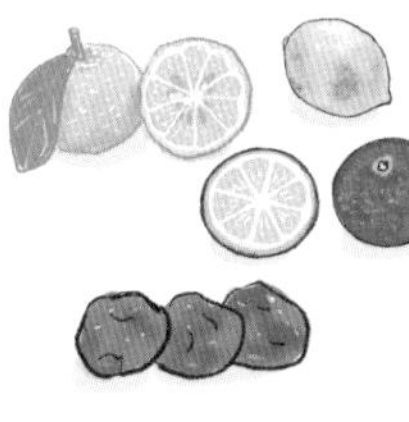

「酢」を選ぶなら
信頼できる「醸造酢」が
ベスト

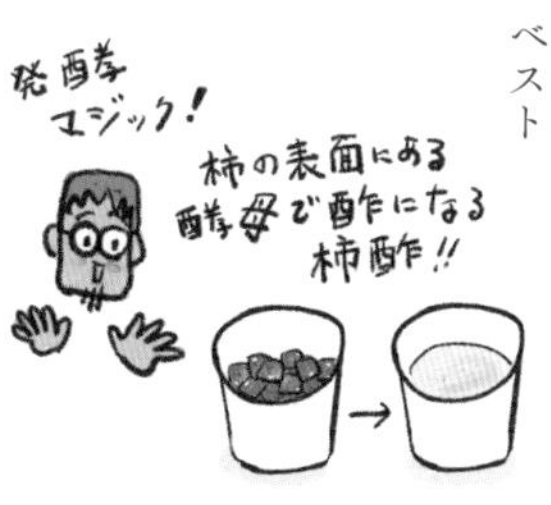
発酵マジック!
柿の表面にある酵母で酢になる柿酢!!

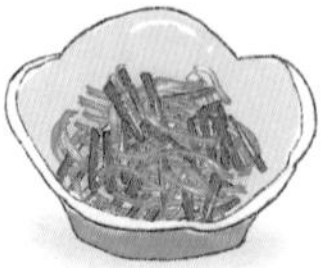

## 食養基本の副菜②
# ニンジン・ゴボウのキンピラ

ニンジンのキンピラは、主食の玄米を食べるだけでは足りない「ビタミンA」を補うことを目的とした副食です。

ニンジンには、体内でビタミンAに変化するベータカロテンが豊富に含まれます。ベータカロテンは油に溶けだす脂溶性です。

**秋山式食養のキンピラは、ニンジンのベータカロテンを引きだすために、先にニンジンだけをゴマ油で炒めます。**

ニンジンと一緒に使うことが多いゴボウは、「食物繊維」を多く含み、腸内の掃除をして毒素を排出してくれます。また、腸内細菌が食物繊維を発酵させて、さまざまな有用物質を生成して腸を整えます。

食物繊維によって腸内細菌叢が整うと、免疫力が向上し、病原菌の侵入を防ぐ効果も。腸が整うことで、神経伝達物質のドーパミンやセロトニンの合成を促し、感情やメンタルの安定にもかかわってきます。

## ◆油を使う料理は「加水分解」のひと手間を

キンピラのように、油を使った料理は「加水分解」の工程を入れてみましょう。

油は胃で消化できないので「胃もたれ」が起こりやすく、消化と吸収に時間がかかり、からだへの負担が大きくなります。ですが、油を使った調理の最後に、食材を水で約25分ぐらいかけてじっくり煮しめる「加水分解」という作業を行うと、体内での油の消化吸収を助けることができます。

体内では、油と脂肪は次のように消化吸収されています。

水に溶けることがない脂肪や油は、胃では消化されずに十二指腸で胆汁によって乳化されます。そのあと膵臓から分泌されるリパーゼ（脂肪加水分解酵素）の働きと水によって脂肪酸とグリセロールに分解され、小腸から体内に吸収されます。

体内でリパーゼが働いて、油を脂肪酸とグリセロールに分解したときと同じようなことが、「加水分解」を行うことででき、油の一部が調理中に分解されます。そのため、油の消化による体への負担が通常よりも少なくなるのです。

秋山式食養で油を使うときは、「加水分解」をすることで、消化吸収や油を分解する酵素の負担を軽くして食べています。

加水分解をした場合は、食材の分解が進み、劣化が早まります。

作り置きなど時間をおいてから食べるときは、加水分解はしないでおきましょう。

## 柔らかくて消化にいい「ニンジン・ゴボウのキンピラ」

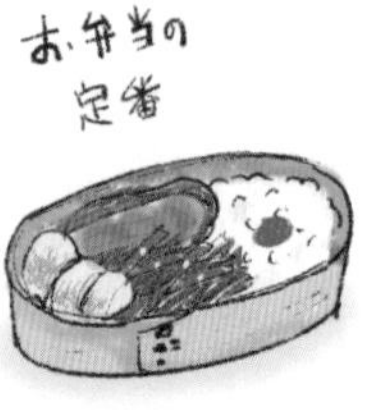
お弁当の
定番

キンピラは
デトックス効果のある
ゴボウと
栄養豊富なニンジンの
黄金の組み合わせ

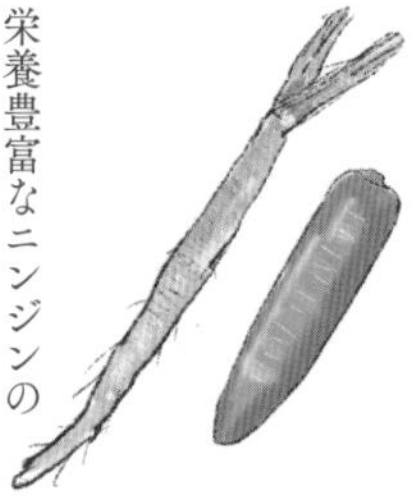

ニンジンに含まれる
ベータカロテンは
体内に入ると
ビタミンAになる
大切な栄養素

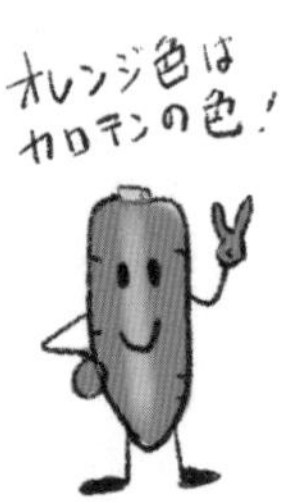
オレンジ色は
カロテンの色！

ビタミンAが
不足すると夜盲症になる

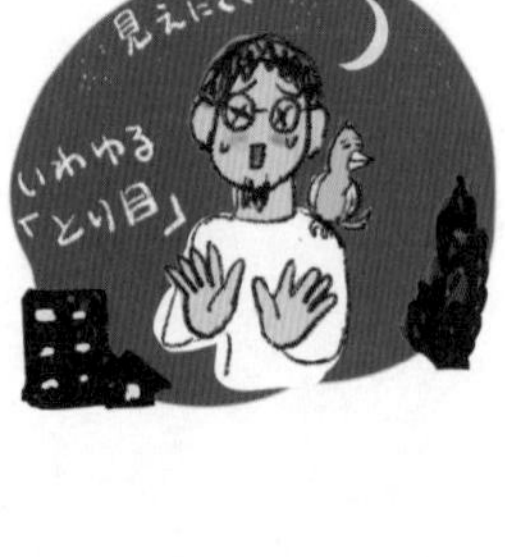
見えにくい…
いわゆる
「とり目」

ニンジンは
皮ごと細切りに

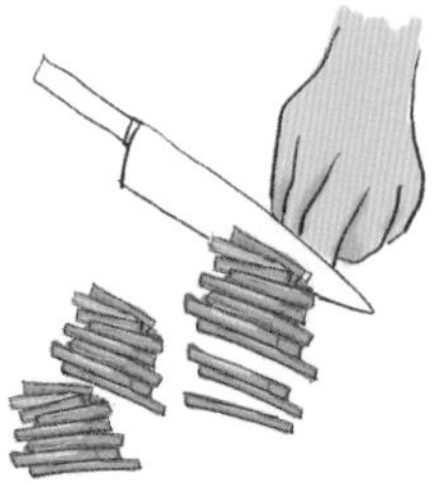

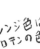

ベータカロテンは
油に溶けるので
ごま油で
じっくり炒める

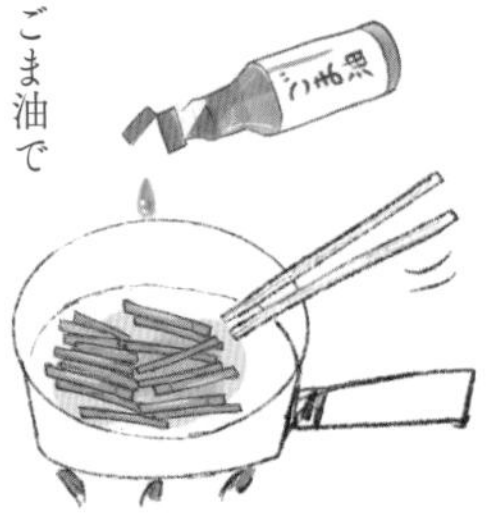

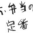

ひたひたの水で
煮しめて加水分解して
ひとつまみの塩

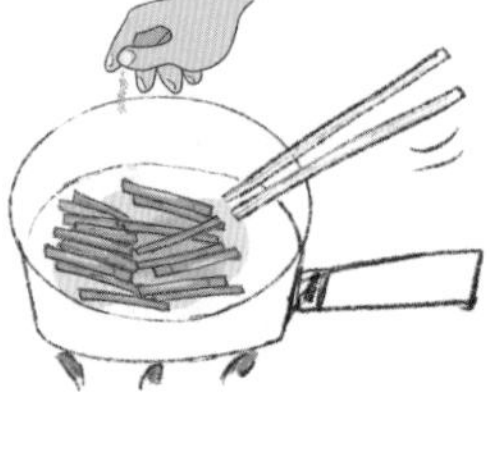

ニンジンの色と
風味を活かすために
ニンジンをいったん
取り出す

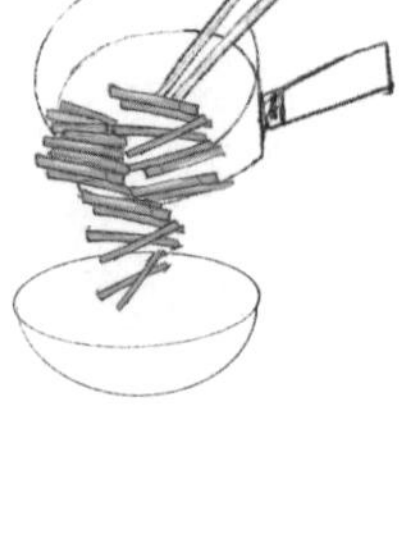

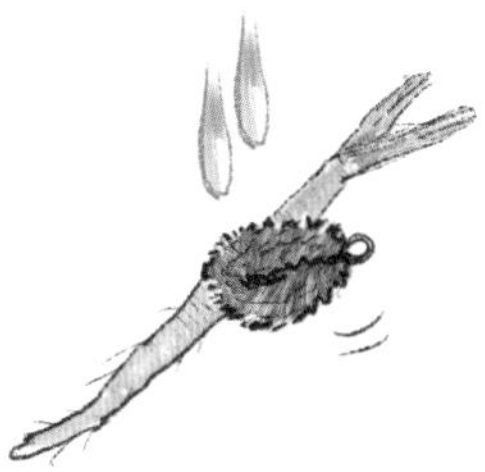

ゴボウは、たわしで
泥を落とし

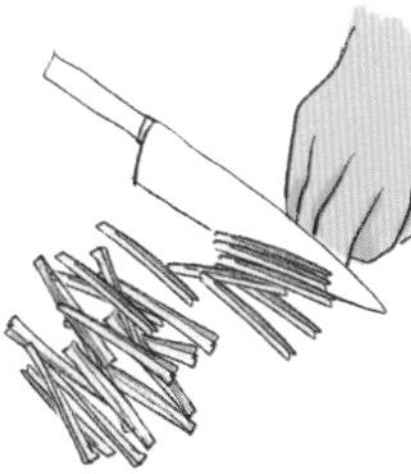

皮ごと細切りにする
アク抜きは不要

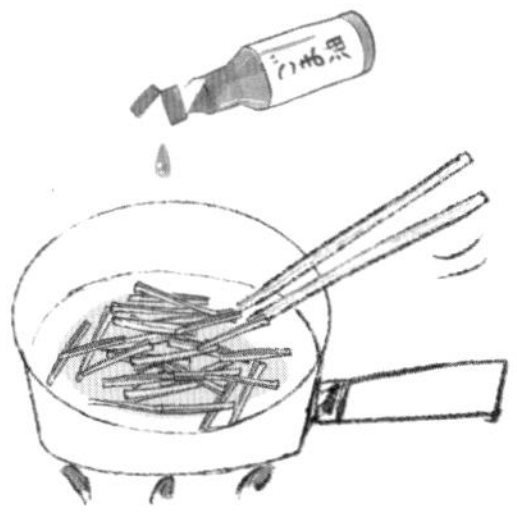

ごま油が全体に
回るように炒め

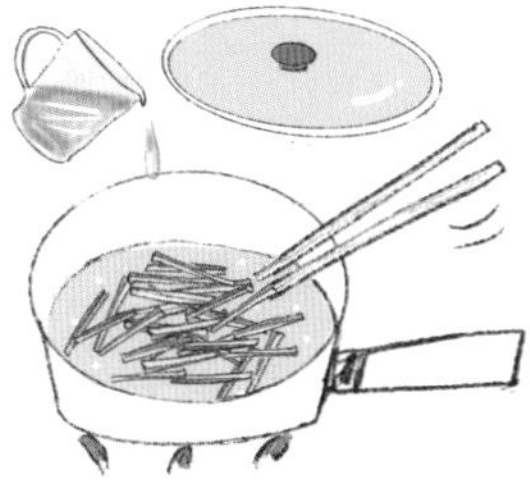

ひたひたの水を入れて

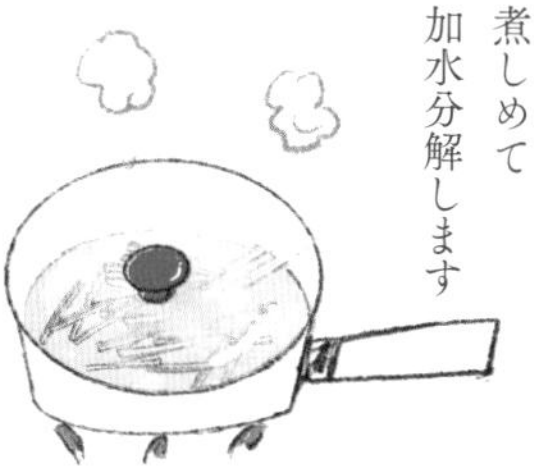

約25分じっくり
煮しめて
加水分解します

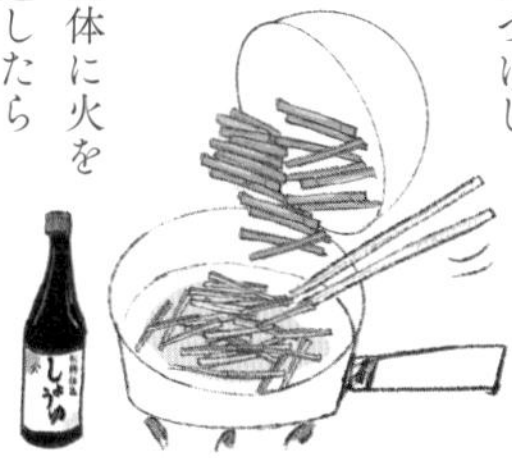

ニンジンを戻し
醤油小さじ1で
味つけし
全体に火を
通したら

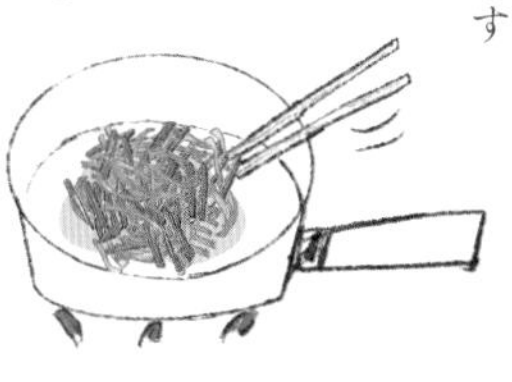

完成です
油は
時間を
かけて
加熱することにより
加水分解されて

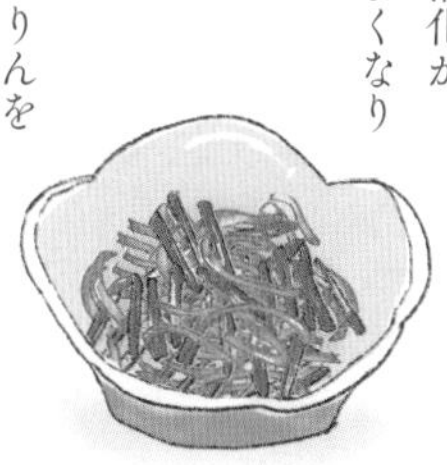

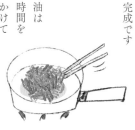

消化が
よくなり
みりんを
使わなくとも
野菜の甘みが
引き出されます

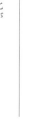

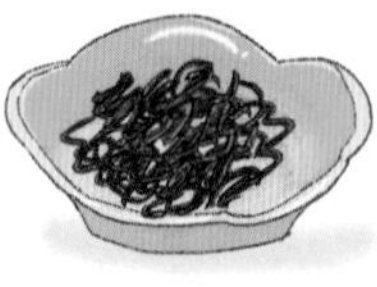

食養基本の副菜③

# ヒジキ・切り干し大根の煮物

ここ50~60年の現代の食生活では、スナック菓子や清涼飲料水、インスタント食品やハム・ソーセージなどの肉類加工食品、かまぼこなどの魚肉加工食品を口にすることが多くなっています。これらの加工食品に含まれる添加物として使われているリンやリン酸塩は、カルシウムの吸収を阻害するので、気づかないうちにカルシウム不足に陥るリスクがあります。

秋山式食養では、カルシウムの含有量が多い「ヒジキの煮物」を、緑野菜やキンピラとともに食べることをすすめています。

また、切り干し大根や干しシイタケなど天日干しされた食品は、生で食べるよりもビタミンやミネラルが凝縮され、カルシウムの量も増加します。そのため、食養では、天日干しの切り干し大根や干しシイタケの煮物を食べたり、だしとして使うことで、意識してカルシウムを摂取するようにしています。

カルシウムは、クエン酸を多く含む梅干しや酢と一緒に摂ると、体内で分解が進みやすくなり、消化吸収の効率が上がります。

**【カルシウムの働き】**

・骨や歯の生成・強化
・筋肉の運動（収縮時に関与）。心筋の機能を正常に保つ
・血液凝固を促し、出血を止める
・ホルモン、神経伝達物質の分泌を正常化。神経や筋肉の興奮を抑え、イライラを鎮める作用も
・消化酵素（唾液、胃液、膵液などに含まれる）の分泌促進
・体内のイオンバランスや血液の酸性とアルカリ性のバランスが一定の値に保たれることに関与する

そして、ビタミンDが不足すると、カルシウムの吸収が悪くなるので、ビタミンDを多く含んでいる干しシイタケや海藻類なども一緒に摂るようにしましょう。

骨や歯を形成する主成分として、からだにとって欠かせない栄養素であるカルシウムの働きは多岐にわたります。

右下のような生命活動の根幹にかかわるいろいろな働きと細胞間の「情報伝達」を行うときの中心的な役割を果たしています。

カルシウムが不足すると、からだのバランスが崩れ、「免疫力の低下」を招くだけでなく、神経の興奮を調節できなくなり、「精神的に不安定」になったり、怒りやすくなったりする可能性も。

さらに、カルシウム不足が慢性化すると、からだの機能を維持するために必要なカルシウムを歯や骨から取り入れようとして、歯がボロボロになったり、肩こりや腰痛になりやすくなったり、骨粗しょう症の原因になるなど、大きな問題が発生します。

## 数千年前から日本人が食べていた「ヒジキ」

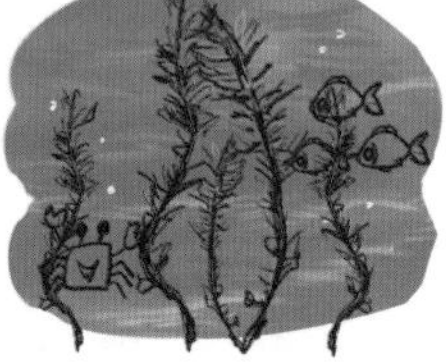

縄文時代から
食べられていた

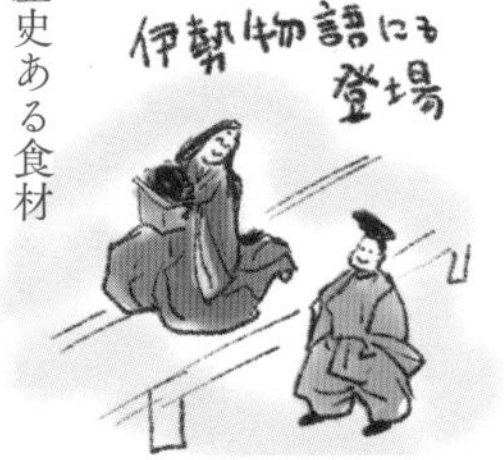
伊勢物語にも登場

歴史ある食材
ヒジキ

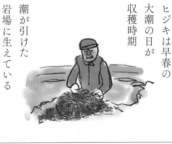

ヒジキは早春の
大潮の日が
収穫時期

潮が引けた
岩場に生えている

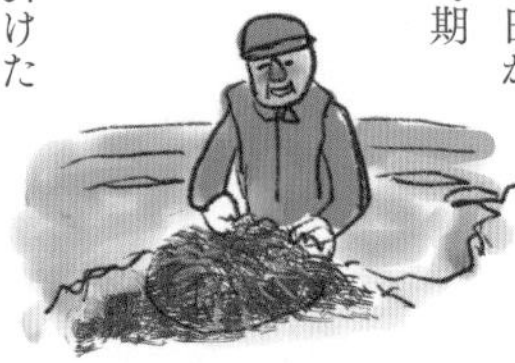

生のヒジキは
緑がかった茶色

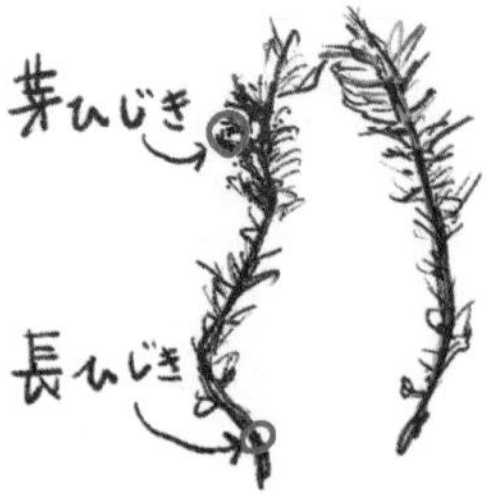
芽ひじき
長ひじき

刈り取られた
ヒジキはすぐに
蒸し煮または

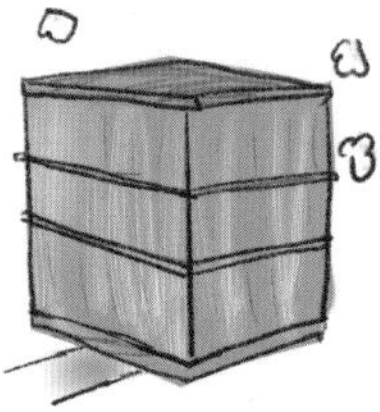

茹でられる

ヒジキは
火を通すとすぐに
鮮やかな緑となり

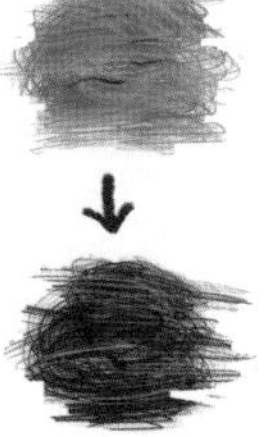

その後真っ黒な
いつものヒジキに

太陽と浜風で
乾燥され

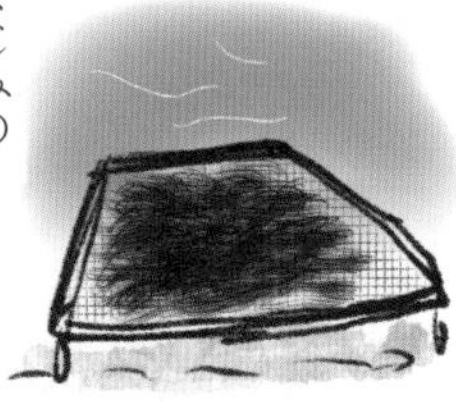

おなじみの
乾燥ヒジキになる

栄養も保存性も高い
乾燥ヒジキ

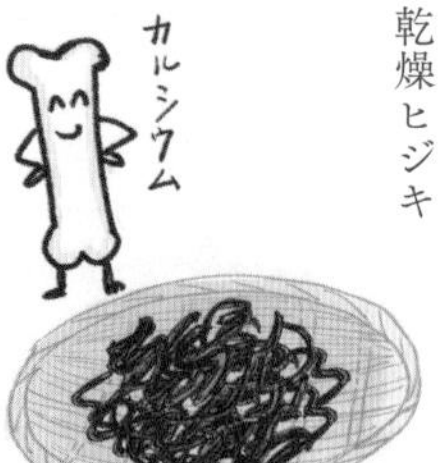
カルシウム

特筆すべきは
豊富なカルシウム

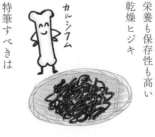

カルシウムは
骨を作るだけでなく

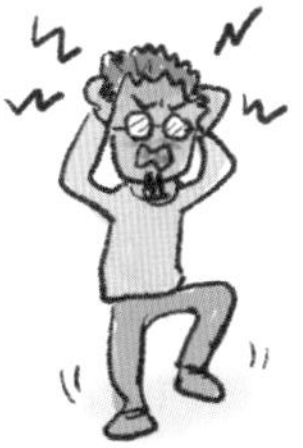

神経や筋肉や血液分泌…
などに使われ不足すると、
精神に影響する大切な栄養素

さらにヒジキに多く
含まれる食物繊維は

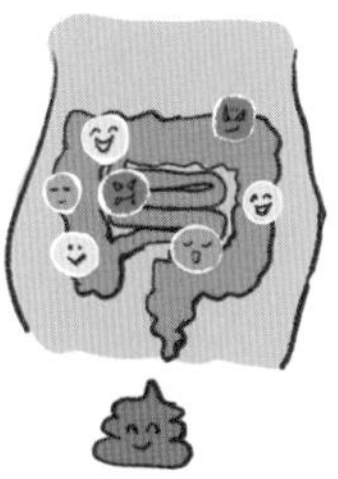

腸内環境を整えて
くれます

良い腸内環境は
体の免疫力を
強力にしてくれます

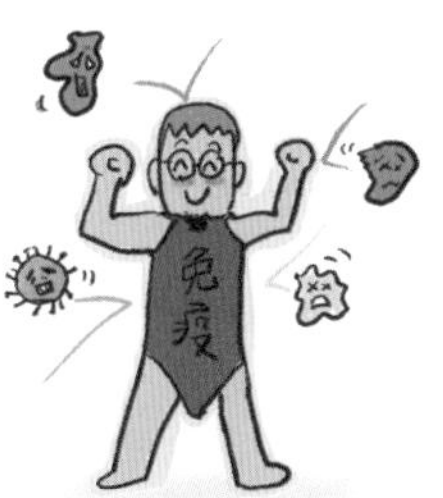


乾物の
ヒジキは
水に
戻して
使います

長ひじきは約20分
芽ひじきは約5分で
戻ります

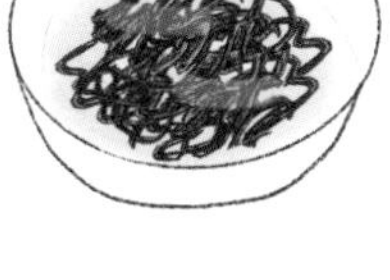

水で戻すと
芽ヒジキは約8～10倍

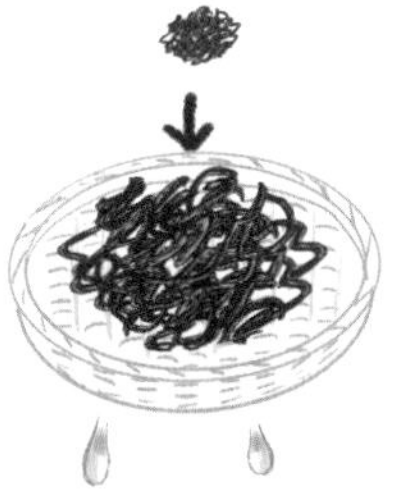

長ヒジキは約4・5倍の
量に増えます

醤油を加えた
ひたひたの出汁で
コトコト煮る

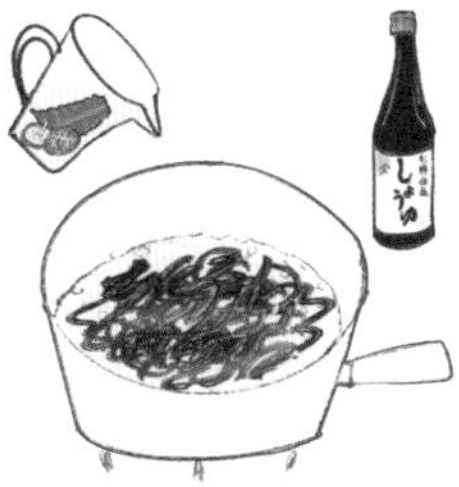

ふっくらやわらかく
なったらできあがり

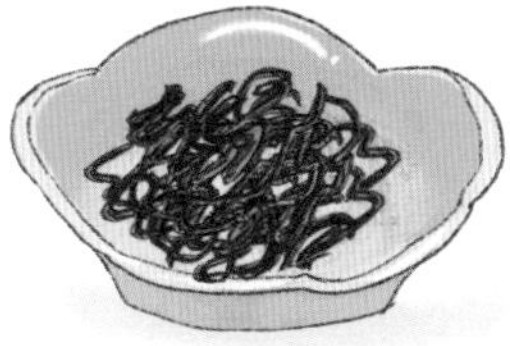

ふるさと村では
定番のおかずです

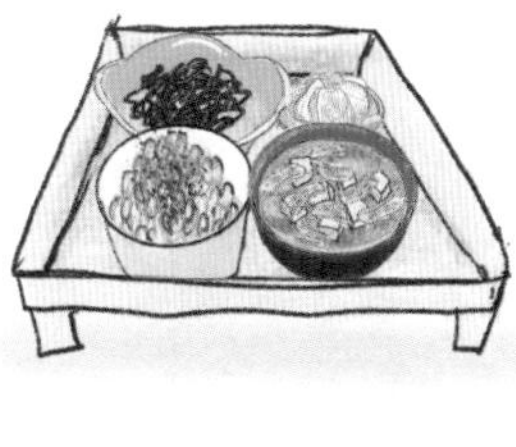

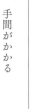

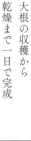

## 「切り干し大根」の煮物

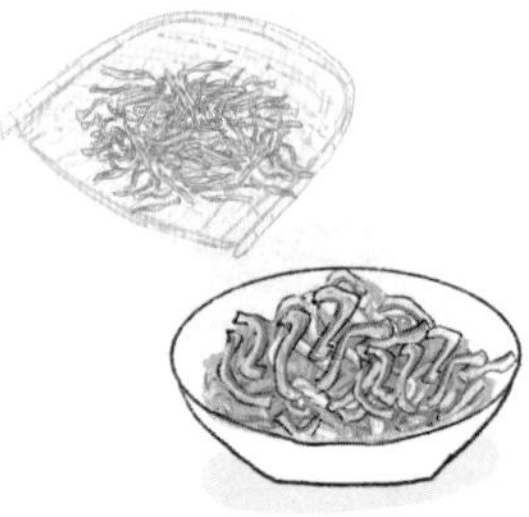

ふるさと村では
切り干し大根は
昔ながらの作り方
スライスした大根を

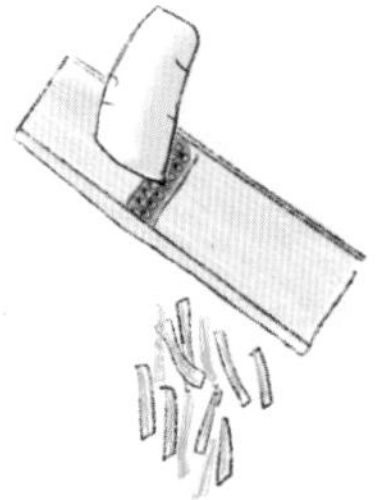

天日に干して
カラカラにする
カサも重さも
10分の1に

太陽と風のおかげで
長期保存が
可能になり
生の大根より
栄養も豊富になる

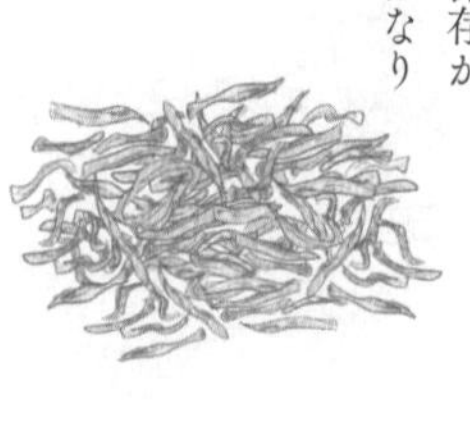

市販の
「切り干し大根」は
工場で
大型の乾燥機で製造

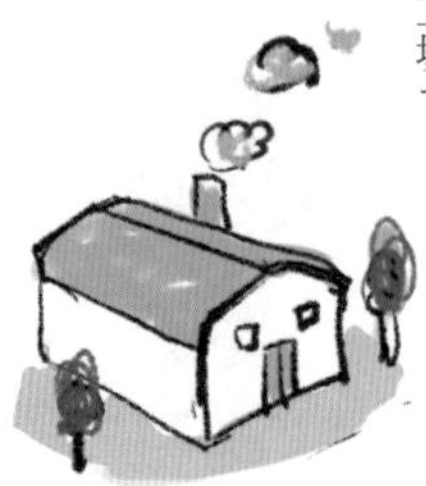

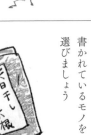

大根の収穫から
乾燥まで一日で完成

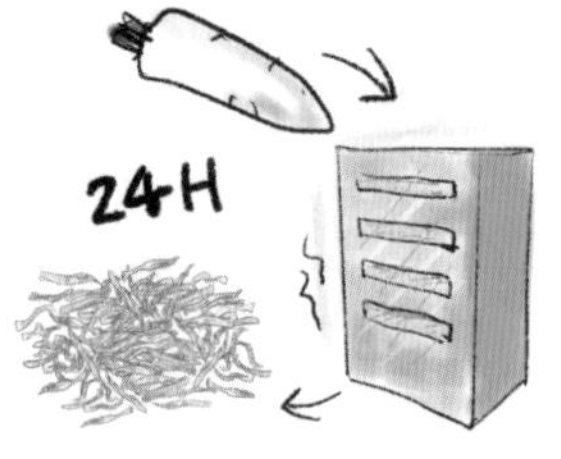
24H

手間がかかる
「天日干し」は
太陽の下で乾燥
させることで、
より栄養価がアップ

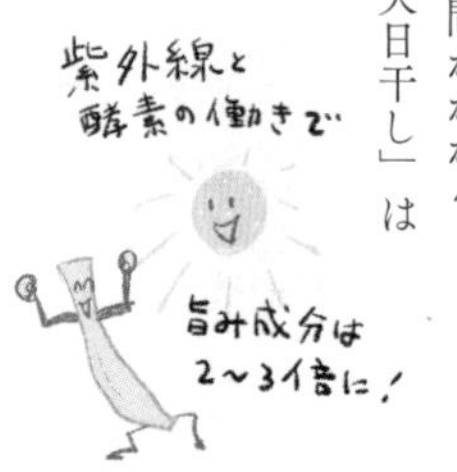
紫外線と
酵素の働きで
旨み成分は
2〜3倍に！

「天日干し」と
書かれているモノを
選びましょう

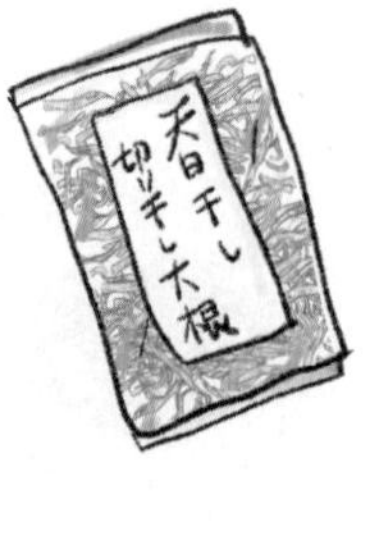
天日干し
切り干し大根

「切り干し大根」は
たっぷりの水でさっと
ホコリやゴミを
洗い流す

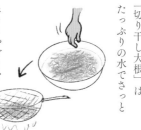

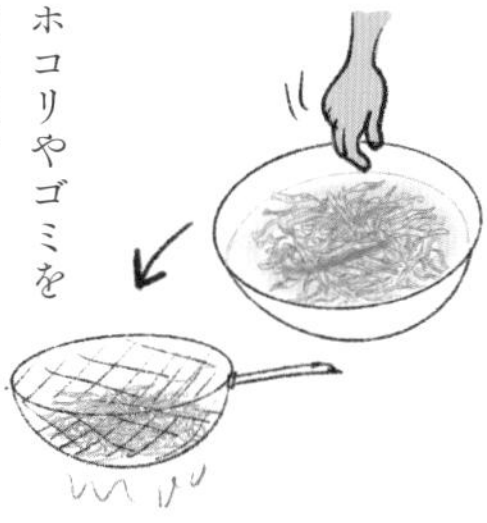

すぐに
ひたひたの水で
大根を戻す
15分ほどで
戻ります

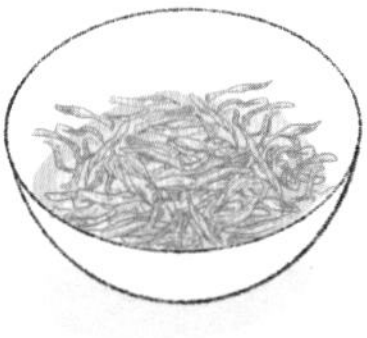

切り干し大根を
鍋に移し
コンブと干しシイタケの
だしを入れ

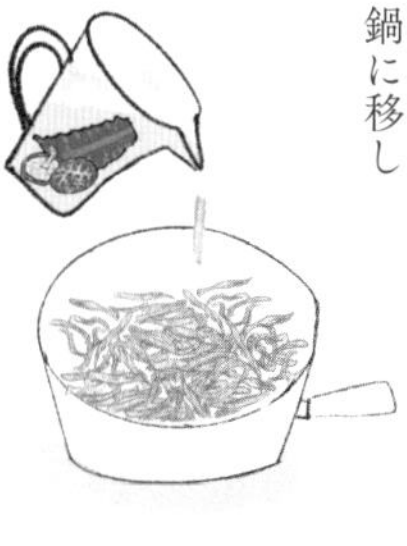

さらに切り干し大根の
戻し汁を
ひたひたに
なるように入れて
ふつふつと煮る

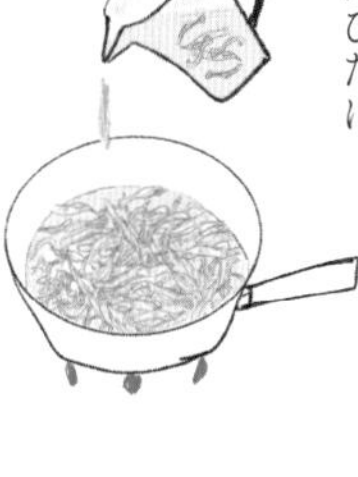

味付けは
醤油のみ
好みのやわらかさ
まで煮ると

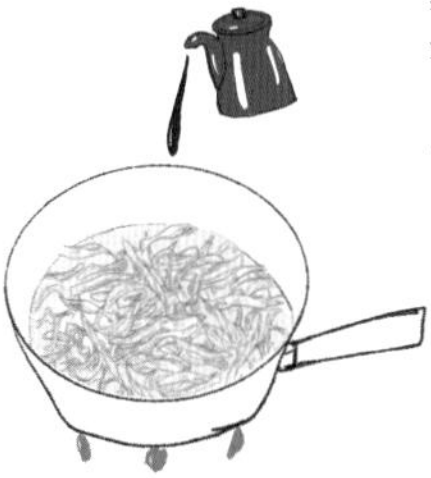

味わい深く
ふっくら
とした
切り干し大根の
煮物の完成

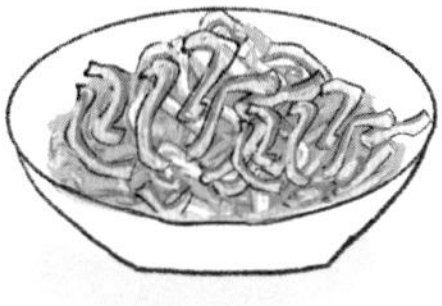

切り干し大根は
製法によって
さまざまな食感が
楽しめて

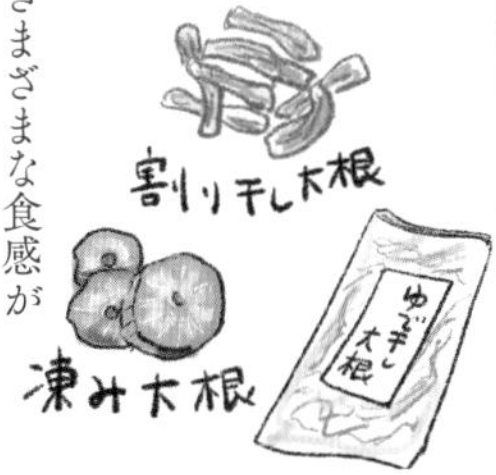


長期保存ができる
野菜です
「日常備蓄」として
防災用にも
活用しましょう

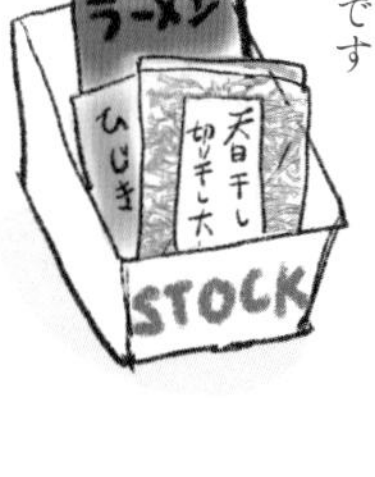

# 3章

# 春の食事

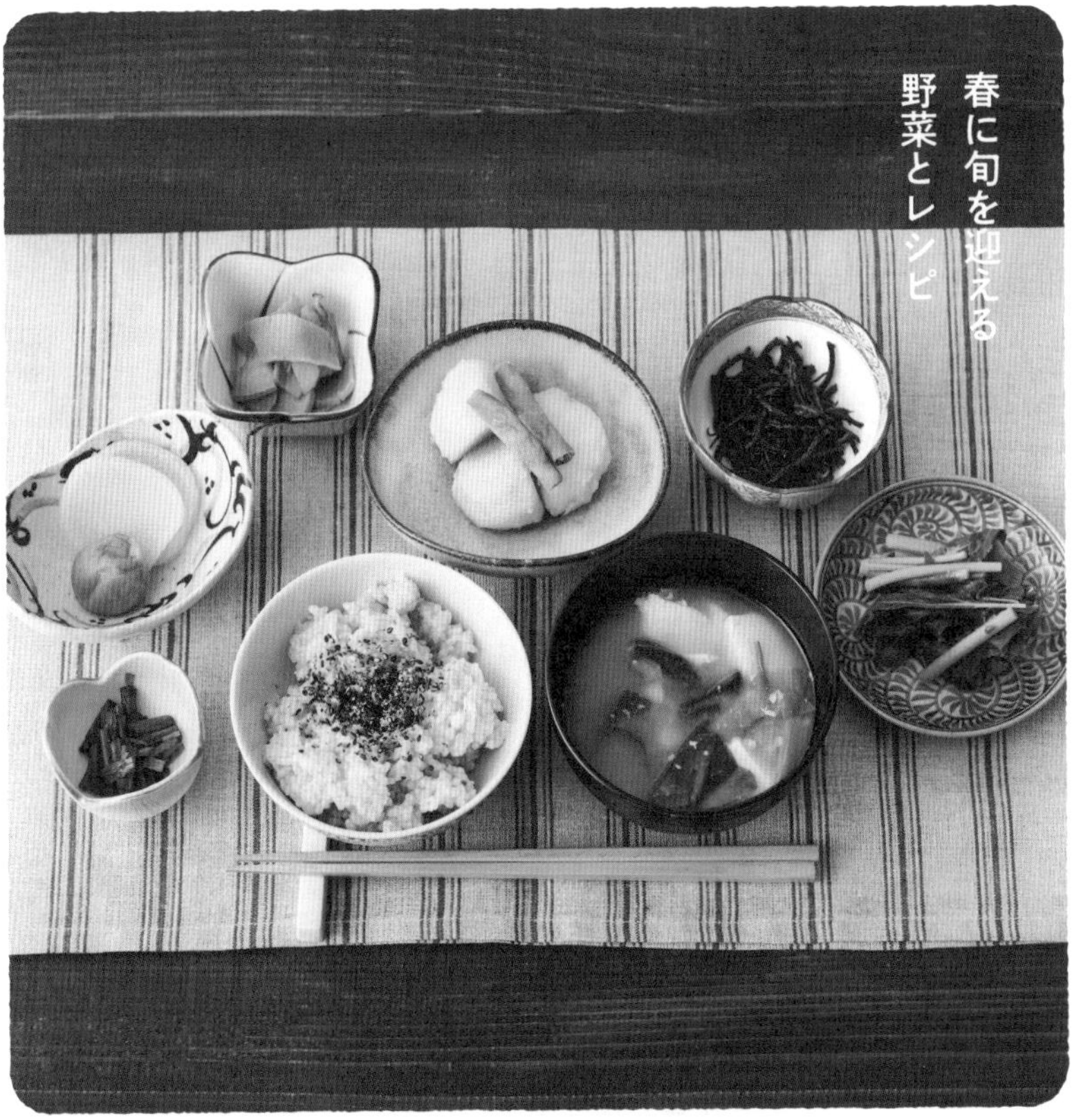

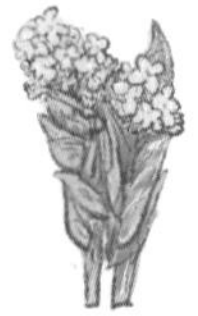

# 菜の花

## 特徴

菜の花はアブラナ科の青菜で、2~3月が旬。新芽を収穫していけば、12~5月頃まで食べられます。古くから日本で栽培され、食用とされてきました。菜の花は種から油がとれることも特徴です。

アブラナ科は大きく分けて原種に近い「ツケナ類」と、アブラナとクロガラシの交雑種の「カラシナ類」の2種類があり、菜の花はツケナ類です。

## 成分・効用

ビタミン、ミネラルを多く含みます。特に菜の花は、ビタミンCと血液中の赤血球が作られる際に不可欠なビタミンである葉酸が多いので、貧血の人におすすめです。同じアブラナ科のカラシナは、ビタミンCとベータカロテンを多く含み、殺菌効果のある辛み成分を含みます。

ふるさと村では、緑の野菜が台所にないときは、庭に出て、自生している菜の花の新しく出た芽を摘んで食べています。花も食べることができて、早春から晩春まで咲いているので、とても役立つ野花なのです。

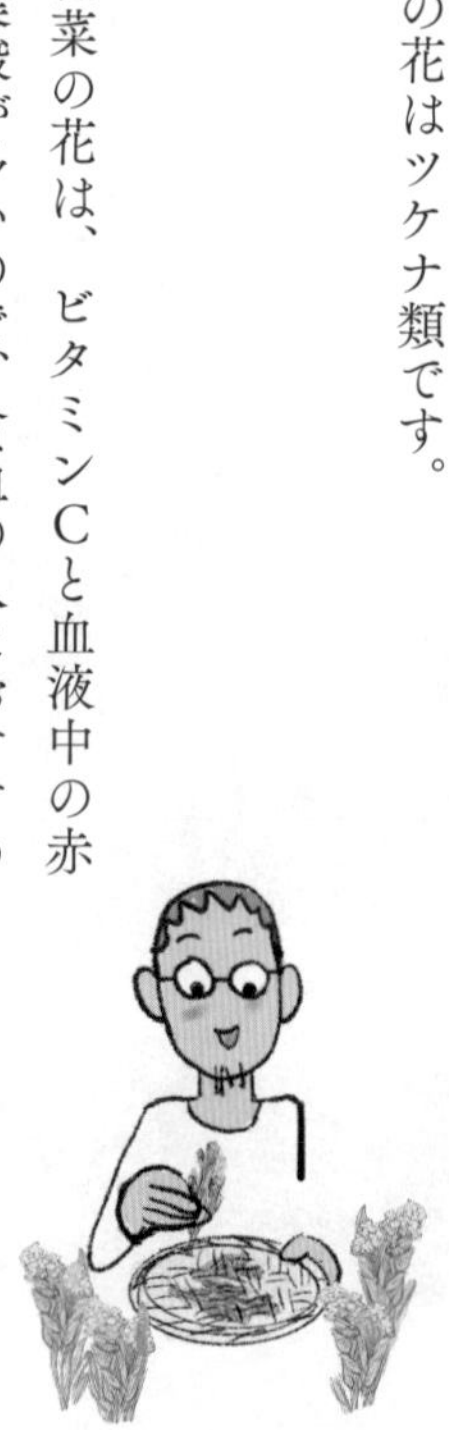

## 下ごしらえ

菜の花に代表されるアブラナ科の青菜は、独特のほろ苦さがあります。そのなかでカラシナ類の青菜は、ピリッとした辛みもあるのが特徴です。この苦みと辛みはアクによるもので、アクを和らげるには、調理前の下ごしらえが大切です。

### ◆シャキッとさせる

元気のない青菜は、根元や全体を水につけるとシャキッとします。また、調理前に水にさらすことで、苦味と辛味を和らげる効果もあります。

### ◆アク抜きと色止め

ゆでてから水にさらしましょう。沸騰させたお湯に60秒くらいさっとくぐらせ、ザルにとると歯ごたえを残した状態のままゆでられます。**根元や茎は火が通りにくいので、切り分けるか、根と茎を先に鍋に入れてから葉をゆでましょう。**ゆでたらそのままお浸しとして食べることもできますが、苦味や辛味を和らげたいときは、さらに水にさらします。

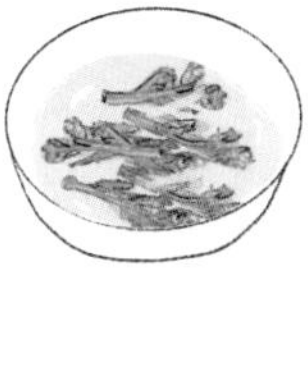

レシピ

# 菜の花のお浸し

**分量（2〜4人分）※**
菜の花…約1束（200g）

1

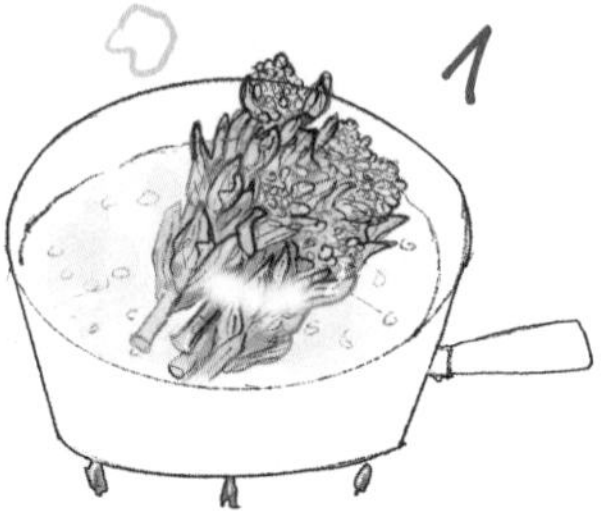

菜の花をさっとゆでる

2

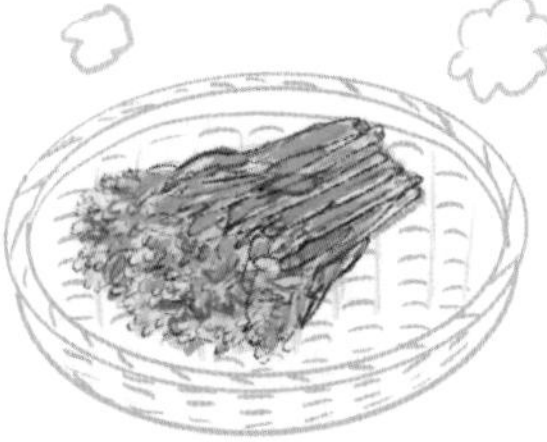

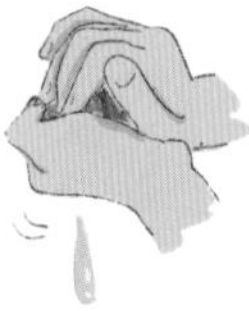

ざるにとり、あら熱がとれたら水気をぎゅっとしぼる

3

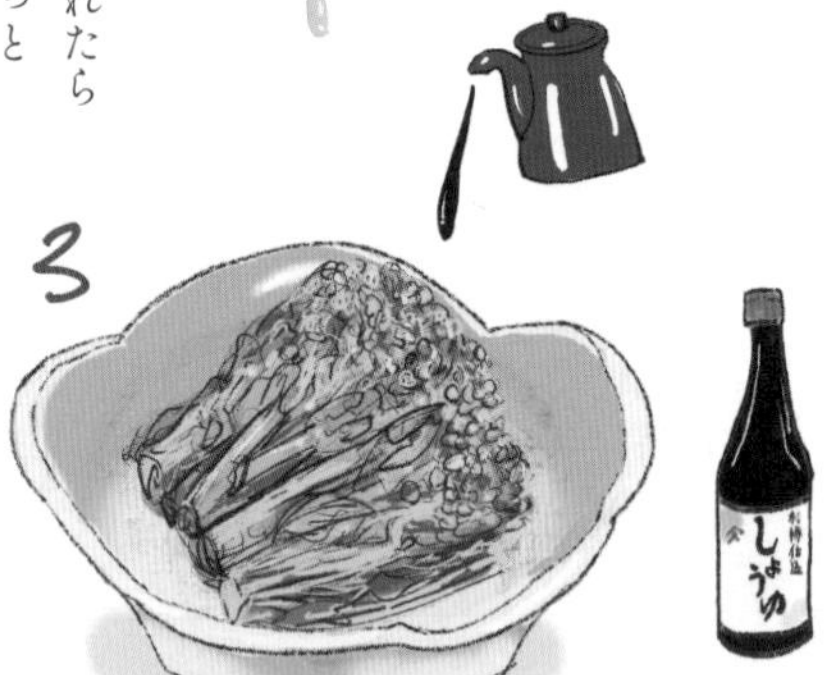


食べやすい長さに切って皿に盛り、醤油をかけて完成

ほろ苦さや辛味を生かすときは、ゆでたらすぐザルにとります。醤油の量は、**小さじ1から自分の好みで調整しましょう。**調味料の量は、その他の料理も同様に自分で調整しましょう。

※　分量は、作りやすさを重視して、2人分になっています。ただ、食養の基本である少食の分量で計算すると、料理にもよりますが、約3〜4人分の分量にあたります。

食養で食べる量は、3〜6章の扉にある四季の料理の写真を参考にしてください。玄米や味噌汁は茶碗やお碗に7〜8割ほどもります。ふるさと村では、梅干しや漬物は共有の梅干し皿や漬物皿から各自でとりわけます。

副食は通常5品で、真ん中の皿に盛るメイン以外は、小鉢に軽くもる程度です。

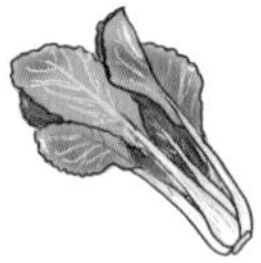

# 小松菜

## 特徴・成分

旬は11～2月。**菜の花と同じくアブラナ科の青菜。**古くから「茎立《ククタチ》」と呼ばれたツケナやカブを改良してできたとされる野菜。根が太くなる特徴があります。菜の花と同じくビタミンとミネラルが豊富です。

## 下ごしらえ

小松菜の収穫時期は長いので、旬の後半は、葉が大きくなり水分がへってかたくなります。旬までは、ゆでる、蒸すの料理。それ以降は、煮浸しや炒め料理に使うとおいしくいただけます。

レシピ

# 小松菜とヒラタケの炒めもの（ゴマよごし）

**分量（2～4人分）**
小松菜…約2／3束（200g）
ヒラタケ…2／3パック（70g）
白ゴマ…適量

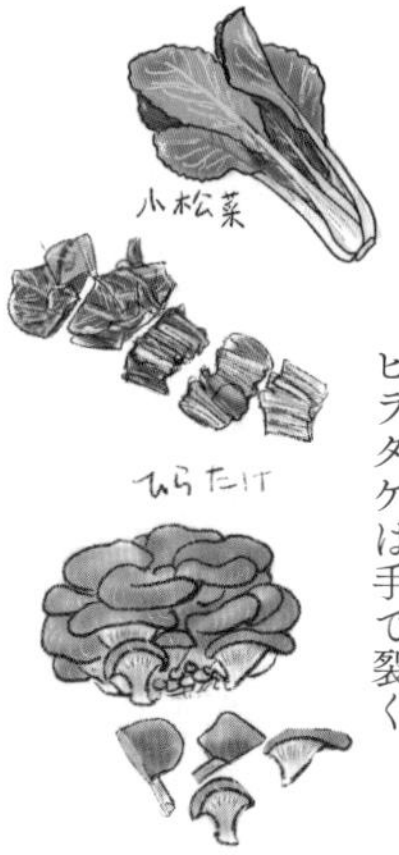

小松菜
ひらたけ


1
小松菜はざく切りにし、ヒラタケは手で裂く

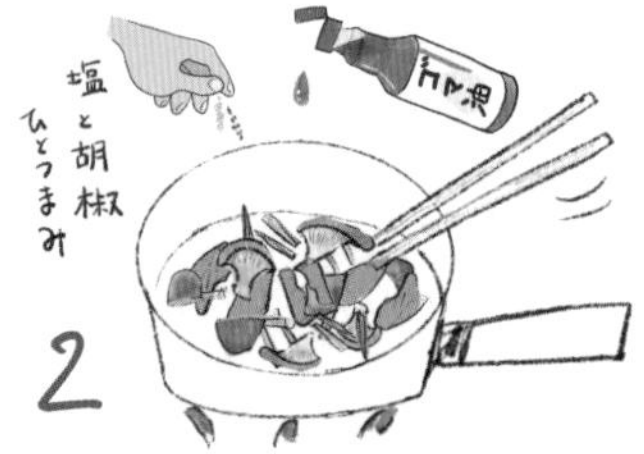

塩と胡椒ひとつまみ


2
フライパンにゴマ油をひき、1を入れて中火で炒めて塩とコショウをほんのひとつまみずつ入れる

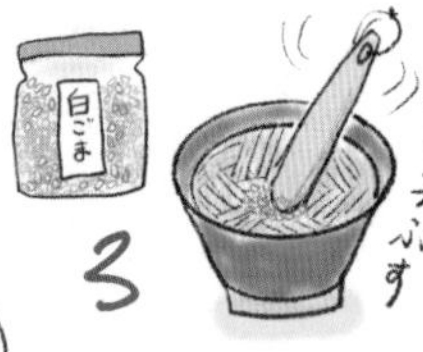

白ごま
すりつぶす


3
白ゴマをフライパンで弱火で2～3粒跳ねるまで煎り、香りがたつまで摺る

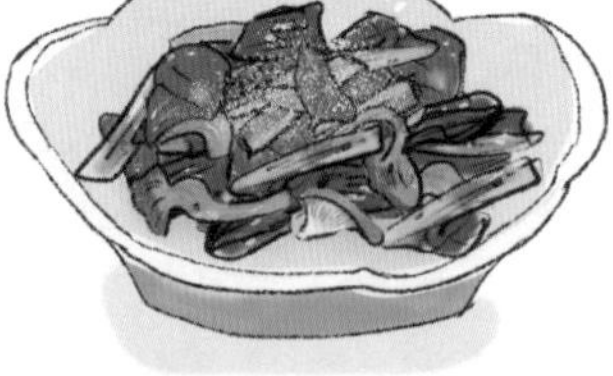

4
器に盛って、すった白ゴマをふりかける

**収穫してすぐのキノコ類は水分を含み、旨味が詰まっているので、中火から強火で一気に火を通してうまみを閉じ込めます。**キノコの香りがたって、小松菜の緑色が鮮やかになるまで炒めましょう。

上からゴマを少しふりのせることを「ゴマふり」。より多めにかけることを「ゴマよごし」。全体にゴマをかけることを「ゴマまぶし」、混ぜ合わせることを「ゴマ和え」といい、それぞれで味わいが違ってきます。

レシピ

# 小松菜と油揚げの煮浸し

**分量**（2〜4人分）
小松菜…約2／3束（200g）
油揚げ…1／2枚

1

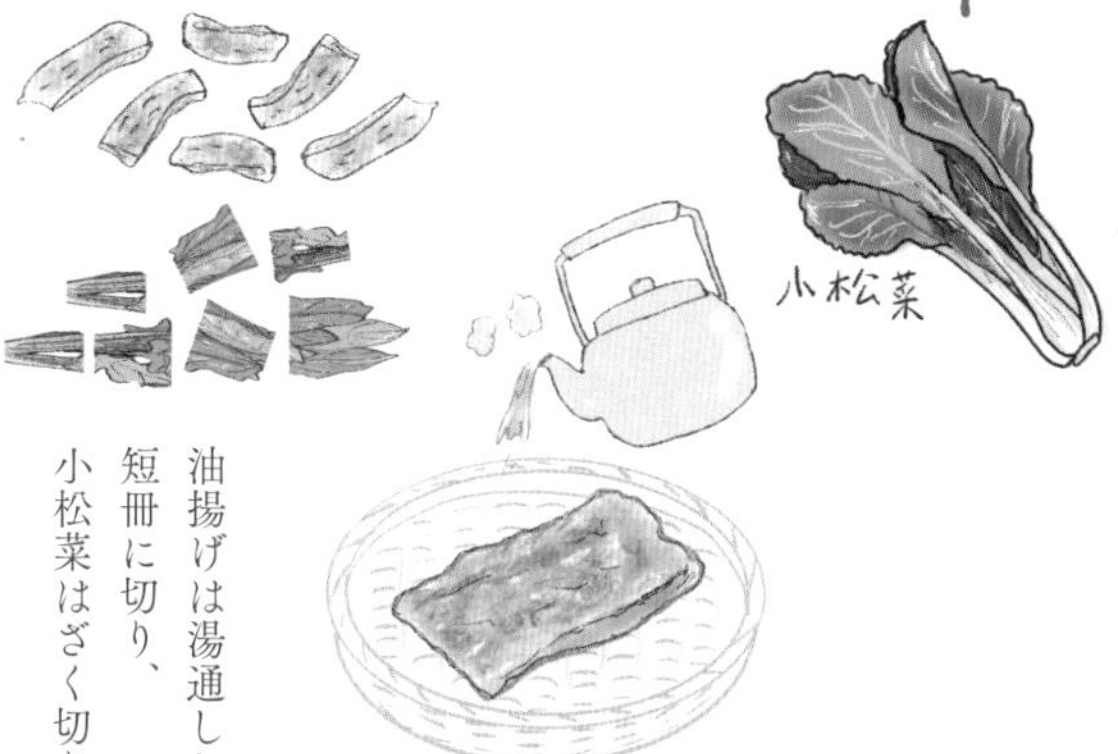


油揚げは湯通しして
短冊に切り、
小松菜はざく切りにする

2

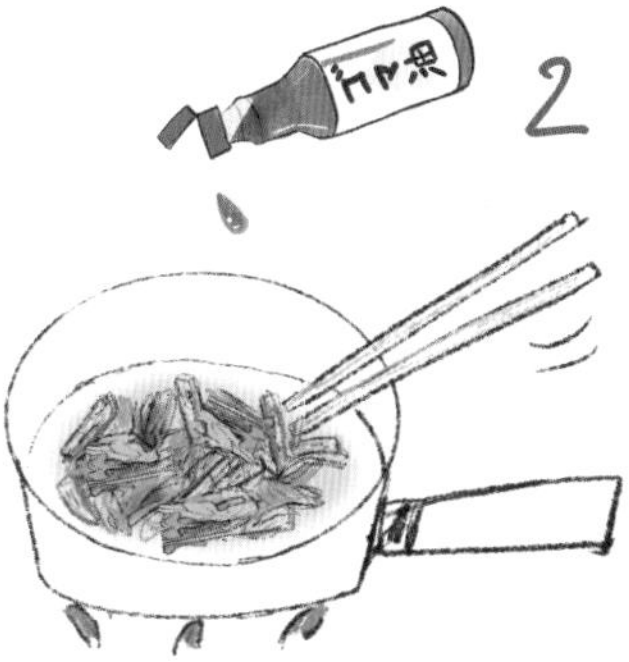

小松菜と油揚げを
適量のゴマ油で炒め、
具材がひたひたになる
ぐらいのだし汁を
加える

3

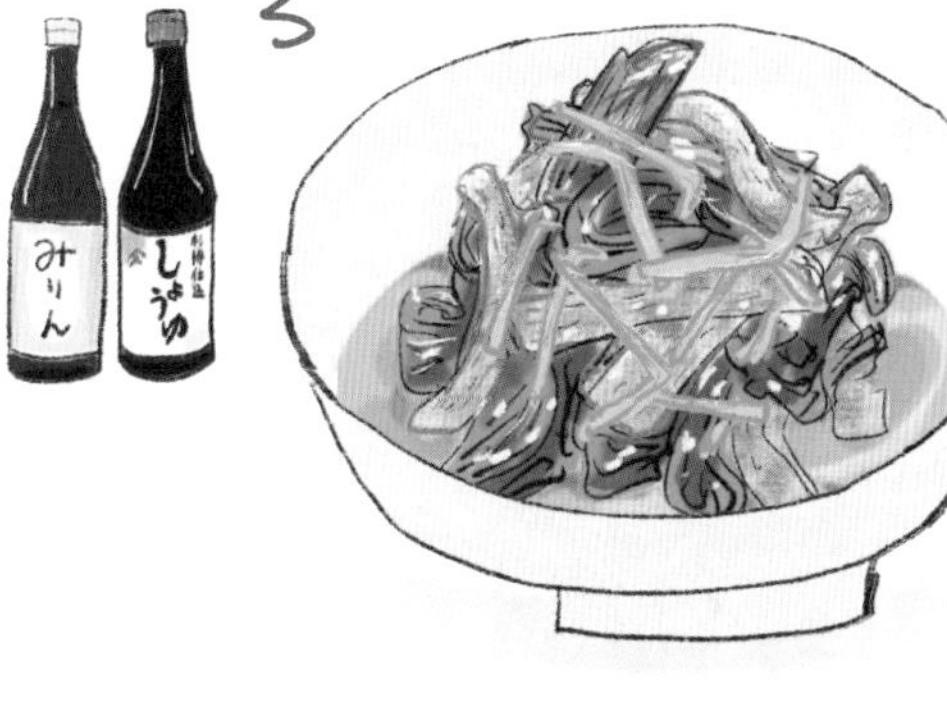


醤油とみりんを
小さじ1ずつぐらいから
**味をみて**加え、
少し煮て冷ましたら完成

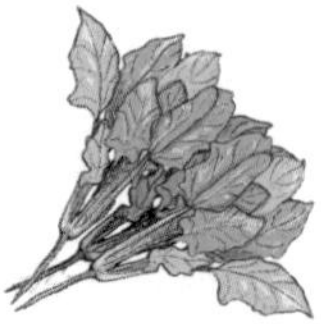

# ホウレンソウ

## 特徴

旬は11～2月。出始めは、葉がやわらかくてアクが少ないのが特徴です。**収穫の後半になり冬を越すと、葉が肉厚になりアクが強くなりますが、風味と甘みが増します。**

## 歴史

原産地はイラン（旧ペルシャ）とされ、ペルシャを表す「菠薐（ほうれん）国」から名前がついたといわれています。

江戸時代に入ってきた東洋種は、やわらかく甘味があり土臭さがなくておいしいのですが、暑さに弱くいたみやすい品種です。明治時代に入ってきた西洋種は、アクが強く土臭いですが、葉が厚くて暑さにも強いという特徴があり、現在は両方のいい部分を受け継いだ交雑種が主流です。

戦後、ホウレンソウの缶詰でエネルギーを補給するアメリカのアニメ『ポパイ』

などの影響もあり、大きく広まりました。

### 〔成分・効用〕

ビタミンとミネラルを多く含みます。血液中の赤血球が作られる際に必要なビタミンである葉酸に加えて、鉄分も豊富です。

## 下ごしらえ

**アクの成分であるシュウ酸を多く含むので、ゆでて水にさらし、アクを抜いてから食べましょう。**

根元に切り目を入れ、根元から徐々に湯に入れます。または、根元に切り目を入れたら、根と葉を切り分けて、根を少し長めにゆでましょう。ゆであがったら水にさらしてください。シュウ酸を抜くには少し長く水にさらしますが、長時間さらしすぎると、うま味や風味が抜けるので注意しましょう。油で調理する場合は、アク抜きの必要はありません。

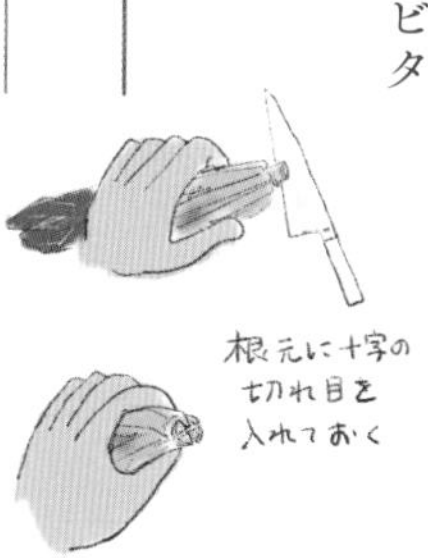
根元に十字の
切れ目を
入れておく

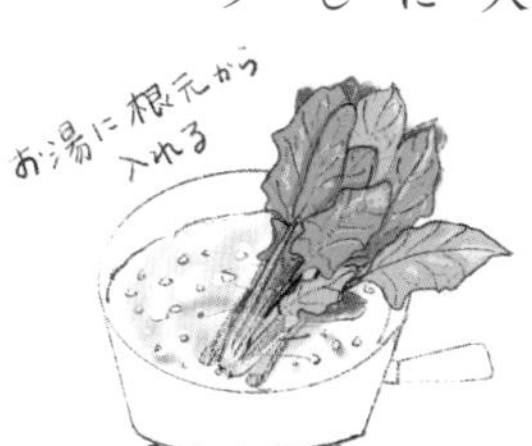
お湯に根元から
入れる

レシピ

# ホウレンソウの黒ゴマ和え

**分量（2〜4人分）**
ホウレンソウ…約1束（200g）
黒ゴマ…大さじ2

1

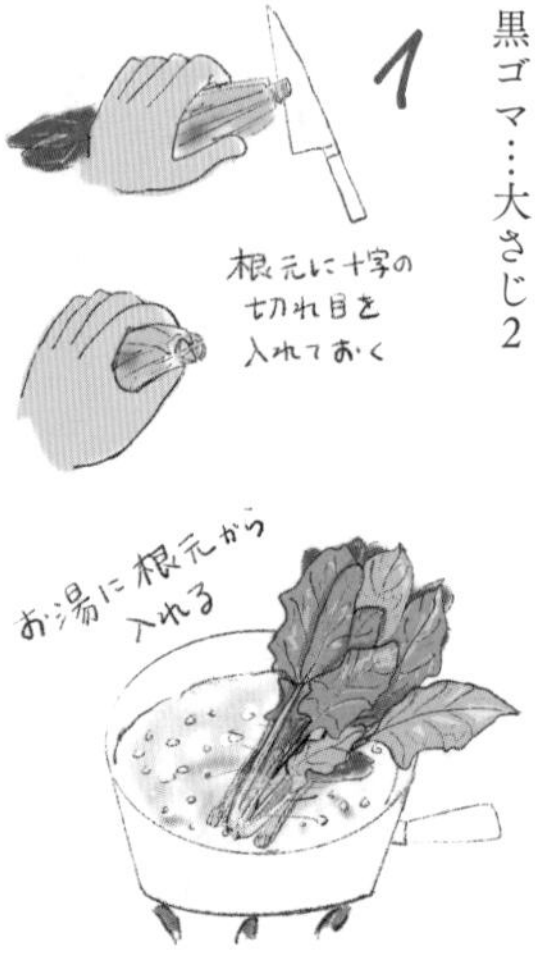
根元に十字の
切れ目を
入れておく
お湯に根元から
入れる

ホウレンソウは、十字の切れ目を入れた
根本から少しずつお湯に入れる。
茎を箸で触って少しかためぐらいで湯上げする

ホウレンソウは歯応えが大切なので、茎が少しかたい状態でお湯から引き上げましょう。収穫したてのホウレンソウは、20〜30秒、市販品や旬以外のものは30〜60秒ぐらいを目安にゆでてください。

2

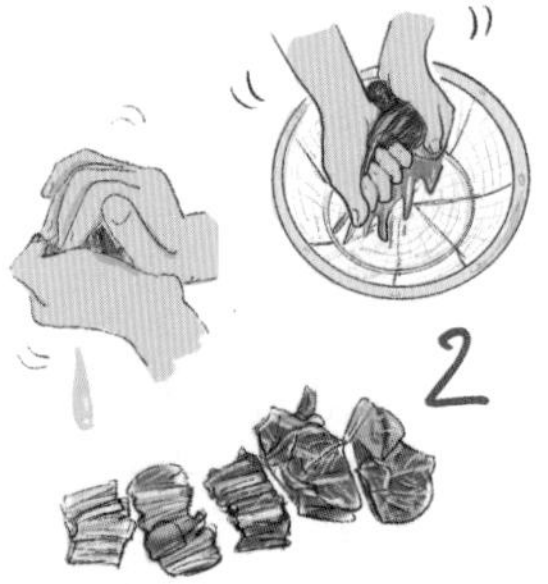

ゆでたホウレンソウは
水にとり、
あら熱がとれたら
ぎゅっとしぼって
水気を切り、
食べやすい
長さに切る

3

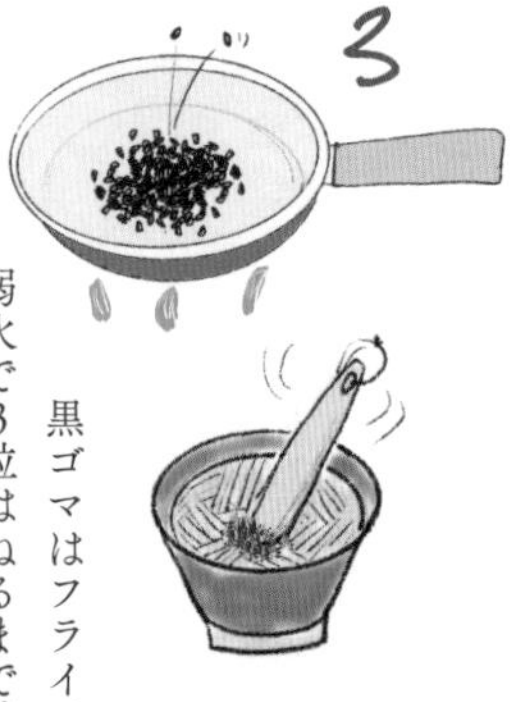

黒ゴマはフライパンで
弱火で3粒はねるまで煎ってから
すり鉢で香りが立つまでよく摺る。
醤油とみりんを**味をみながら**
小さじ1ずつ〜加えて、すりこぎでまぜる。
病気・不調の人は、みりんを使わず、
醤油だけで味つけをする

4

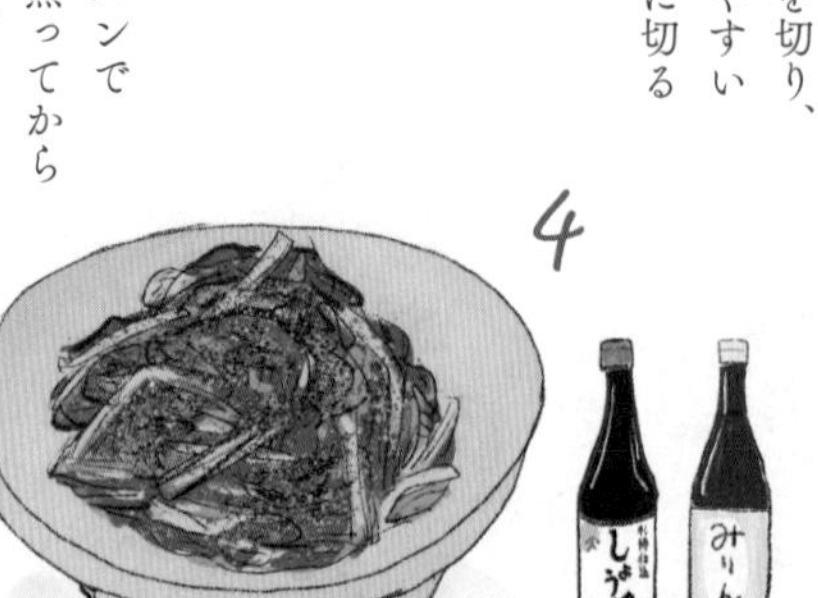


2のホウレンソウを
3のすり鉢に入れ、
ゴマとよく和えて
皿にもる

レシピ

# ホウレンソウの梅肉巻き

**分量（2～4人分）**

ホウレンソウ…約1束（200g）
梅干し…1個～お好みで
板のり…1枚

1

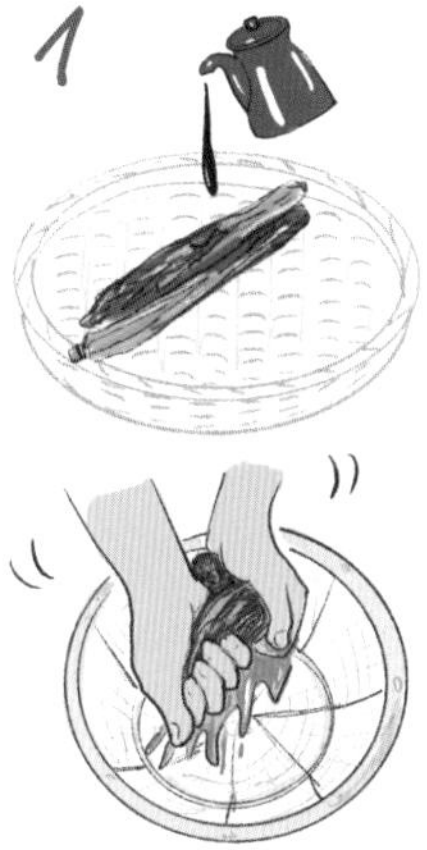

ゆでたホウレンソウを水にとり、あら熱がとれたら軽くしぼる。
水気を十分に切ったホウレンソウに醤油を少々たらす

2

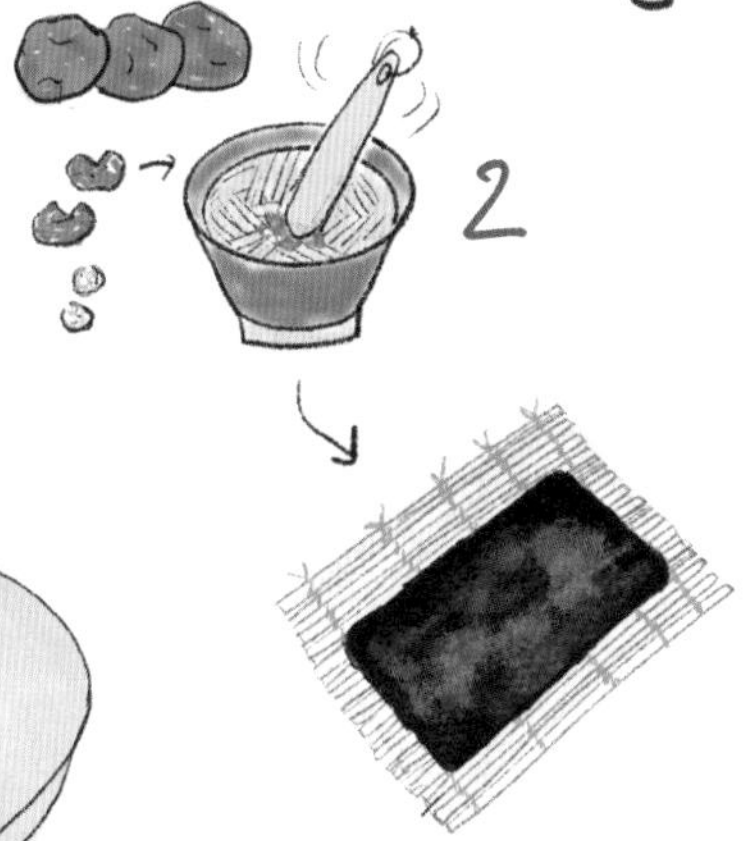

梅は、種をのぞいてすり鉢で擂りつぶす。
巻きすの上にのりをしき、擂りつぶした梅をぬる

梅干しは皮ごとすり鉢で擂ると、歯応えがよくなり味に深みがでます。

3

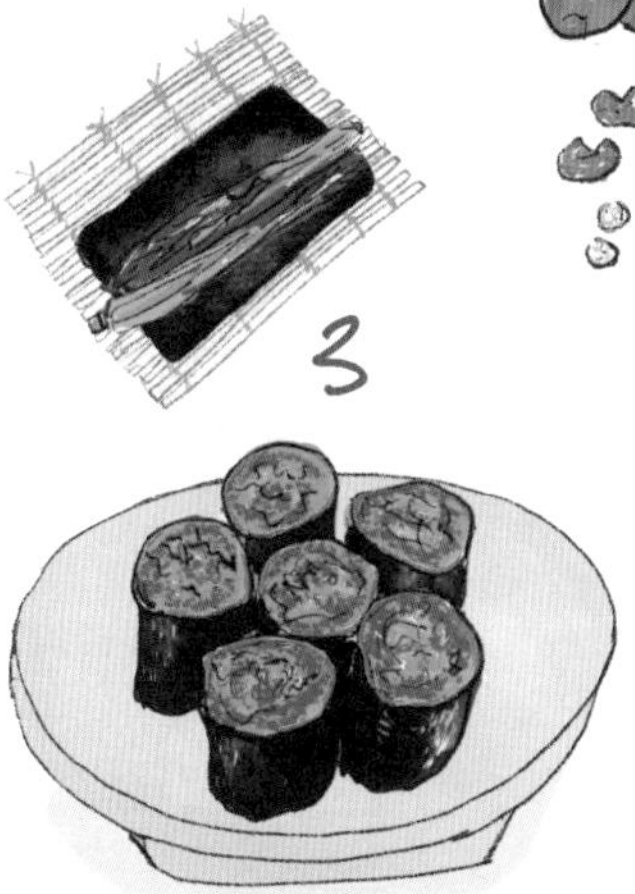

もう1度しぼって水気を切ったホウレンソウを梅の上に置いて巻きすで巻く。
巻き終わったら、食べやすい大きさに切って皿にもる

レシピ

# ホウレンソウの煮浸し

**分量（2～4人分）**

ホウレンソウ…約1束（200g）

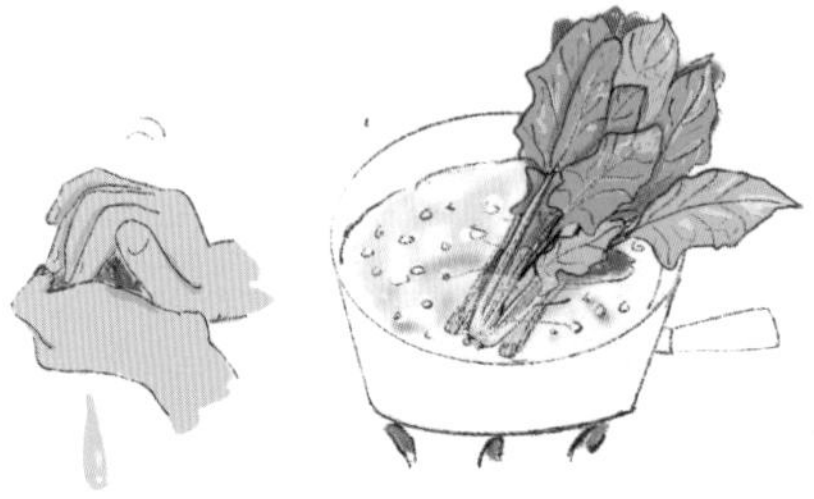

1

下ごしらえの項目（P115）を参照してゆでたホウレンソウを水にとり、あら熱がとれたら強めにぎゅっと絞る

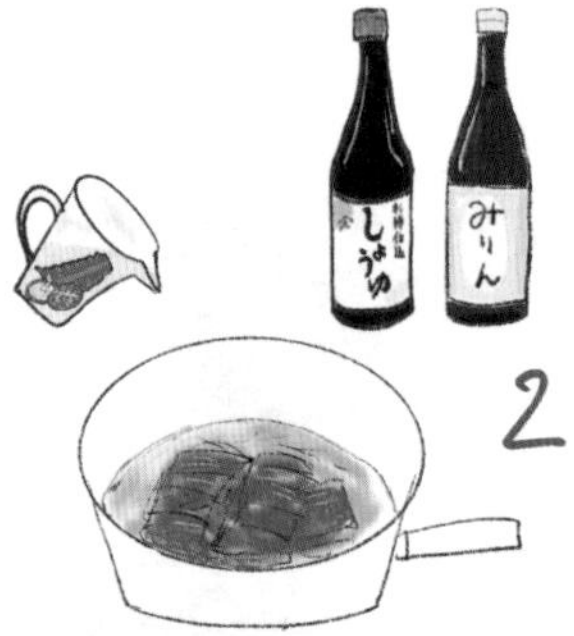


2

鍋にホウレンソウがひたひたになるぐらいのだしを入れ、醤油とみりんをそれぞれ小さじ1～加えて、**味をみる**

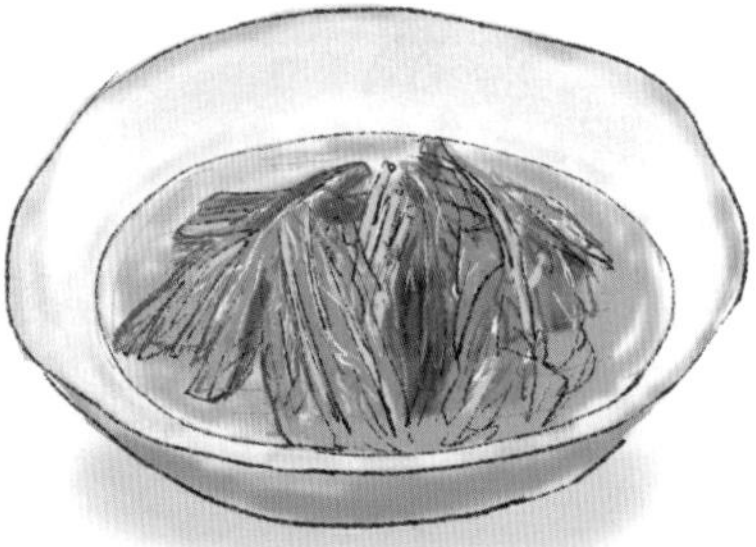

3

2の煮汁に1のホウレンソウを入れて、さっと煮て冷ます。食べやすい長さに切って皿に盛る

2月ぐらいの収穫時期後半のホウレンソウや冬越ししたものは、甘みが増えるのでみりんが少なめでもおいしくいただけます。

レシピ

# ホウレンソウと油揚げの炒めもの

**分量（2〜4人分）**
ホウレンソウ…約2／3束（180g）
油揚げ（長方形）…1／2枚

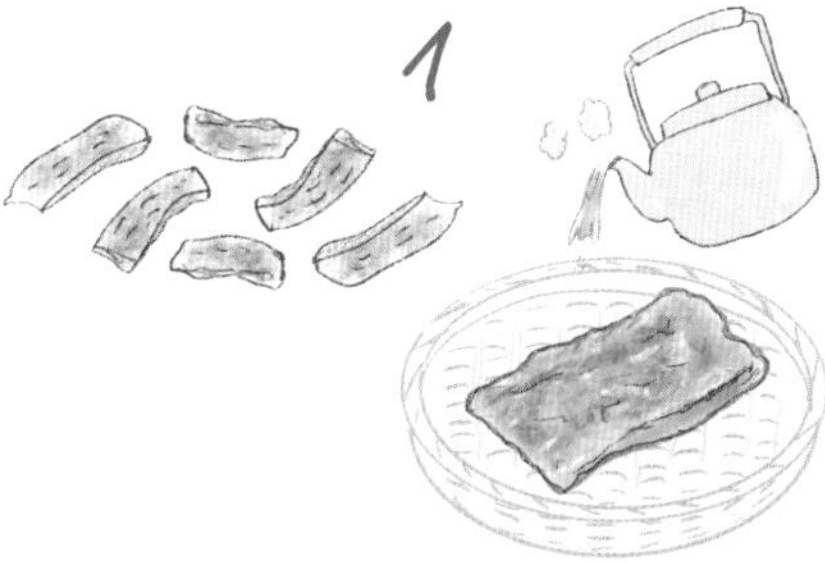

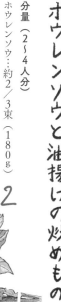

1
油揚げは湯通しして、短冊の形に切る

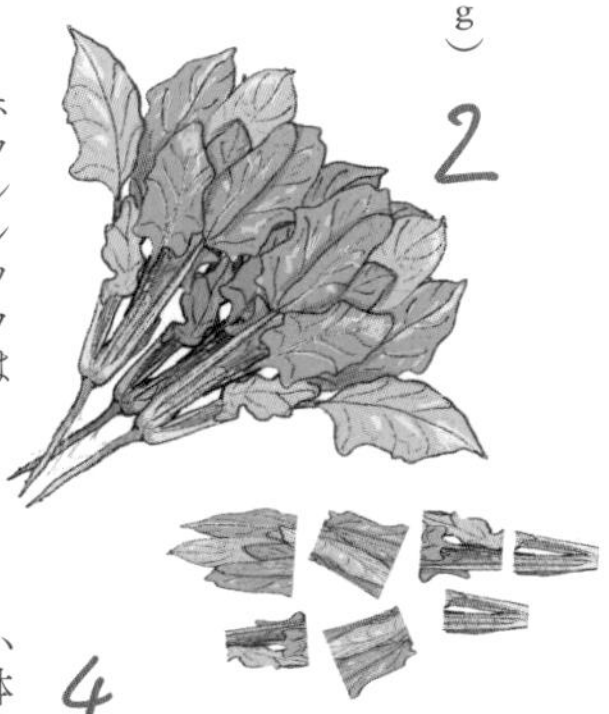

2
ホウレンソウはざく切りにする

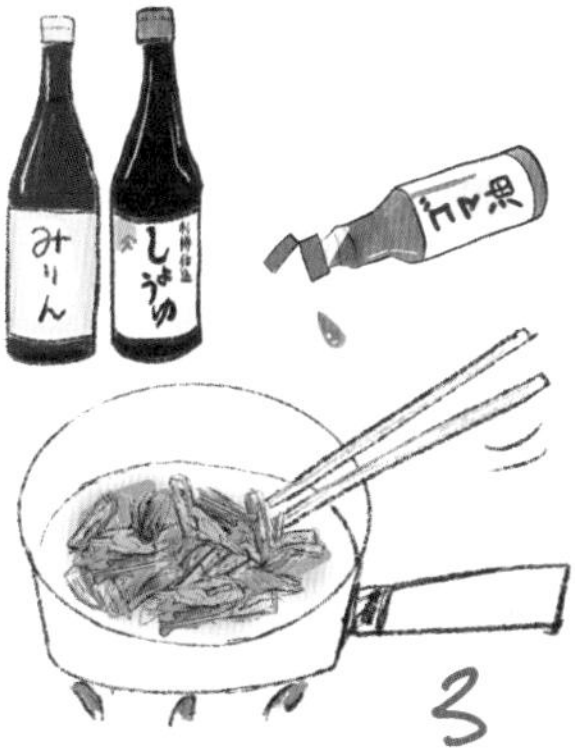


3
1と2をゴマ油で鮮やかな色になるまで炒めて、醤油とみりんをそれぞれ小さじ1から**味をみながら**加える

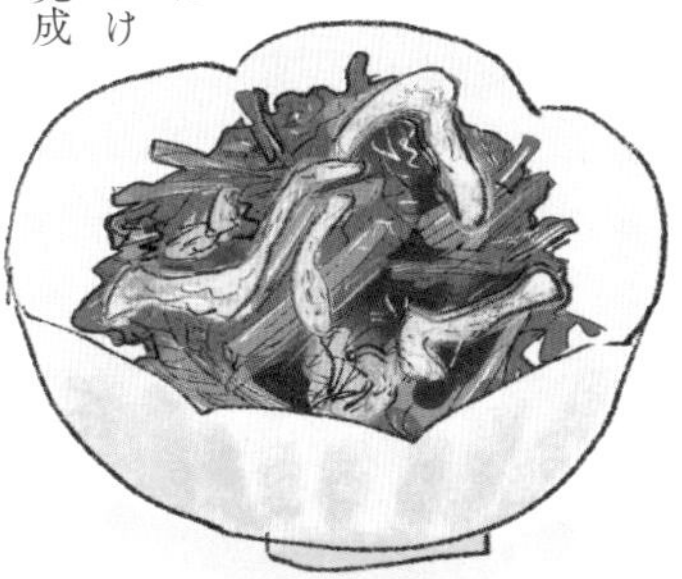

4
小鉢に盛りつけたら完成

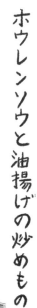

味が物足りないと思ったら、自分の好みで少しずつ加えましょう。野菜本来の味が失われない程度が目安です。

# 野草

## 特徴

さまざまな野草類は、**外来の野菜類が定着するまでは、古代から日本人の食を支えてきた貴重な食べ物です。**春に食べられる主な野草の特徴を紹介します。

### ◆フキ

平安時代から食べられてきた記録のある日本原産の野菜です。江戸時代には、農業の書物に重要な野菜と記載されていました。痰や咳を鎮める、胃を丈夫にする、解熱の作用などがあります。

### ◆ゼンマイ

古くから食べられてきた野草で、室町時代には記録が残っています。アクが強いので、アク抜きが必要です。

### ◆ワラビ

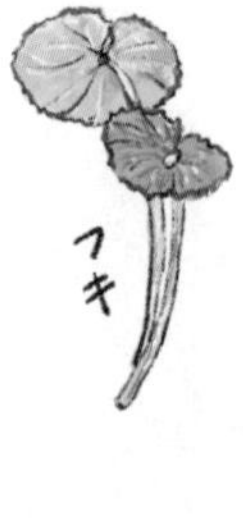


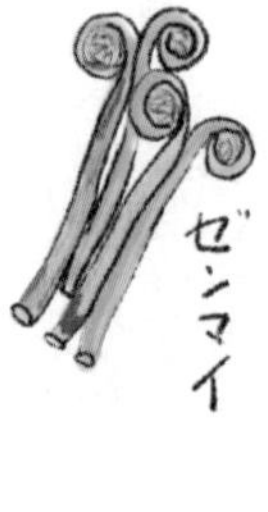

奈良時代には広く利用されていた野草。飢饉のときには、根茎のデンプンを利用して団子にして食べたという記録があります。アクが強くアク抜きが必要です。

◆セリ

平安時代にはすでに栽培法が記録されています。ドクセリと似ているので、注意しましょう。食欲増進、発汗、血圧降下、解毒、痰を鎮める、利尿、便秘改善などの効用があります。

◆ミツバ

古くから食べられてきた野草で、江戸時代には栽培法が確立しました。

◆ワサビ

日本原産の野草で、平安時代には自生品が献納されていました。江戸時代には栽培が始まり、学名にジャポニカの名前がついています。抗菌、胃を丈夫にする、解毒、鎮痛の作用があります。

◆ヨモギ

平安時代から記録に残り、沖縄では「フーチバー」という名前で広く食べられて

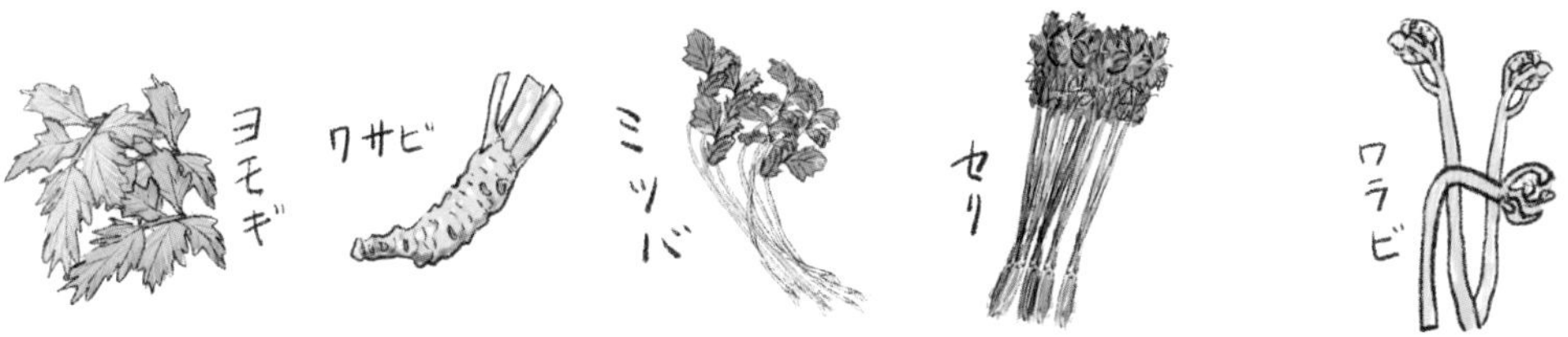

きました。古くから民間薬としても使われ、収れん、止血、鎮痛、抗菌、血行促進の作用をもちます。

◆**タラノメ**

奈良時代の正倉院文書に記録がある貴重な野菜。戦後に乱獲され、近年は栽培ものが出回っています。有毒のヌルデやヤマウルシと似ているので注意しましょう。健胃、整腸、糖分の吸収抑制、肝臓保護、強壮の効用があります。

◆**ウド**

平安時代に記録が残っていて、江戸時代には栽培法が記載されています。発汗、解熱、鎮痛、利尿、鎮静、抗菌の効果があります。

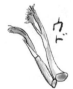

◆**タケノコ**

弥生時代の遺跡から発見されるほど日本で古くから自生していたマダケは苦味があります。現在、タケノコとして食べられているモウソウチクは、18世紀に中国から琉球経由で日本に伝わったとされています。

◆**タンポポ**

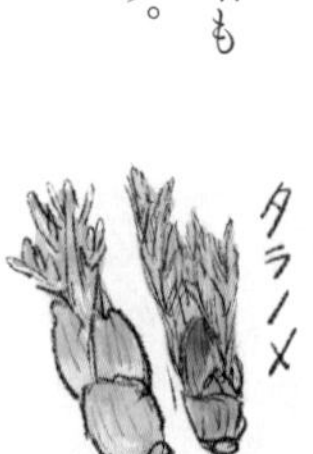

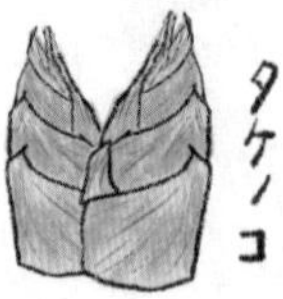

春だけ咲く日本タンポポは古くから日本に自生する種。1年を通して咲く西洋タンポポは明治時代の初期に日本へ入ってきました。

**◆アシタバ**

海岸沿いに自生していて、八丈島では古くから食用とされてきました。名前の由来は、今日葉を摘んでも、明日また芽が出るほど生命力があることからきています。

**◆モミジガサ**

古くから日本に自生する野草です。クセが少なく、広く利用されてきたので、シドケ、シドキ、キノシタ、トウキチ、ヤブレガサなど名前が多いのが特徴です。

### 〔成分・効用〕

自分で動くことができない野草を含む植物は、生存競争に勝ち動物や他の種に負けないようにするために、トゲを持ったり、子孫を多く残したり、化学物質を作りだしたりするなど、さまざまな戦略で生き延びてきました。そのため、**品種改良されてきた野菜と違い、野草には毒性や強い化学物質が残っており、人に役立つものが「薬」として漢方薬や民間療法で使われてきた**のです。

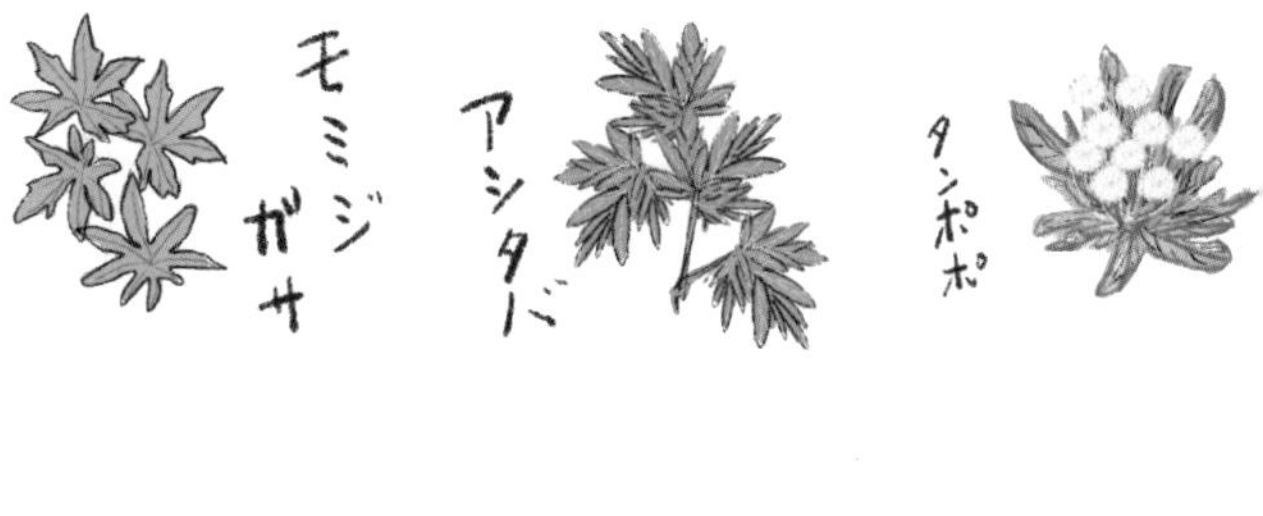

## 下ごしらえ

**化学物質やアクが強いものが多いので、アク抜きをしないと食べられないものがほとんどです。**代表的な野草の下ごしらえの方法を紹介します。

**フキ…**塩で板ずり、もしくは重曹を少々加えて、煮こぼしてから皮をむきます。

**ゼンマイ／ワラビ…**草木灰か重曹を耳かき2杯ほど加えた熱湯に浸します。もしくは、しばらくゆでてから火を止めて、そのまま半日から一晩置きます。好みのかたさになったら、流水にさらすか、アクがでなくなるまで水を変えましょう。春にたくさん収穫してアク抜きが終わったら、干して保存食にしておきます。

**セリ／ミツバ／ワサビの葉…**アクは少ないので、ゆでてザルに取り、おひたしで食べられます。

**ヨモギ…**塩、もしくは重曹を入れたお湯でゆでて、水にさらします。

**タラノメ…**若芽の根元のハカマ、トゲ、かたい部分を取り、さっとゆでて水にさら

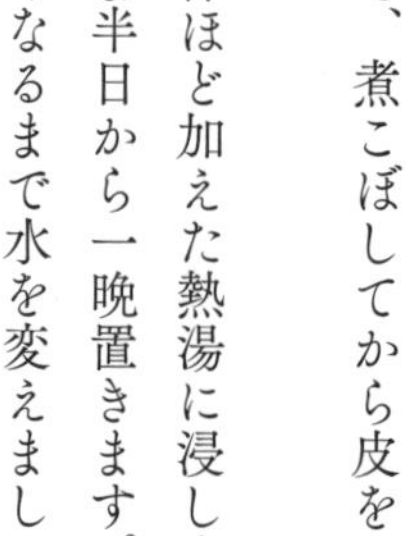


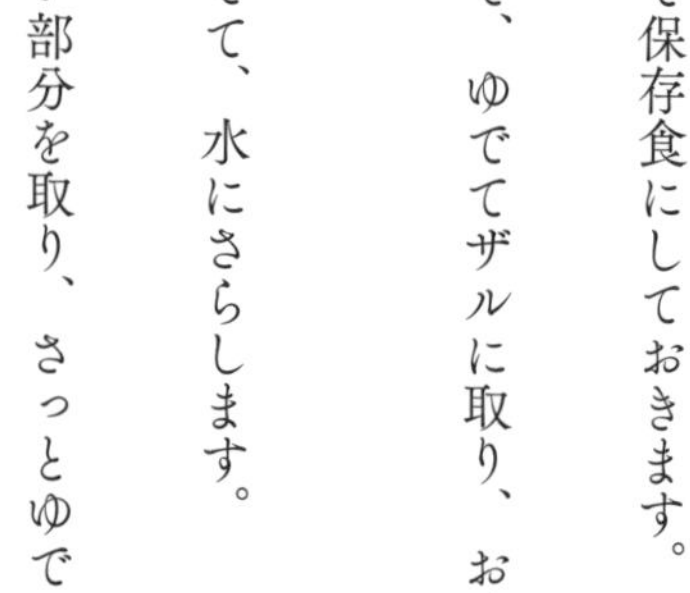

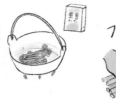

しましょう。

**ウド…**若芽の根元は少し厚めに皮をむきましょう。酢水に浸すことで、色止めができます。アクは少ないので、ゆでて水にさらせば食べられます。

**タケノコ…**草木灰か重曹を入れてやわらかくなるまで煮てから、水にさらしましょう。

**タンポポ…**苦みが気になる場合は、ゆでて水にさらします。

**アシタバ／モミジガサ…**アクは少ないので、ゆでてザルに取ったら食べられます。

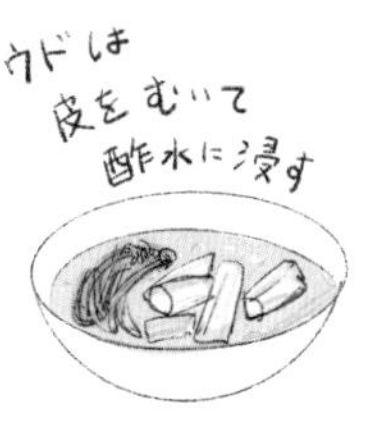
ウドは
皮をむいて
酢水に浸す

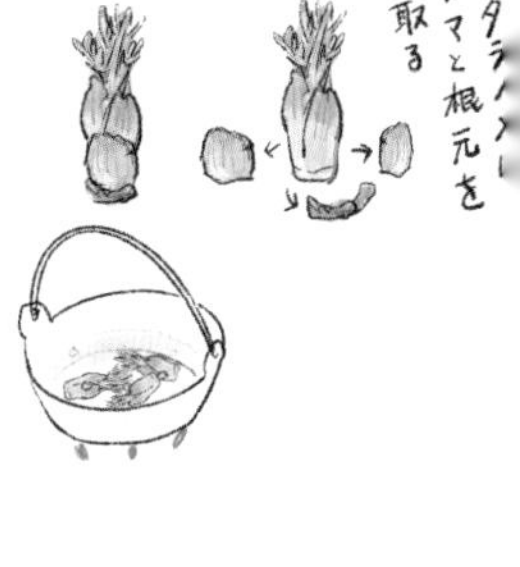
ハカマと根元を
取る

レシピ

# 野草の精進揚げ

**分量（2〜4人分）**

野草…お好み

衣（少しずつ使う量を作る）

氷水…1カップ

小麦粉…1カップ（約120g）

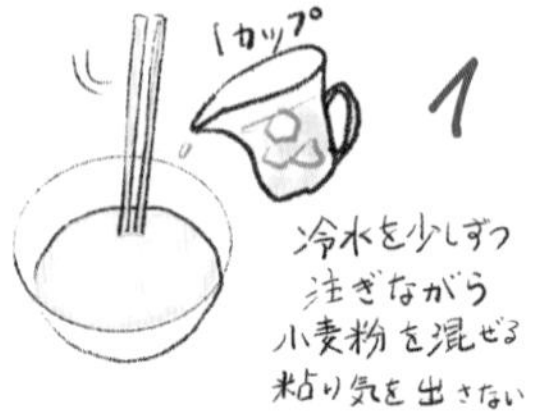
1
1カップ
冷水を少しずつ
注ぎながら
小麦粉を混ぜる
粘り気を出さない

小麦粉に氷水を入れながら、ダマにならないように混ぜる。

混ぜすぎると ねばりが出て、仕上がりが ベタっと なるので注意

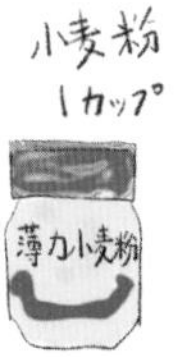
小麦粉
1カップ
薄力小麦粉

衣で使う水と小麦粉の比率は半々が基本ですが、野草の緑色や香りを生かすためにできるだけ小麦粉の量を減らすのがコツです。粘り気が出ないように、薄い衣でパリッと揚げましょう。

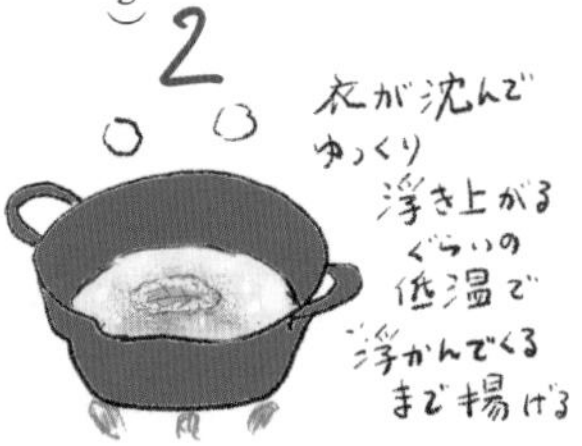
2
衣が沈んで
ゆっくり
浮き上がる
ぐらいの
低温で
浮かんでくる
まで揚げる

衣が沈んで ゆっくり浮き上がる ぐらいの低温で 揚げる。

野草はすぐ 火が通るので、浮き上がってきたら 油から引き上げる

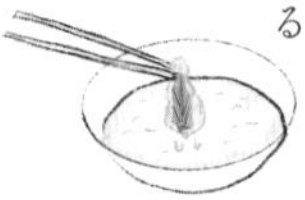

3

塩をつけて 食べるか、だし4：醤油1：みりん1の割合で 作る天つゆで 食べても おいしい

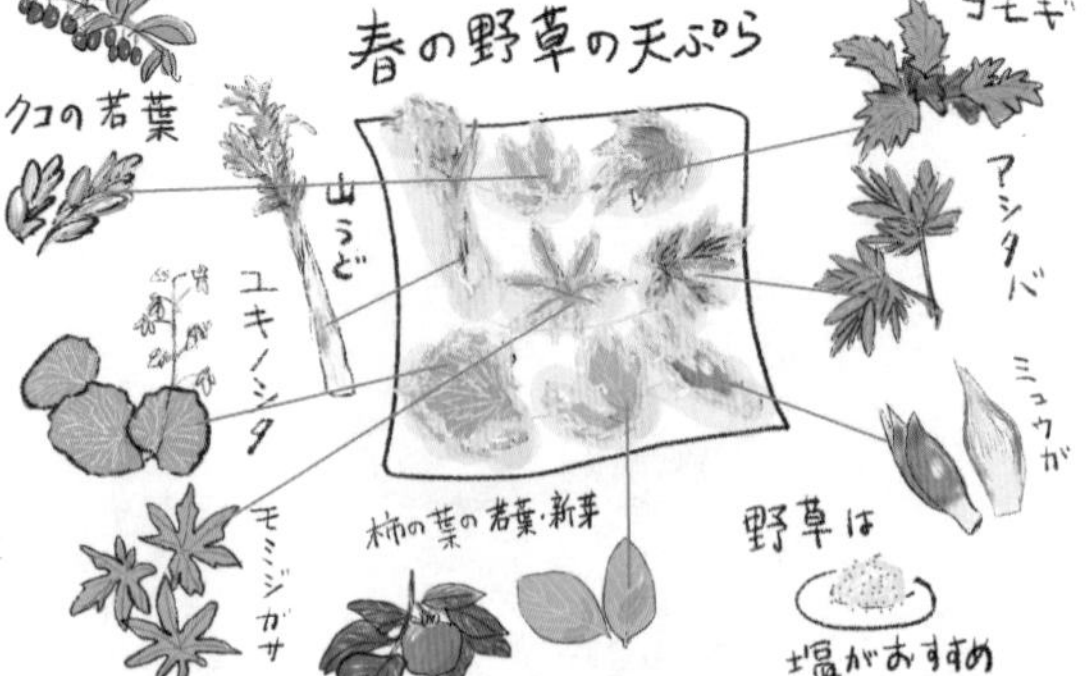
春の野草の天ぷら
ヨモギ
クコの若葉
山うど
アシタバ
ユキノシタ
ミョウガ
モミジガサ
柿の葉の若葉・新芽
野草は
塩がおすすめ

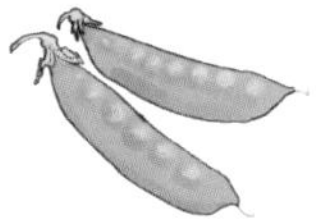

# サヤエンドウ

## 特徴

旬は4～5月。サヤエンドウは、エンドウマメの若いサヤを食べるキヌサヤエンドウと、1970年代にアメリカから導入された未熟豆とサヤを一緒に食べられるスナップエンドウがあります。グリーンピースは、エンドウマメの未熟豆をサヤから取りだしたものです。

## 歴史

紀元前6000～7000年にはすでに西南アジアで栽培されていたと考えられている古い豆です。古代ギリシャ・ローマ時代にはヨーロッパに広がり栽培され、16世紀になって、サヤや未熟豆（グリーンピース）を食べるようになった記録が残っています。

エンドウマメは、日本には、中国経由で伝わったとされ、平安時代には「ノラマメ」として記述があります。明治初年に欧米の品種が入って以降、本格的に栽培され始め、明治時代の中頃からグリーンピースやサヤを食べるようになりました。

## 成分・効用

若いサヤの状態や乾燥させる前の未熟豆には、乾燥豆よりも多くビタミンCが含まれています。ベータカロテンや、豆が持つ成分のタンパク質やデンプンも豊富なので、**緑黄色野菜と豆の特徴をあわせもつ野菜です。**

## 下ごしらえ

ゆでてそのまま食べる場合は、ヘタとスジをとってから沸騰させた湯に入れます。炒め物、煮物、汁物に使う場合は、塩を入れた熱湯でさっと湯通ししてザルに取り、調理の最後に加えると、色鮮やかに仕上がります。

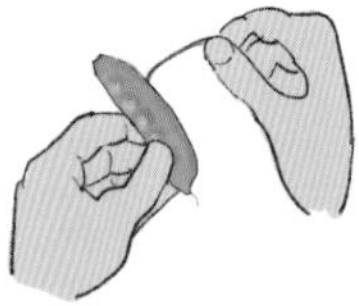

レシピ

# サヤエンドウの黒ゴマ和え

**分量（2〜4人分）**
サヤエンドウ…約1パック（40g）
黒ゴマ…約大さじ1（10g）

1

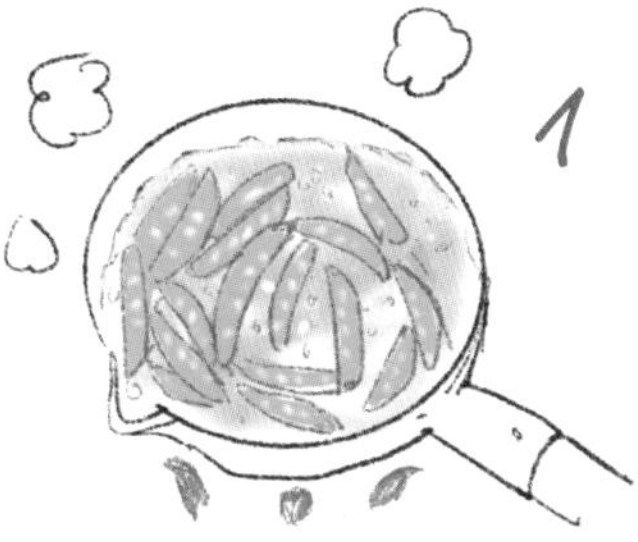

サヤエンドウを沸騰したお湯で好みのかたさまでゆでてザルにとる

2

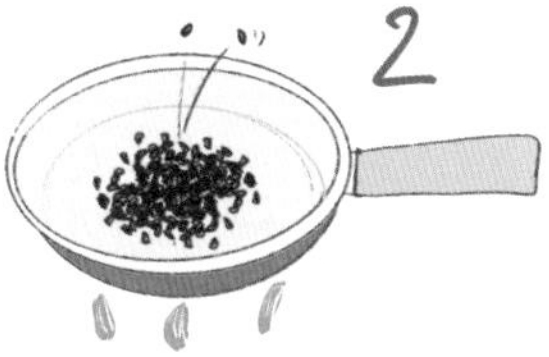

弱火で黒ゴマを2〜3粒跳ねるまでフライパンで煎り、すり鉢で擂る

3

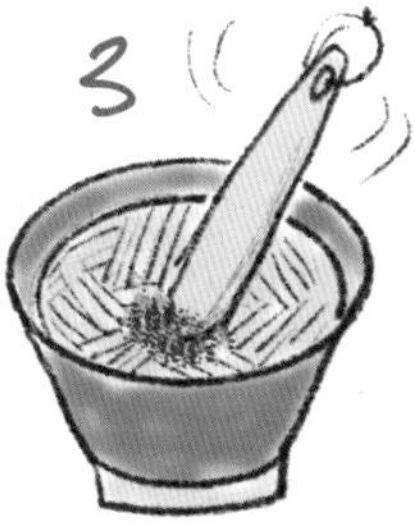

2に醤油とみりんをそれぞれ小さじ1〜加えて**味と香りをみながら**すり鉢でまぜる

4

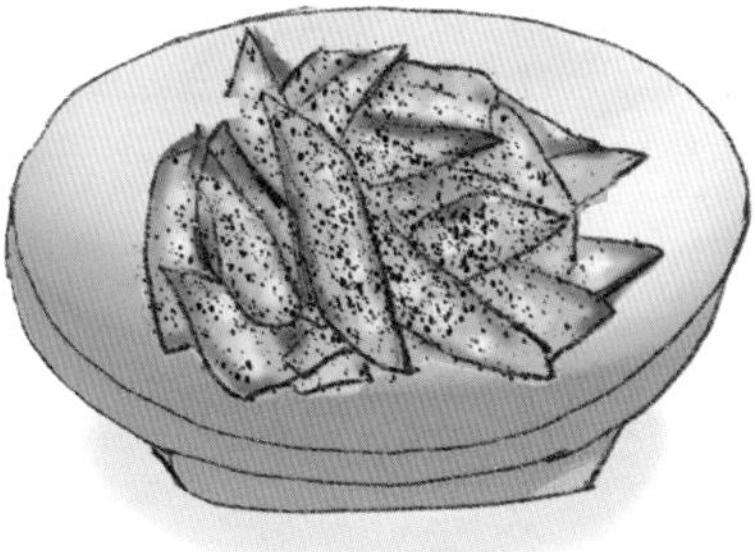

3に1のサヤエンドウを加えて和え、皿にもりつける

黒ゴマの擂り加減は好みですが、ふるさと村では粒を20〜30%残す程度で食べることが多かったです。

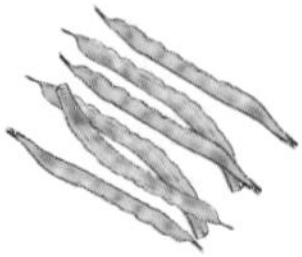

# サヤインゲン

【特徴】

旬は5～8月。サヤインゲンは、インゲンマメの若いサヤです。インゲンマメは、江戸時代の前期に渡来した「隠元禅師（いんげんぜんし）」によって伝えられたとされることから、その名がついたそうです。

【成分・効用】と【下ごしらえ】は、P128のサヤエンドウと同じです。

【歴史】

中央アメリカが原産で、紀元前7000～8000年には栽培されていたと考えられます。その後、南北アメリカに広まり、主食のトウモロコシに加えて、カボチャと共にインゲン豆が、ネイティブアメリカンの主要な食べものとなりました。

大航海時代の16世紀にヨーロッパに広がり、その後、アジア、アフリカへ。日本には、江戸時代に中国からに伝わりました。明治時代には、欧米からサヤを食べる品種など、多品種のサヤインゲンが入ってきました。

レシピ

# サヤインゲンとジャガイモの煮物

**分量（2~4人分）**
サヤインゲン…約7本（50g）
ジャガイモ…約大1個（200g）

1

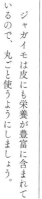

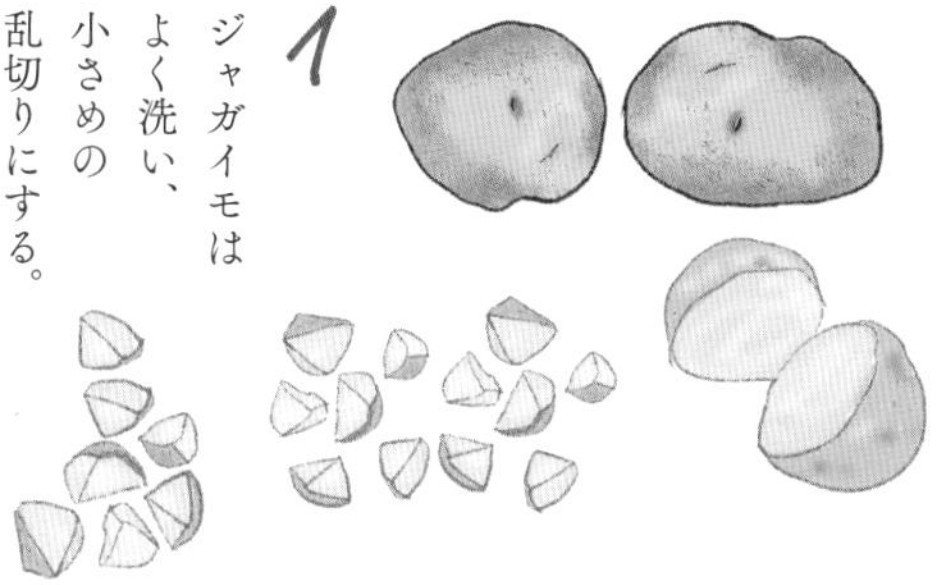

ジャガイモはよく洗い、小さめの乱切りにする。

2

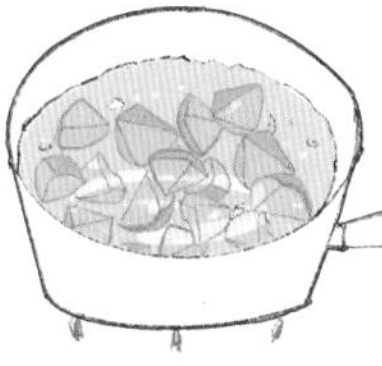

鍋にジャガイモとひたひたに浸かる量のだし汁を入れて煮る。ジャガイモに火が通ったら、醤油とみりんそれぞれ小さじ1~加えて**味をみながら**、やわらかくなるまで煮る

3

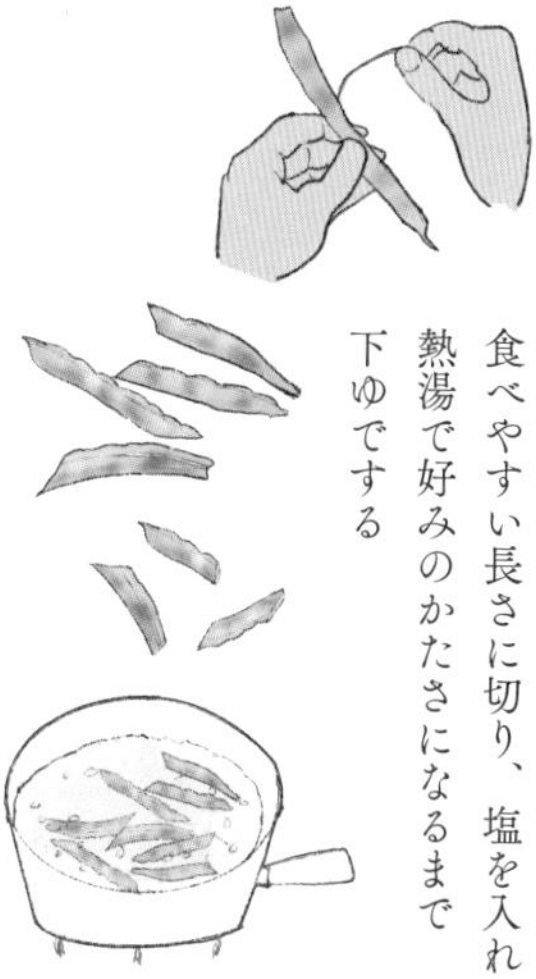

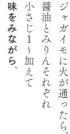

サヤインゲンはヘタと筋をとって食べやすい長さに切り、塩を入れた熱湯で好みのかたさになるまで下ゆでする

4

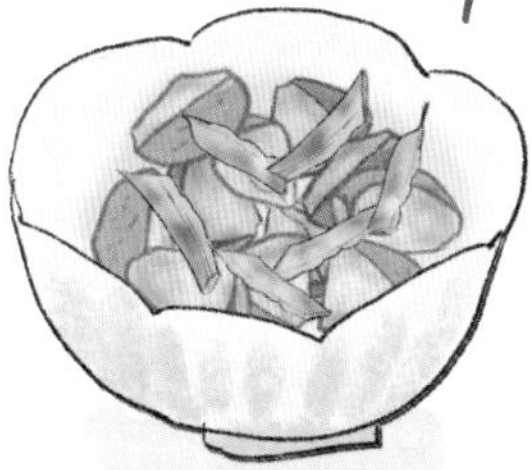

2に3を加えて、緑がはえるように皿にもる

ジャガイモは皮にも栄養が豊富に含まれているので、丸ごと使うようにしましょう。

ただし、ジャガイモの芽や緑色に変色した皮には、ソラニンという毒があるのでとりのぞきます。

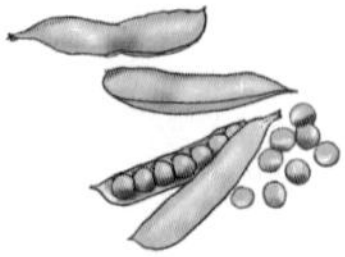

# グリーンピース

## 特徴・成分

旬は4～5月。エンドウマメの未熟豆をサヤから取りだして食べるのがグリーンピースです。緑黄色野菜の栄養素であるベータカロテンやビタミンCなどのビタミン類やミネラル類を多く含みながら、豆の栄養素であるデンプンやタンパク質（アミノ酸）を豊富に含みます。

【歴史】については、Ｐ１２７のサヤエンドウを参照してください。

## 下ごしらえ

さやから豆を出して熱湯でゆでて、好みのかたさになったらザルにとりましょう。少し塩をふると、甘味が増します。

レシピ

# グリーンピースごはん

**分量（2〜4人分）**
白米……1合
グリーンピース……1／2カップ弱（約50g）

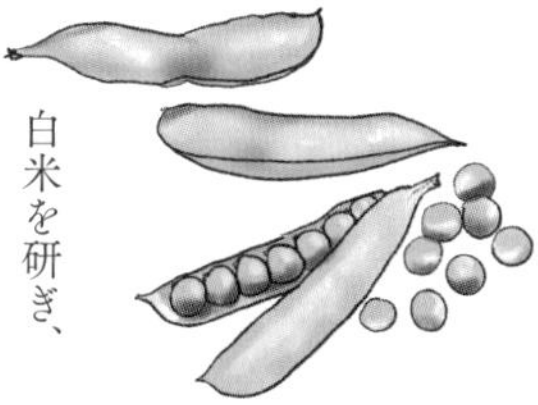

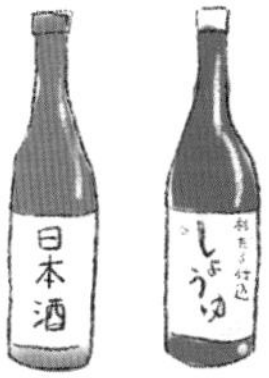


1
白米を研ぎ、
15分以上浸水させる。
グリーンピースはすべて
さやから出して、軽く洗う

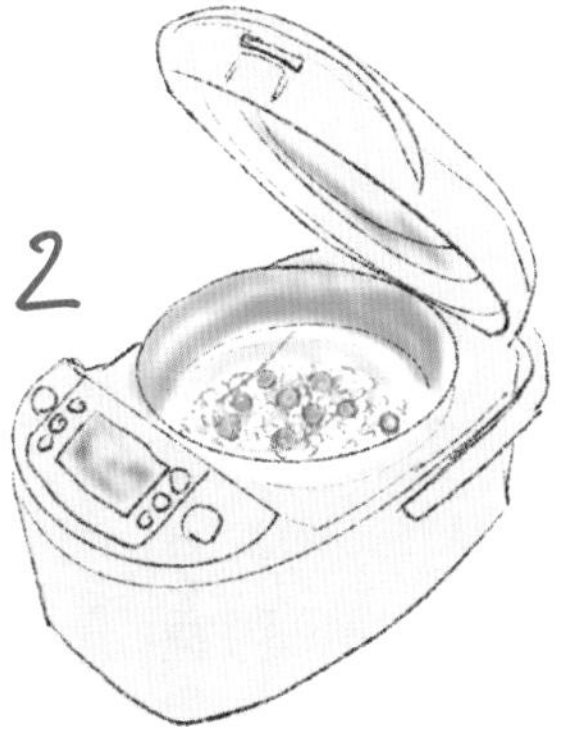

2
炊飯器の内釜に
水を切った白米と
グリーンピースをうつし、
通常の炊飯通りの
水を入れて、
醤油と酒少々を加える

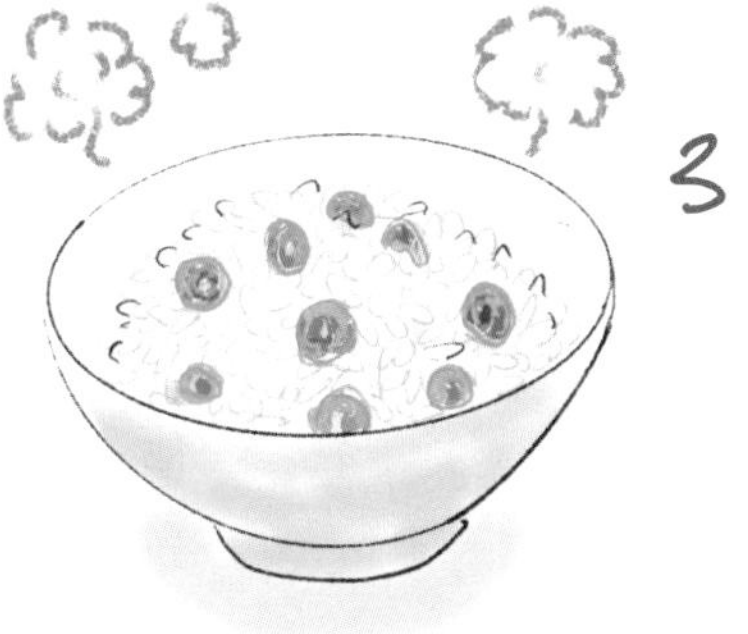

3
白米を炊く設定で
スイッチを入れて
炊き上がったら完成

炊き込みご飯にする場合は、グリーンピースの下ごしらえが必要ないので気軽に楽しめます。

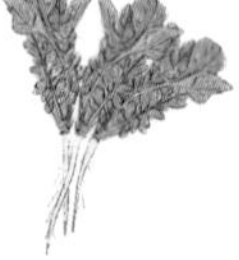

# 間引き菜

## 特徴

野菜を畑で育てる場合、種をまき発芽して成長すると密植した状態になります。放っておくと育ちが悪くなるので、間隔を空けるために丈夫な株を残して、他の幼株は抜きます。その抜いた**成長途中の株のことを間引き菜とよびます。**アクが少なく、やわらかい。あまり強い味はしませんが、成長するにしたがって、その野菜の味や香りがするようになります。

成分と効用は、それぞれの野菜と同じです。

## 下ごしらえ

土や葉に泥がついているので、よく洗いましょう。**もやしと同様に、ひげ根を切ると食感がよくなります。**少し成長したものは、根がかたくなりますが、食べられるので細かく切って使うのがおすすめです。

ベランダのプランターでちゃんとした野菜を育てるのは大変ですが、発芽させて数cmまで育てるのは意外に簡単で、間引き菜として食べられます。やわらかくて栄養もあるので、取り入れてみてください。

雑草にも負けず自生しやすく、生命力の強い菜の花や小松菜、ダイコンやニンジンがおすすめです。

レシピ

# 間引き菜の味噌汁

**分量（2～4人分）**
間引き菜…適量
だし汁…300㎖

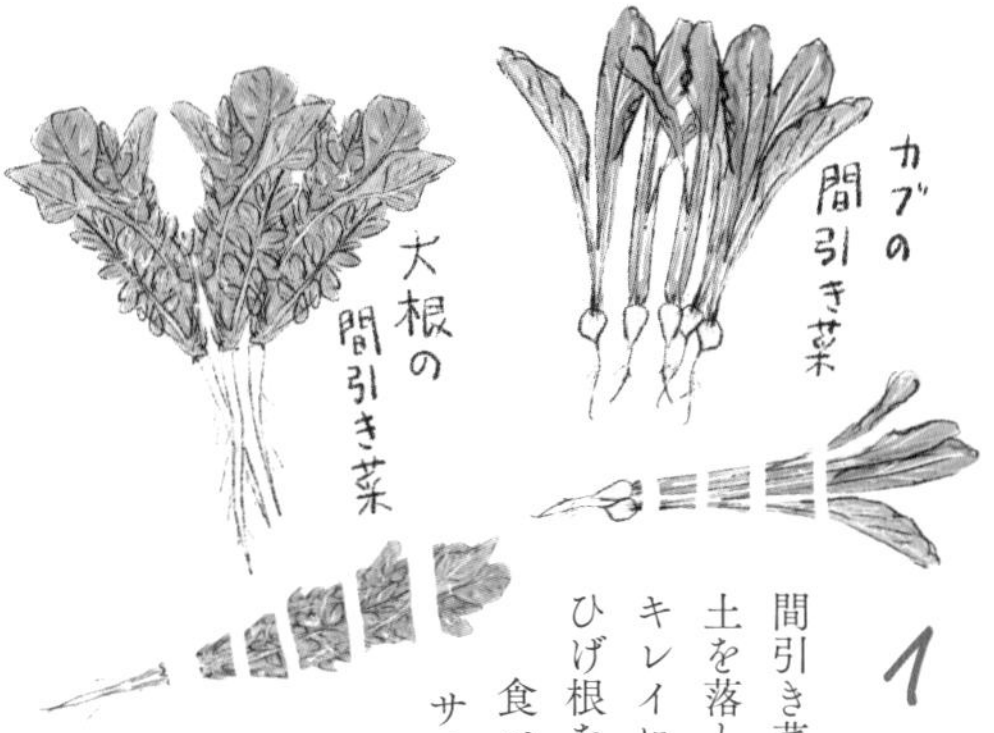
カブの間引き菜
大根の間引き菜

1
間引き菜は土を落としてキレイに洗い、ひげ根をとり、食べやすいサイズに切る

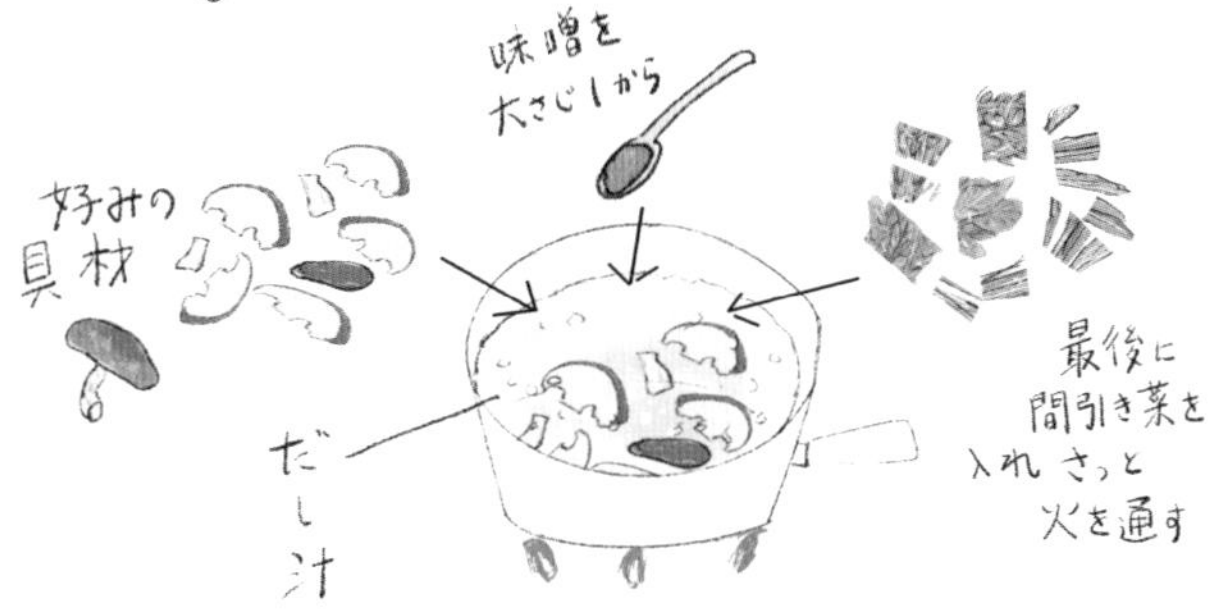
味噌を大さじ1から
好みの具材
だし汁
最後に間引き菜を入れさっと火を通す

2
小鍋にだし汁を入れ、好みの具を加えて具材がやわらかくなるまで煮る

3
味噌を大さじ1程度溶かして**味をみる。**味噌が足りないと思ったら、自分の好みで少しずつ加える。逆に味噌が濃いと感じたら、だし汁を追加する

4

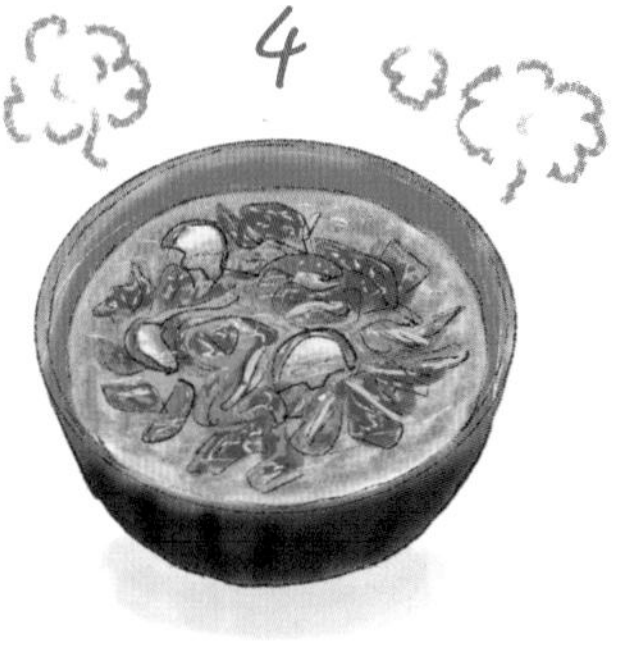

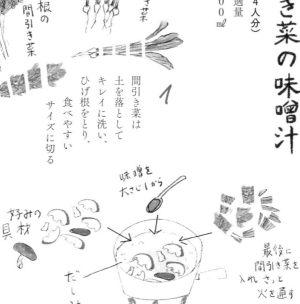

最後に間引き菜を入れて、さっと火を通して、お椀にもる

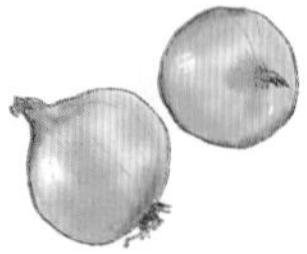

# タマネギ

## 特徴

メインの産地である北海道では9～11月が旬です。本州では5～6月。3～4月に早取りしたものが新タマネギとして出荷されます。

**旬の出始めは、水分が多く、アクと辛みが出やすくなります。後半になると、水分が減り、タマネギの香りや味が増し、甘みが強くなります。**

タマネギの外側は、繊維がかたく、香りや味、辛みが強くなります。内側は、やわらかく甘さが強くなる特徴があります。繊維をタテに切るとアクが出にくく、繊維をヨコに切るとアクが出やすくなります。よく切れる包丁を使うと、涙もアクも出にくくできます。

## 歴史

中央アジアからペルシャでは、紀元前数千年前から栽培して食べられてきた歴史のある作物。古代エジプトでは、神聖な食べものとされ、ピラミッド建設者の強壮

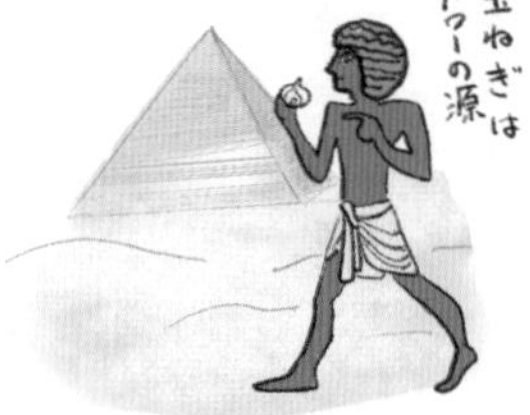

剤として使われてきました。聖書にも食べものとしての記載があり、古くから重要視されてきた野菜です。日本では、江戸時代にヨーロッパから伝わり、明治時代の初期に北海道と大阪で本格的に栽培が始まり全国に広まりました。

## 〔成分・効用〕

タマネギの辛み成分である硫化アリル類には、血糖値を下げる効果、血液を固まりにくくする働き、中性脂肪やコレステロールの代謝を促進する働きがあります。

**ニンニクにも含まれる強い殺菌力とビタミンB1の吸収率を高めるアリシンも豊富です。**

ビタミンB1は、糖質がエネルギーを生み出すことを助ける栄養素で、大きなエネルギーを効率的に生みだすことができます。不足すると十分なエネルギーが産生できなくなり、疲労感や倦怠感の原因になります。

古代エジプトではこれを体感的に知っていたので、前述のようにピラミッド建設者の強壮剤として使われていたようですね。

## 下ごしらえ

**◆辛味を生かす**

そのまま生で使いましょう。

**◆加熱**

じっくり弱火で加熱すると、より甘味が強くなります。

まるごとホイルに包んで蒸し焼きにすると、トロトロになって甘みが出ておいしくいただけます。また、厚めの輪切りにして、表面に小麦粉をまぶして強火で焼くと、うま味を逃がすことなく焼けます。

少しずつ水を加えながらアメ色になるまで炒めたタマネギは、甘みととろみが出て、だしや調味料、他の料理のベースとしても使えて便利です。

辛味を生かす酢漬けやドレッシングの場合は、みじん切りがおすすめです。

**◆アクや辛味を和らげる**

水にさらします。辛味が強いときは、塩をふって少しおいたり、塩もみしたりしてから調理します。また、干すことで水分とアクが抜けて、辛味をおさえつつ味や栄養素を凝縮することができます。

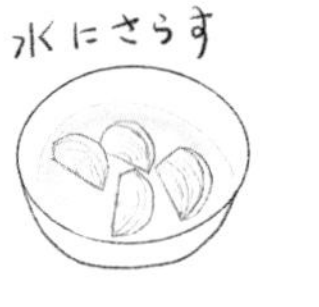
水にさらす

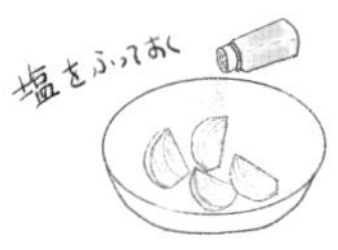
塩をふっておく

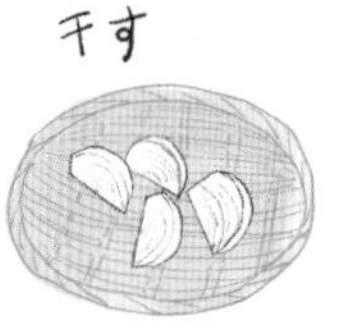
干す

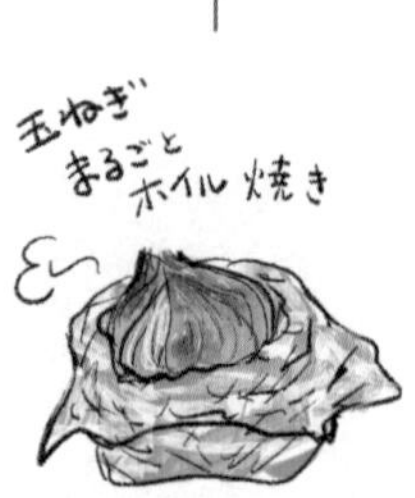
玉ねぎ
まるごと
ホイル焼き

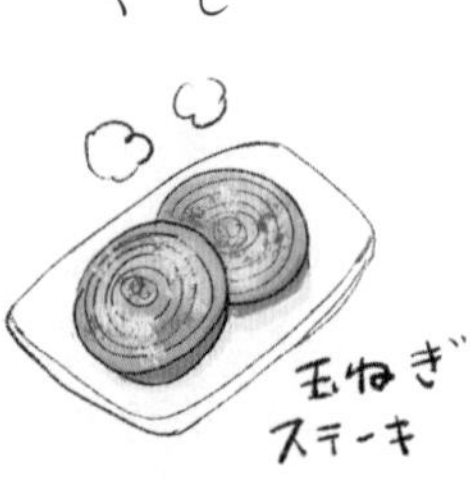
玉ねぎ
ステーキ

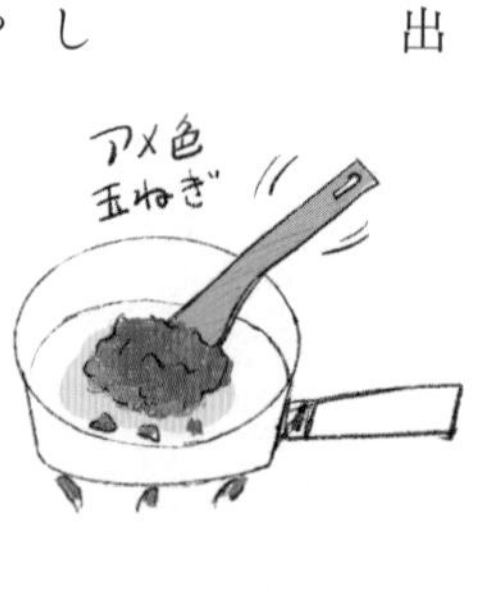
アメ色
玉ねぎ

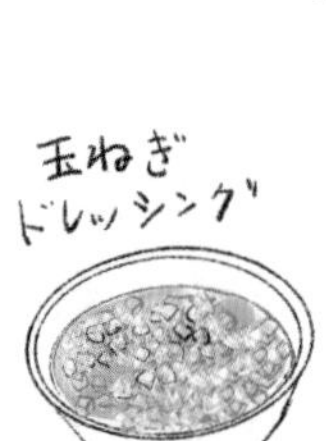
玉ねぎ
ドレッシング

レシピ

# オニオンスライス（カツオ節と醤油）

**分量**

タマネギ…お好みの量

1

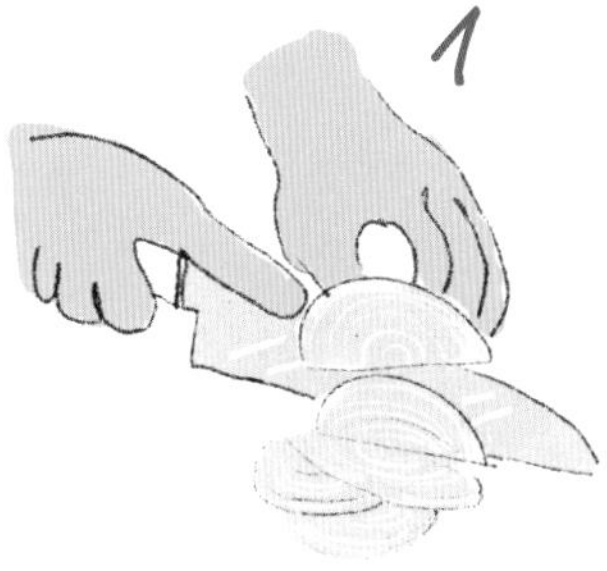

タマネギは、
皮をむいて
上下を切り落として
薄切りにする

2

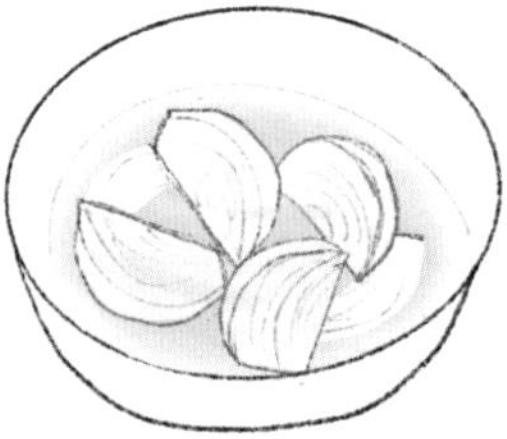

1のタマネギを
5〜10分程度水にさらし、
ザルにとり水気を切る

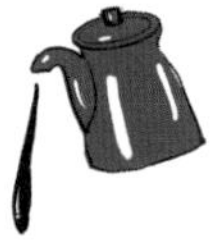

3

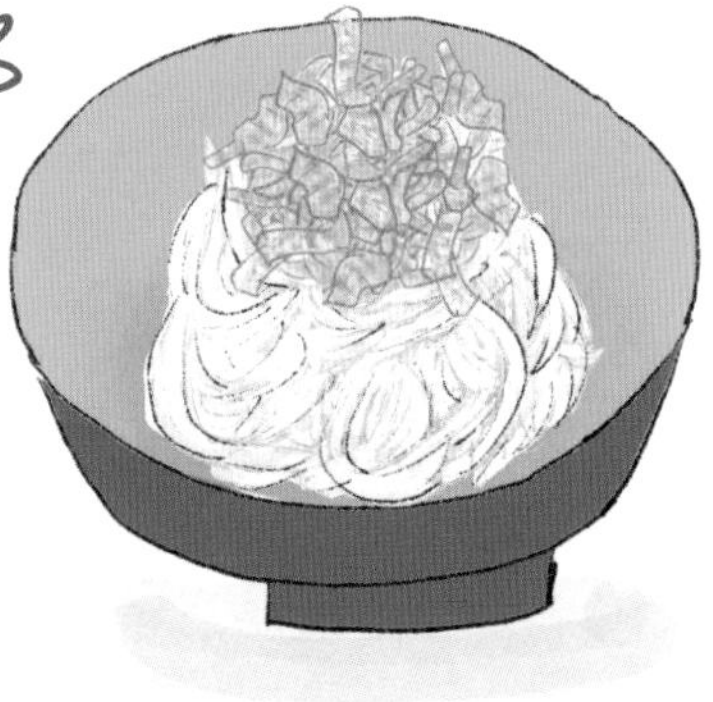

食べる直前に皿にもり、
カツオ節を
ひとつまみ加え、
醤油を適量かけて食べる

タマネギは上下の繊維にそって切ると、歯ごたえが残ります。繊維を断つように横に切るとやわらかくなりますが辛みが強くなるので、好みの切り方で違いを味わってみてください。

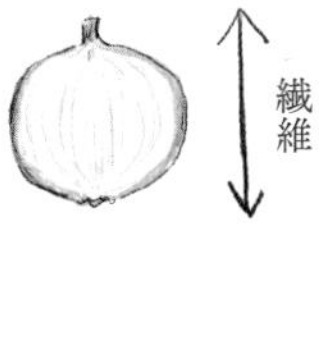

**レシピ**

# タマネギの姿蒸し

**分量（2〜4人分）**
タマネギ……1個

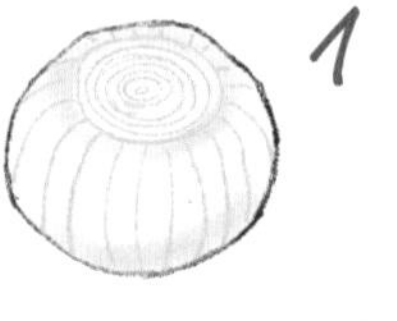

1
タマネギは上下を切り落とし、皮をむく

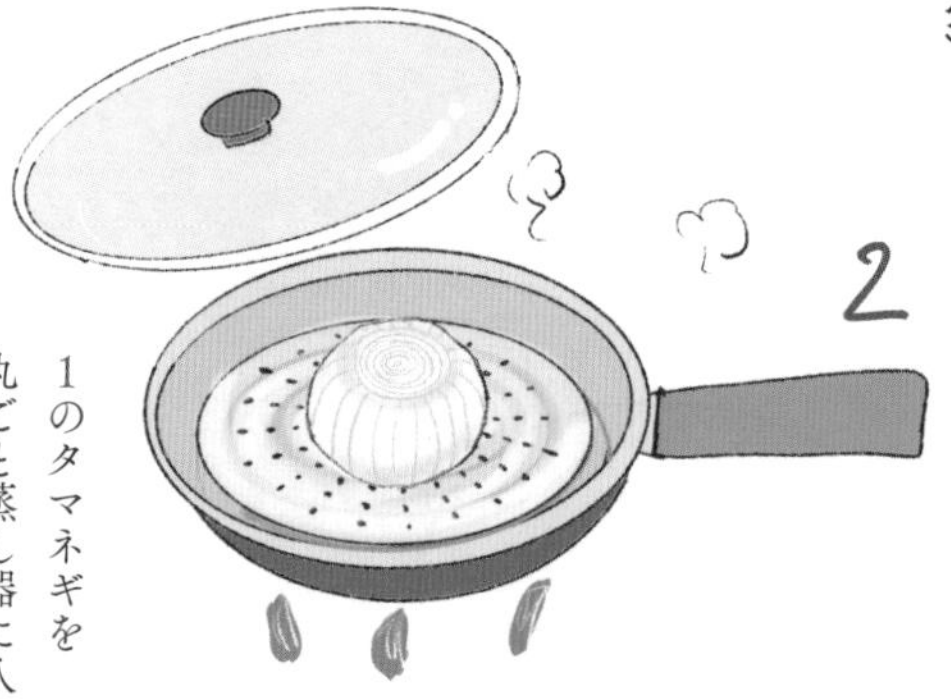

2
1のタマネギを丸ごと蒸し器に入れ、中心がとろりとやわらかくなるまで蒸して皿にもる

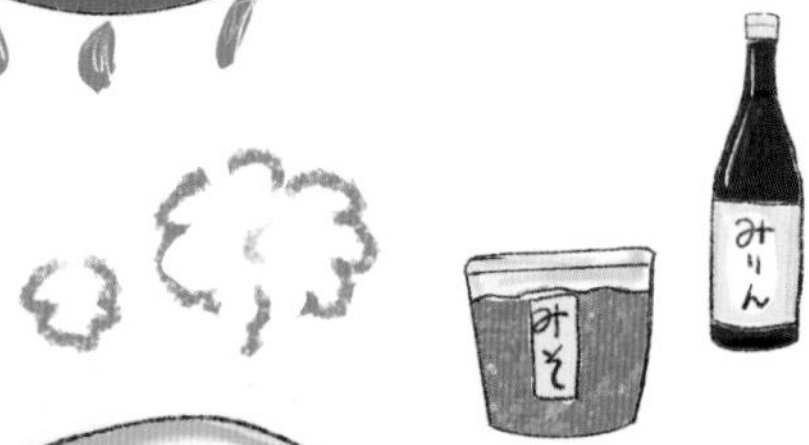


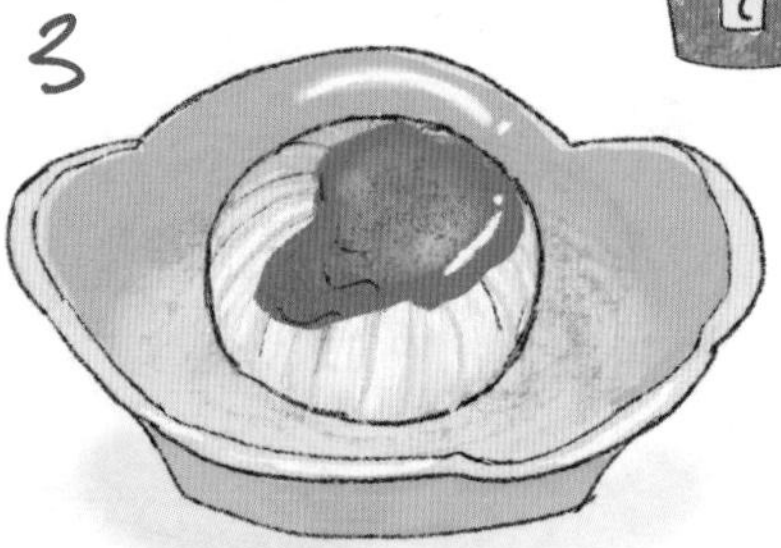

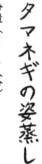

3
みりん小さじ1〜でといた味噌小さじ1〜を添えて**味をみる**。ちょうどいい味つけに調整できたら完成

タマネギを丸ごと蒸し器でじっくり蒸すことで、とろみが出て甘味が強くなります。

天然の甘味を味わってください。

みりんのアルコールが気になる人は、一度煮立ててアルコールを蒸発させてから使いましょう。

レシピ

# タマネギとサヤインゲンの甘煮

**分量（2～4人分）**
タマネギ…1／2個（約100g）
サヤインゲン…約7本（約50g）

1
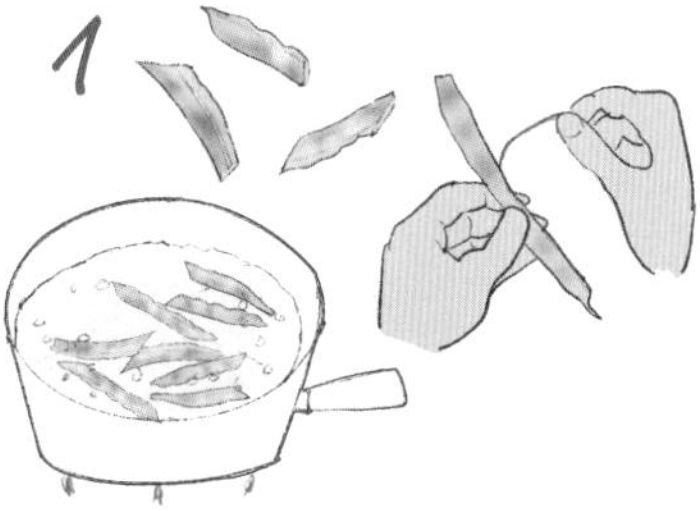

サヤインゲンはヘタとスジをとる。熱湯でさっと塩ゆでしてザルにとり、食べやすい大きさに切る

2
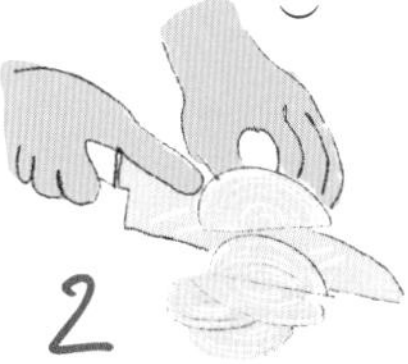

タマネギは皮をむいて上下を切り落とし、繊維にそって薄切りにして鍋に入れる

3
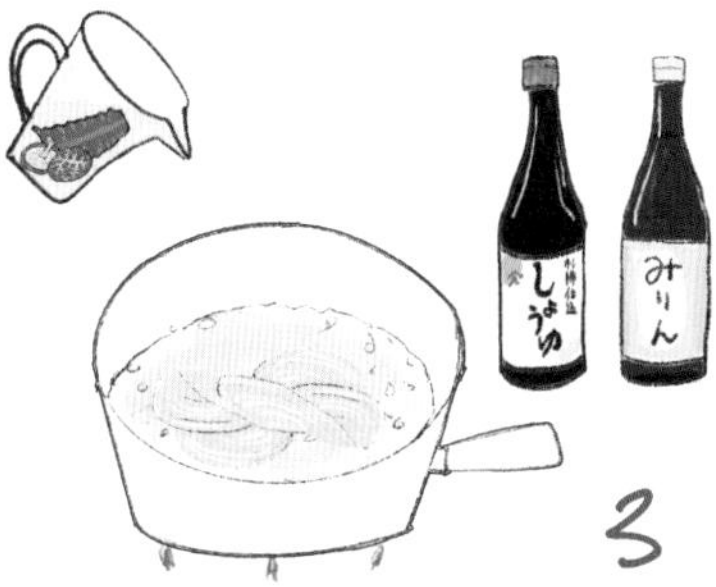


2がひたひたに浸かる程度のだし汁と醤油小さじ1～、みりん小さじ2～を入れて**味をみながら**中火で煮る

4
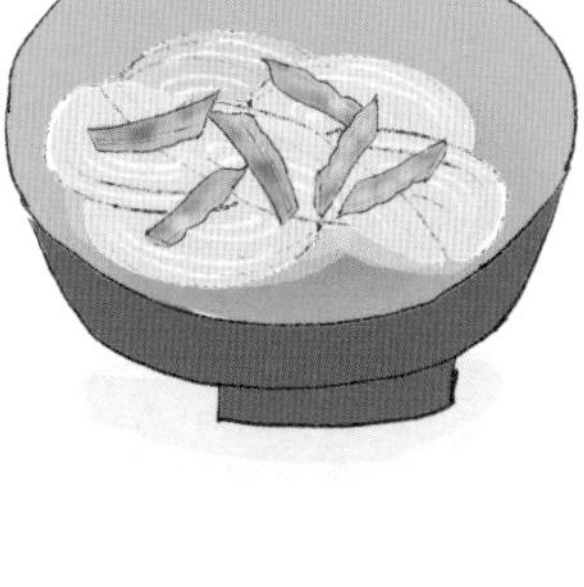

3のタマネギがやわらかくなったら、1のサヤインゲンをまぜ入れて少し火を通してから器にもる

さっと下ゆですることでサヤインゲンの緑が鮮やかになり、見た目もおいしさもアップします。

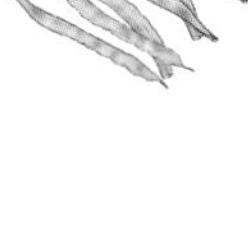

レシピ

# タマネギと小松菜の炒めもの（加水分解）

**分量（2〜4人分）**
タマネギ…1／2個（100g）
小松菜…約1／2束（150g）

1

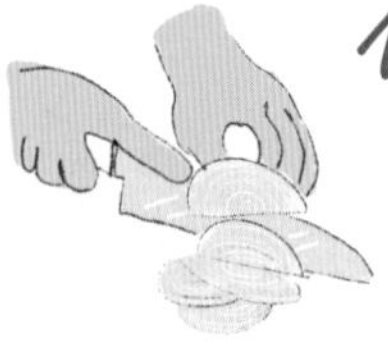

小松菜はざく切りに、タマネギは上下を切り落とし皮をむき繊維にそって薄切りにする

2

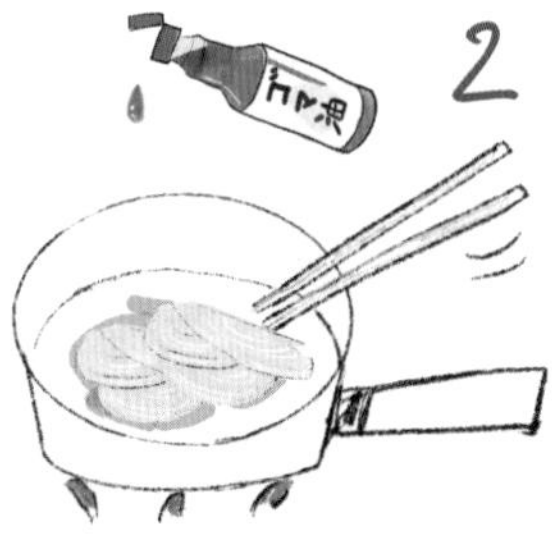


フライパンにゴマ油大さじ1を熱し、強火でタマネギを一気に炒める

3

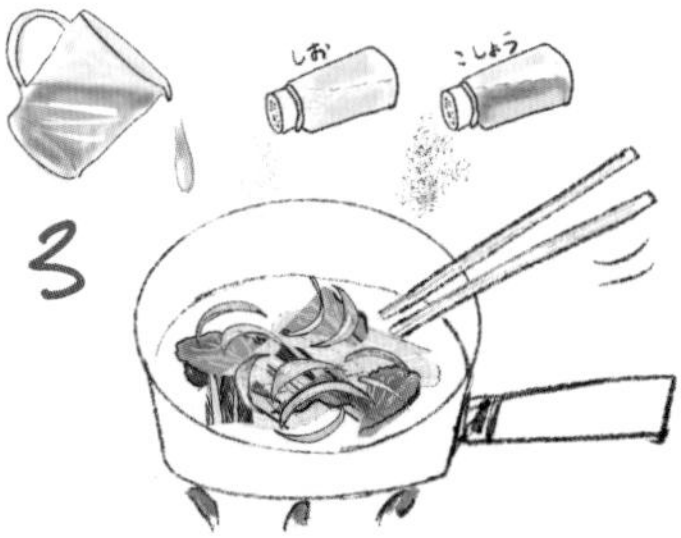


2のタマネギに火が通ったら、小松菜を加えて塩とコショウ少々で味つけをして、具材がひたひたに浸かるぐらいの水を加える

4

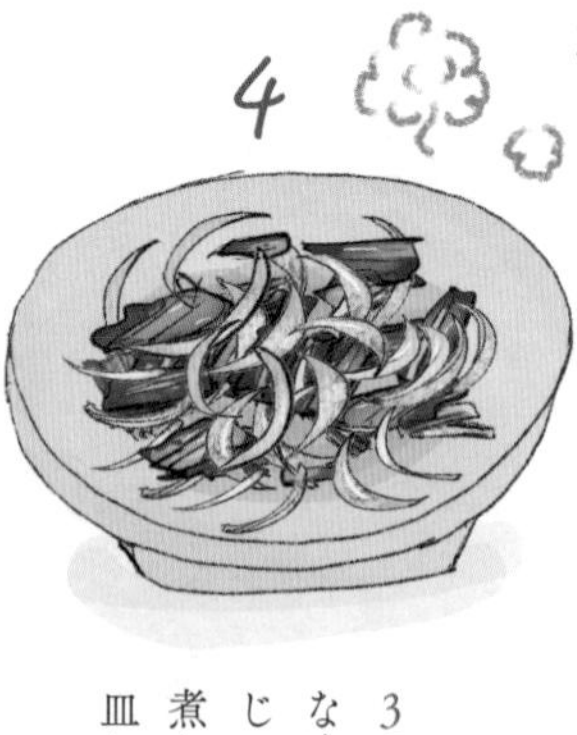

3の水分がなくなるまでじっくり煮しめて皿にもる

油に水が加わった状態で加熱する「加水分解」は、体が油を消化吸収する負担を軽くすることができます。体内では、膵臓から分泌される酵素のリパーゼの働きで油を分解して消化吸収しますが、これとほぼ同じことを加水分解で行えるからです。ただし、調理中に油の分解が始まることで劣化が早まってしまうので、作り置きなど時間を置いて食べる場合には行わないようにしましょう。くわしくはP97参照。

レシピ

# タマネギ炒め（くず引き）

**分量（2〜4人分）**

タマネギ…1／2個（100g）

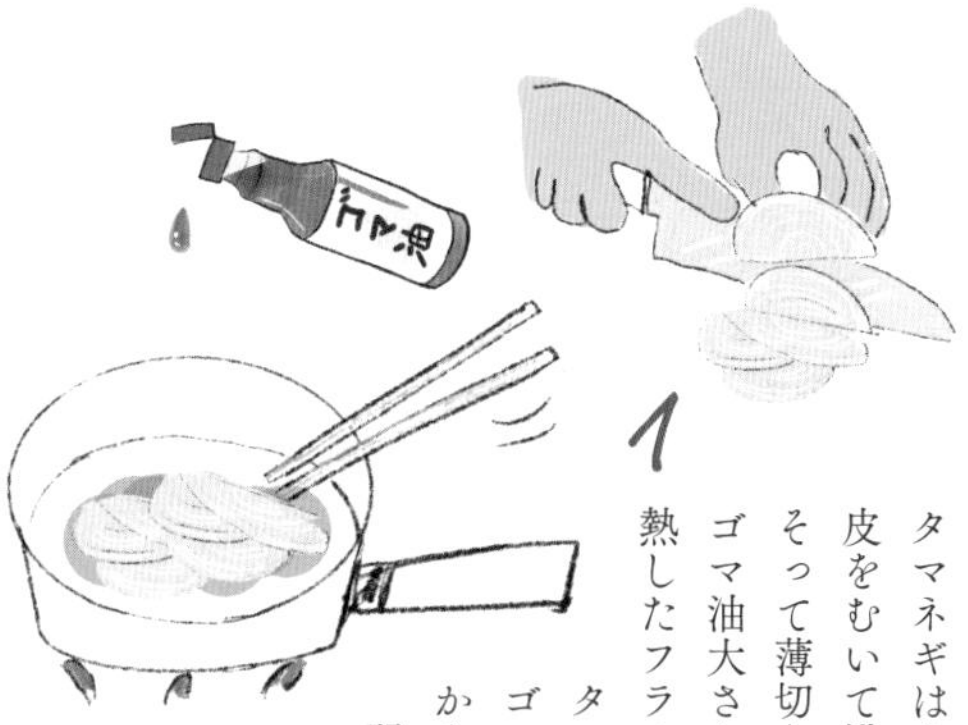

1

タマネギは上下を切り、皮をむいて繊維にそって薄切りにする。ゴマ油大さじ1を熱したフライパンにタマネギを入れて、ゴマ油を全体にからめるように弱火でじっくり炒める

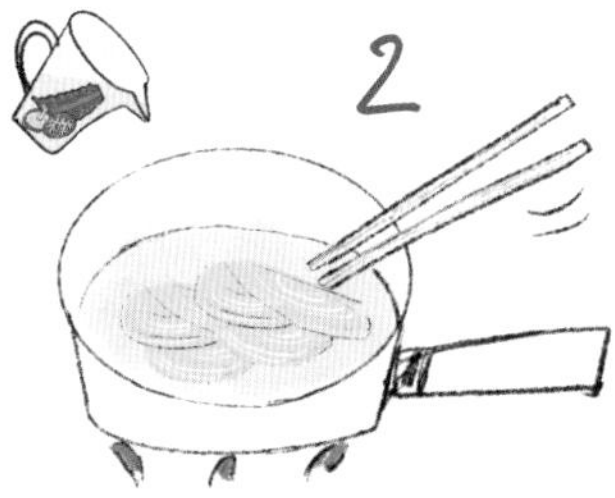

2

タマネギがしんなりしたら、ひたひたに浸る程度のだし汁を加え、醤油小さじ1〜を入れて**味をみながら**中火で煮る

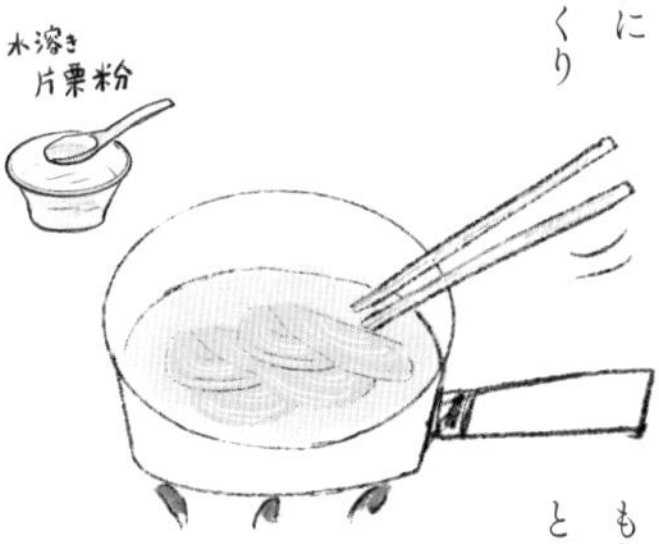


3

フライパンの火を止め、水溶き片栗粉（水2：片栗粉1の割合）を入れてまぜ、もう1度火にかけて、とろみがついたら器にもる

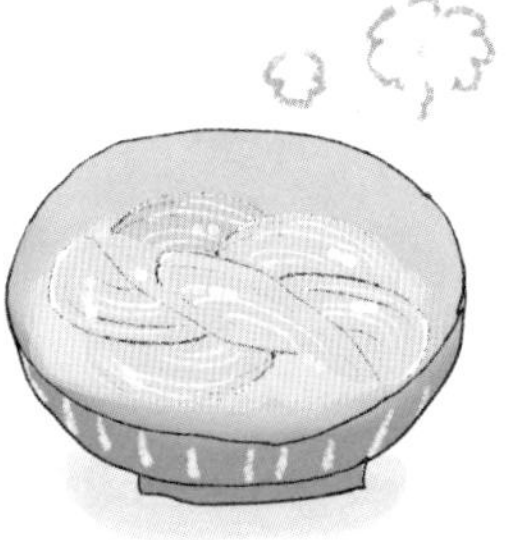

弱火でじっくり炒めることで、タマネギの甘味を最大限引き出します。

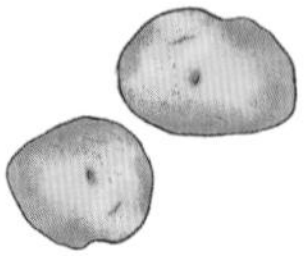

# ジャガイモ

## 特徴

本州産は5~6月が旬で、メインの産地である北海道では9~11月が旬です。**出始めのジャガイモは水分が多く、淡泊な味わいで、加熱料理や濃い味付けが合います。旬の後半になると水分が減り、デンプン質が増えて味が濃くなります。**

切断面が増えるとデンプン質の粘りが出やすくなり、水にさらすとデンプン質が溶けてなめらかな食感になります。

皮の部分に消化酵素があるので、丸ごと食べると胸焼けしにくくなります。また、皮ごと食べることで、皮と柔らかい中身の部分の歯応えや味わいの違いを楽しむことができます。

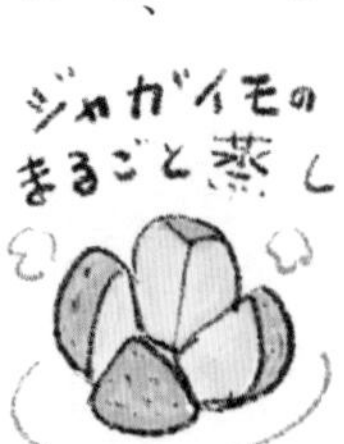


## 歴史

古くから南米で食べられていたものが、16世紀にヨーロッパ、17世紀初めに日本に伝来。場所を選ばず育てやすいので、江戸時代には救荒作物として全国に広まり、明治時代初期の北海道開拓時に、多くの品種が栽培され、北海道がメインの産地になりました。

## 成分・効用

長期保存が可能で、味にクセがなく、主成分がデンプンであることから、全世界では、トウモロコシ、小麦、米についで生産の多い主要作物です。ジャガイモに含まれるビタミンCは、デンプンに包まれて保護されているため、調理中も流出しにくい特徴があります。

## 下ごしらえ

芽や緑に変色した部分は、有毒のソラニンを含むので取りのぞいて食べましょう。

### ◆皮の処理

皮をむいて切った部分は、空気に触れると酸化して変色しやすいので、水にさらします。また、皮をむく場合は、火の通りが早いので、粉ふきいもやマッシュに向いています。マッシュするときは、熱いうちにつぶして水分を蒸発させると、ベタベタしません。

皮をむかない場合は、煮物にしても崩れにくくなります。

## ◆品種による特色

**男爵いも・キタアカリ**は、粉質でホクホクして崩れやすいので、マッシュポテトやコロッケ向きです。

**メークイン・インカのめざめ**は、粘質なので崩れにくく、煮物向きです。

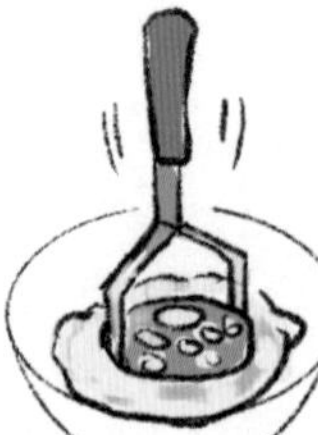

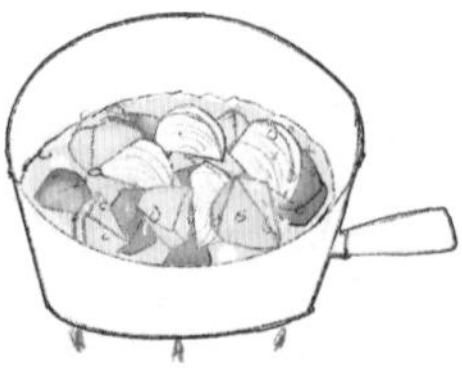

レシピ

# タマネギ、ジャガイモ、ニンジンの煮物

**分量**（2～4人分）
ジャガイモ…約1個（200g）
ニンジン…約1／2本（70g）
たまねぎ…約1／2個（100g）

1

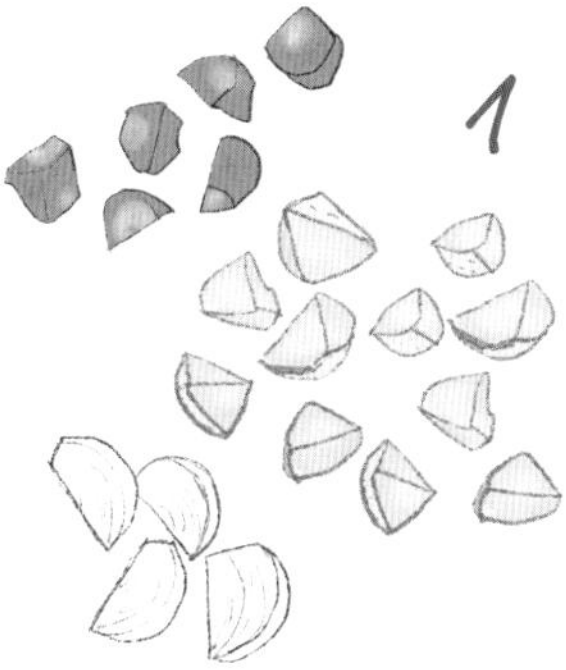

ジャガイモとニンジンは皮をむき乱切りにする。タマネギは、皮をむいてくし切りにする

病気・不調の人は、コンブと干しシイタケでとった植物性のだし汁を使いましょう。また、みりんは使用せずに、味をみながら醤油小さじ1～加えて調整します。

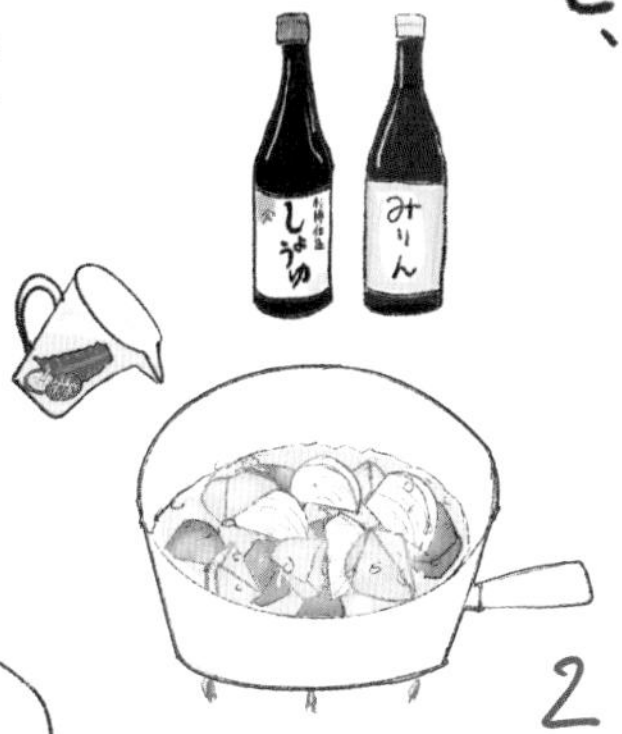


2

鍋に1のジャガイモ、ニンジン、タマネギを入れ、具材がひたひたに浸かる程度のだし汁を加える。**味をみながら**、醤油とみりんをそれぞれ小さじ1ずつ～を加える

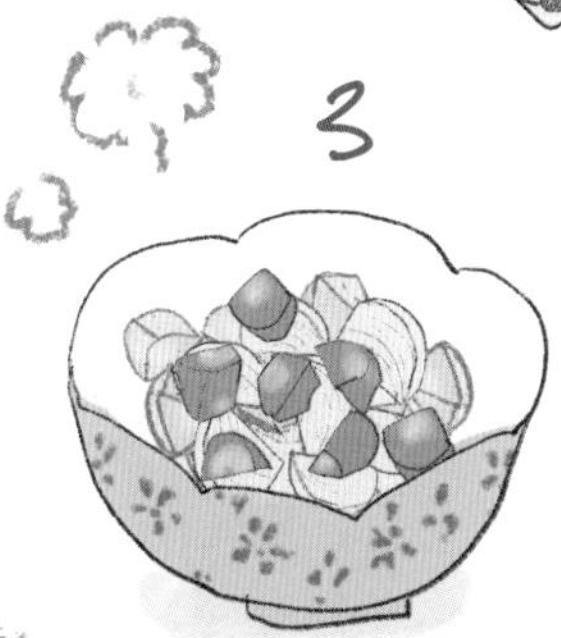

3

具材がやわらかくなるまで中火で煮たら皿にもる

ジャガイモとニンジンの皮にも栄養が多く含まれるので、抵抗がないようでしたらむかずにそのまま食べてみましょう。

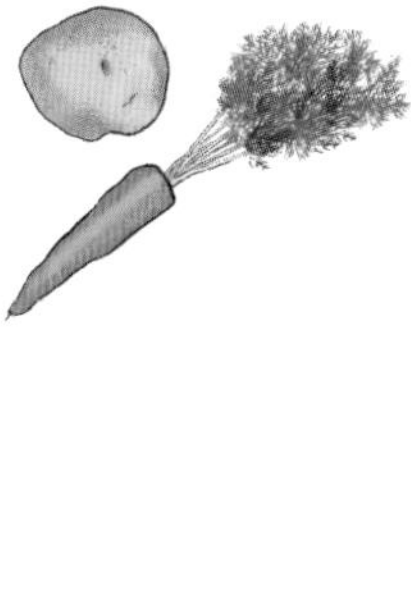

レシピ

# ジャガイモとキュウリのカレー粉炒め

**分量（2～4人分）**
ジャガイモ…約1個（200g）
キュウリ…1本

1

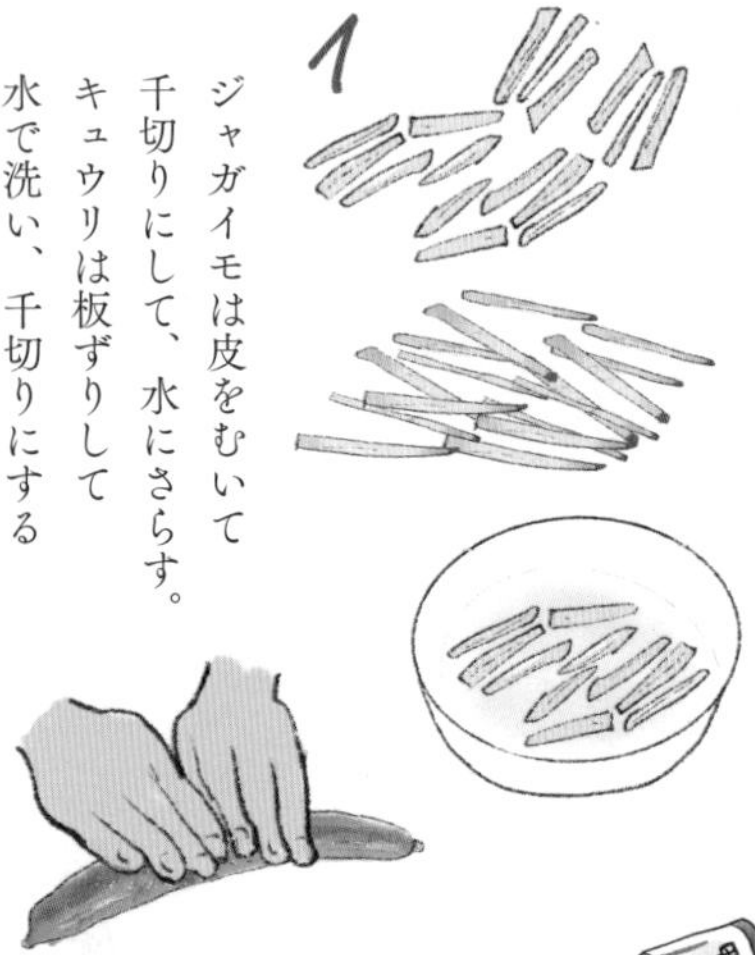

ジャガイモは皮をむいて千切りにして、水にさらす。
キュウリは板ずりして水で洗い、千切りにする

病気・不調の人は、カレー粉は加えずに塩少々のみで味付けしましょう。さらに、2のフライパンに具材がひたひたに浸かる程度の水を加え、水分がなくなるまで煮しめて加水分解します（P97参照）。

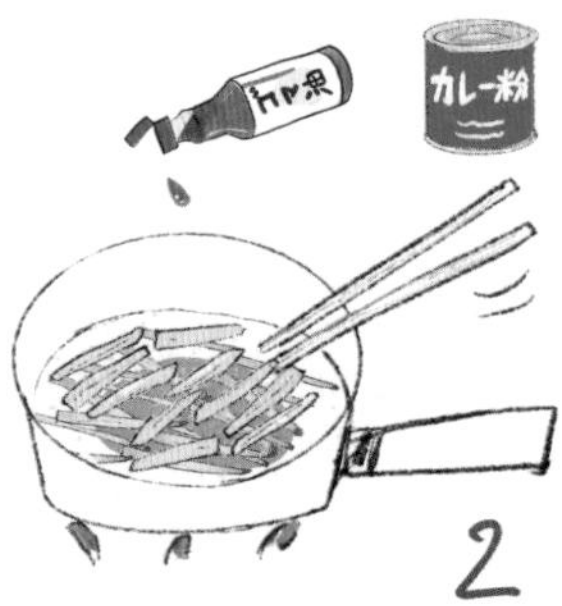


2

フライパンにゴマ油大さじ1を熱して、水を切った1のジャガイモとキュウリを中火で炒める。火が通ったら、塩少々とカレー粉少々を加える

3

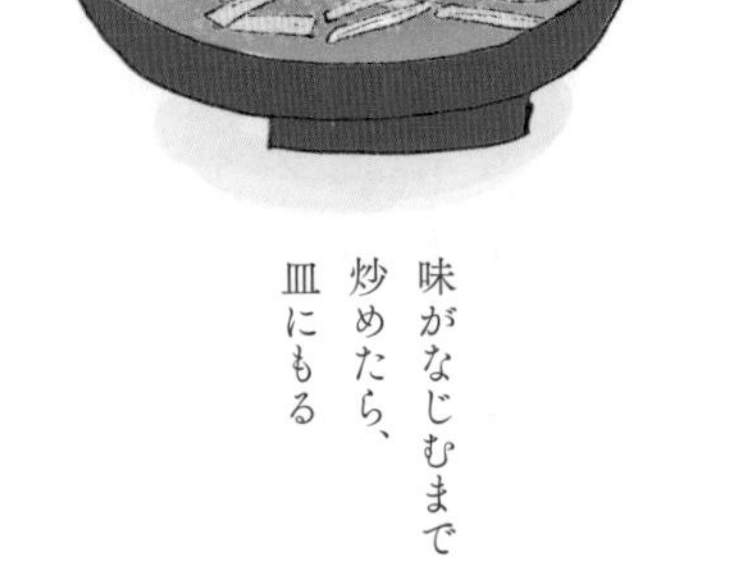

味がなじむまで炒めたら、皿にもる

COLUMN

# 野菜の歴史と旬

**今食べている野菜のなかで一番古いものは？**

野菜の歴史を調べると、意外なことがわかります。

スーパーに並ぶ多くの野菜は、江戸時代以降に伝わり、明治や昭和になって食べるようになった歴史的には新しい野菜です。

太古、私たちの祖先が食べていた野菜は、日本原産や縄文時代以前に伝わったとされる現在の山菜にあたる植物です。

具体的には、フキ、セリ、ミツバ、ヨモギ、ワラビ、ゼンマイ、ウド、ヤマノイモ、ユリネなどです。野山に自生していたこれらの植物が、私たち祖先の命をつないでくれました。

今私たちが食べている野菜のなかで、一番古い野菜はサトイモです。

稲の栽培が始まるまで主食だったと考えられていて、江戸時代にジャガイモやサツマイモが伝わるまでは、「芋＝サトイモ」でした。

ほかに縄文時代から食べていたと考えられるのは、マクワウリ、古くは薬用として使われ鎌倉時代から食用になったゴボウ、シソ、ニラなどです。

弥生時代になると、ニンニク、ショウガ、ミョウガ、カブ、ダイコン、トウガンが伝わりました。

特にカブは、青菜の語源である「蕪青

COLUMN

（あおな）」と呼ばれ、古くから貴重な葉物野菜として食べられていました。また、七草では、カブは「スズナ」、ダイコンはスズナの代わりという意味の「スズシロ」と呼ばれ、ダイコンよりもカブのほうが主流の食材だったと考えられます。

その後、ネギ、ササゲ、鎌倉時代から食用になったコンニャクイモ、古くは薬用でしたが江戸時代あたりから食用になったキュウリ、ツケナが日本に伝わりました。

奈良・平安時代には、カキチシャ（葉が重ならずに球状にならない茎レタス）、ソラマメ、ナス、クワイ、カラシナ、ラッキョウ、エンドウマメ、ナガイモが食べられるようになりました。

戦国・安土桃山時代には、南蛮貿易によって、トウガラシ、トウモロコシ、カボチャが日本に入ってきました。いずれも日本中に広まるのは明治以降です。

また、江戸時代に広まったスイカ、戦後に広まったホウレンソウ、1970年以降に普及したセロリもこの時代に伝わりました。

江戸時代になると、京都では水菜や京菜、江戸で小松菜が作られるようになりました。ほとんどの野菜は江戸時代には伝わっていましたが、サツマイモとタケノコ以外の野菜は、欧米の文明が入ってきた明治時代と戦後に料理で使われるようになりました。

**ふるさと村の旬のカレンダー**

野菜の旬の分類は、ふるさと村で栽培し

COLUMN

ている野菜を参考にしています。

地域によって旬の時期の違いがあったり、収穫時期が長いもの、保存して季節を越えて食べるもの、春と秋でタネを2度まく野菜などがあります。


本書で分類している旬が必ず正しいというわけではありませんが、3〜6章の季節ごとに紹介している野菜を参考にしていただき、できるだけ旬の野菜を食べるようにしてみてください。


【春の分類】

菜の花は、まだ寒さの残る早春から春の半ば頃まで茎が伸び、葉をつけて花を咲かせるので、それを収穫して食べることができます。

ジャガイモやタマネギは、収穫後に冷暗所で保管したり、干して保存することで、冬まで食べることができます。

間引き菜は、主に春まきと秋まきの葉物野菜を作るときや、ダイコンやニンジンが育つときに間引きをするので、それらを無駄にせずに食べています。


【夏の分類】

ナスは、秋になっても収穫して食べることができます。

ニンニク、トウガラシ、ショウガは保存して、夏以降の季節にも食べています。


【秋の分類】

トウガンやカボチャは、夏の終わりから初秋に収穫して、保存して冬〜早春まで食べられます。

COLUMN

**【冬の分類】**

レンコン、ネギ、白菜以外の野菜は、春まきと秋まきで二度収穫することができます。無農薬で栽培する場合は、春は虫に食べられてしまうことが多いので、秋まきの野菜の方が多く収穫できます。春と秋の両方種を蒔く野菜の場合は、メインの秋冬に分類しています。

# 4章

# 夏の食事

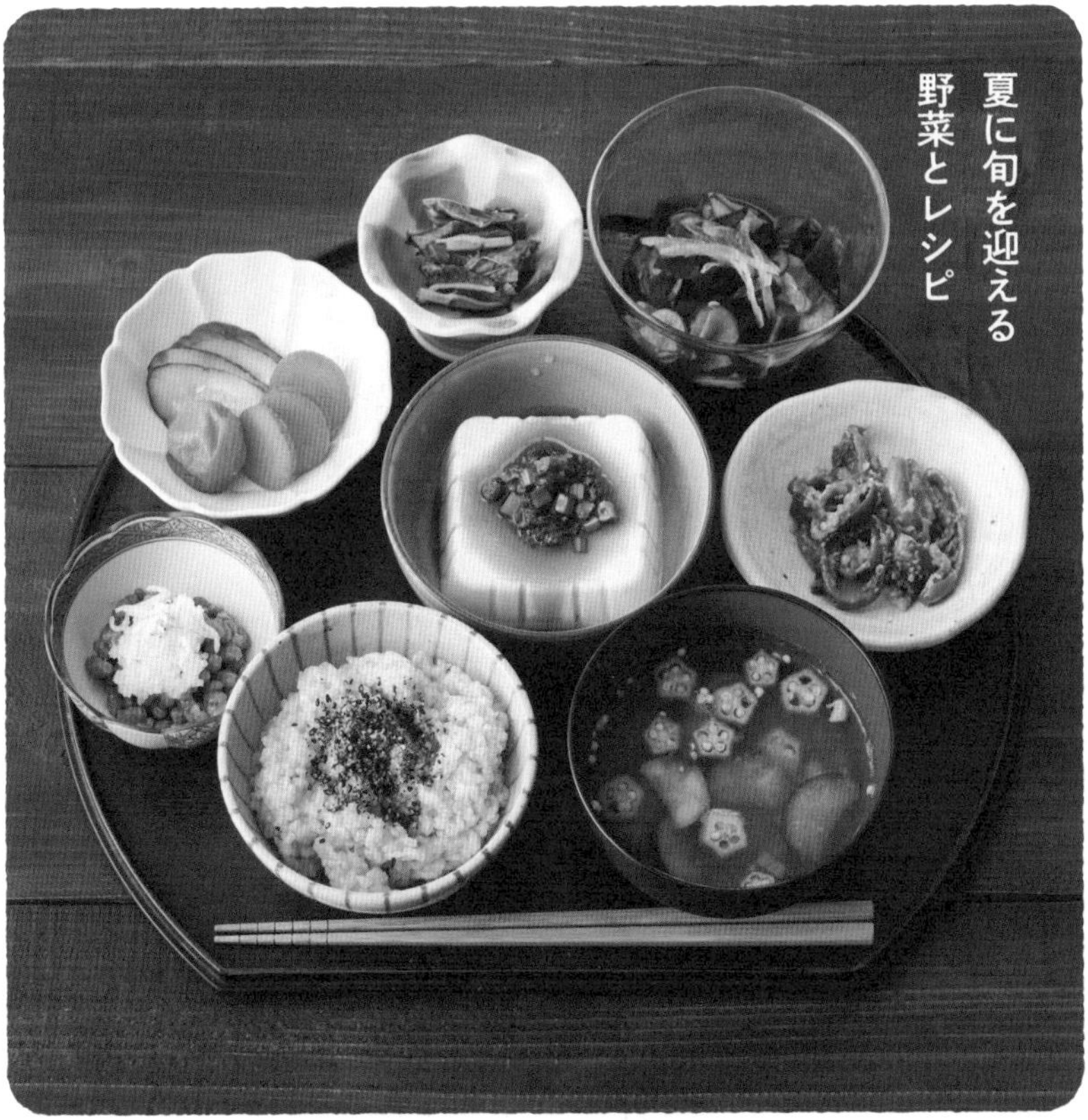

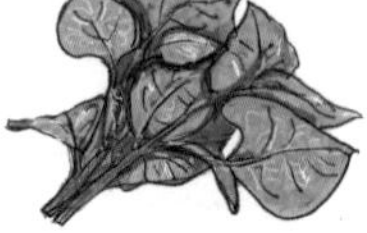

# ツルムラサキ

〔特徴〕

旬の時期は7~9月。**独特の味とアク(ぬめりと土臭さ)があり、若芽とやわらかいツルの先を食べます。**よく熟した黒紫色の実は、食品の色づけに使われています。

〔歴史〕

熱帯アジア原産で、日本では青菜が少ない夏場に食べられる貴重な野菜。江戸時代から染料として使われ、独特の味とアクがあるので、食用としてはなかなか普及しませんでした。「セイロンのホウレンソウ」という名前がつくほど栄養価が高く、1970年代以降は夏の野菜として認識されるようになりました。

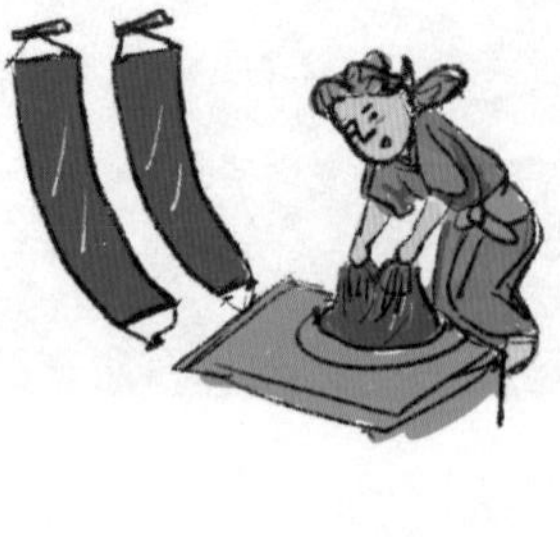

### 〔成分・効用〕

栄養価が高く、ビタミン、ミネラル類を多く含みます。**夏場は収穫できる青菜が少ないので、貴重な葉物野菜です。**

### 下ごしらえ

茎が少し硬さを残すぐらいまで熱湯でゆでてアク抜きをします。湯上げしたら、水にさらしてザルに取り、水気を切りましょう。加熱するとぬめりがでます。

レシピ

# ツルムラサキの酢の物

**分量（2〜4人分）**
ツルムラサキ…約1束（200g）

1
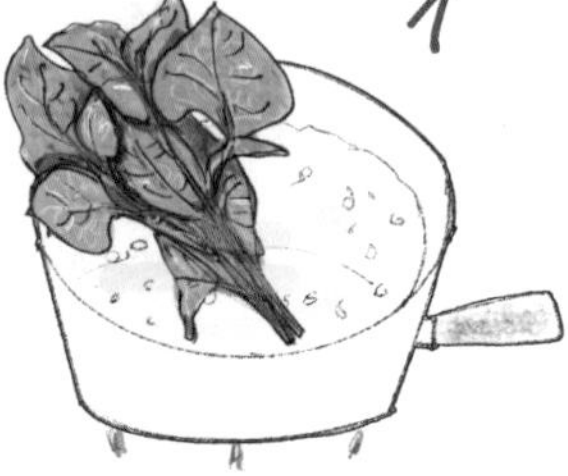
ツルムラサキを
熱湯でゆで、
少し茎が
かためぐらいで
湯上げする

2
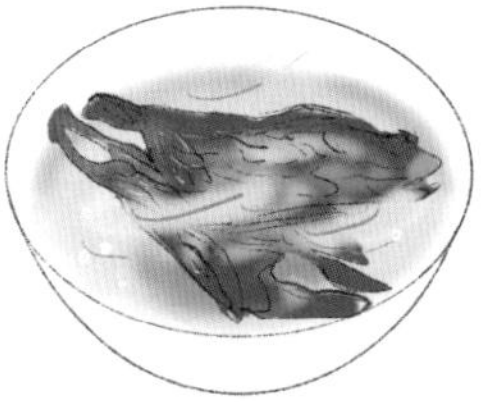
水にさらし、
あら熱がとれたら、
軽くしぼって
ザルにとる

3
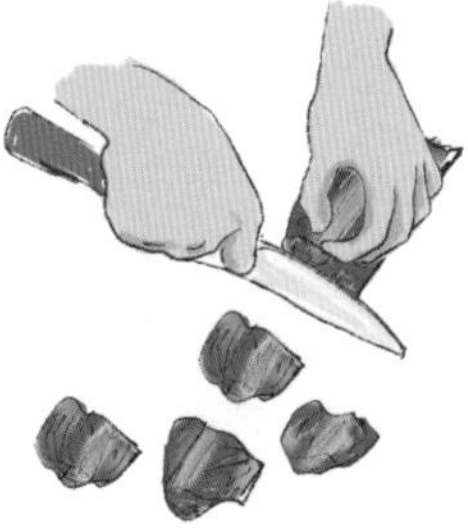
食べやすい大きさに
切って皿にもる

4
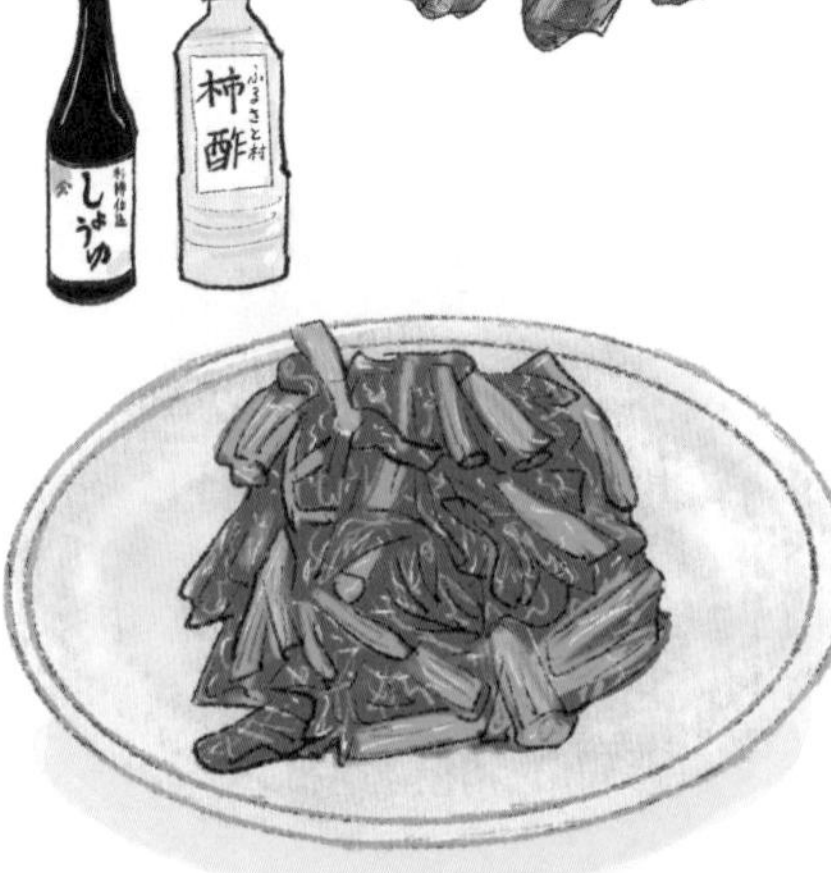

3に**味をみながら**
醤油と酢をそれぞれ
小さじ1〜を
かけて食べる

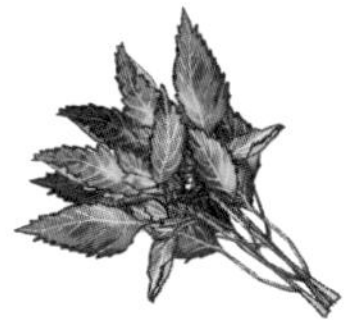

# モロヘイヤ

**特徴**

旬の時期は7～9月。シュウ酸が多く、アク抜きが必要な野菜。**刻むと粘り気が出て、味にクセがないので食べやすいです。**

種とさやには強心成分が含まれ、誤食するとめまいや嘔吐などの中毒症状を引き起こす危険があるので注意しましょう。

**歴史**

ツルムラサキと同様に青菜が少ない夏に食べられる貴重な野菜です。アフリカが原産地で、モロヘイヤはアラビア語で「王様だけのもの」という意味です。エジプト王が病気のときに、モロヘイヤのスープを食べて治ったという伝説から「王家の野菜」ともいわれます。日本では１９８０年代から普及しました。

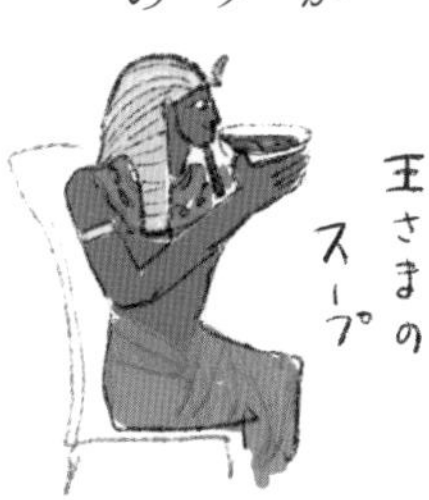

### 成分・効用

ビタミン、ミネラル、食物繊維が豊富です。山芋、里芋、オクラと同じ**ネバネバ成分を含み、胃腸の粘膜を保護して、タンパク質の消化吸収を助け、滋養効果があります。**

### 下ごしらえ

茎が少しかたさを残すぐらいまで熱湯でゆでてアク抜きをします。湯上げしたら、水にさらしてザルに取り、水気を切りましょう。

レシピ

# モロヘイヤのお浸し＋カツオ節和え

**分量（2〜4人分）**
モロヘイヤ…約2束（200g）

1

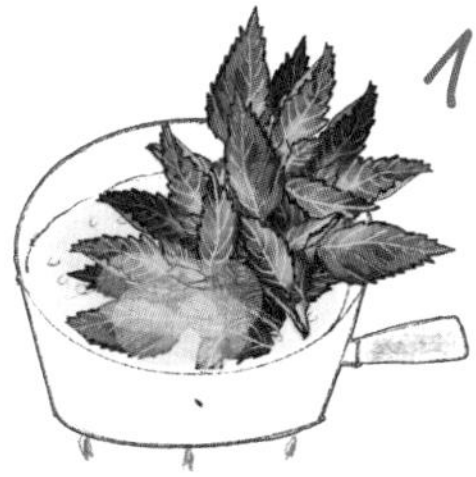

モロヘイヤを熱湯でゆで、少し茎がかためぐらいで湯上げする

2

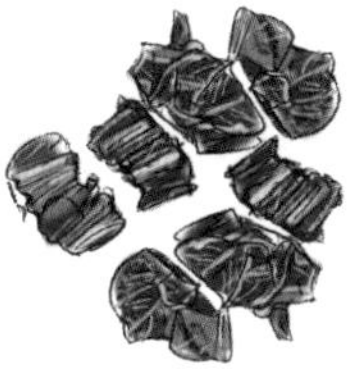

水にさらし、あら熱がとれたら軽くしぼって水気を切り、食べやすい長さに切って鍋に入れる

3

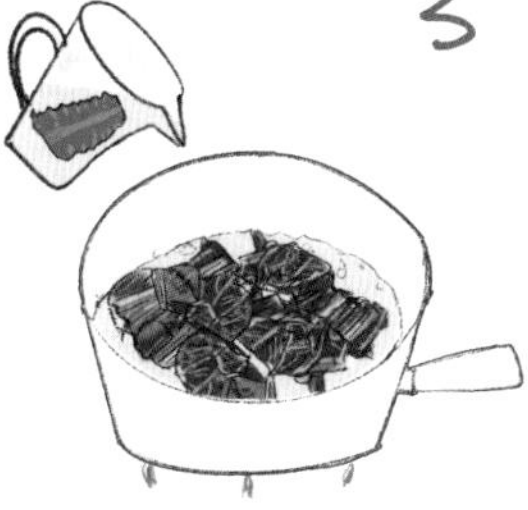

鍋にモロヘイヤがひたひたになるぐらいのコンブだしを加え、**味をみながら**醤油を小さじ1〜入れ、さっと煮て冷ます

4

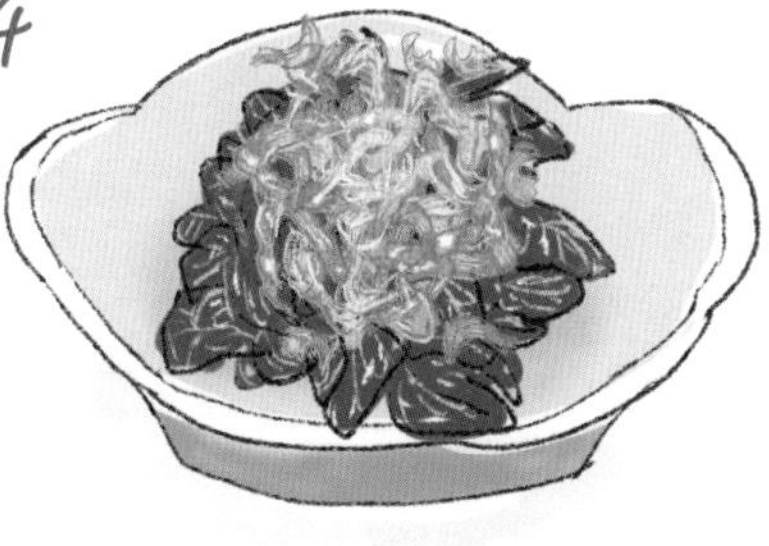

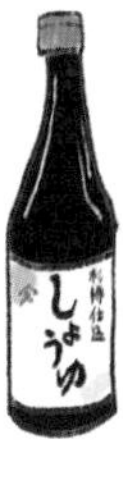


3を皿にもり、食べる直前にカツオ節をかけて、醤油少々を香りづけに加える

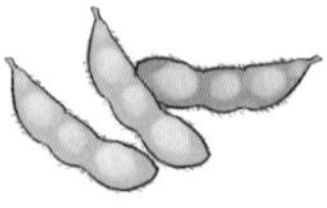

# 枝豆

## 特徴・歴史

旬の時期は7～9月。畑の肉とも呼ばれる大豆を未熟な段階で収穫したものです。大豆に比べて調理しやすく消化もいいので、とても効率的な食べものです。

大豆は東アジア原産で、日本には縄文時代頃には伝わったとされ、肉を長く食べなかった日本人の重要なタンパク源としていろいろな食べ方がされてきました。

平安時代や鎌倉時代には、生大豆や枝大豆の記録があり、当時からゆでて食べていたとも考えられます。また、江戸時代には、夏になると枝付きのままゆでた未熟豆を売り歩く人々がいて、枝豆の名前の由来とされています。

## 成分・効用

大豆に含まれるタンパク質や糖質や脂質、ビタミン、ミネラルを豊富に含みます。さらに、野菜のもつ特徴的な栄養素であるビタミンCや葉酸も豊富なので、まさに**豆と野菜のいいとこどりをした栄養価の高い食物です。**

## 下ごしらえ

うぶ毛をとるために板ずりや塩もみをして少しおきます。そのあと、4％の塩を加えて沸騰させたお湯でゆでましょう。

## レシピ

# 枝豆の塩ゆで

**分量**
枝豆…お好みの量

1
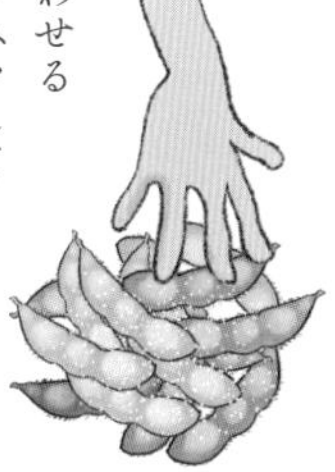
枝豆は、こすり合わせるように塩もみをしてうぶ毛をとる

2
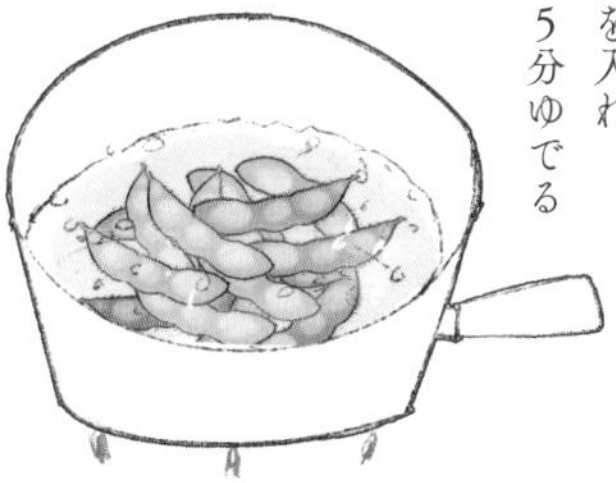
4％の塩水を沸騰させて枝豆を入れ、4～5分ゆでる

3
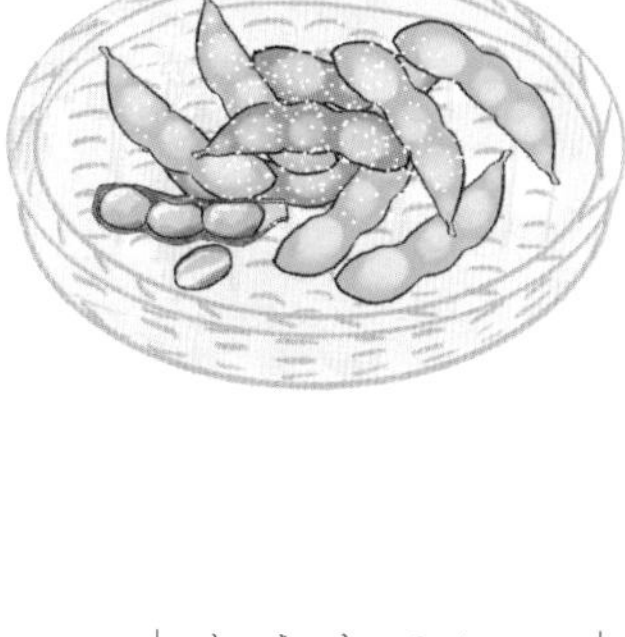
ゆであがったら、枝豆をザルにとり湯切りして、塩を適量ふる。熱いうちに食べるのがおすすめ

枝豆のうぶ毛は、口に当たると不快なので、塩もみでとりのぞきます。また、塩もみをすると汚れもよくとれます。

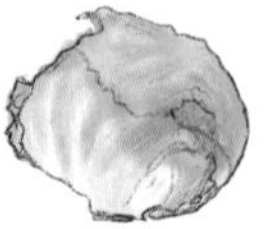

# レタス

## 特徴

旬は4〜5月。出始めの頃は水分が多くやわらかいですが、後半になると葉が厚くなり、歯ごたえが強くなります。**外葉は繊維が太くて歯ごたえがあり、内葉は、やわらかくて甘みがあるのが特徴です。**味が淡白なので、いろいろな食材と合います。葉や茎を切ると、苦みのある乳のような白い液がでます。

## 歴史

葉が重ならずに球状にならないレタスは和名でチシャと呼ばれ、中近東から地中海沿岸で5000年前から食べられてきました。**レタスのように葉や茎を切ると乳のような白い液がでる草木を「乳草」と呼び、そこから転じて「チシャ」と呼ばれるようになったそうです。**

奈良時代以前に、レタスの仲間の茎ヂシャが中国経由で日本に伝わり、カキチシャとして江戸時代まで食べられてきました。現在よく見る球状になった丸いレタ

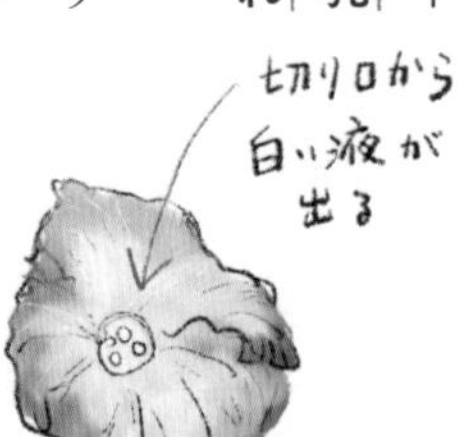

スや葉レタスは、戦後から主流になります。

〔成分・効用〕

レタスの約95％が水分でできており、からだの熱をとる作用があります。

## 下ごしらえ

◆生食

**包丁を入れると変色するので、手でちぎります。**白い乳状の苦み成分がでるので、水にさらしましょう。ただ、さらしすぎると水っぽくなるので注意しましょう。

◆炒める

炒めると水分がたくさんでるので、水をよく切っておきます。ていねいにするなら、水分をふき取るのもおすすめです。

レシピ

# レタスサラダ

**分量（2〜4人分）**

レタス…約外葉2枚（100g）
キュウリ…約1本（100g）
トマト…約1個（150g）
乾燥ワカメ…適量
麩…適量

1

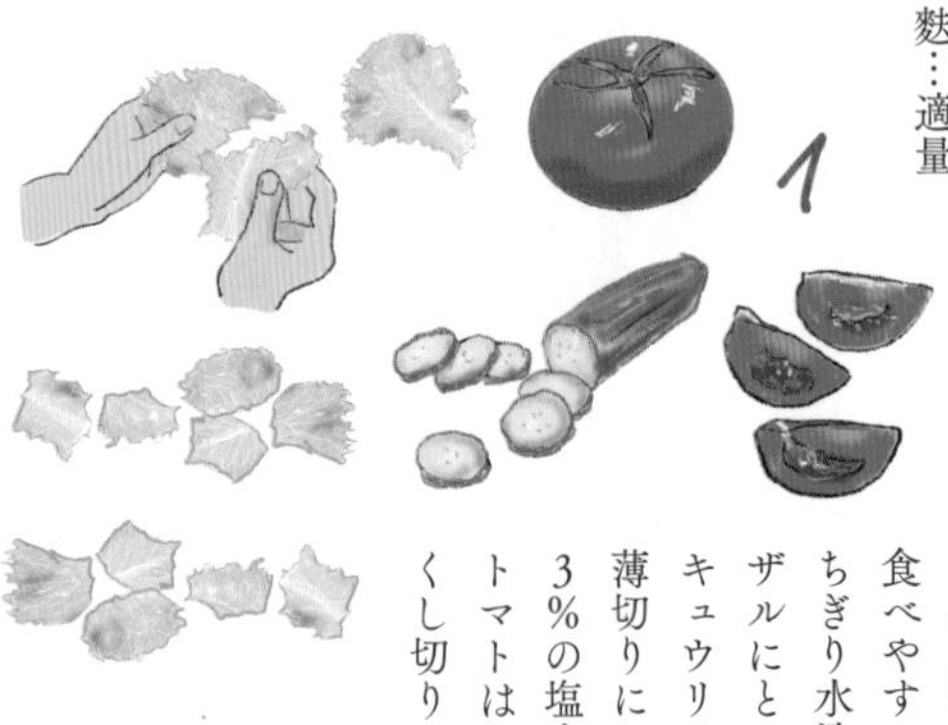

レタスは手で食べやすい大きさにちぎり水洗いしてザルにとる。キュウリは薄切りにして3%の塩水にさらす。トマトはくし切りにする

2

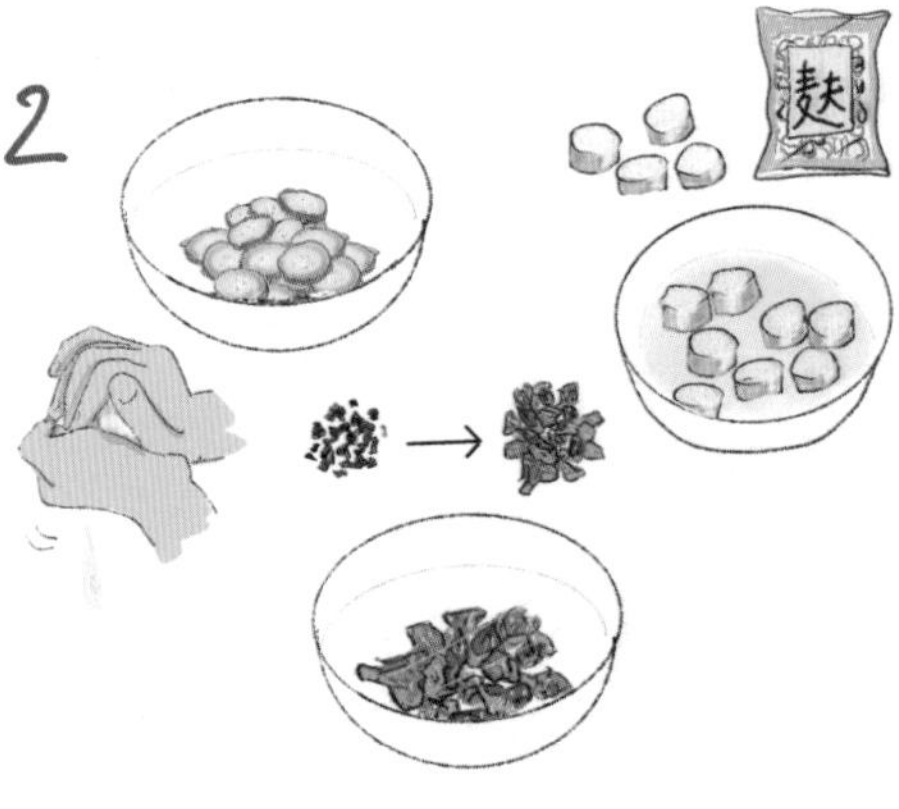


麩と乾燥ワカメは商品パッケージの表示通りに戻して水気を切り、食べやすい大きさに切る

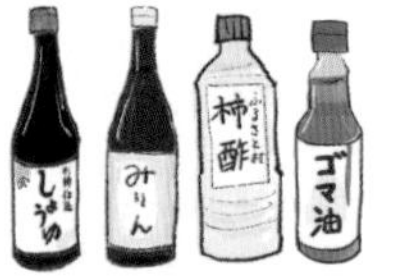


3

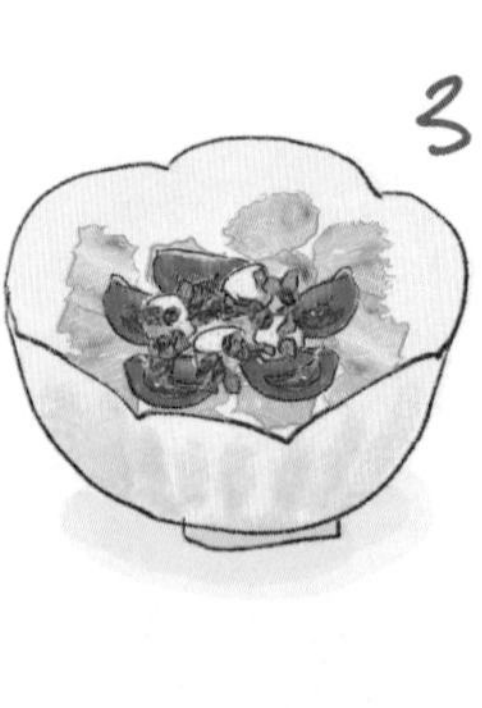

1と2の材料の水気をよく切って皿にもりつける

サラダにかけるドレッシングは市販品のものではなく、手作りしてみましょう。醤油と酢を1：1の割合で混ぜた2杯酢、または醤油とみりんと酢を1：1：1の割合で混ぜた3杯酢に、オリーブオイルかゴマ油少々を加えてよく混ぜたら完成です。

レシピ

# レタスとニンジンの塩炒め＋煮しめ

**分量（2〜4人分）**
レタス…約外葉2枚（100g）
ニンジン…約2／3本（100g）

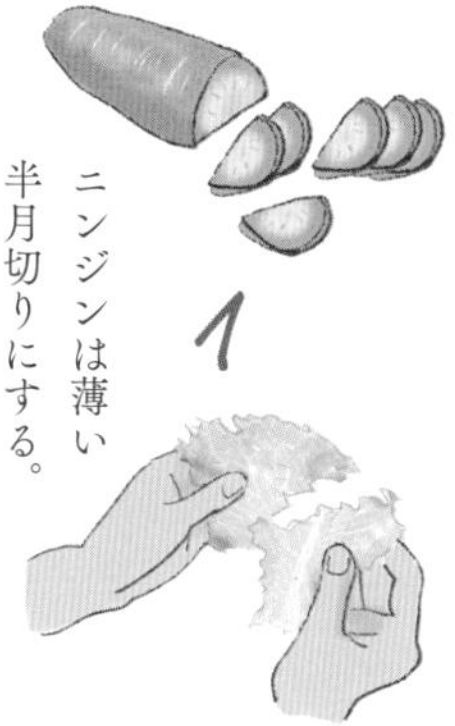

1
ニンジンは薄い半月切りにする。
レタスは一口大の大きさに手でちぎる

体内でビタミンAに変換される脂溶性のベータカロテンを引き出すために、ニンジンは油で炒めます。また、レタスは強火でさっと炒めることでシャキシャキ感を残します。煮しめるときも食感を生かすために短時間にしましょう。

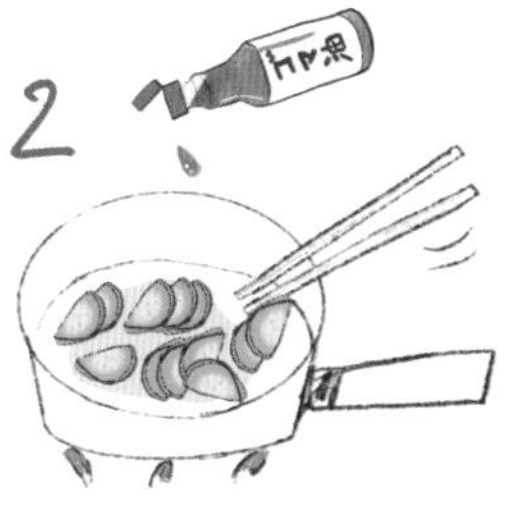

2
フライパンにゴマ油をひき、ニンジンを入れて中火で炒める

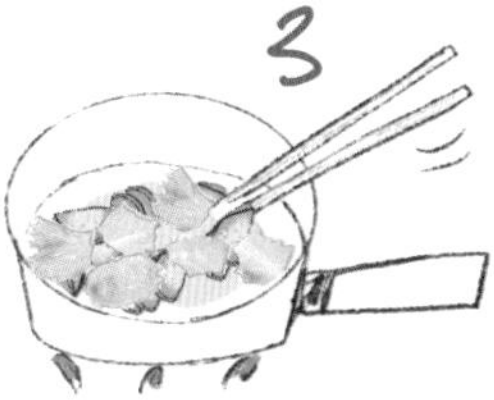

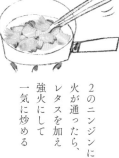

3
2のニンジンに火が通ったら、レタスを加え強火にして一気に炒める

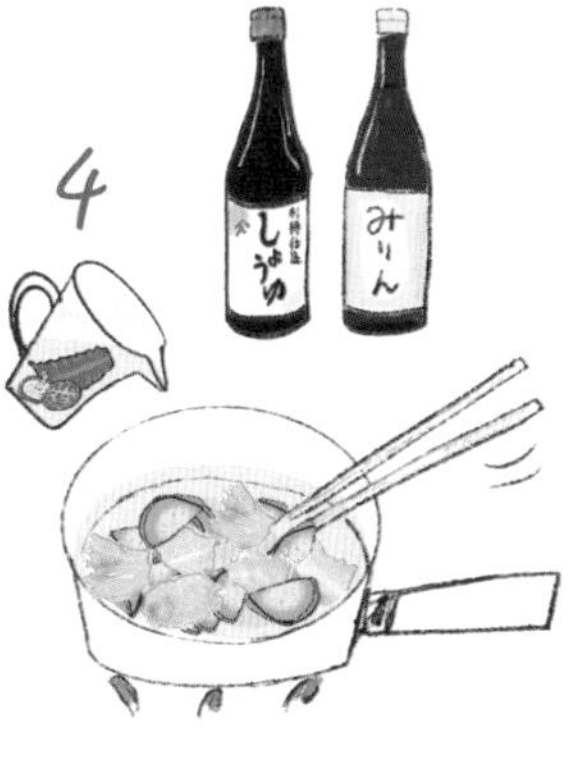


4
3に具材がひたひたに浸かるより少なめのだし汁を加え、**味をみながら**醤油とみりんをそれぞれ小さじ1〜加えて、さっと煮しめる

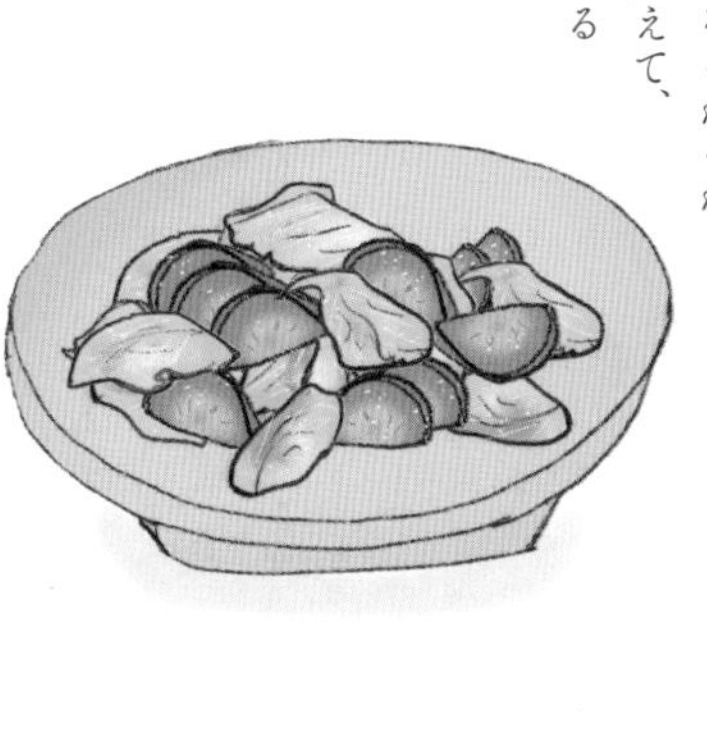

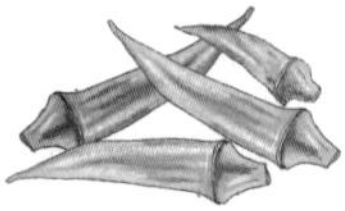

# オクラ

## 特徴

旬の時期は、6~8月。出始めは、水分が多いのでやわらかく、生でも食べられます。細かく刻んだり、みじん切りにすると粘りがでます。**旬の後半になると、大きく筋が張り、水分が減って皮がかたくなりますが、味は濃くなるので煮物に入れるとおいしくいただけます。**

## 歴史

２０００年前にはエジプトで栽培されていた記録があり、熱帯地域で広く食べられてきました。幕末にはアメリカから伝来しましたが、広く食べられるようになったのは、１９８０年頃からです。戦時中には、コーヒーの代用品としてオクラの完熟種子が珍重されたそうです。

ふるさと村で野菜を育てて初めてわかりましたが、オクラはとても成長が早く、旬を逃すと一気に大きくなってかたくなります。やわらかくて、生で食べられるオクラは、一瞬のタイミングを逃さずに収穫できたもので、とても貴重です。

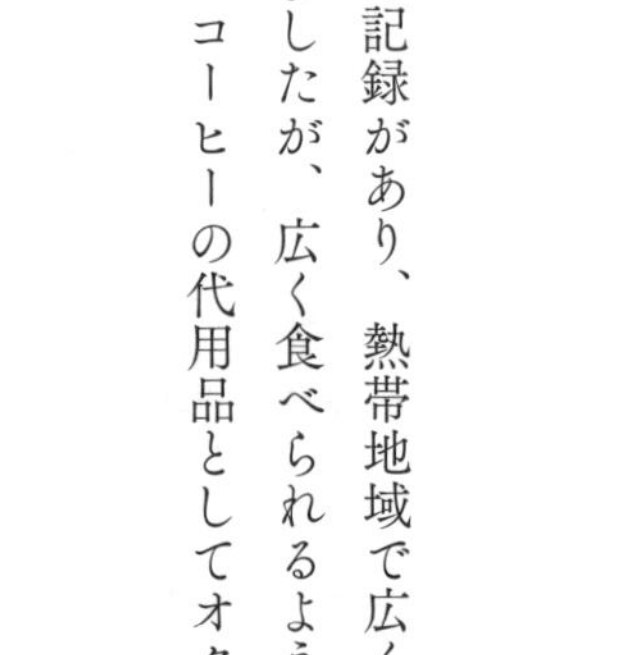

## 成分・効用

夏場に汗をかくことで不足しがちなビタミン、ミネラル類が豊富です。タンパク質の消化吸収を助け、滋養の効果があるネバネバ成分も多く含みます。

## 下ごしらえ

ヘタの固い部分を削ぎ、ガクをむきます。そのあと塩もみ、もしくは板ずりをして、うぶ毛をとりましょう。このときの塩が下味にもなります。**加熱料理する場合は、破裂することがあるので、つまようじなどで1～2つ穴をあけます。**さっと下ゆでしてザルに取ると、青臭さが和らぎ、色鮮やかに。

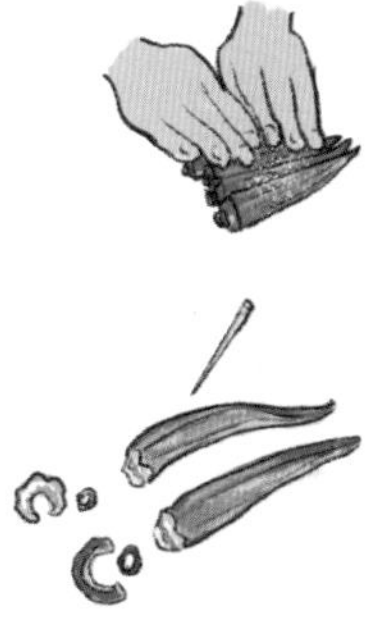

レシピ

# オクラの納豆じゃこ和え

**分量（2〜4人分）**

オクラ…約5本（50g）
納豆…1パック
じゃこ…適量

1

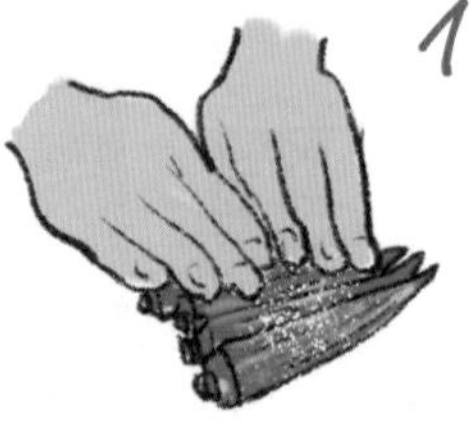

オクラは
ヘタを切り、
塩もみか板ずりで
うぶ毛をとって
水で洗う

2

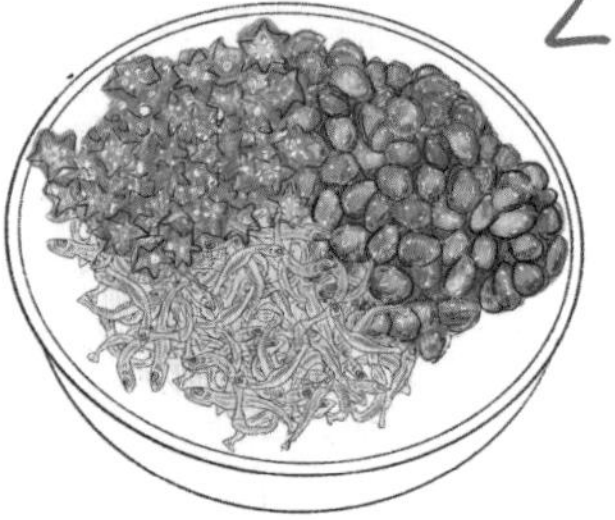

1のオクラを
みじん切りにして
粘りをだし、
納豆とじゃこと
よくまぜる

3

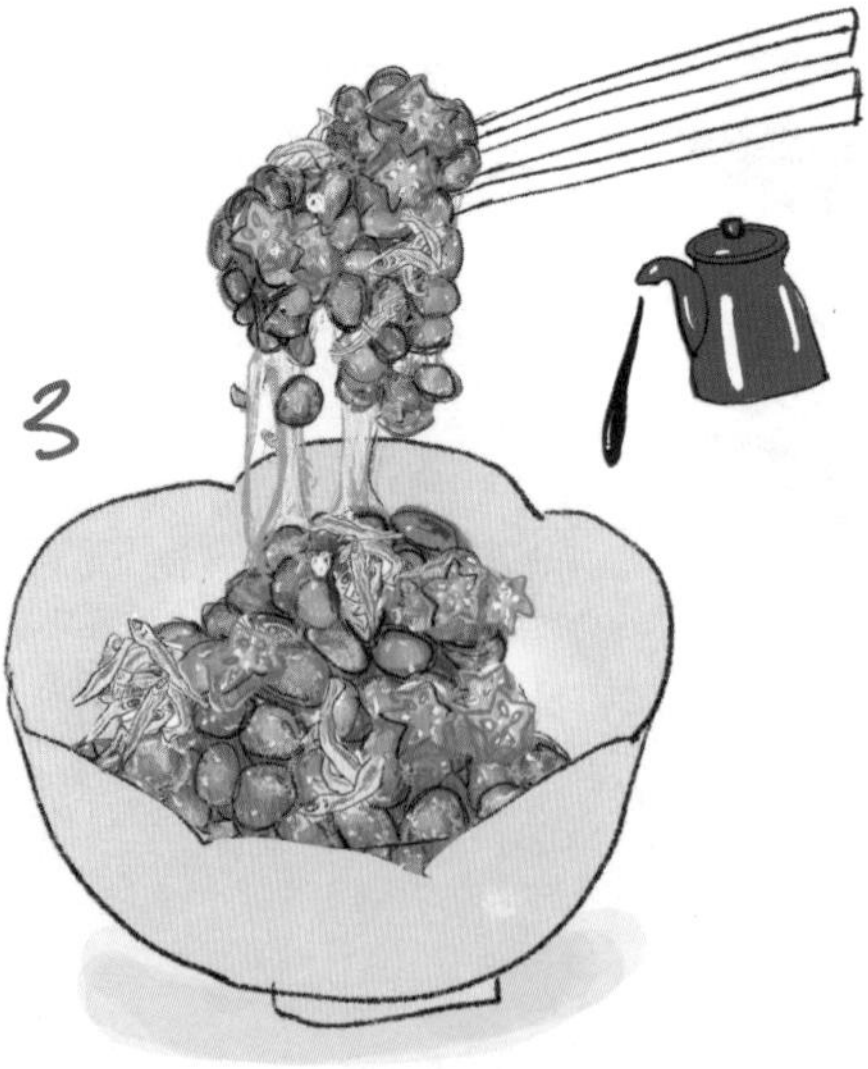

2を小鉢に入れ、
醤油少々を加えて
さらにまぜる

レシピ

# ゆでオクラのなめたけ和え

**分量（2～4人分）**
オクラ…約10本（100g）
ナメタケ…40g

1

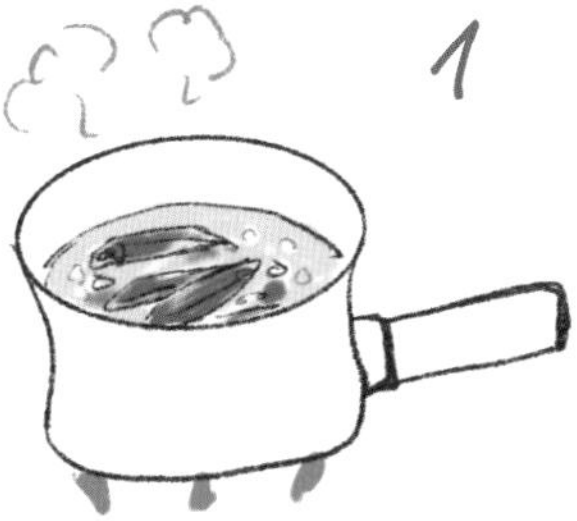

オクラは下ごしらえ（P167参照）をして熱湯でさっとゆでてザルにとり、ひとつまみ程度の塩をふる

2

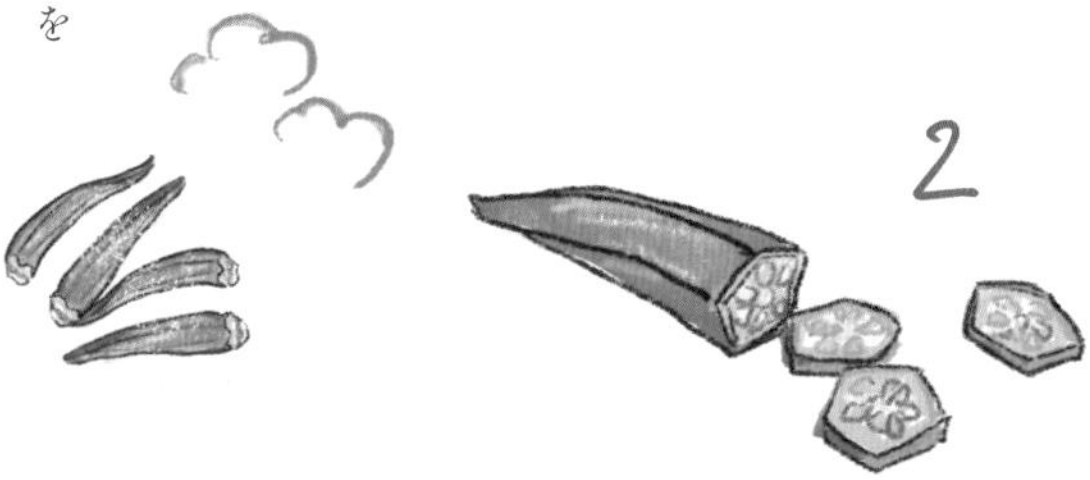

あら熱がとれたオクラを輪切りにする

3

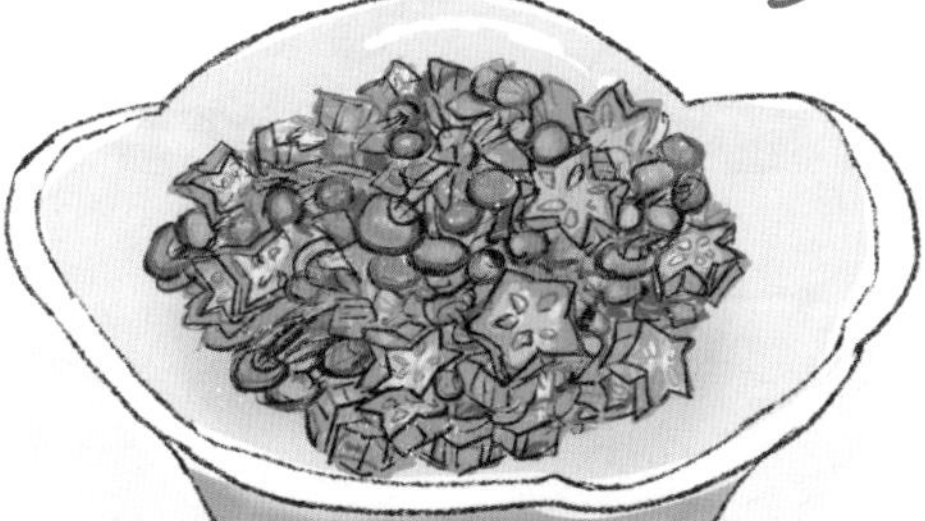

手作りのなめたけと和える（なめたけの作り方は、P273参照）

**レシピ**

# オクラとヒジキの煮物

**分量（2〜4人分）**

オクラ…約3本（30g）

長ヒジキ…20g（乾燥時）

1

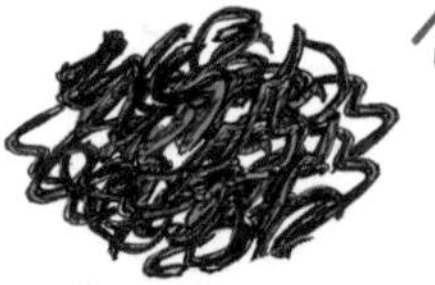

長ヒジキは商品パッケージの表示通りに水で戻して食べやすい長さに切る

2

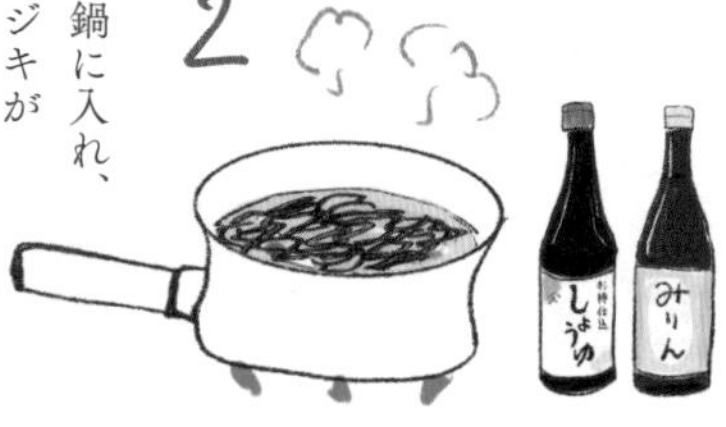


1を鍋に入れ、長ヒジキがひたひたに浸かる程度のだし汁と**味をみながら**醤油とみりんそれぞれ小さじ1〜を加えて、中火で煮る

3

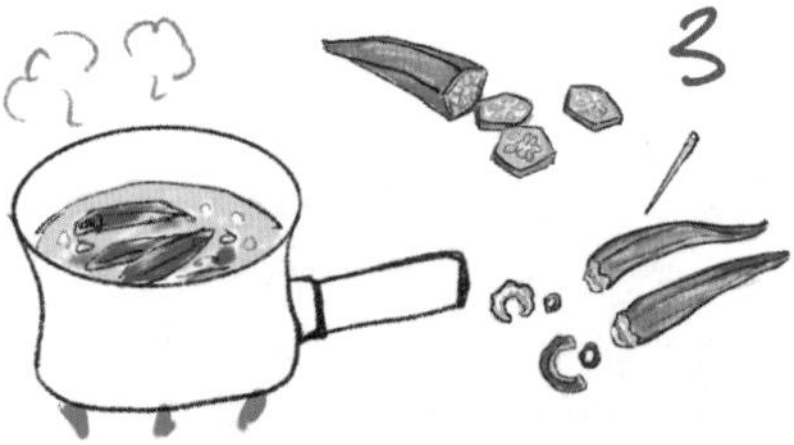

オクラはヘタがかたい場合は切りとり、下ごしらえ（P167）をしてから熱湯でさっとゆで、あら熱をとってから輪切りにする

4

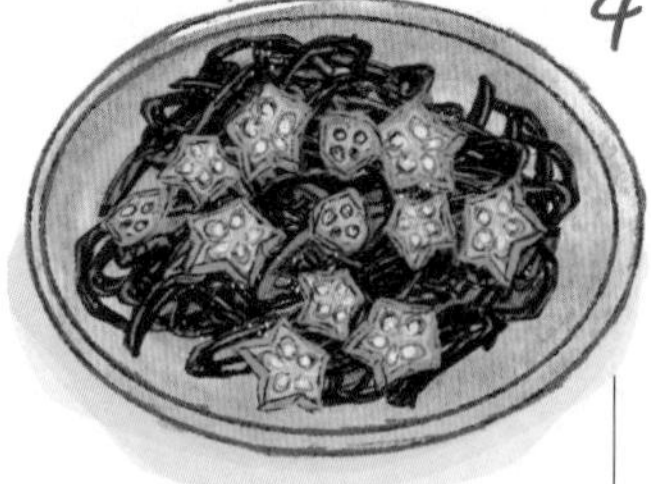

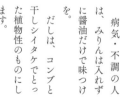

2に3を加えてまぜ、さっと火を通して皿にもる

病気・不調の人は、みりんは入れずに醤油だけで味つけを。

だしは、コンブと干しシイタケでとった植物性のものにします。

レシピ

# オクラとシメジの醤油炒め（加水分解）

**分量（2〜4人分）**
オクラ…約10本（100g）
シメジ…約1／2パック（50g）

1

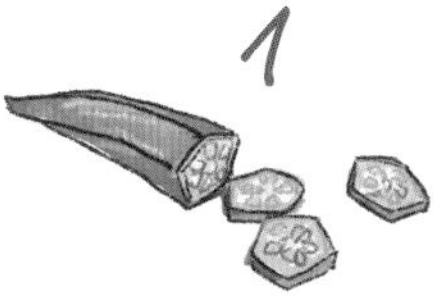

オクラのヘタがかたい場合は切りとり、下ごしらえ（P167）をして輪切りにする

2

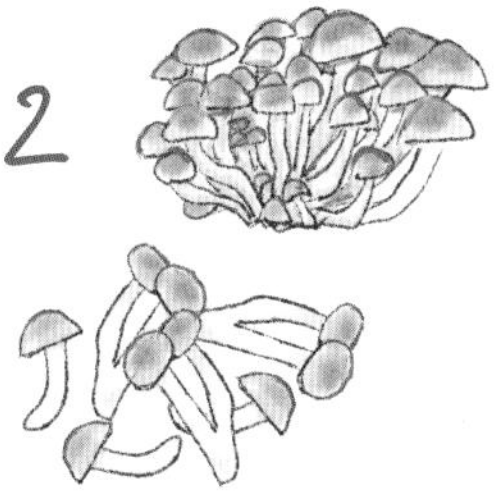

シメジは石づきを切り落とし、手で小房にわける

加水分解の詳しい説明はP97を参照してください。

3

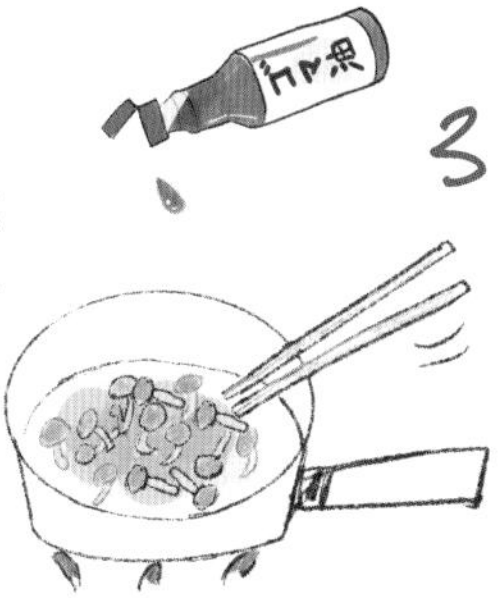

フライパンにゴマ油少々を入れて2を中火で炒めて香りを引きだす

4

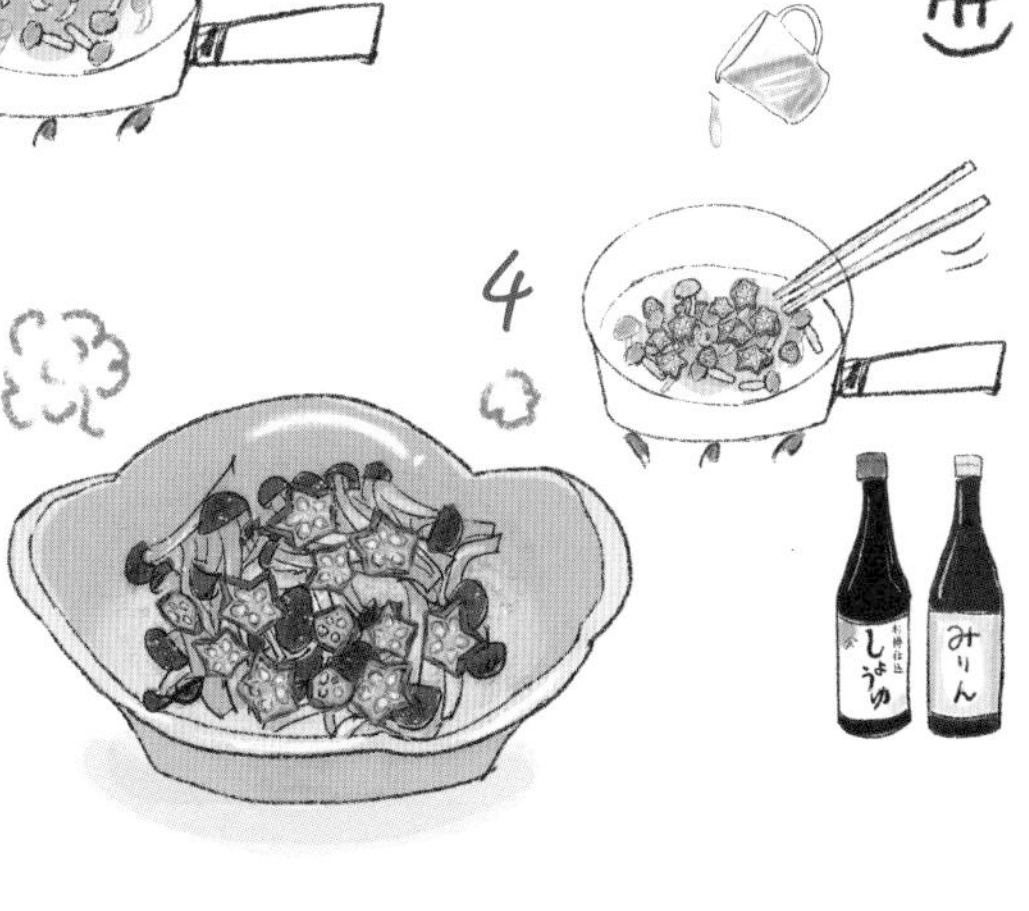


1のオクラを3に加え、醤油小さじ1〜**味をみながら**加える。具材がひたひたになる程度の水を加え、中火で煮しめて、加水分解する

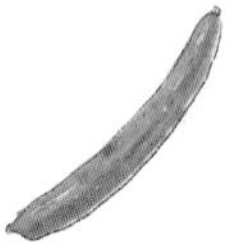

# キュウリ

〔特徴〕

旬の時期は6～8月。旬の初めは、水分が多めで繊維がやわらかく、青くささ（アク）が強いという特徴があります。後半になると、皮が張って繊維がかたくなり、種が目立つようになりますが、甘みがでてきます。

**拍子切りや千切りなど繊維をタテに切る**と、アクを抑えつつ歯ごたえを生かすことができます。**輪切りや斜め切りなど繊維をヨコに切る**と、アクが出やすいですが、かたさが和らぎ、味がしみ込みやすくなります。

イボのない部分には種がなく、水分が少なく、果肉がなめらかなのが特徴です。イボのある部分には種があり、収穫時期の後半になると種が大きくなってきます。

生・漬物だけではなく、煮物・炒め物・煮浸し・葛引きもおいしいです。**炒めるときは、強火で一気に水分を飛ばすと水っぽくなるのを防ぐことができます。**

## 歴史

原産地は、ヒマラヤ山脈付近で、インドでは3000年前から栽培されていたとされます。日本では、奈良時代（8世紀）に食べられていた記録が残っています。当時のキュウリは苦みが強く薬として利用されていました。

キュウリが一般にも食べられるようになるのは、江戸時代の後半です。現在のように夏野菜として、広く食べられるのは昭和になってからです。

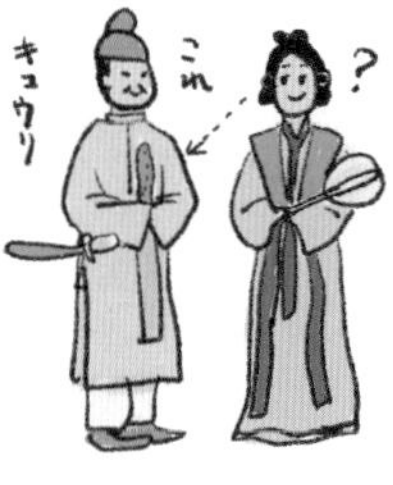


## 成分・効用

水分が多く、からだにこもった熱を取りのぞきます。利尿・消炎効果があり、腫れやむくみのときにおすすめです。

また、キュウリには、もともと含まれている「還元型ビタミンC」というタイプのビタミンCを酸化させ「酸化型ビタミンC」にするアスコルビン酸酸化酵素も含まれています。以前はこの酵素によってビタミンCが破壊され、ビタミンCとしての機能を失うとされていましたが、近年の研究によって、酸化型ビタミンCは人間の体内に入ると、体内に存在する酵素の働きで再び元の還元型ビタミンCに戻り、ビタミンCとしての有効性にはほとんど変化はないことがわかっています。

ただ、酸化によって変色したり味が落ちたりするので、アスコルビン酸酸化酵素の働きを抑えることができる酢を一緒に使うのがおすすめです。

## 下ごしらえ

先端はえぐみや苦味が強いので、両端を切ります。用途や好みで下ごしらえを選んでください。

**◆青臭さをとる**

さっと湯通ししてから水にとると、青臭さが抜けて緑が鮮やかになります。また、水に少しさらすだけでも、青臭さが和らぎます。

**◆アク抜き**

塩をまぶして板ずりして水洗いすると、アク抜きができると同時に皮にキズがつくことで味がしみこみやすくなります。

好みの大きさに切ってから、海水と同じ程度の約3%の塩水につける「立て塩」は、アク抜きができるうえに、まろやかな塩味が全体につきます。

好きな大きさに切ったキュウリに塩をふる、もしくは塩もみをして少し時間をおき、水気を捨てることでもアク抜きができます。

●板ずり

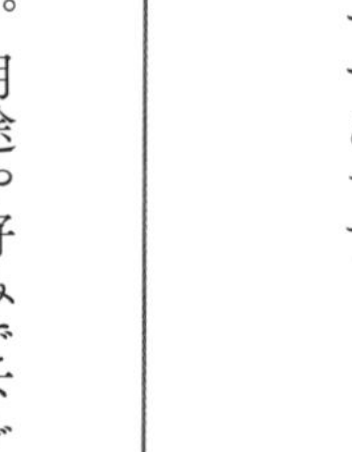

●立て塩

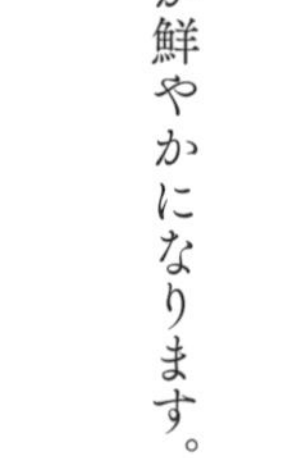
3%の塩水にひたす

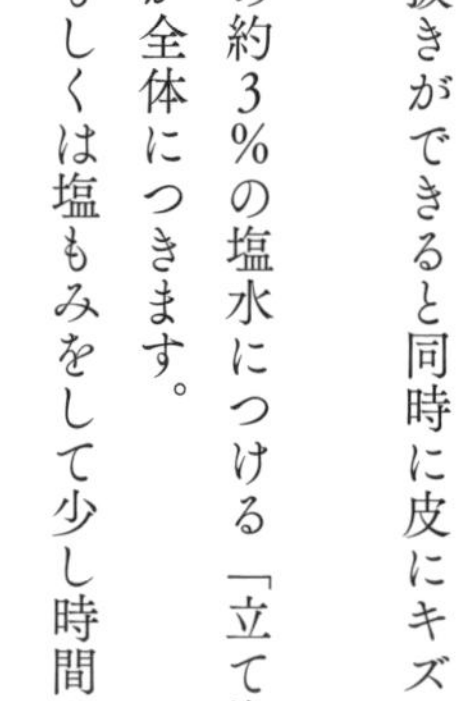
カンタン・3%の塩水の作り方
大さじ1の塩
500mlの水
(ペットボトル)

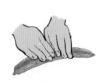

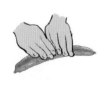

レシピ

# キュウリのミョウガのせ

**分量（2〜4人分）**

キュウリ…約1本（100g）

ミョウガ…適量

1

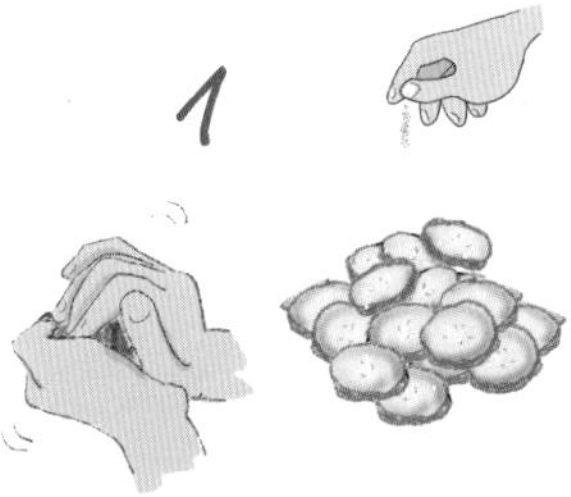

キュウリは薄い輪切りにして塩をふる。しばらく置いてから水気をしぼる

2

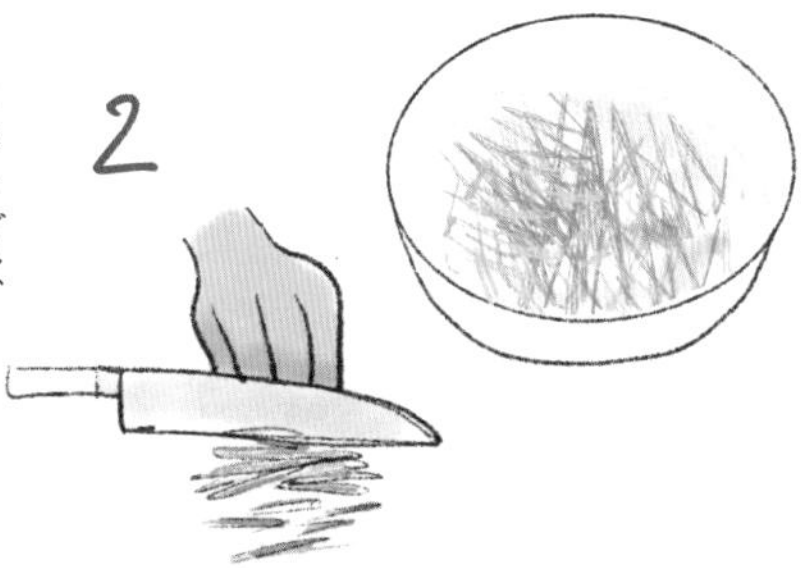

ミョウガは千切りにしてから水にさらし、アク抜きをする。ミョウガの水気をよく切って、酢少々をたらす

3

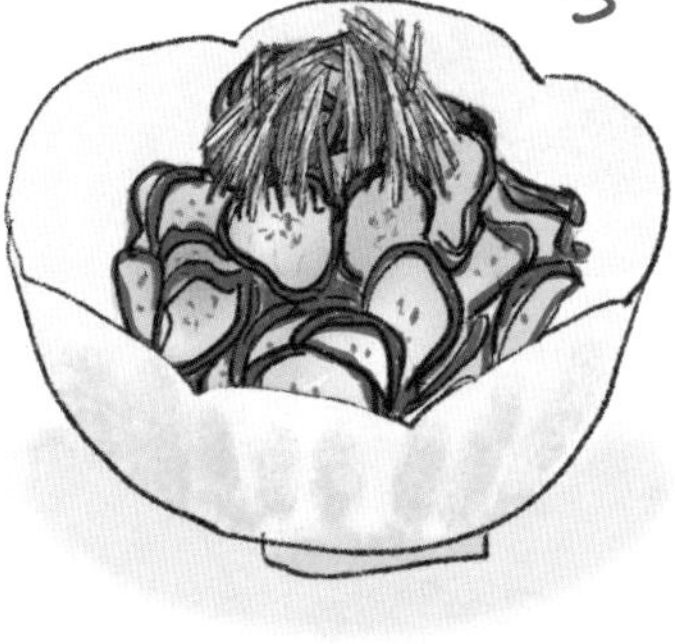

1のキュウリを器にもり、上にミョウガをのせる

ミョウガに酢を少し加えると、鮮やかな赤色になります。

レシピ

# キュウリとワカメの酢の物

**分量（2〜4人分）**
キュウリ…約1本（100g）
乾燥ワカメ…適量

1

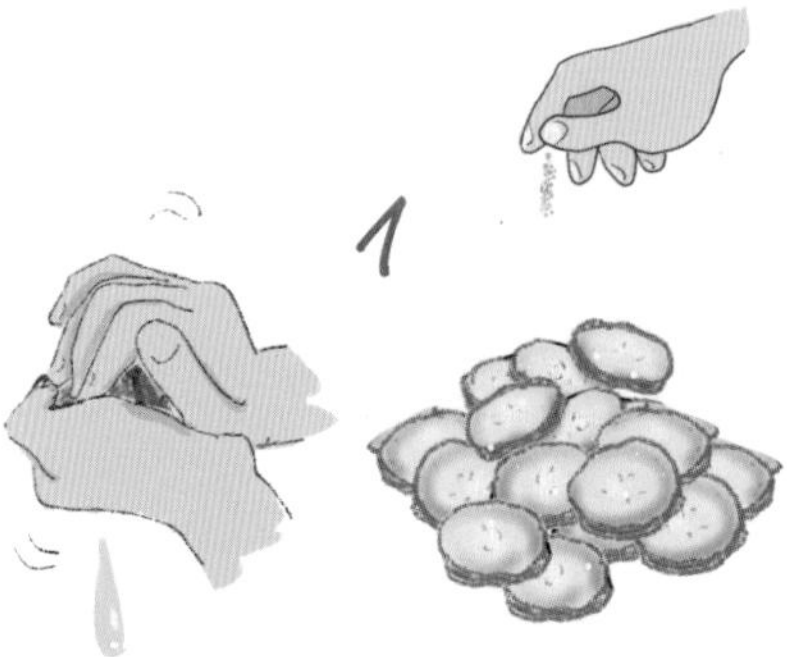

キュウリは
薄い輪切りにして
塩をふり、
しばらく置いてから
水気をしぼる

2

乾燥ワカメは
商品パッケージの
表示通りに水で戻して
さっと水気を切り、
食べやすい大きさに切る

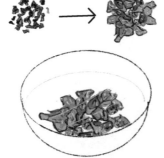

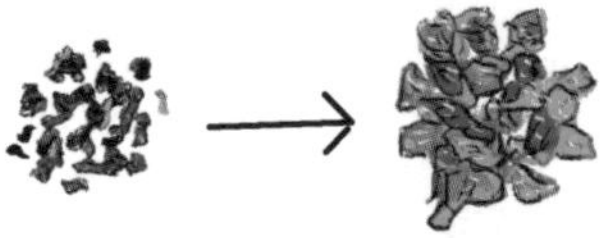

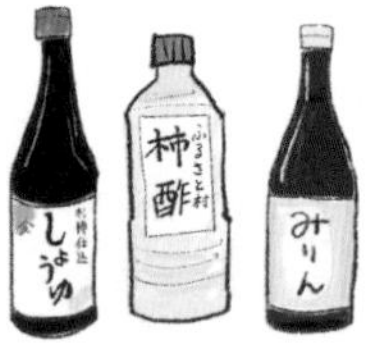


3

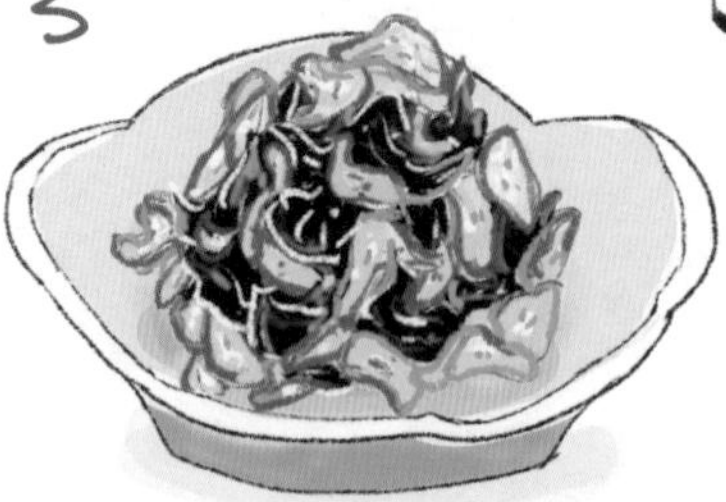

醤油1：酢1の割合の二杯酢、
または醤油1：みりん1：酢1の
割合の三杯酢で、
ワカメとキュウリを
ざっとまぜて浸し、皿にもる

レシピ

# キュウリとワカメと油揚げの味噌汁

**分量（2〜4人分）**
だし汁…300㎖
キュウリ…約小1本（80g）
油揚げ…1／2枚
乾燥ワカメ…ひとつまみ

1

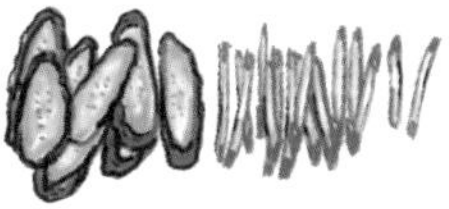

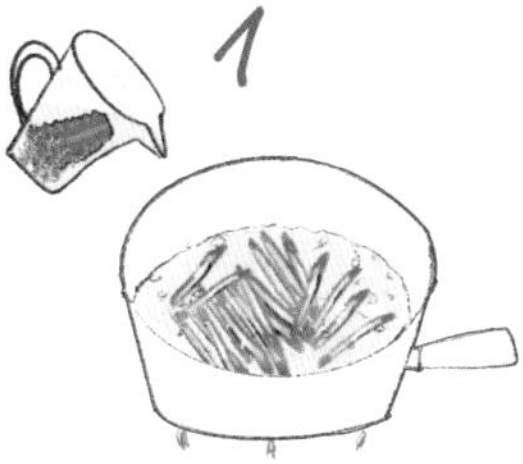

鍋にコンブとカツオ節（または、コンブと煮干し）のだし汁を入れて加熱して、板ずりで下ごしらえをしたキュウリを千切りにして加える
（病気・不調の人は、コンブと干しシイタケでとった植物性のだし汁を使う）

2

乾燥ワカメは商品パッケージの表示通り水で戻して食べやすい大きさに切る。
油揚げは湯通しして千切りにする

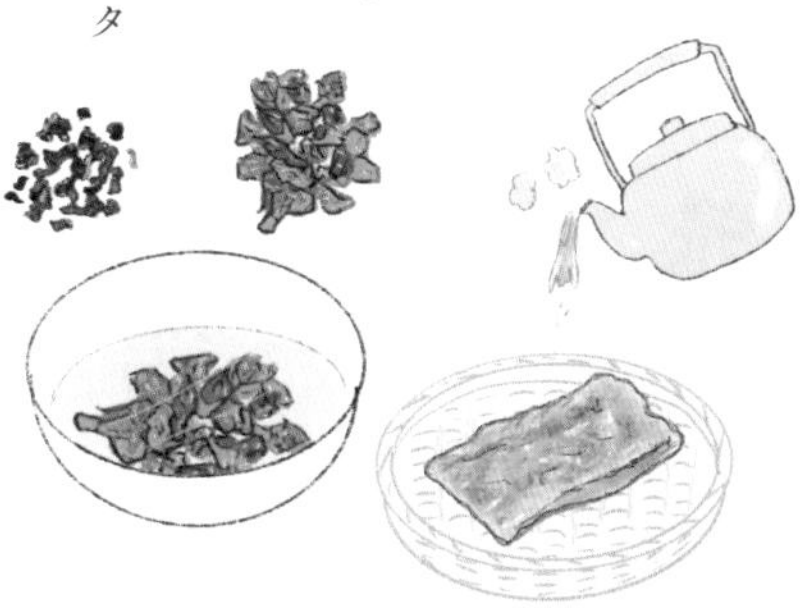

3

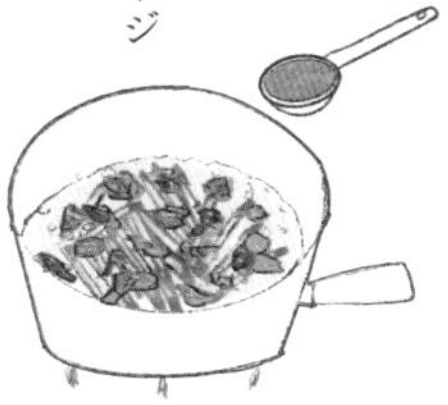

1の鍋に具材をすべて入れ、味噌大さじ1〜味をみながら溶き、火を止めてお椀にもる

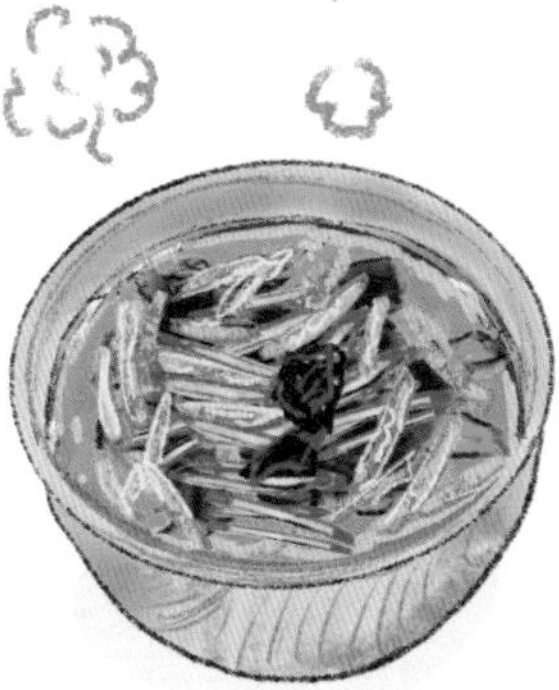

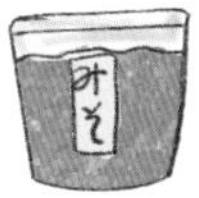


味噌の分量は、だし汁300㎖（2人分）に対して一般的には大さじ1と1/2〜2くらいですが、自分のからだが求める味を探すためにも、まずは大さじ1から始めてみましょう。味をみて、足りなかったら少しずつ足していきます。味噌の大さじ1は、少し大きめの梅干しぐらいの量と覚えておくと便利です。

レシピ

# キュウリとトマトの冷たい煮物

**分量（2〜4人分）**
キュウリ…約1本（100g）
トマト…1／2個〜お好みで（約100g〜）

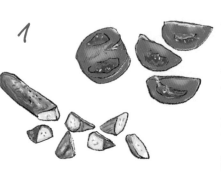

キュウリは板ずりしたあと、
水洗いして乱切りにする。
トマトはくし切りにする

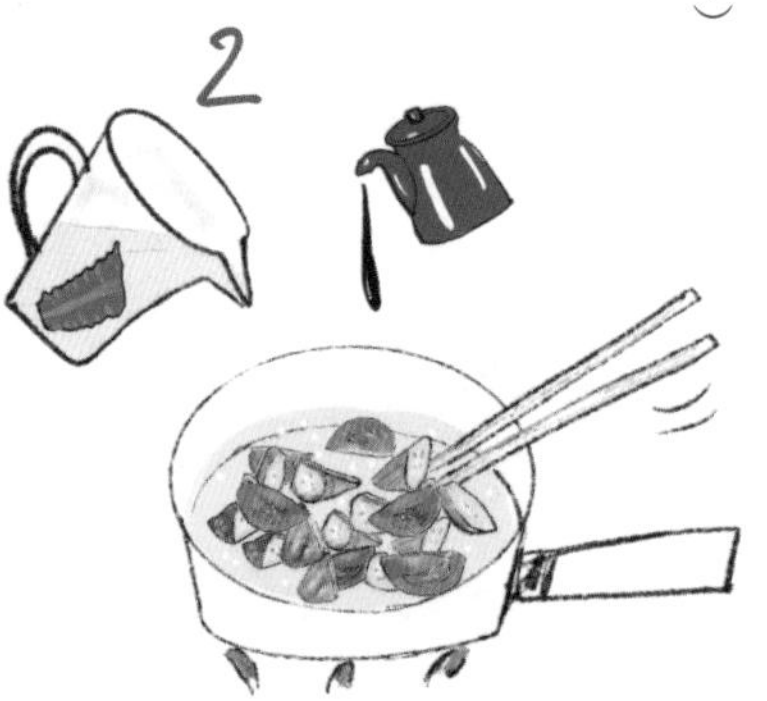


キュウリとトマトを鍋に入れ、
具材がひたひたに
浸かる程度のコンブだしに
醤油小さじ1〜を加えて
中火で煮て具材がやわらかく
なったら火を止める

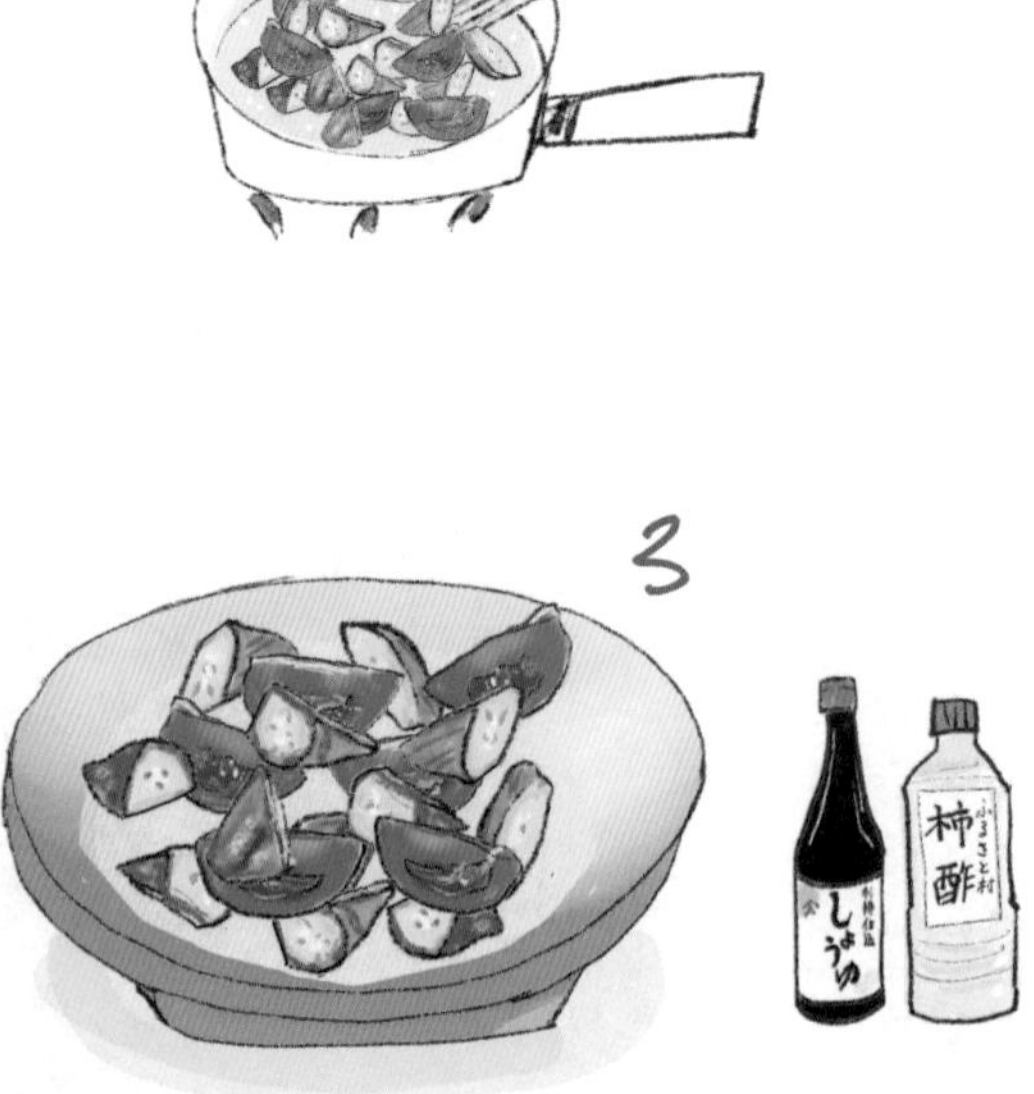

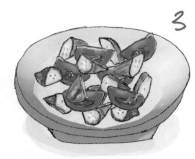


2のあら熱をとってから
冷蔵庫に入れて冷やし、
食べる直前に醤油と酢
少々を加えて**味をみて**
皿にもる

レシピ

# キュウリの煮浸し（くず引き）

**分量（2〜4人分）**
キュウリ…約1本（100g）

1

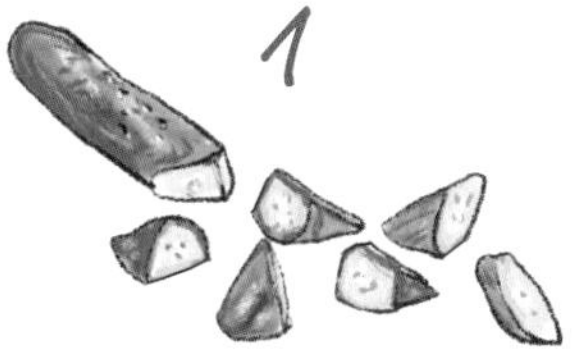

キュウリは板ずりして水洗いしたあと乱切りにする

2

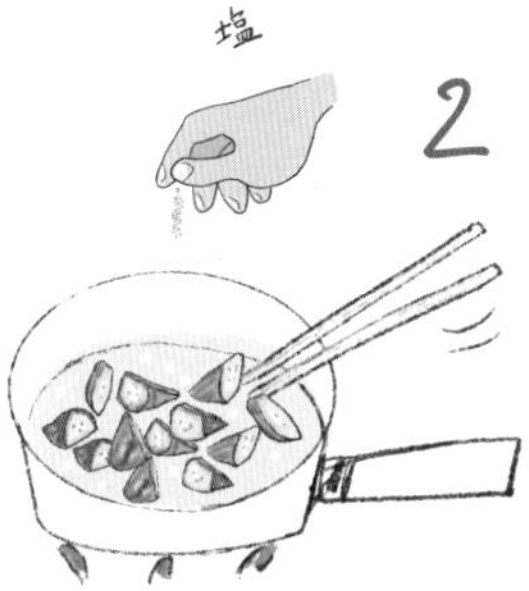


1を鍋に入れ、キュウリがひたひたに浸かる量のだし汁に塩少々を入れて煮る

3

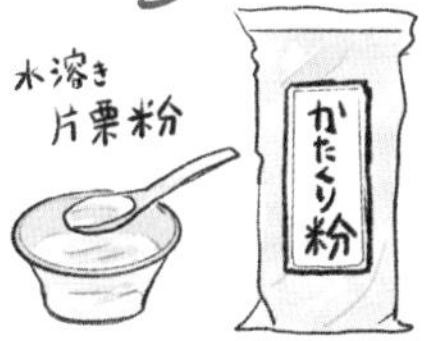


キュウリがやわらかくなったら、水2：片栗粉1の割合の水溶き片栗粉を加えてとろみをつける

4

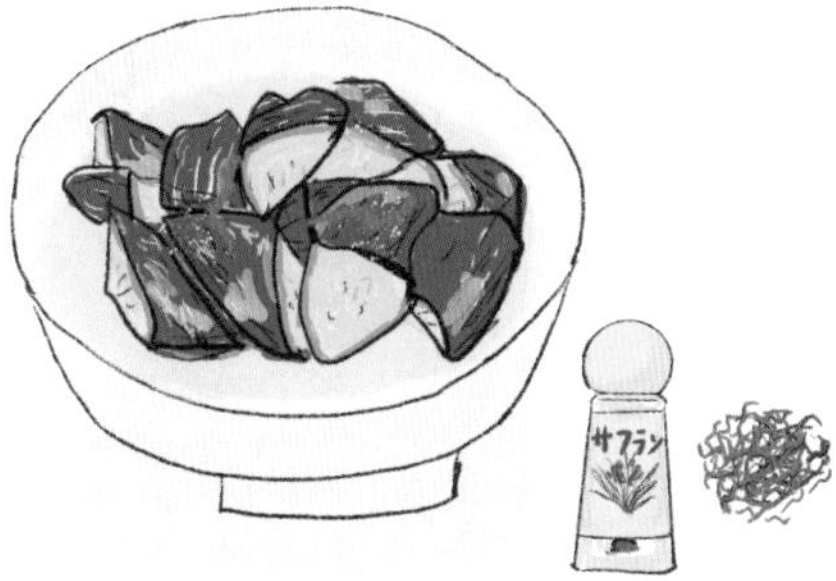


3を皿にもり、サフラン少々をふって香りづけする

サフランを水につけておくと黄色くなるので、香りづけと同時に色づけもできます。少量のサフランでは問題ないですが、大量摂取したり妊婦やオリーブ類にアレルギーのある人が摂取すると体に害が及ぶ可能性があるので注意しましょう。

レシピ

# キュウリの塩炒め＋カボスしぼり

**分量（2～4人分）**
キュウリ…約1本（100g）
かぼす…適量

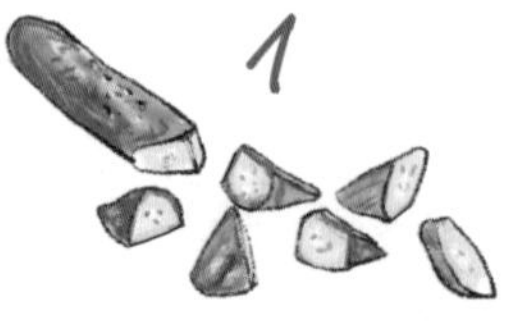

キュウリは板ずりしたあと水洗いして、乱切りにする

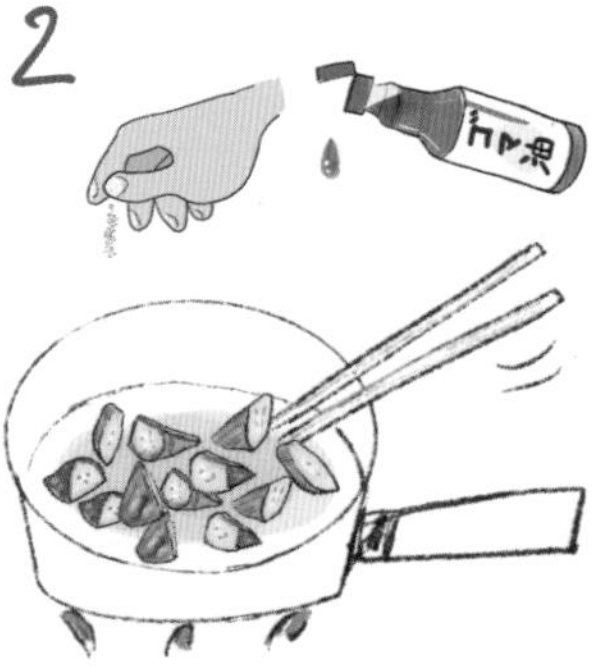

フライパンにゴマ油大さじ1を強火で熱し、キュウリを入れて塩少々で味付けする

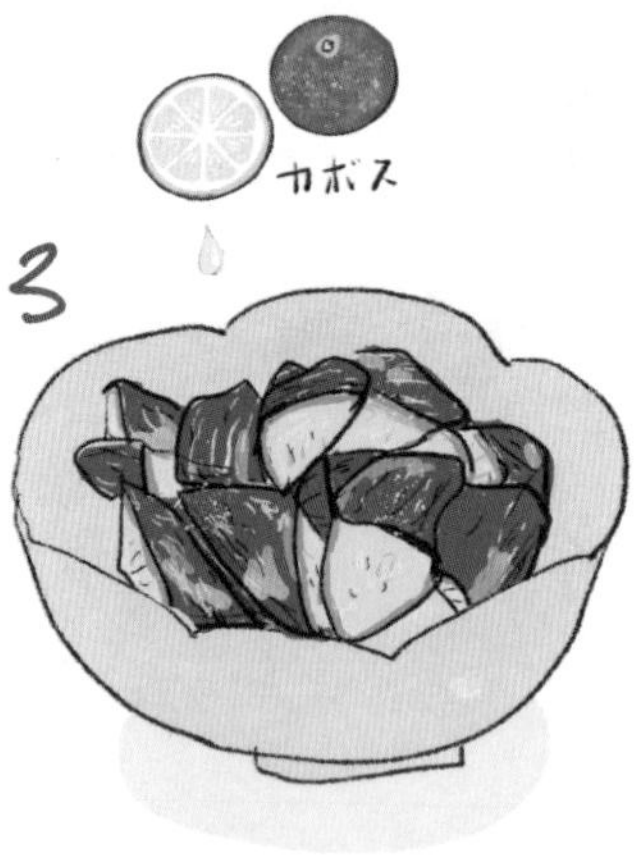


最後にかぼすを適量しぼって完成。

カリっとした食感を残すために強火で一気にしあげるのがコツです。

キュウリの炒めものは、塩・コショウ・カレー粉・ラー油・味噌などで味を変えることや、乱切り・拍子切り・薄切り・輪切り・せん切りなど切り方の工夫でバリエーションが広がる一品です。

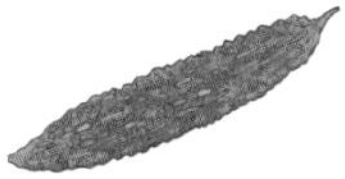

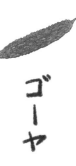

# ゴーヤ

## 特徴

**ゴーヤの苦味が強いところは、緑色の果肉部分です。**旬の時期は8～9月で、出始めは水分が多くてやわらかく、旬の後半になると、水分がへって皮がかたくなります。また、実が締まって種が大きくなり苦味も強くなります。旬をすぎて熟したゴーヤは、オレンジ色や赤色に変化して、甘くなります。

## 歴史

熱帯アジア原産で、江戸時代に中国から日本に伝わりました。熱帯野菜なので沖縄や九州地方で食用として栽培されてきましたが、近年日本全国でも食べられるようになりました。

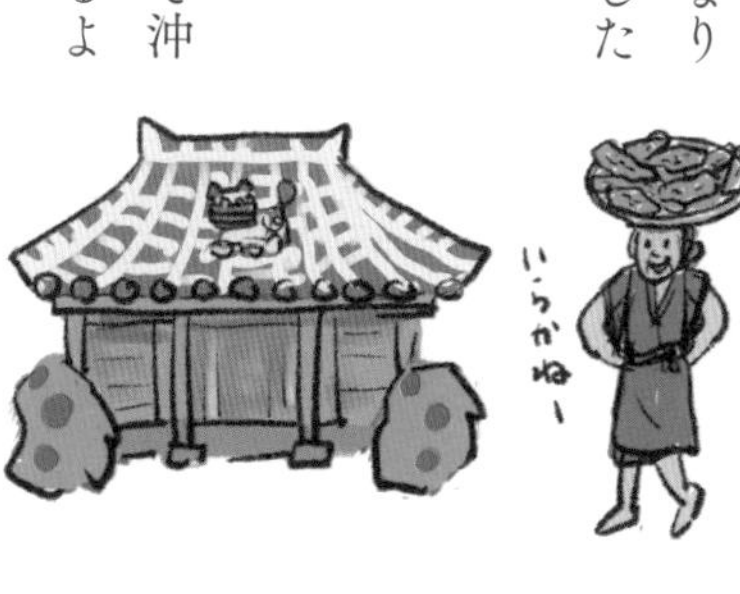

## 〔成分・効用〕

こもった熱をとって、からだを冷やしてくれます。利尿効果があり、**ビタミンC を多く含みます。**

## 下ごしらえ

ワタとタネをとります。切ったあと水にさらすか、塩もみをすると苦みがやわらぎます。

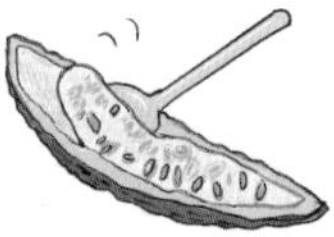

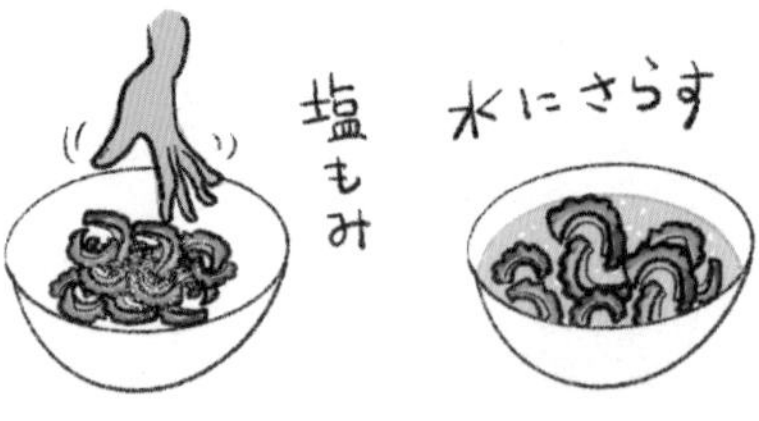

レシピ

# ゴーヤと豆腐の炒めもの

**分量（2～4人分）**
ゴーヤ…約1／2個（80g）
木綿豆腐…約1／2丁（100g）

1

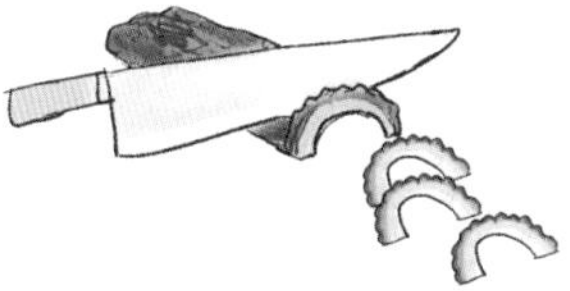

ゴーヤは
タテ半分に切り、
ワタとタネをとって
好みの薄切りにする。
ゴーヤの苦味が
強いときは、
水にさらす

2

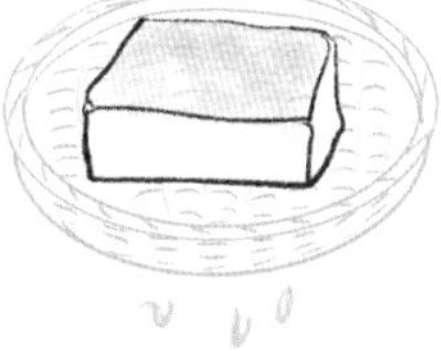

豆腐は水切り
したあと
食べやすい
大きさに切る

3

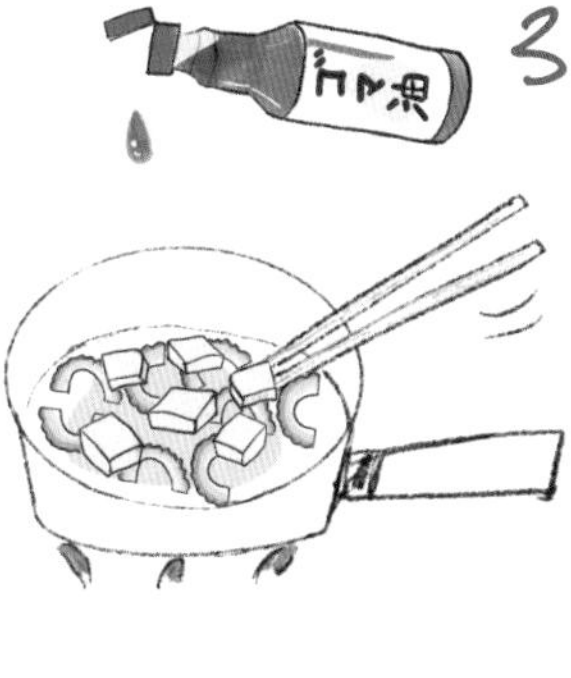

フライパンに
ゴマ油大さじ1を
中火で熱して
ゴーヤを炒め、
火が軽く通ったら
塩少々で味つけする。
さらに豆腐を
加えて炒める

4

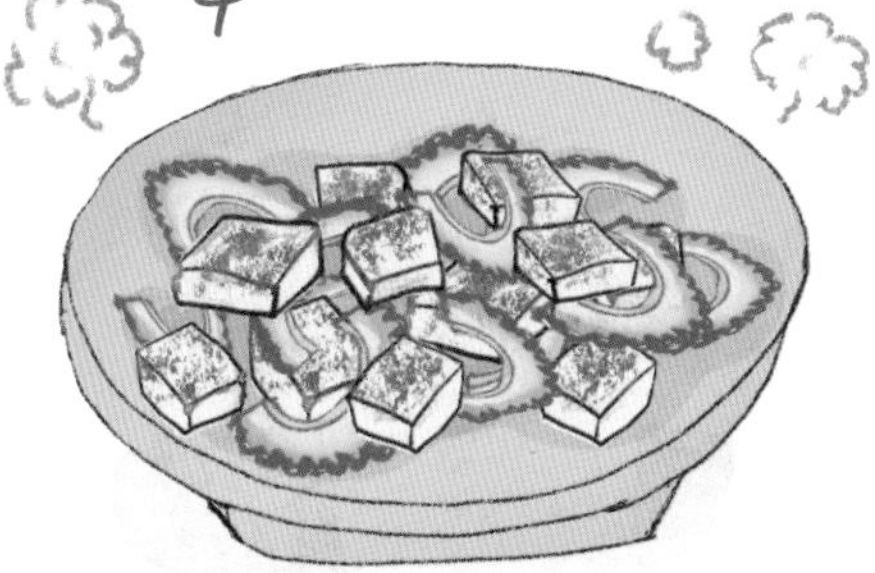

豆腐に火が通ったら
皿にもる

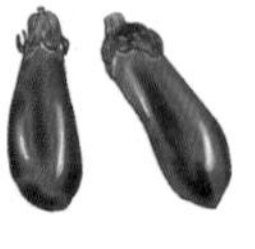

# ナス

## 特徴

旬の時期は7～9月。出始めは、水分が多くて皮も実もやわらかくなります。繊維に沿ったタテ方向に切るとアクがでにくく、ナスのやわらかさをいかせます。強火で水分をとばして油で炒めると、ナス本来の味が閉じ込められておいしくいただけます。

旬の後半になると、水分がへって皮は厚くなり、実が締まって味が濃厚になります。**タテ方向の繊維を切断するように、小さめに切ったり、輪切りにしたり、切り目を入れると、かたさがやわらぎます。**この時期の調理法はナスの水分を補える煮物や炒め煮がおすすめです。

## 歴史

古くからインドで食用として栽培されていました。5世紀には中国へ、13世紀にはヨーロッパにも伝わりましたが、あまり広がりませんでした。

ナスのヘタは乾燥させてからコンロで焼いて黒焼きにすると歯磨き粉になります。

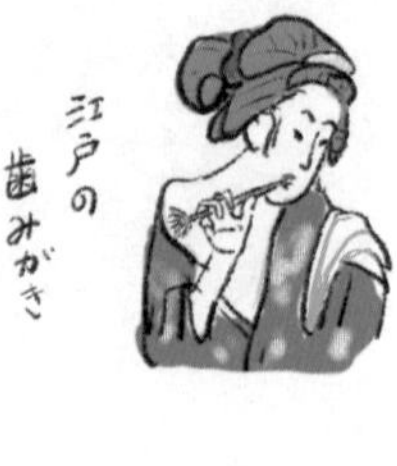
江戸の歯みがき

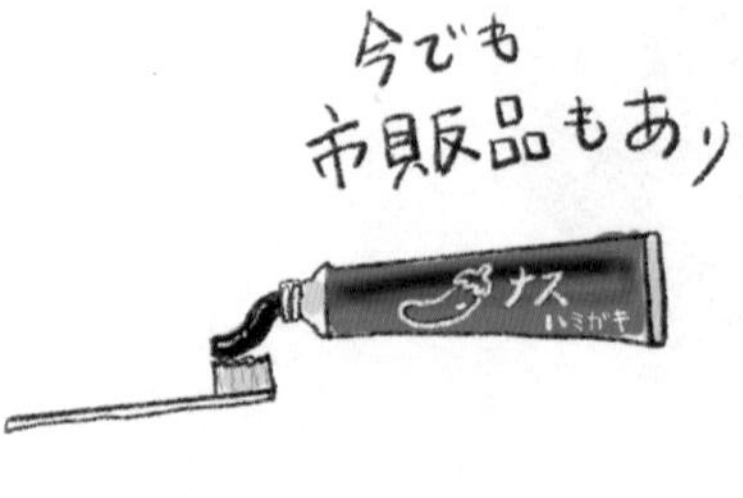
今でも
市販品もあり
ナス
ハミガキ

日本では、正倉院の古文書に記録があり、8世紀には伝来していたと考えられる古い野菜です。その後一般に広まり、江戸時代にはすでに多くの品種が作られました。そのため、各地でさまざまな種類のナスが現在も存在します。

食べること以外にも口内炎やはれもの、イボや歯の痛みなどの処置や、歯磨き粉にしたり、昔から広く使われてきました。また、初夢で見ると吉とされる「一富士二鷹三茄子」ということわざがあるように、縁起物としても扱われてきました。

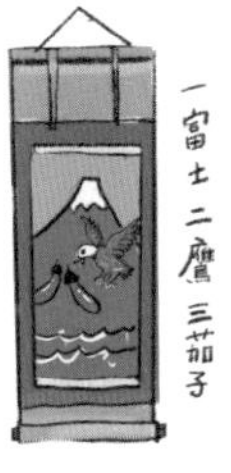


## 成分・効用

水分が多く、こもった熱をとり、からだを冷やしてくれます。**紫色の皮には、色素成分であるナスニンが含まれます。ナスニンはポリフェノールの一種で、強い抗酸化作用があり、ガンや生活習慣病の発生を抑える効果があるとされます。**

ナスニンは水溶性のため、浸水したり塩でもんだりすると溶け出しますが、漬物にするときに使うミョウバンや鉄を加えると、イオン結合して安定するので、ナスニンは流れ出ません。

## 下ごしらえ

まずヘタを切ります。**ガクにはうまみがあるので、できればトゲを取りのぞいてガクも使いましょう。**切って空気に触れるとポリフェノール類が変色するので、水にさらします。ミョウバンや釘などの鉄分を水と一緒に入れると、より変色を防ぐことができます。

**◆生食・漬物・煮物**

切ってから水に浸してアク抜きと色止めをしたあと、塩をふったり、塩もみをしたりすると、やわらかくなって風味が出ます。よりキレイに色を仕上げたいときは、ミョウバン水でアク抜きと色止めをしましょう。

**◆炒める・揚げる・焼く**

**アク抜きは必要ありません。**調理する直前に切るようにしましょう。皮に切り目を入れると、火が入りやすく味がしみこみやすくなります。丸焼きにする場合は、破裂しないように切り目を入れたり、数か所穴をあけたりしておきます。

ナスは油と一緒に加熱すると、実が油を吸収することでしっとり締まり、食感がよくなります。さらに、油がナスの独特の渋味（ポリフェノール類）をコーティン

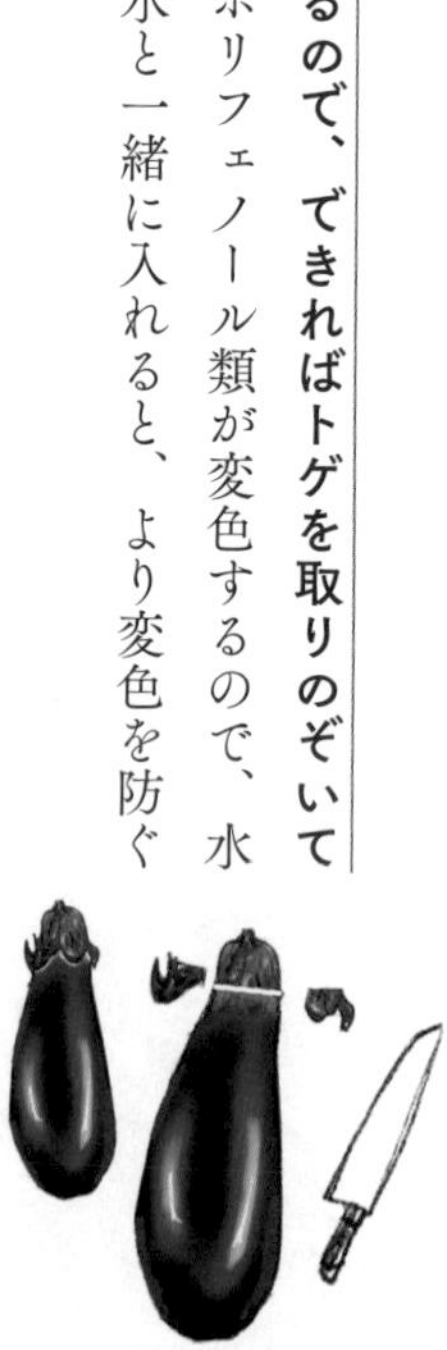

グするので渋味が薄れてうま味が強くなります。**油を使う前に少し焼くか炒めておくと、実が締まって油を吸いすぎません。**

レシピ

## ざるうどん

**分量（2〜4人分）**
うどん…お好みの量
ナス、ピーマン、タマネギ、シソ、ミョウガなど…お好みの量
（※野菜はなんでも大丈夫です。冷蔵庫の残り物を使い切りましょう）
めんつゆ
だし汁…200㎖
醤油…小さじ1
みりん…小さじ1
カツオ節…2〜3g

1

めんつゆをつくる。コンブのだし汁に醤油とみりんをそれぞれ小さじ1〜**味をみながら**加えて加熱する。煮立ったら弱火にしてカツオ節を入れてすぐに火を止めてザルで濾して冷ます

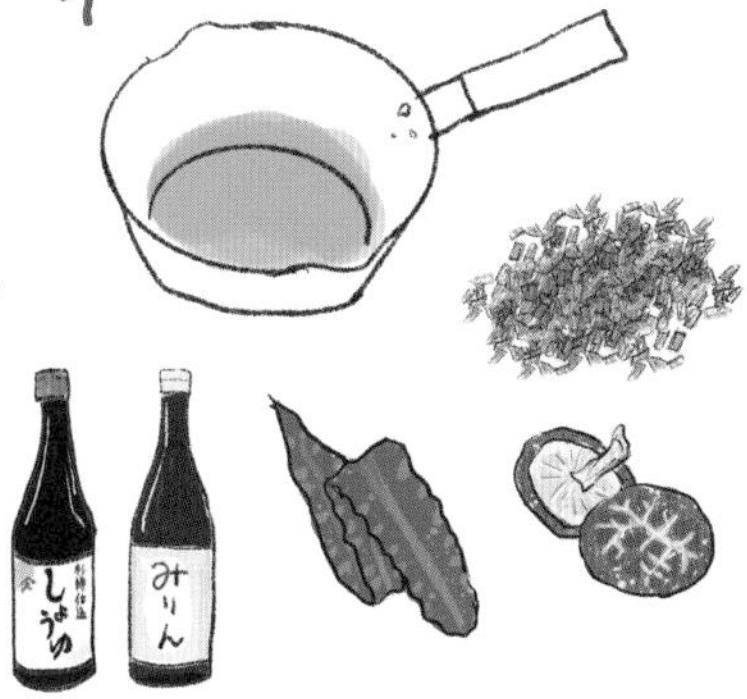


2

ナスはヘタとガクのトゲをとり、タテ半分に切り、切り口を下にして薄切りにする。水にさらしてから水気を切って塩もみをする。ピーマンはヘタを切り落とし、ワタとタネをとりのぞいて細切りにして塩もみをする。ナスとピーマンがしんなりしたら、水気をしぼる

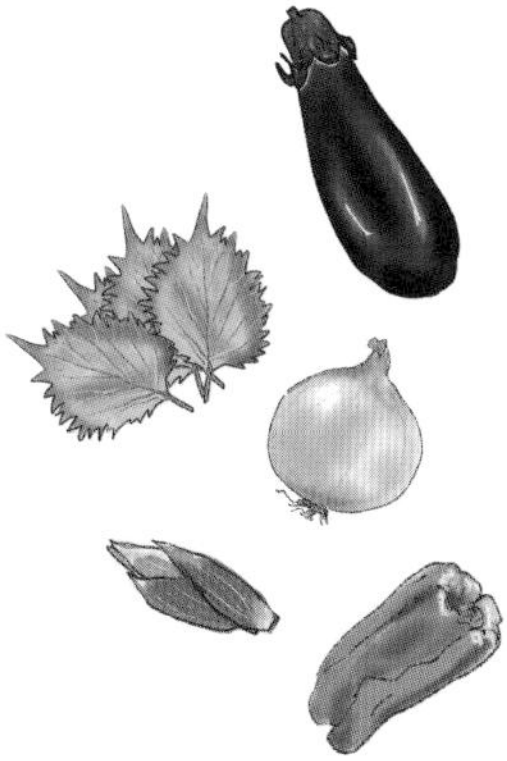

## 3

タマネギはくし切りにして水にさらしてから水気を切る。シソとミョウガは千切りにする。ナス、ピーマン、タマネギ、シソ、ミョウガを皿にもる

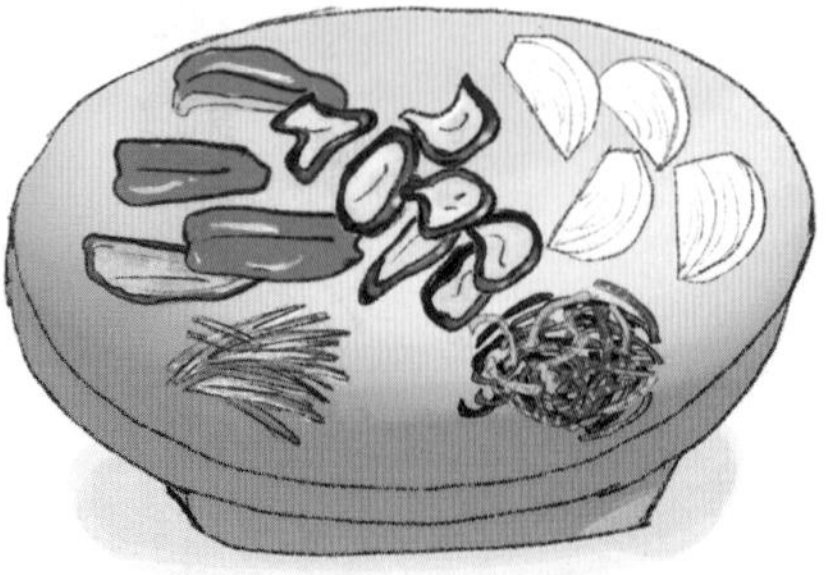

## 4

たっぷりのお湯を沸かし、うどんをゆでる。麺がゆっくり動くぐらいの火加減にして、くっつかないようにほぐしながら商品パッケージの表示時間通りにゆでる。ゆであがったらザルにあげて湯を切り、流水で麺をもむように洗い、水を切ってザルにもる。めんつゆに野菜とうどんをつけて食べる

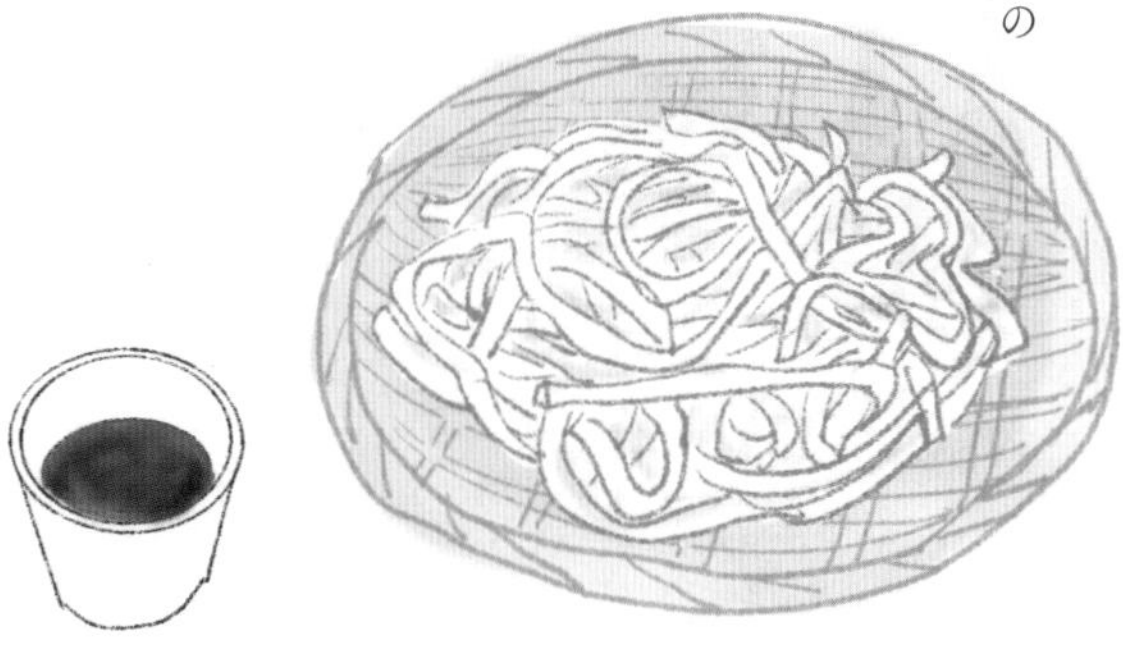

ふるさと村では玄米が基本なので、**うどんや麺類をすすめているわけではありません。**台所に残ってしまう野菜を使い切りたいときや何品も料理が作れないとき、毎日の献立に飽きないようにする工夫として麺類を使うこともありました。

めんつゆは、一般的なものより薄味になっています。このぐらいの味から始めて、からだが求める味を見つけてください。

また、ナスとピーマンは、さっと下ゆでして水気をしぼって食べてもおいしいです。

レシピ

# ナスとニンジンとビーフンのゴマ油和え

**分量（2〜4人分）**

ナス…約1／2本（50g）〜お好みで
ニンジン…約1／3本（50g）〜お好みで
乾燥ビーフン…40g

1

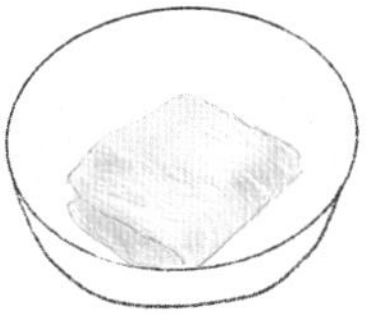

乾燥ビーフンは商品パッケージの表示通りにゆでるか、水に浸して戻す

2

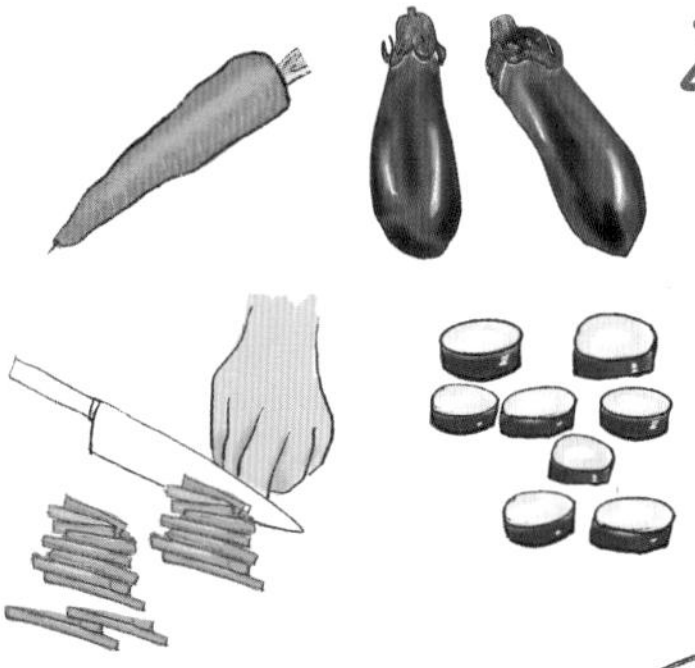

ナスは2〜3㎜の輪切りにする。ニンジンは千切りにする

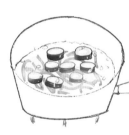

3

1のナスとにんじんをさっとゆでてお湯を切る

4

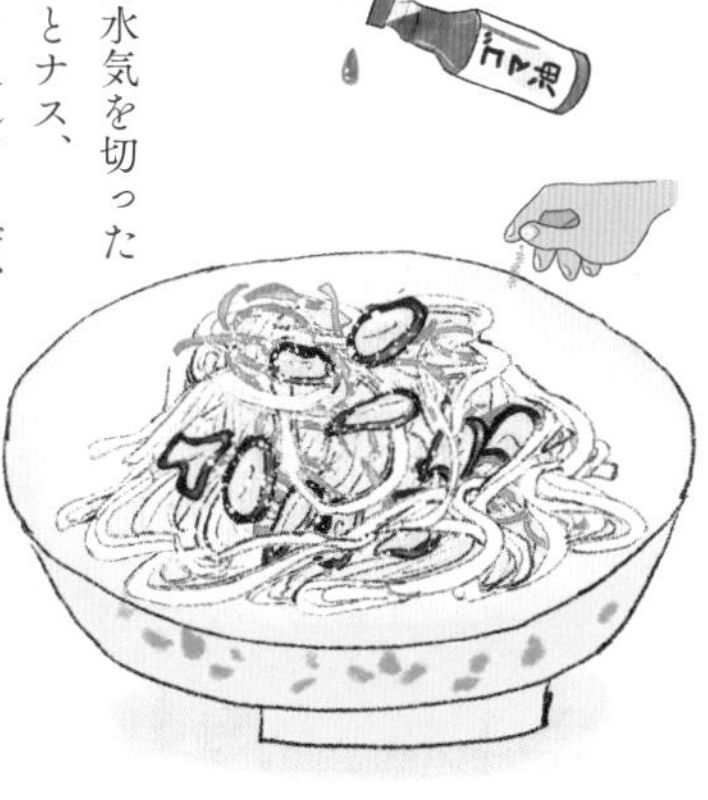

ボウルに水気を切ったビーフンとナス、ニンジンを入れてまぜ、塩少々をふり、ゴマ油小さじ1を加えて皿にもる

レシピ

# 蒸しナス（おろしショウガ醤油）

**分量（2人～4分）**
ナス…2本

1
ナスは食べやすい太さの輪切りにする

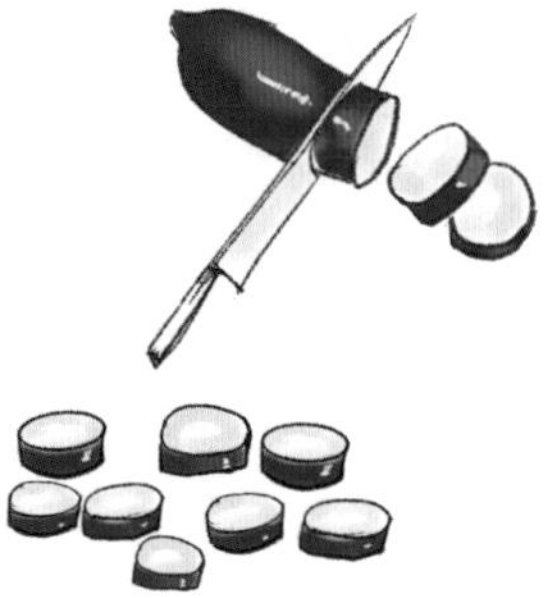

2
1のナスを水にさらし、アク抜きと色止めをする

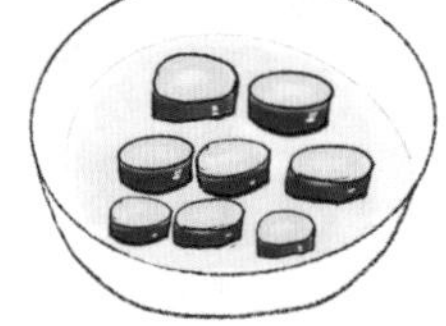

3
ナスがやわらかくなるまで蒸して、皿にもる

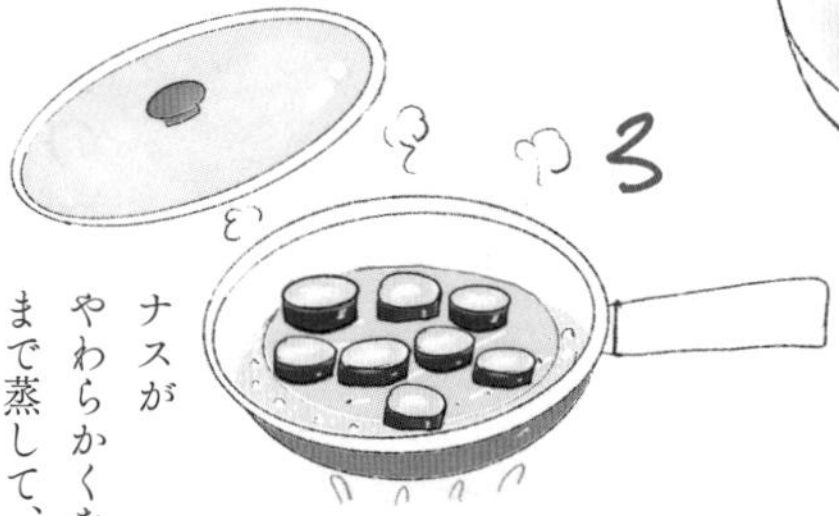

4
小皿におろしショウガを加えた醤油を適量入れ、ナスにつけて食べる

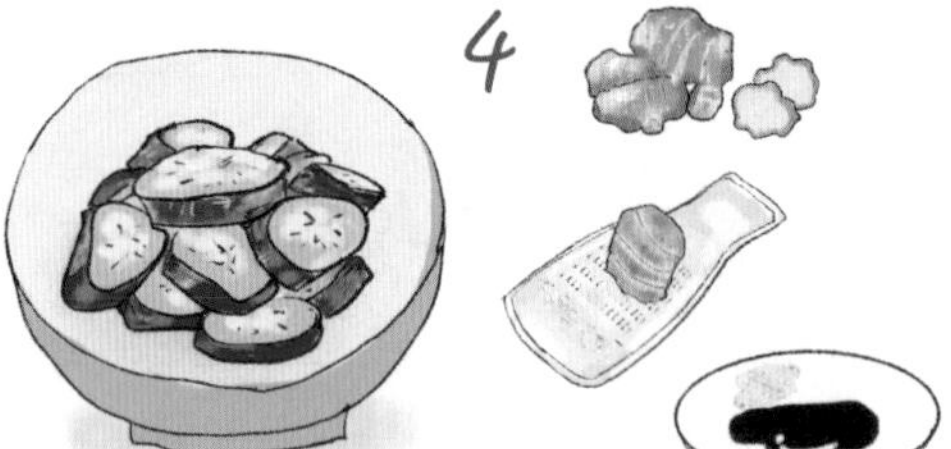

旬の後半のナスは水分が減ってかたくなるので、繊維を断ち切るように輪切りにするとやわらかくなります。
旬の前半のなすは、繊維に沿って縦に切るとやわらかさをいかせます。

レシピ

# ナスの姿焼き＋味噌だれ

**分量**（2〜4人分）

ナス…2本

1

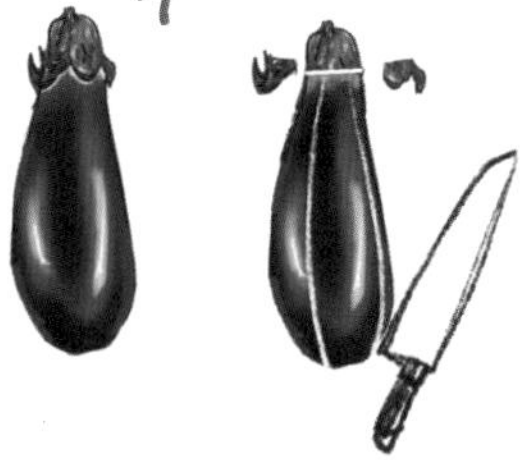

ナスはヘタのトゲをとり、皮の表面に切れ目をタテに均等間隔で4本入れる

2

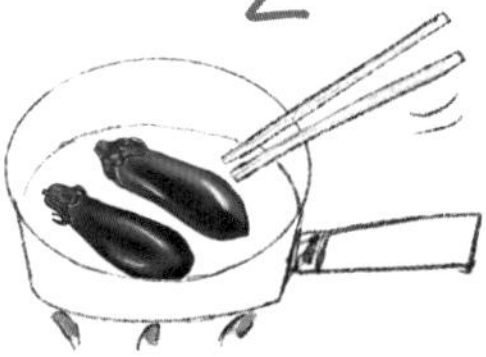

フライパンに1を入れてコロコロ転がしながら弱火で均等に焼く

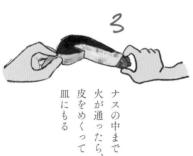

3

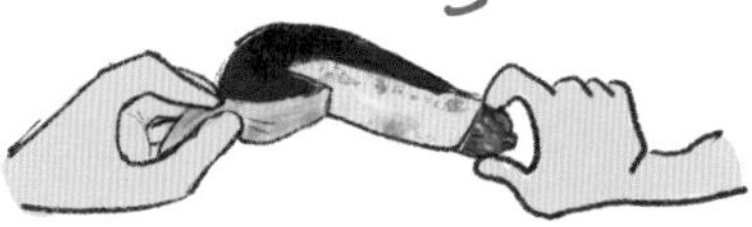

ナスの中まで火が通ったら、皮をめくって皿にもる

4

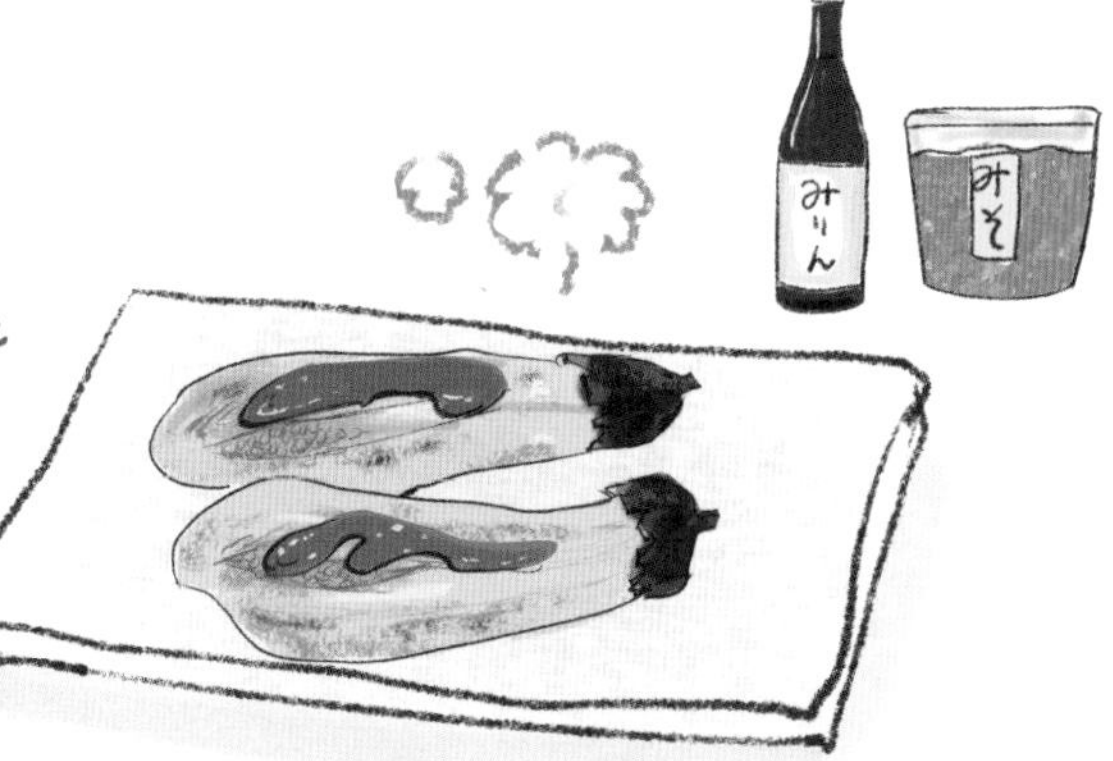


味噌小さじ1をみりん小さじ1でのばし、ナスの上にのせる

レシピ

# ナスと麩の煮物

**分量（2〜4人分）**
ナス…2本
麩…適量
だし汁…150㎖

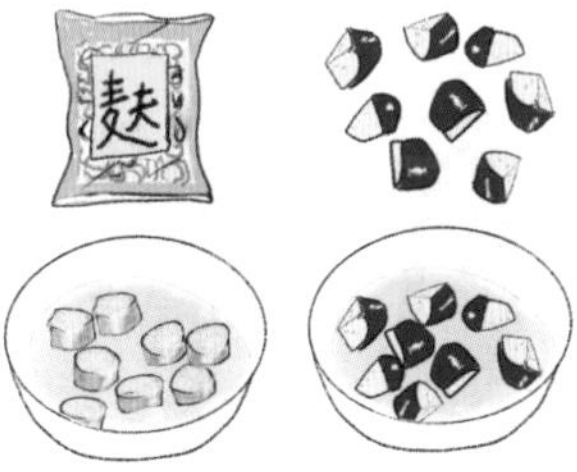


1

ナスはヘタをとり、
乱切りにして水にさらす。
麩は商品パッケージの
表示通りに水で戻して
水気を絞る

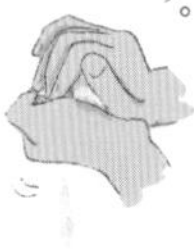

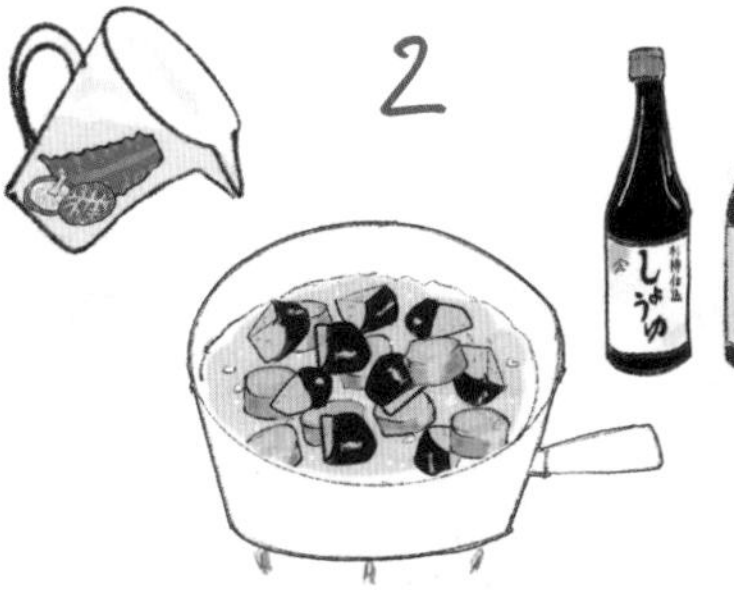


2

1の水気を切った
ナスと麩を鍋に入れ、
具材がひたひたに浸かる
程度のだし汁を加える。
**味をみながら**
醤油とみりんを
それぞれ小さじ1〜を
加えて中火で煮る

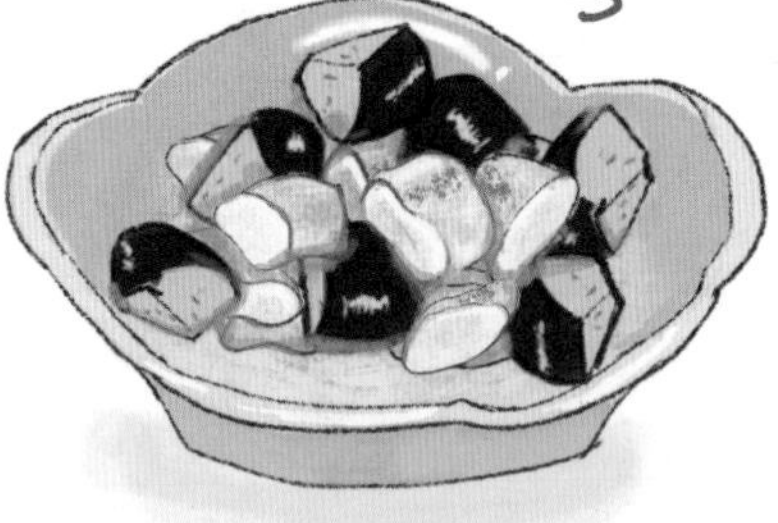

3

ナスがやわらかく
なったら、火を止めて
冷ましてから皿にもる

煮えてから冷ますことでナスと麩に味がしみこみます。

レシピ

# ナス姿炒め

**分量**（2〜4人分）

ナス…2本

1

ナスはヘタをとり、タテ半分に切り水にさらす。ナスの水気を切り、皮に格子状の切れ目を入れる

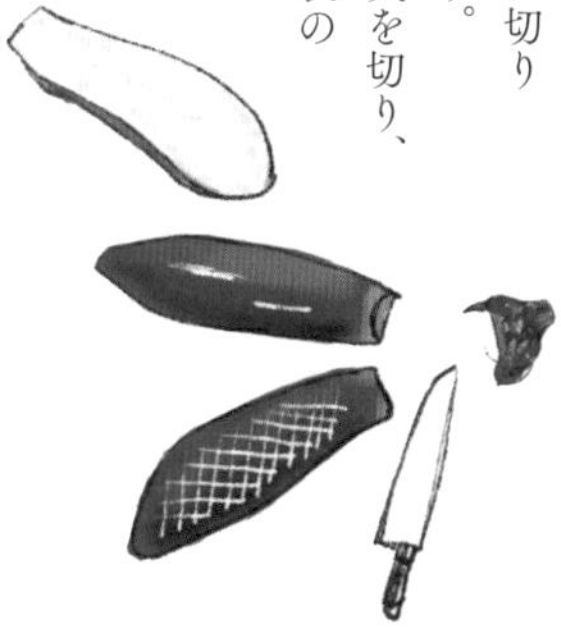

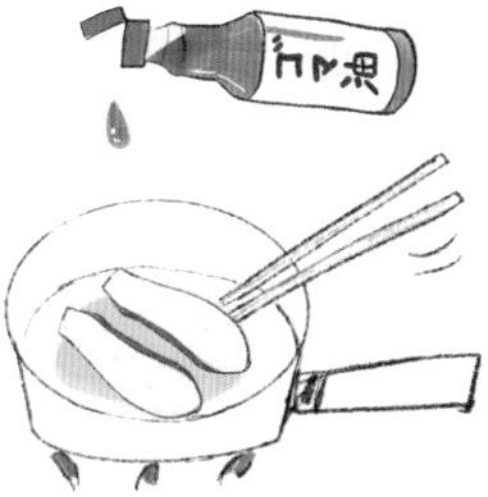

2

フライパンに少し多めのゴマ油をひき、ナスの皮を下にして中火で焼く

3

皮面が焼けたら、裏返して両面焼く。両面にこんがり焼き色がついたら皿にもる

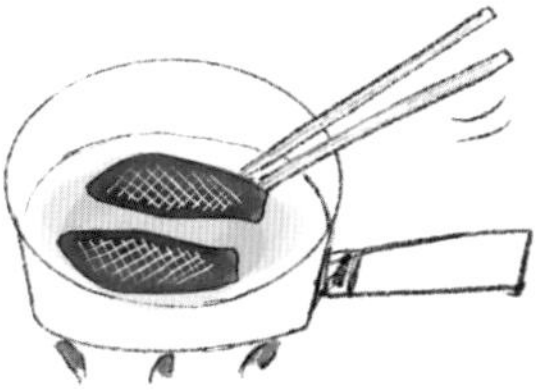

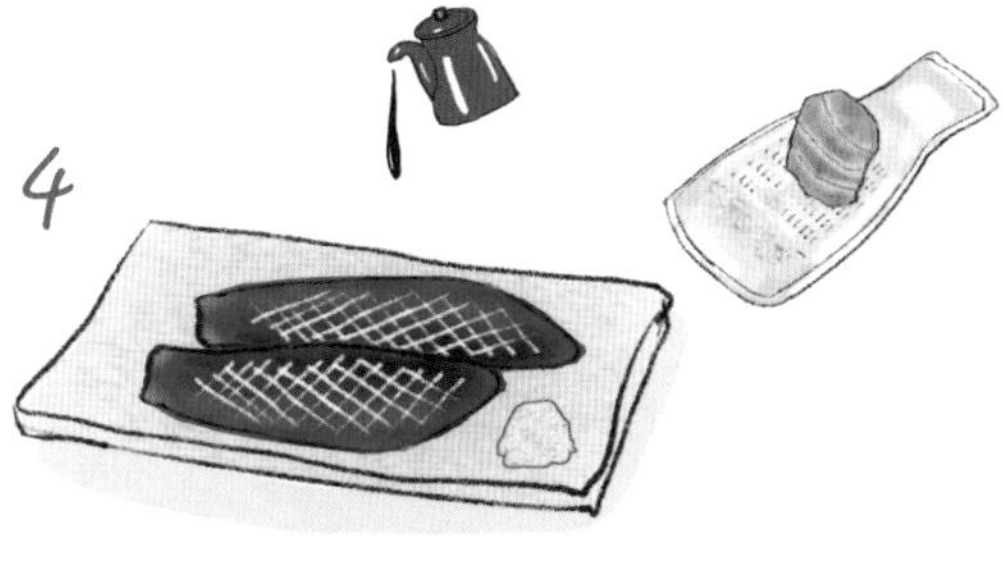

4

3のナスに醤油を適量かけ、おろしショウガを添えて完成

油を使う前にフライパンでナスを少しだけ焼くと、ナスが油をあまり吸わなくなります。ナスの組織はスポンジ状になっていますが、焼くことでその空間がつぶれて、締まるので油が染みこみにくくなります。

また、ナスはからだを冷やす野菜なので体調がすぐれない人は煮物にするか、食べないようにしましょう。

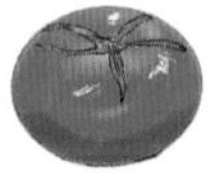

# トマト

## 特徴

6～9月が旬です。旬の初め頃は、水分が多めで皮が薄く酸味が強く、旬に向かってどんどん大きく成長して重くなります。後半になると水分がへり、皮が厚く実が締まって甘みが増します。

**コンブと同じうま味成分を含み、だしの役割をするので欧米ではスープや煮込み料理に使われることが多いです。**

日本のトマトは、青臭さと酸味がまろやかな生食用の品種が主流です。欧米では、調理や加工品に向いている真っ赤で酸味の強い品種の栽培が中心になっています。

## 歴史

古くアンデス山地のあたりに分布していた野生種のトマトが、メキシコで食用として栽培されるようになりましたが、当時はまだ小さいものでした。16世紀にスペイン人が、ヨーロッパへ持ち帰った鑑賞用のトマトが、18世紀以降に食用になり、

19世紀の品種改良でヨーロッパで広く食べられるようになりました。日本には18世紀の江戸時代に伝来しましたが当初は観賞用でした。広く普及したのは戦後の欧米の食文化が入ってからです。

## 〔成分・効用〕

ビタミン・ミネラル・クエン酸・アミノ酸など幅広い栄養素を含む野菜です。**特に、強い抗酸化作用のあるリコピンが豊富です。また、うま味成分のグルタミン酸も多くなっています。**からだを冷やす野菜なので、夏以外の生食は控えることをおすすめします。

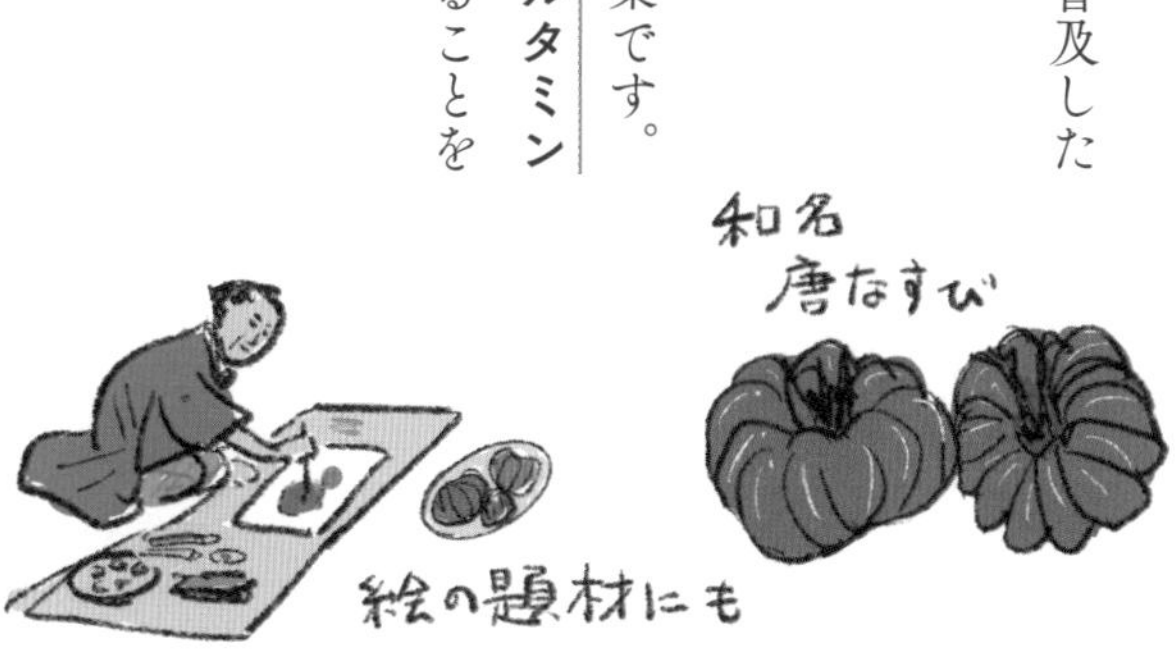

## 下ごしらえ

**皮をむく場合は、湯むきと焼きむきがあります。**

### 湯むき

ヘタをくり抜き、オタマにトマトをのせて沸騰した湯に5～10秒入れます。裂け目ができたら氷水にひたして、熱をとりながら裂け目から皮をむきましょう。

①

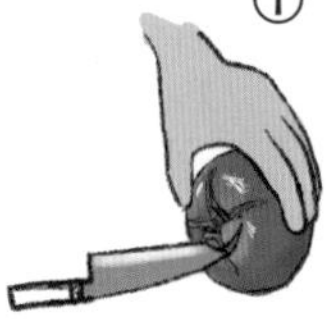

②

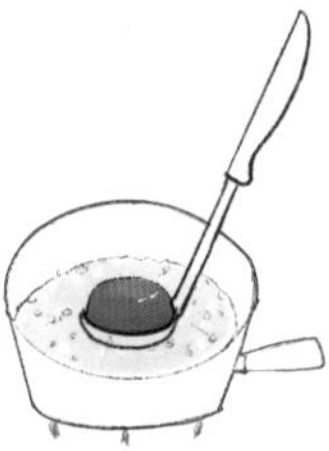

③

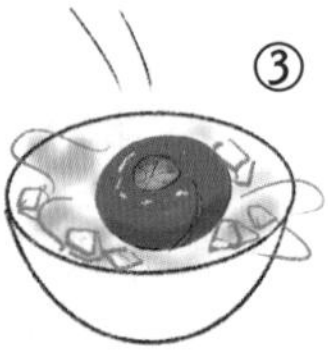

### 焼きむき

トマトにフォークにさしてコンロの火にかざします。切れ目ができたら、氷水にひたして皮をむき、ヘタをとります。

①

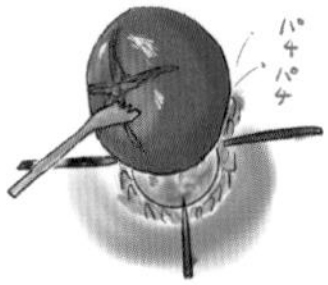


②

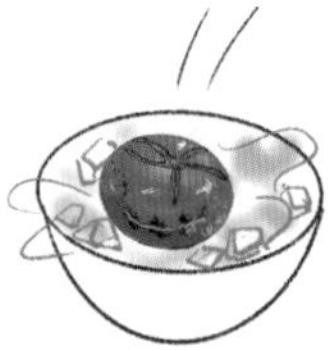

レシピ

# トマトとナス（姿）のショウガ醤油かけ

**分量（2～4人分）**
トマト…約1／2個（70～80g）
ナス…1本

1

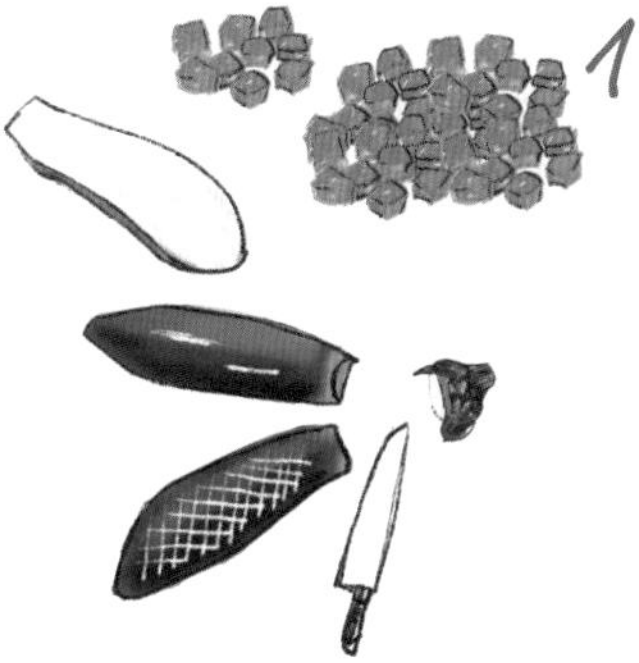

トマトはさいの目状に細かく切る。
ナスはヘタをとり、タテ半分に切って水にさらす。
数分置いたら水を切って、皮に格子状の切れ目を入れる

2

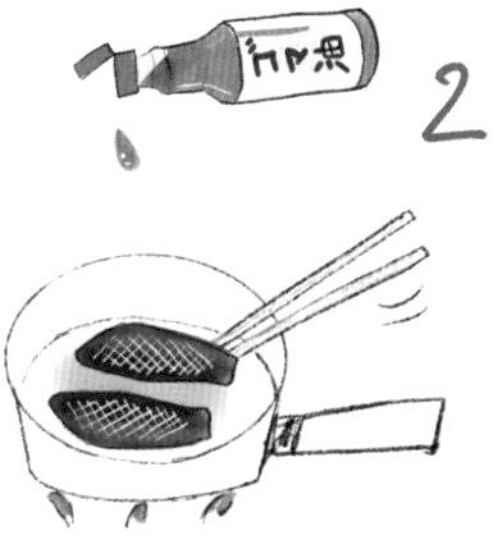

フライパンに少し多めのゴマ油をひき、ナスの皮を下にして中火で焼く。
皮面が焼けたら、裏返して、こんがり焼き色がつくまで焼いて、皿にもる

3

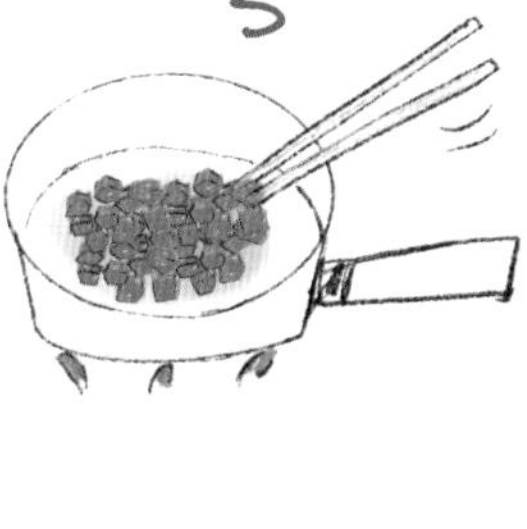

2のフライパンの残った油に、1のトマトを加えて中火で炒めて火が通ったら、2のナスの上にもる

4

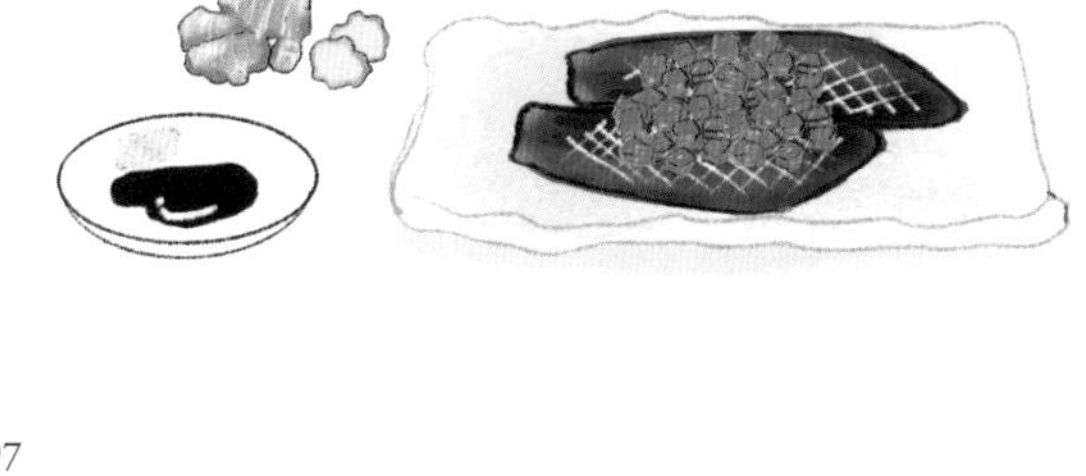

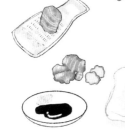

ショウガ少々に**味をみながら**醤油小さじ1～を加えたショウガ醤油をかけて完成

レシピ

# ミニトマトと塩もみキュウリの柚子胡椒和え

**分量（2〜4人分）**
ミニトマト…約8個（100g）
キュウリ…約1本（100g）

1

ミニトマトは半分に切る

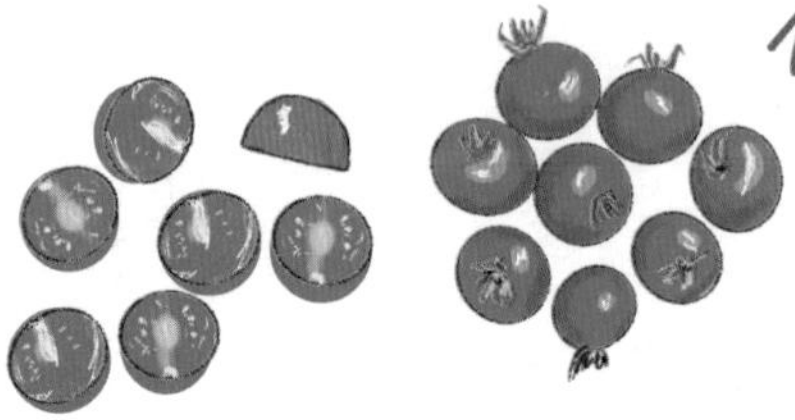

2

キュウリは上下を切り、薄い輪切りにして塩もみをする。しんなりしたら、水分を絞る

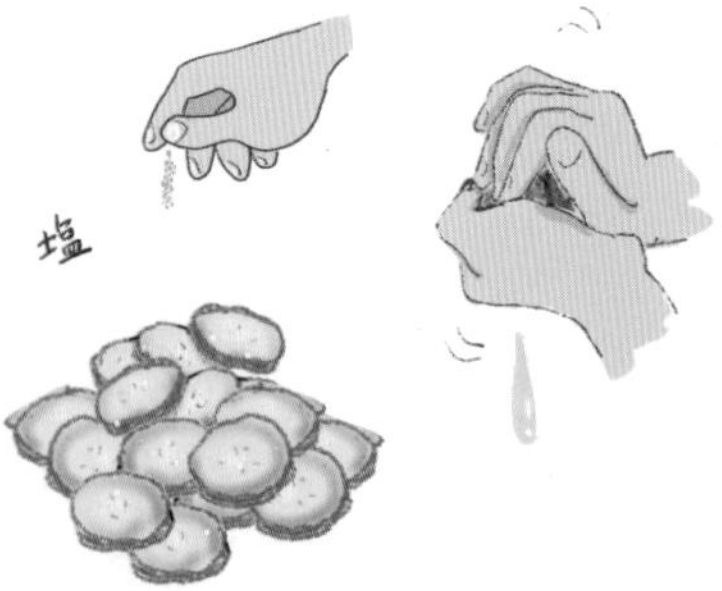


3

1と2をボウルに入れて、**味をみながら**柚子胡椒小さじ1〜と和えて皿にもる

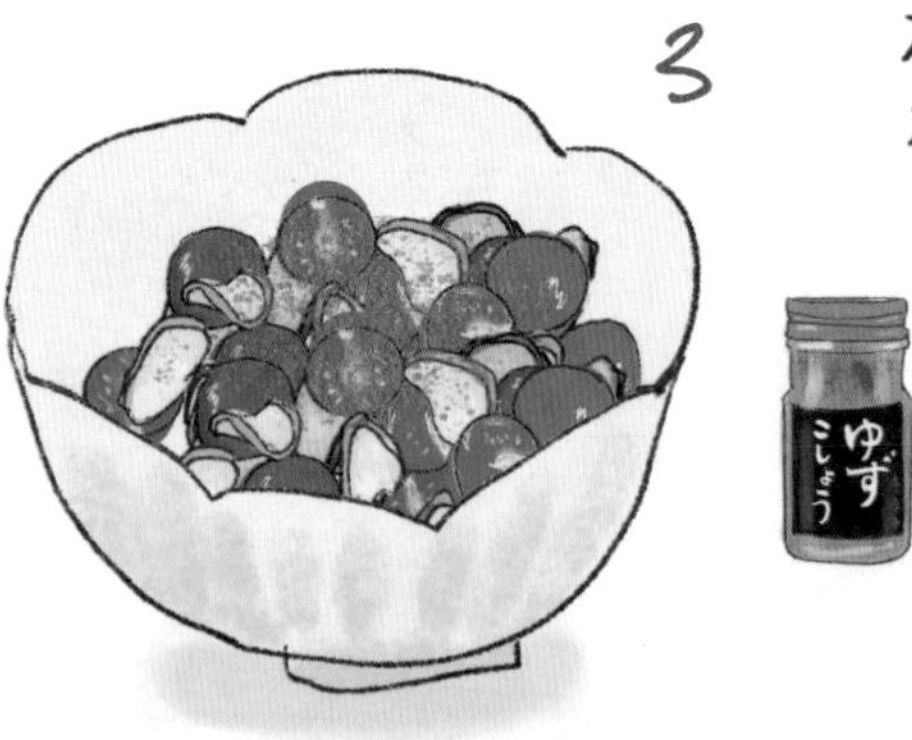

レシピ

# トマト汁

**分量（2～4人分）**
トマト…約1個（150g）
マイタケ…適量
コンブのだし汁…400mℓ
キュウリ…約1／2本（50g）

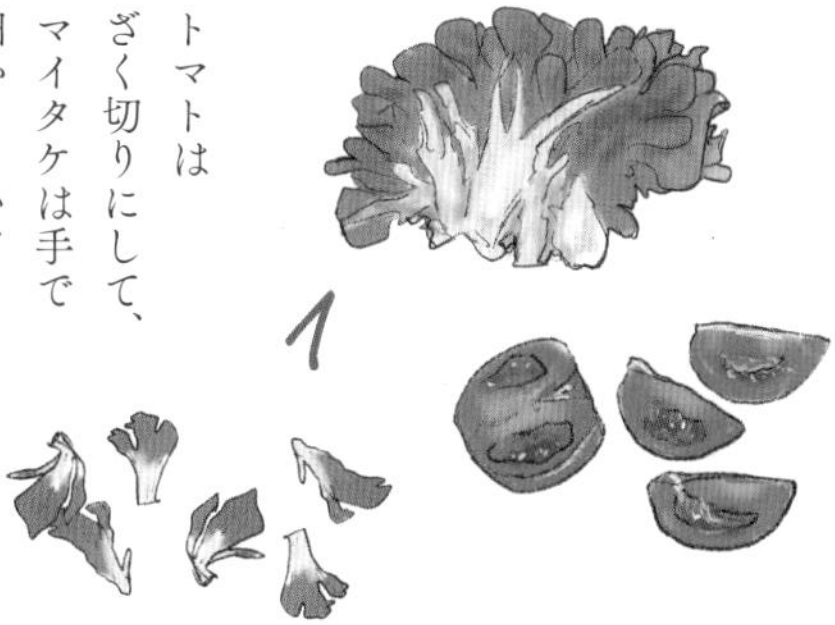

1
トマトは
ざく切りにして、
マイタケは手で
細かくさいて
鍋に入れる

2
コンブのだし汁を鍋に加え、
弱火でじっくりと
煮てうまみを引きだし、
トマトがやわらかくなったら、
塩少々で味つけする

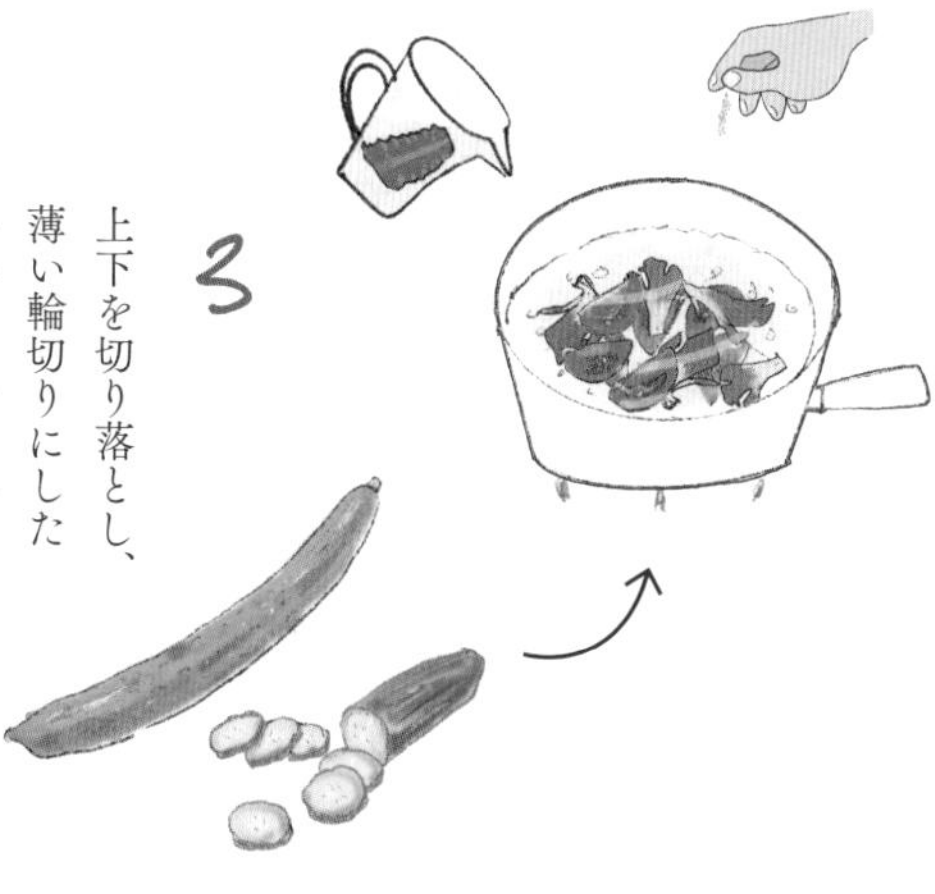

3
上下を切り落とし、
薄い輪切りにした
キュウリを3に
加えてさっと火を
通したら、皿にもる

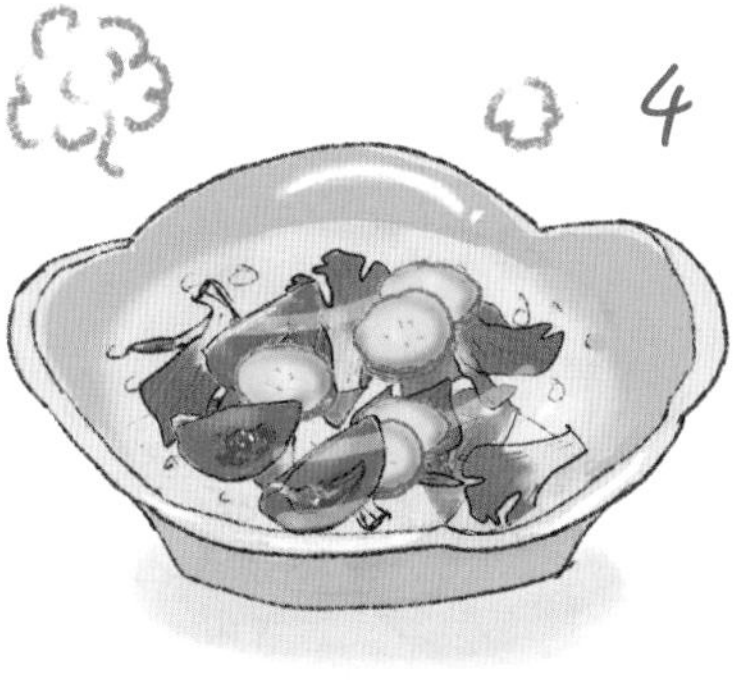

4
3に**味をみながら**
醤油と酢をそれぞれ
小さじ1～を
かけて食べる

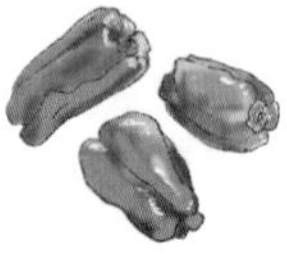

# ピーマン

## 特徴

旬の時期は、6～8月。出始めは青臭さとアクが強めですが、皮がやわらかくてみずみずしさがあり、タネもやわらかいです。**タネには苦みと辛みとともにうま味があるので、この時期特有のやわらかいタネは一緒に食べてみましょう。**丸ごとや半切りで、繊維をタテに切るとアクが出にくく、実のやわらかさをいかすことができます。

旬の後半になると、皮が厚く張ってタネがかたくなり、ピーマン特有の味や香りが濃くなります。タネはとり、繊維をヨコに断つように切るとかたさが和らぎます。鮮度が落ちるとヘタに最初にあらわれるので、みずみずしくて緑色がきれいなヘタのピーマンを選びましょう。

## 歴史

約5000年以上前から熱帯アメリカで食べられていたトウガラシを、15世紀末

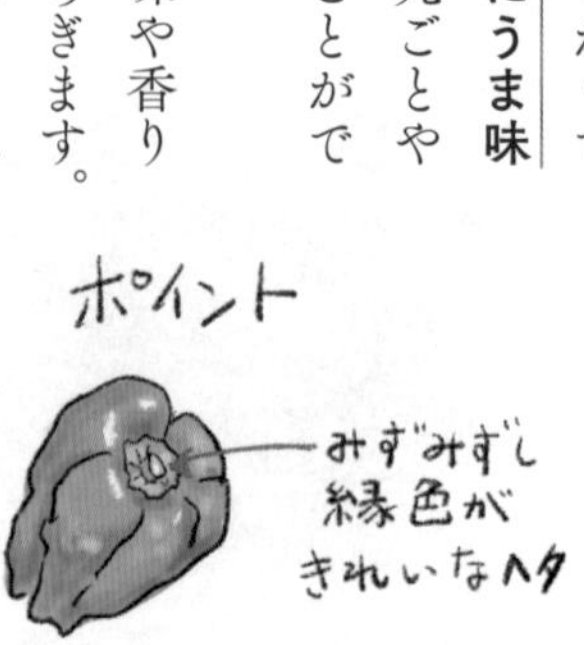

にコロンブスがヨーロッパに持ち帰り、16世紀にはヨーロッパ全域に広がりました。ヨーロッパで品種改良されて辛みのない甘味種であるピーマンが生まれ、それがアメリカに伝わって広く食べられるようになりました。

日本には明治時代に伝来し、広がったのは1970年代から。ピーマンは、トウガラシのフランス語である「ピマン」からきたもので、辛みのないものを呼ぶようになりました。ちなみに、肉厚でカラフルなパプリカは、オランダ語でピーマンのことを指します。

## 〔成分・効用〕

ビタミンCとベータカロテンを多く含みます。赤く熟すと、さらにビタミンCとベータカロテンが増えて、熱に強いビタミンCになります。**油や味噌との味の相性がよく、油を使うとベータカロテンの吸収率を高めることができます。**

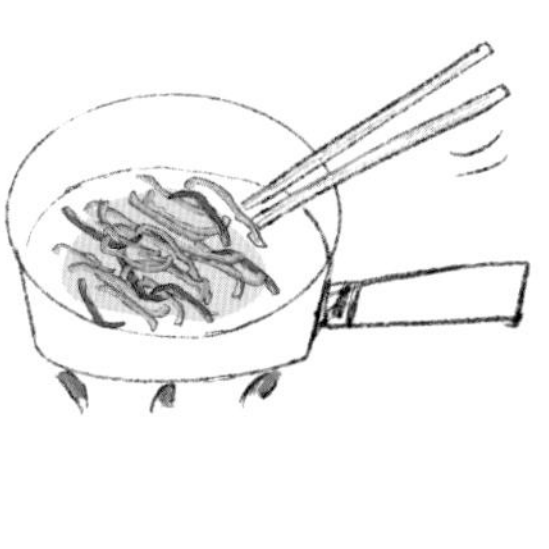

## 下ごしらえ

ヘタをとり、タネとワタをとりのぞきます。特に出始めの新鮮でやわらかいピーマンは、5分程水にさらすか、5秒程湯通しすれば生で食べられます。また、この時期のやわらかいものは、タネも食べられます。

### ◆生食

20分以上水にさらします。まだ青臭さが気になるときは、レモン汁をかけましょう。そのあと塩もみするか、一つまみの塩を加えた熱湯でさっと湯通しすると緑色が映えます。

### ◆加熱

油で炒める場合は、高温で一気に炒めます。かたいピーマンは最後に水分を加えて炒め蒸しにしましょう。焼くときも**最後に水分を加えて蒸し煮すると甘みが強くなります。**

タネにも火を通して食べる場合は、丸ごと「焼き蒸し」か「炒め蒸し」がおすすめです。丸ごと調理する場合は、加熱の前に破裂しないように数か所穴をあけましょう。

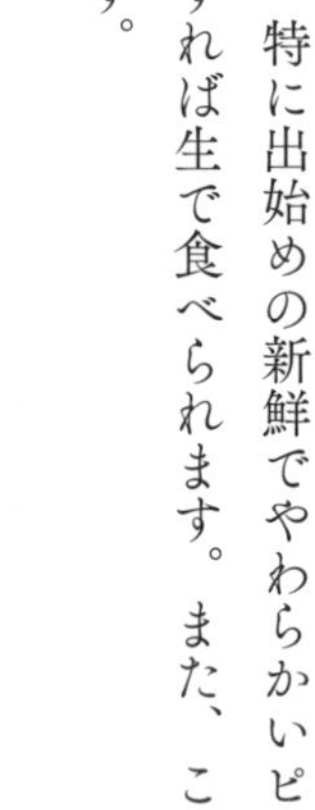

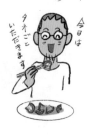

レシピ

# ピーマンのじゃこ和え

**分量（2〜4人分）**
ピーマン…2〜4個（60〜120g）
じゃこ…お好みの量

1
ピーマンは
タテ半分に切り
ヘタとワタと
タネをとり、
千切りにする

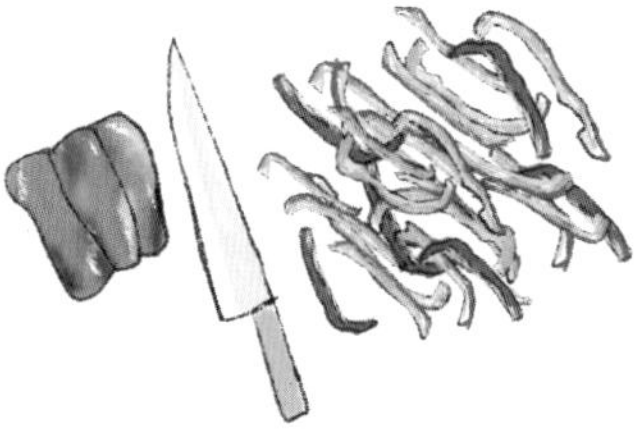

2

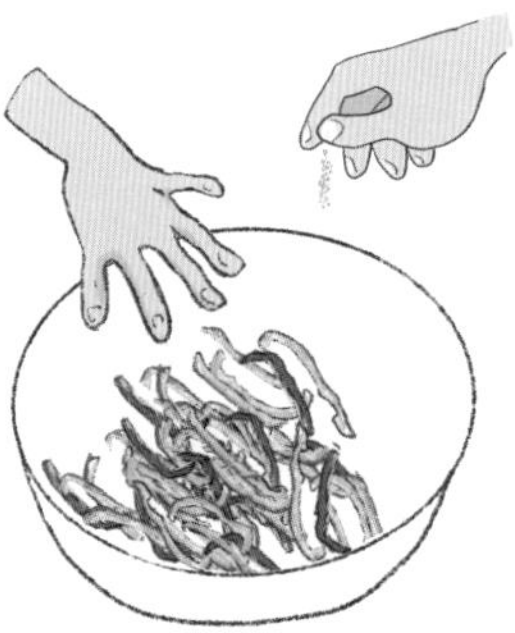

1のピーマンを
塩もみして
少し置いたら
水気をしぼる

3

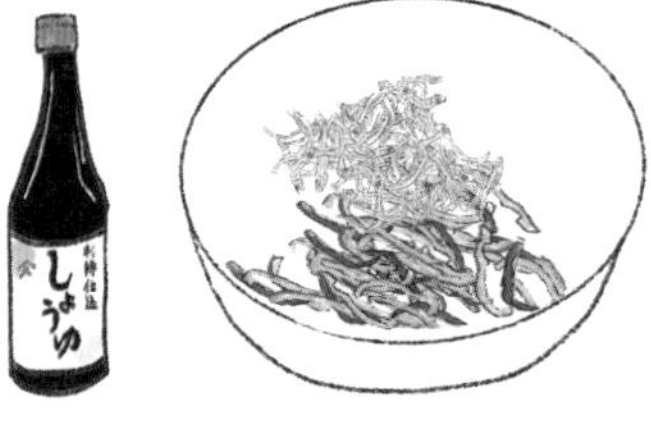


2のピーマンに
じゃこと
醤油少々を
和えて皿にもる

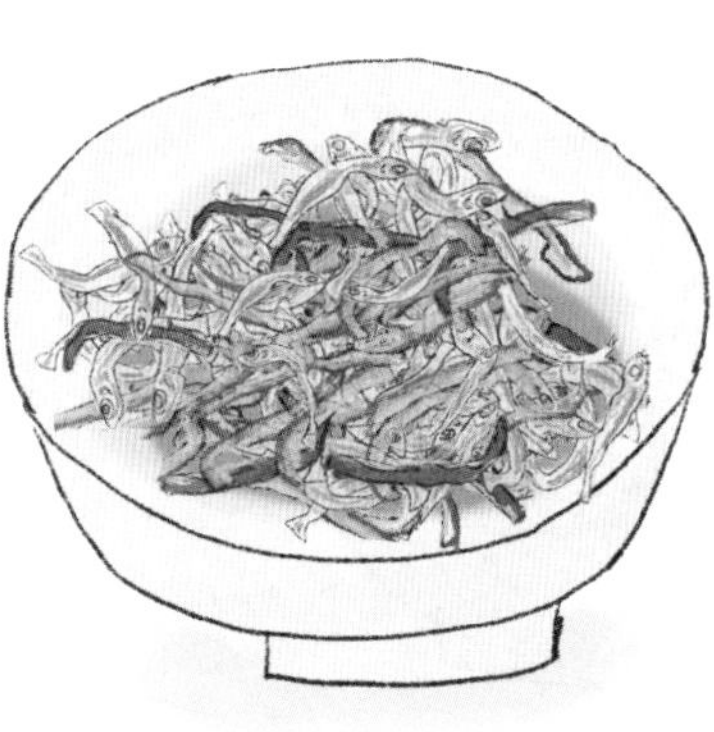

レシピ

# ピーマンとナスの煮物

**分量（2～4人分）**
ピーマン…約2個（60g）
ナス…約1本（150g）

1
ピーマンはタテに4つ切りにして、ヘタとワタとタネをとる

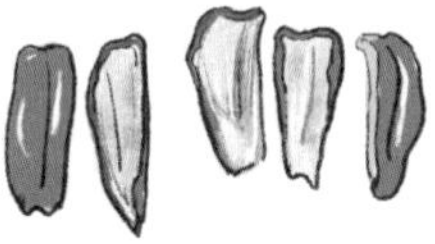

2
ナスは1cm幅の輪切りにして水にさらしておく

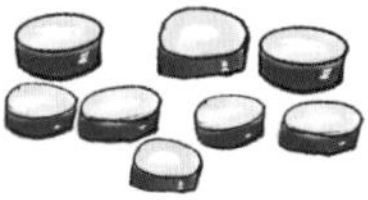

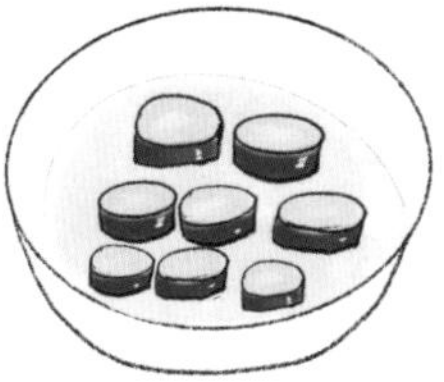

3
1と水気を切った2を鍋に入れ、具材がひたひたに浸かる程度のだし汁を加える

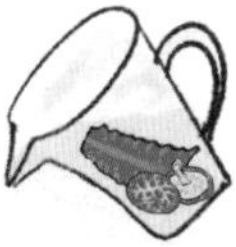

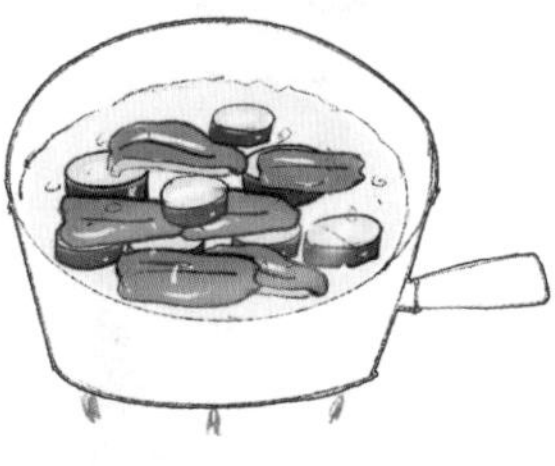

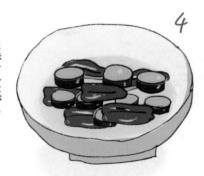

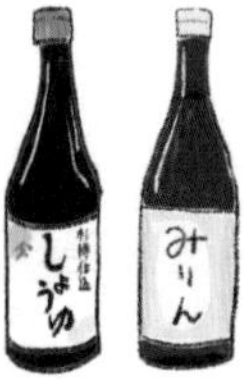


4
3に**味をみながら**醤油とみりんそれぞれ小さじ1ずつ～を加えて中火でやわらかくなるまで煮たら完成

レシピ

# ピーマンとナスの味噌炒め（味噌みりん）

**分量**（2〜4人分）
ナス…約1本（150ｇ）
ピーマン…約2個（60ｇ）

1

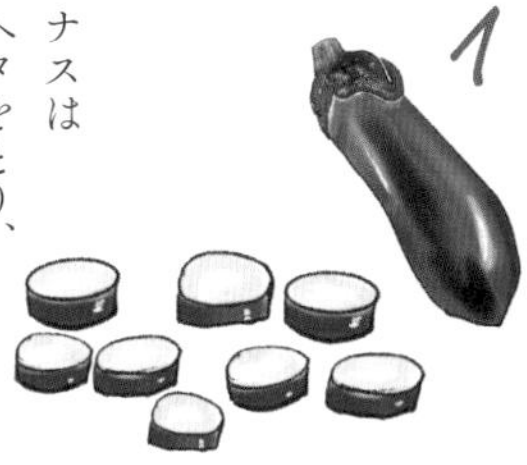

ナスは
ヘタをとり、
5〜10㎜ぐらいの
輪切りにする

2

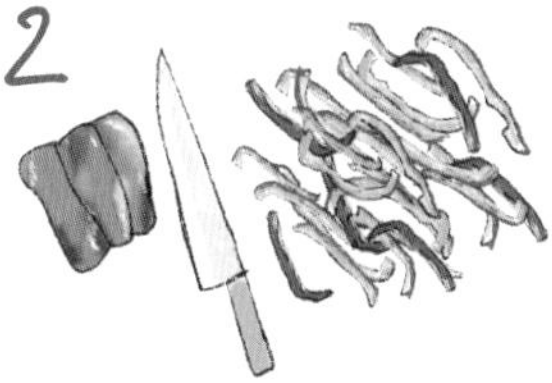

ピーマンは
タテ半分に切り
ヘタとワタと
タネをとり
千切りにする

3

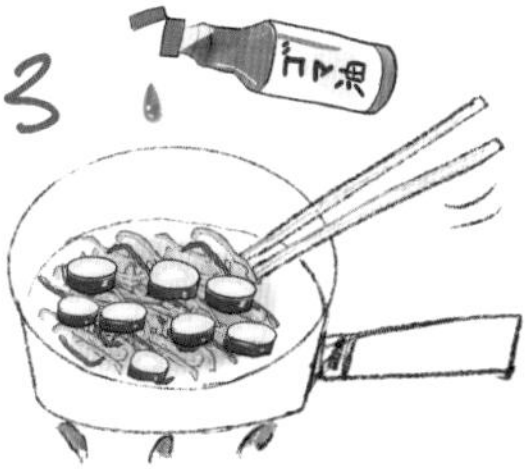

フライパンに
ゴマ油大さじ1を熱し、
1と2を入れて
具材がやわらかくなる
まで中火で炒める

4

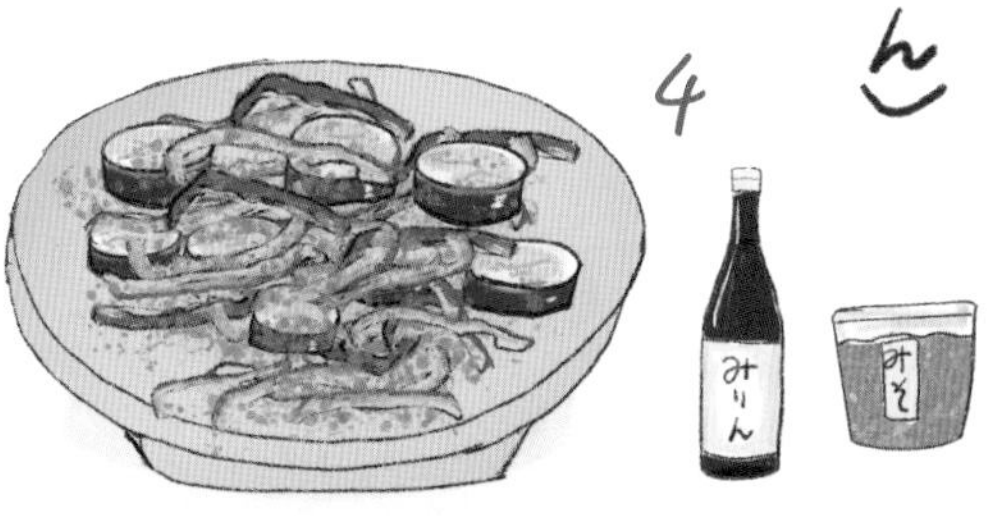

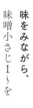


**味をみながら、**
味噌小さじ1〜を
みりん小さじ1〜で
のばしたものを
3に加えて、
味がなじむまで
炒めて完成

油を使って調理するとピーマンのベータカロテンを効率的に引きだすことができます。また、ピーマンは油と相性がいいので、おいしくいただけます。

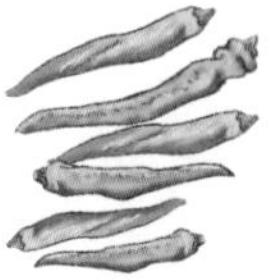

# 万願寺トウガラシ

〔特徴・歴史〕

**万願寺トウガラシは京都特産のシシトウガラシのことです。**

トウガラシの日本伝来には2つの説があります。16世紀頃、豊臣秀吉の朝鮮出兵のときに持ち帰ったという説と、江戸時代にポルトガルとの南蛮貿易により伝わった説です。いずれにしても江戸時代にはトウガラシをもとにした多くの品種が作られていました。明治時代になり欧米から甘味種のトウガラシ（ピーマン類）が伝わり、その後シシトウガラシも栽培されるようになりました。

〔下ごしらえ〕は、P202のピーマンと同様です。

〔成分・効用〕

ピーマンと同様に、ビタミンCとベータカロテンが豊富です。

ベータカロテンは、体内でビタミンAに変わります。**ビタミンAは、皮膚や目の健康を保つために欠かせない成分で感染症の予防にも役立ちます。**

**レシピ**

# 万願寺トウガラシとオクラの煮物

**分量（2〜4人分）**
万願寺トウガラシ…6本
オクラ…4本

1

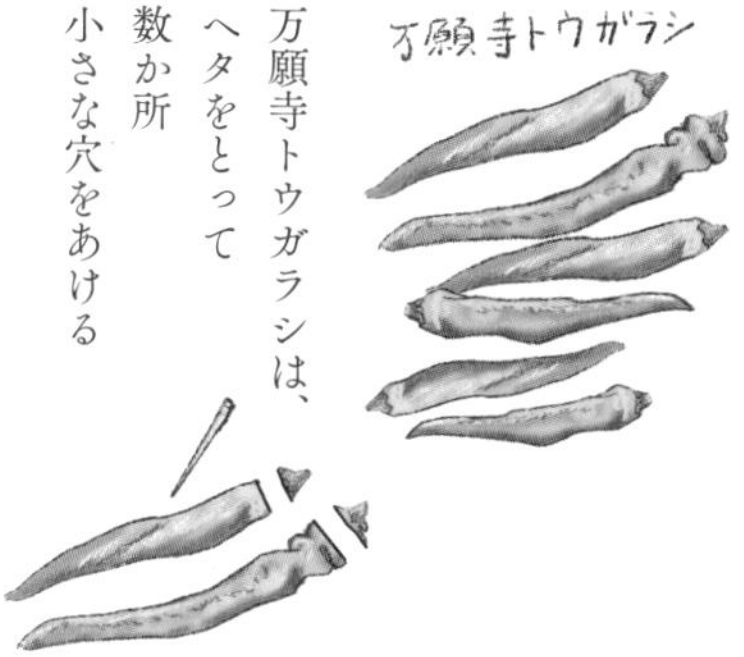


万願寺トウガラシは、ヘタをとって数か所小さな穴をあける

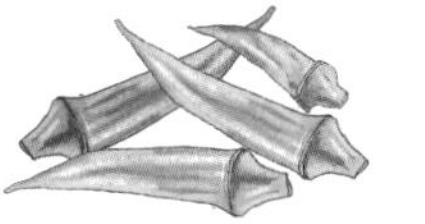

2

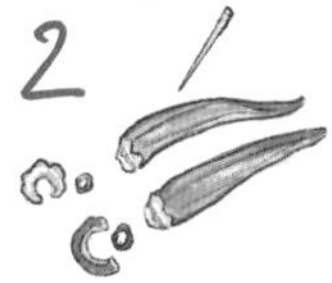

オクラはヘタをとり、ガクにかたい部分があればむいて、数か所小さな穴をあける

3

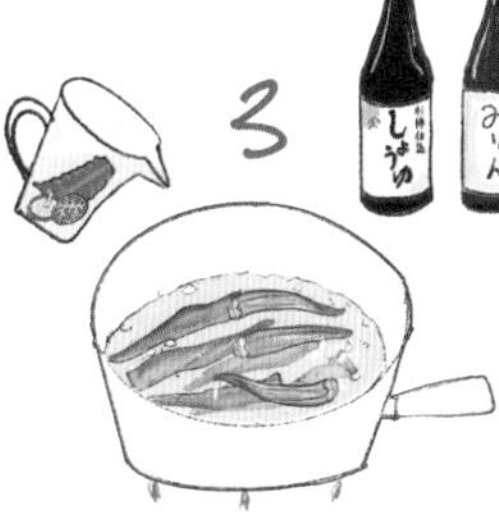


1と2を鍋に入れ、具材がひたひたに浸かる程度のだし汁に、**味をみながら**醤油とみりんをそれぞれ小さじ1ずつ〜を加えて中火で煮る

4

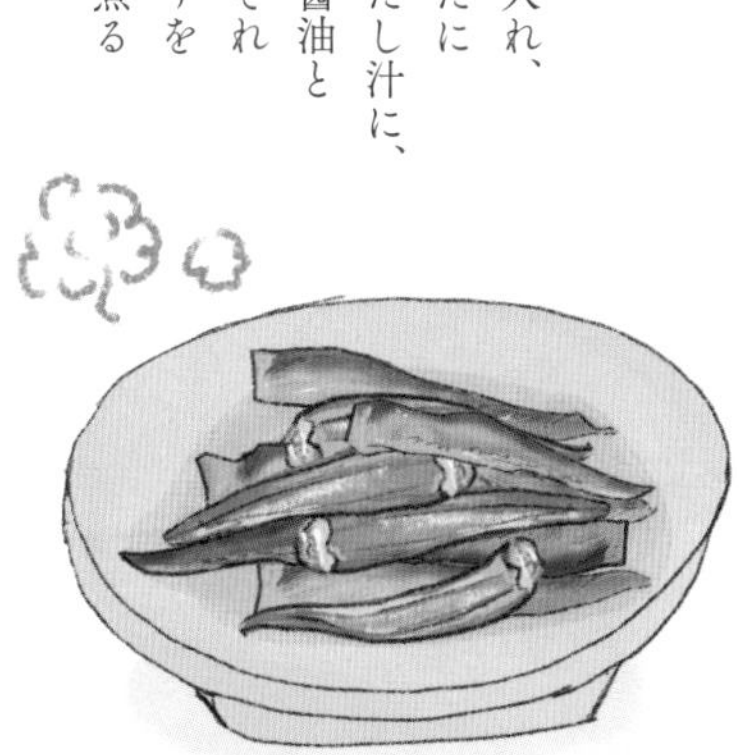

万願寺トウガラシとオクラがやわらかくなったら、皿にもりつける

万願寺トウガラシとオクラは、火の通りをよくすることと破裂を防ぐために、つまようじなどで小さな穴を数か所あけましょう。

**レシピ**

# 万願寺トウガラシのじゃこ炒め

**分量（2～4人分）**
万願寺トウガラシ…6本
じゃこ…お好みの量

1
万願寺トウガラシはヘタをとり、穴をあける

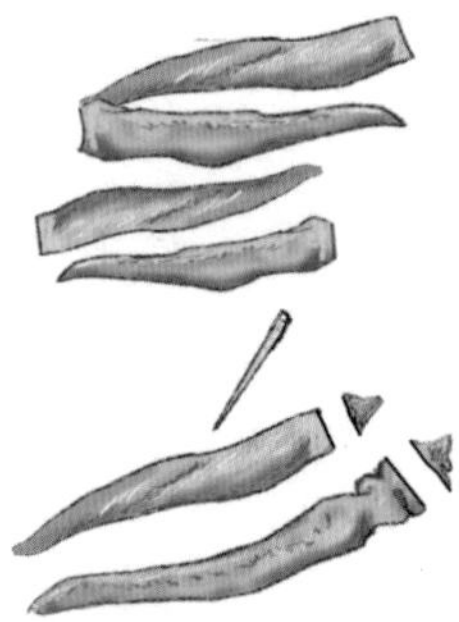

2
フライパンにゴマ油大さじ1を入れて熱し、万願寺トウガラシを入れて中火でさっと色よく炒める

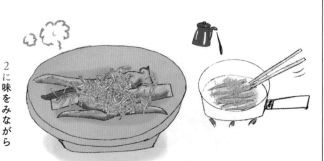

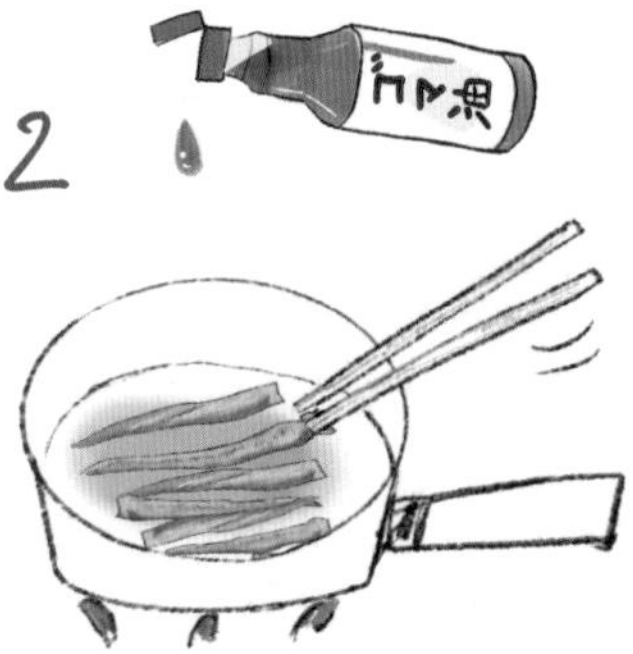

3
2に**味をみながら**醤油小さじ1～を加えて味つけし、じゃこを加えて火を通したら完成

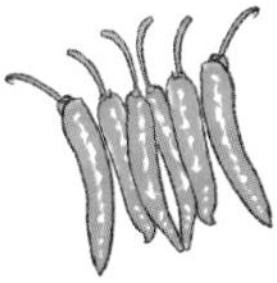

# トウガラシ

## 特徴

葉トウガラシと青トウガラシの旬は6～8月。葉トウガラシは、佃煮にするとおいしくいただけます。**青トウガラシは、赤く熟す前に収穫して、醤油やオイルに漬けておくと、さわやかな辛みを楽しめます。**

赤トウガラシの旬の時期は8～10月で、干して乾燥させると保存ができます。パンチのある強い辛みをもちます。

## 歴史

原産地とされるメキシコでは、約6000年以上前の地層から発見されるほど古くから使われていました。

ピーマンの歴史（P200）でも紹介しましたが、約5000年以上前から熱帯アメリカで食べられていたトウガラシを15世紀末にコロンブスがヨーロッパに持ち帰り、16世紀にはヨーロッパ全域に広がりました。その後、インドや中国、アメリ

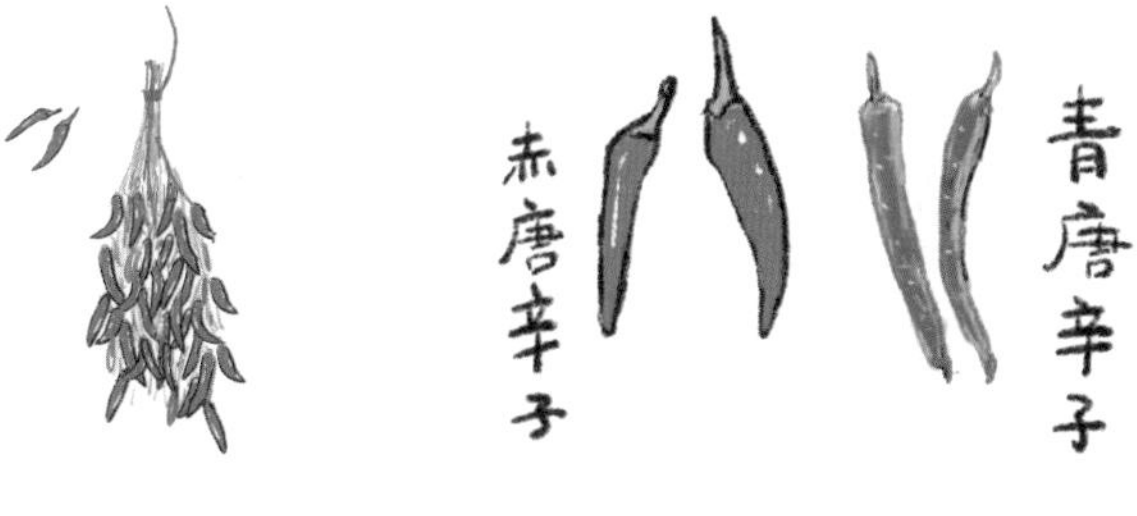

カにも広まり、日本には16世紀後半に伝わってきました。江戸時代には、すでにたくさんの品種が育てられており、大きく広まっていたと考えられています。

### 〔成分・効用〕

**辛味成分のカプサイシンは、中枢神経を刺激して副腎ホルモンの分泌を促進させることでエネルギー代謝が活発になり、脂肪が燃焼しやすくなります。**血管を拡張して血行をよくしたり発汗を促したり、唾液や胃液の分泌を増やして食欲増進や消化吸収を助ける効果もあります。

また、トウガラシのもつ抗菌作用を利用して、お米の保存時の虫除けに利用したり、漬物を作るときに一緒に漬けて食材を腐りにくくさせたりします。

口や舌への辛い刺激が、脳から分泌される鎮痛効果と幸福感に関わるホルモンのエンドルフィンを誘発することで、トウガラシの辛さがクセになったり、より辛い刺激を求める人もいます。

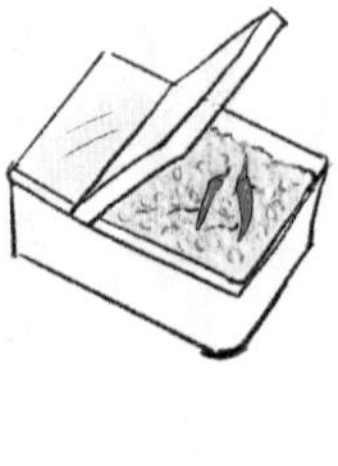

## 下ごしらえ

**◆青トウガラシ・赤トウガラシ**

油と相性がいい野菜です。最初にトウガラシを油で炒めることで、辛みと香りを効果的に引き出すことができます。**生の油につけると、じっくり辛みを引きだすことができてラー油として使えます。**保存する場合は、干して乾燥させましょう。

**◆葉トウガラシ**

ふるさと村では、次のように下準備して食べていました。

①トウガラシの葉のついた枝ごと収穫し、地面に叩いてカメ虫を落とす。
②新芽と新葉とキレイな葉のみを収穫して水洗いをする。
③鍋に芽と葉、ひたひたに浸る程度の水を入れて、沸騰してから5～6分加熱して、ゆで湯を捨てて葉トウガラシをザルにとり、アクをとりのぞく。
④10分程水にさらしてアク抜きする。

①
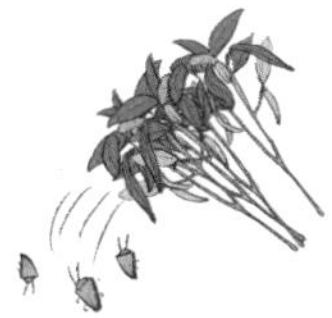

②
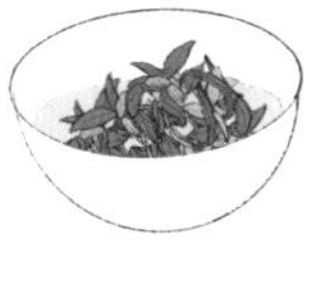

③
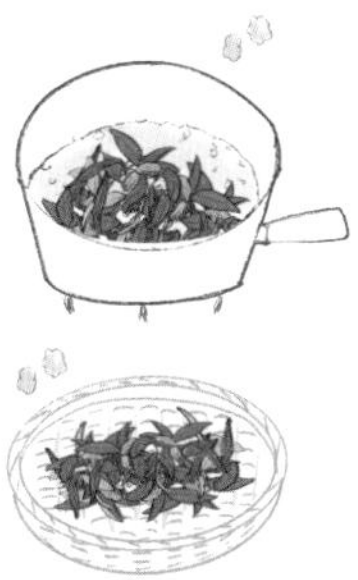

④
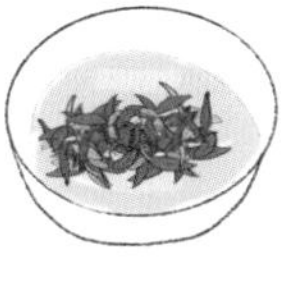

レシピ

# 青トウガラシの醤油漬け

**分量（2～4人分）**
青トウガラシ…1～2本（お好みの辛さで）
醤油…50～100㎖

1

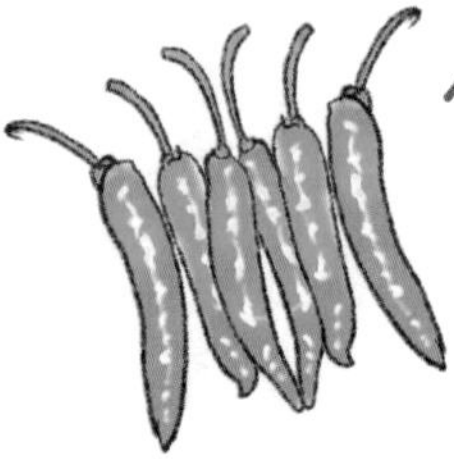

青トウガラシは
赤くなる前に
収穫して
冷凍保存しておく

2

青トウガラシがひたひたに
浸かる程度の醤油に漬けて
辛味を引きだす。
漬けた日から使えて、
日にちがたつにつれて
辛味が強くなる

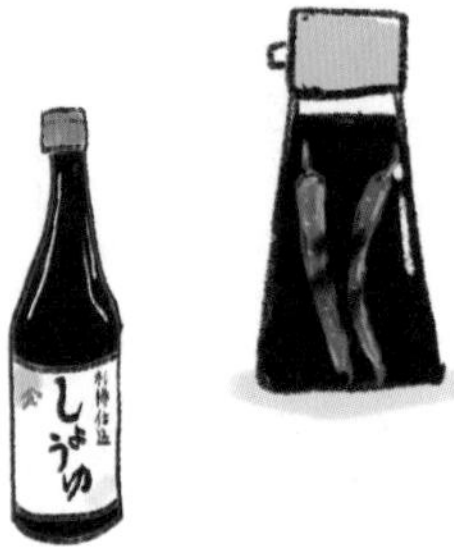


3

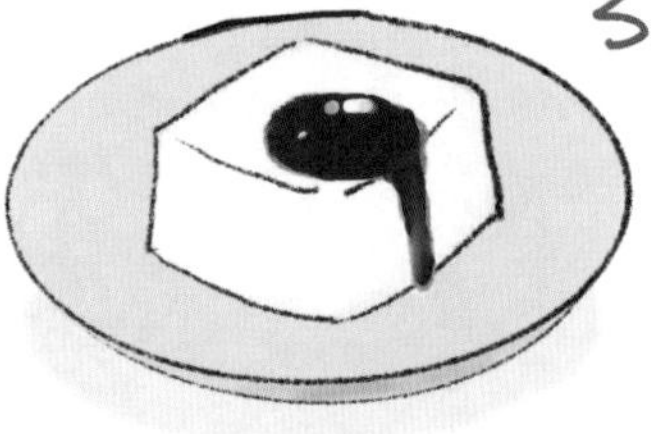

青トウガラシの醤油漬
けは、冷奴や野菜など
につけて食べる

漬けだれとして1週間～10日程使ったあと、残った青トウガラシは炒めものの具材にして食べます。

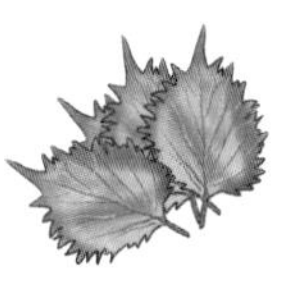

# シソ

## 特徴

旬の時期は7～9月。加熱すると、香りが飛んで色も悪くなります。**特に青ジソのさわやかな香りをいかすためには、鮮度が大切です。**

梅干しをつくるときに一緒に漬ける赤ジソにはタンニンが含まれ、この成分によって梅干しの皮はかたく、中身はやわらかくなります。また、赤ジソの色素が梅のクエン酸に反応して赤く発色します。赤ジソはアクが強いので、漬ける前に塩もみしてアク抜きをしてから使います。

青ジソ（大葉）は、赤ジソの変種です。

## 歴史

中国からヒマラヤ山脈あたりが原産地です。とても古くから使われてきた野菜で縄文時代の遺跡からタネが見つかったり、平安時代の文献に記録が残っていたりします。

中国の古い言い伝えで、蟹を食べすぎて中毒になった若者に、紫色の煎じ薬を与

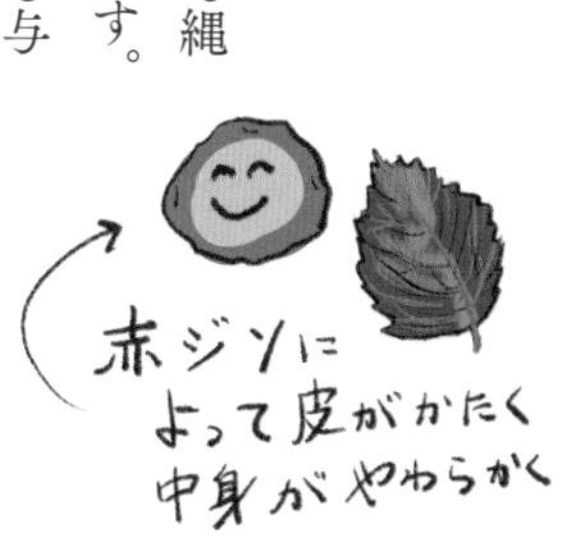
赤ジソに
よって皮がかたく
中身がやわらかく

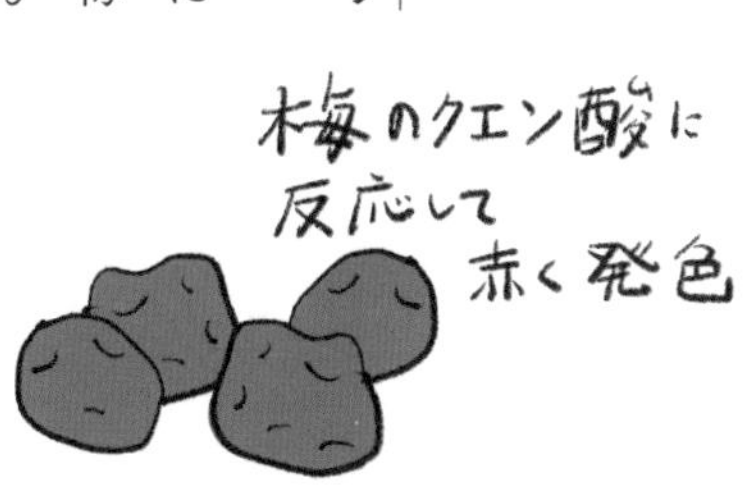
梅のクエン酸に
反応して
赤く発色

えたところ、治って蘇ったことが、「紫蘇（シソ）」の由来とされています。

## 成分・効用

シソの香り成分には、食欲増進作用の他に、殺菌と防腐効果があります。そのため、刺身などの生ものに青ジソの葉が添えられたり、赤ジソの色素を利用して梅干しを漬けたりして、防腐剤として活用してきました。

古くからシソの葉、タネ、茎は、健胃、整腸、吐き気を抑える、咳を鎮めるための漢方薬として利用されてきました。また、葉と一緒に若芽、花穂、実も食べられます。

## 保存方法

乾燥しやすいので、**湿らせたペーパータオルにシソを挟んでから保存袋に入れて冷蔵庫で保管**しましょう。シナシナになってきたら、シソの茎の先を少し切って、水に浸してしばらくおくと元気が戻ります。

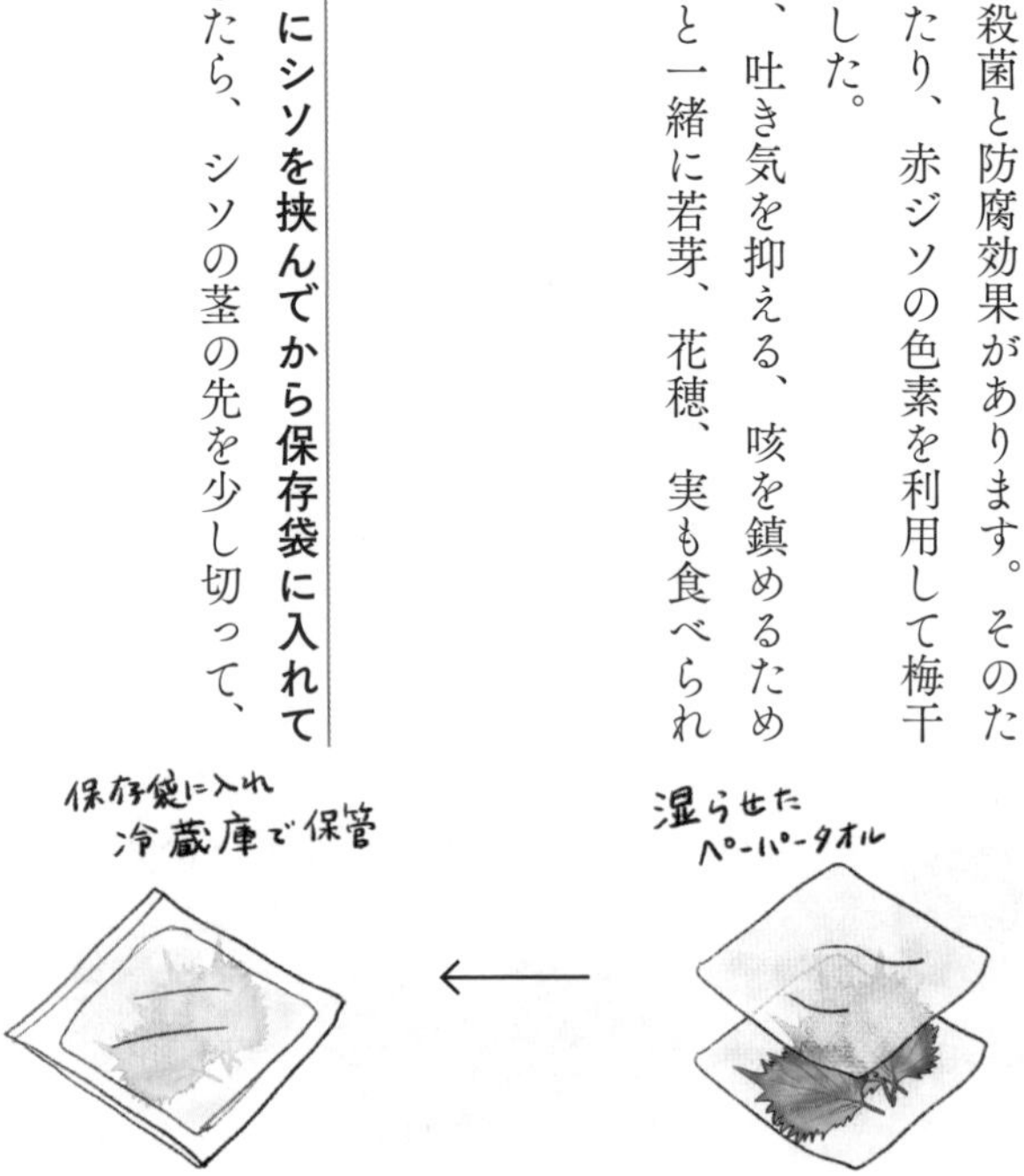

レシピ

# キュウリの浅漬けシソ和え

**分量（2〜4人分）**
青ジソ…適量
キュウリ…約1本（100g）

1

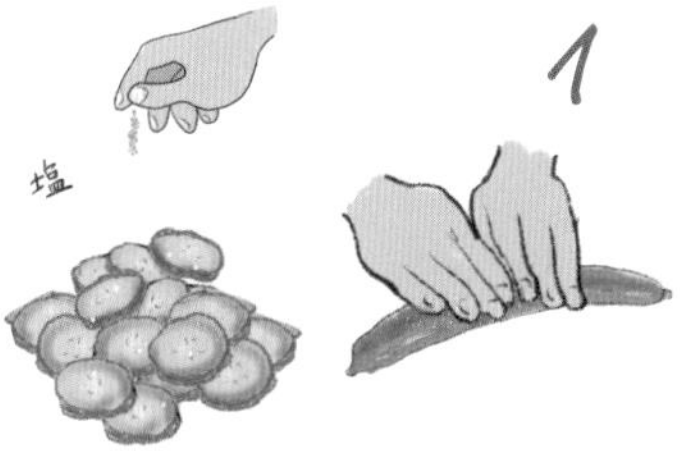


キュウリは
板ずりして洗い、
薄い輪切りにして
塩少々をまぶして
置いておく

2

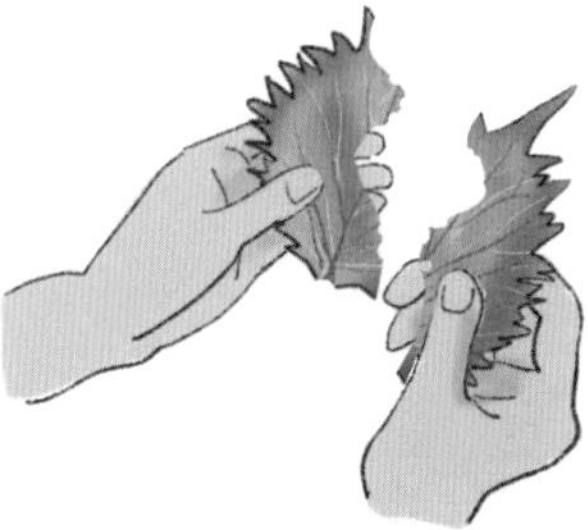

青ジソは、
手でちぎる

3

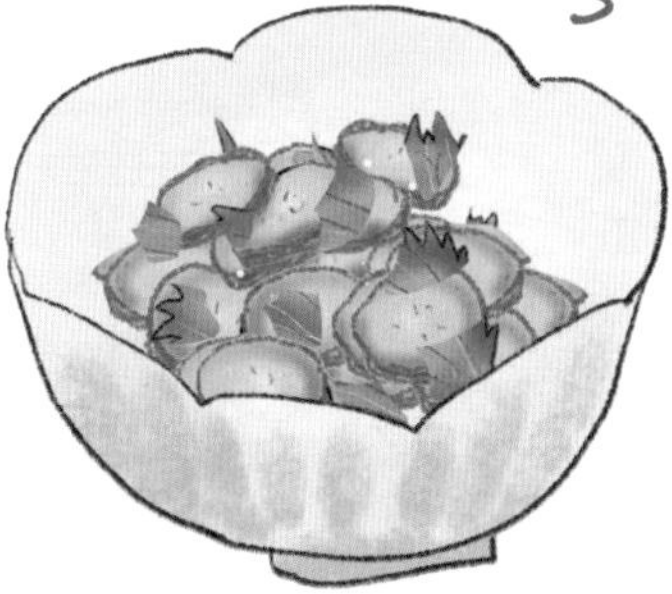

1に2を加えて和えて、
皿にもる

青ジソは手でちぎるとアクがでにくくなります。

レシピ

# 青ジソのふりかけ

**分量**

青ジソ…適量

1

シソは水洗いして、パリパリになるまで天日干しをする

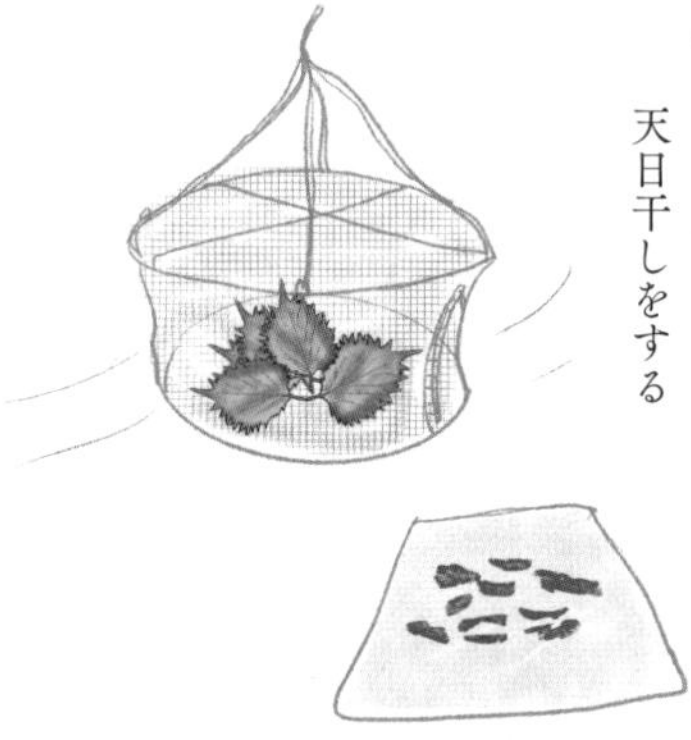

2

1の青ジソを両手でもんで粉状にする

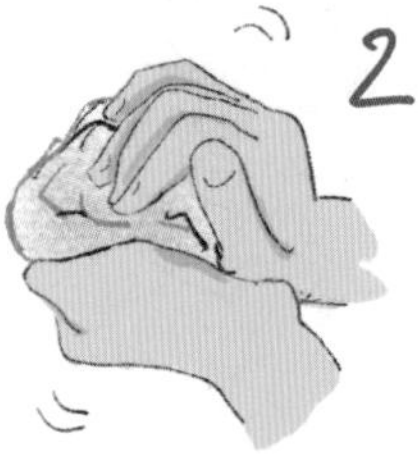

3

密閉できるビンに入れて冷暗所で保存。納豆などにかけて食べるとおいしい

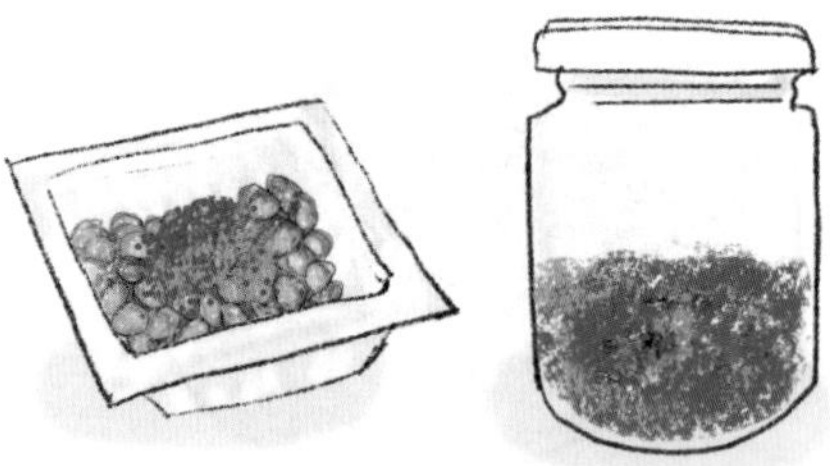

青ジソを使い切れないときは、干してふりかけにすると保存がきいて便利です。フライパンでも作れますが、天日干しすると栄養素が増えるので、少しでも太陽にあててください。

レシピ

# 赤ジソのふりかけ

**分量**
赤ジソ…適量

1
梅酢に漬けた赤ジソの水気を絞り、ザルなどに広げてパリパリになるまで3〜5日間しっかり干す

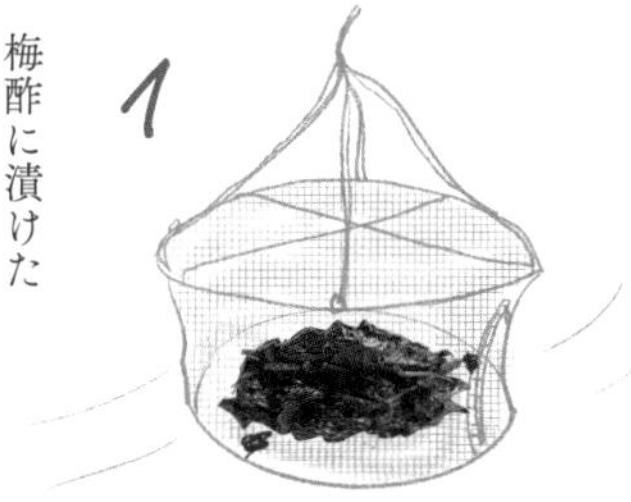

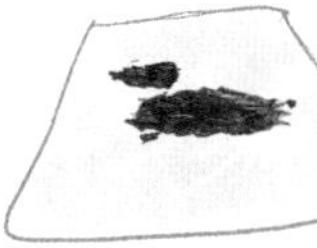

2
1を両手でもんで粉状にする

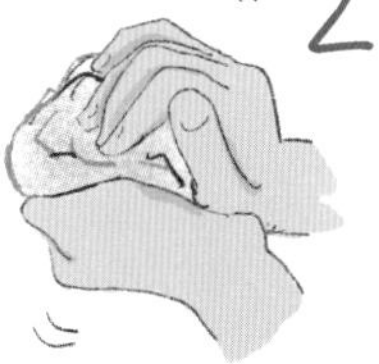

3
2を密閉できるビンに入れて冷暗所で保存する

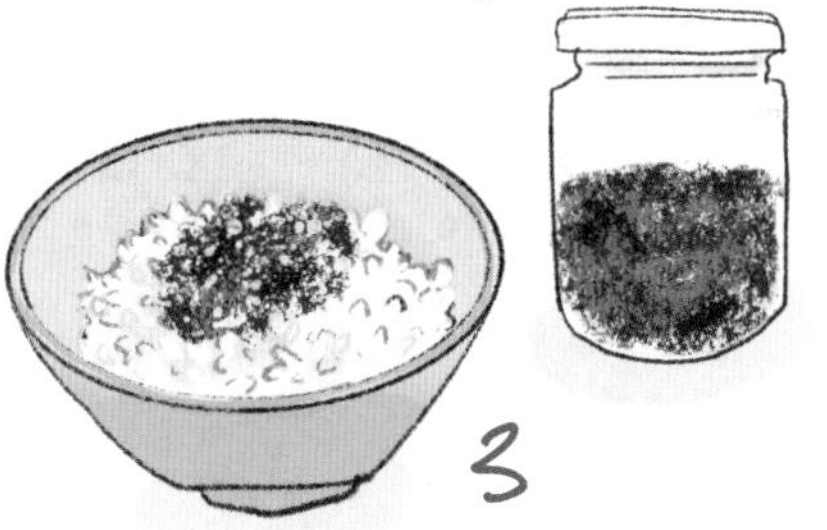

レシピ

# シソの実漬け

1
シソの実を枝からしごいて収穫する

2
実を水洗いして、汚れ、ゴミ、虫をとりのぞく

3
新聞紙を敷いて、実を広げて2日ほどしっかり天日干しする。水分が多いと失敗しやすい

4
通常は塩漬けにする。1週間ほどで食べ切る浅漬けの場合は、実の分量の5%、1〜2か月で食べる場合は10%、長期保存する場合は30〜40%の塩で漬ける

シソは葉っぱだけでなく実も食べられます。家庭菜園で育てている人はチャレンジしてみてください。

COLUMN

# 漬物がおいしい季節①
## ～ぬか漬け、浅漬け、古漬け～

### 忘れられないキュウリの古漬け

人類は、古代から余った食べものを腐らせないように、どうやって保存するかについて知恵を絞ってきました。

現代人の多くは、冷蔵や冷凍で保存したり、保存食の缶詰やビン詰めやレトルト食品を購入していることが多いのではないでしょうか？　ほかにも保存料や防腐剤を添加して腐らせないようにした食品は数多くあります。

冷蔵庫の普及や化学薬品の開発が進むまでは、長い間、人々は「干す」「漬ける（塩蔵・糖蔵など）」「発酵させる」の技術を使って、食べものを保存してきました。そのなかでも漬物は、「漬ける」「発酵させる」から生まれたもので、古事記や日本書紀にも登場するほど、日本人が古くから食べてきたものです。

一方、「干す」ことからは、コンブ、干しシイタケ、カツオ節や煮干しなどの「だし」が生まれました。

ふるさと村では、収穫した野菜を無駄にしないように漬物にして保存します。春から夏にかけて、どんどん野菜の収穫量が多くなっていきます。

とくに、夏野菜は成長が早く、収穫が1日違うだけでも、かたくなったり大きくなりすぎたりするので、旬を逃さないように収穫すると、一度にたくさんの同じ野菜が

## COLUMN

台所に並ぶことになるのです。

そこで、数日で食べる分は、浅漬けやぬか漬けにして、食べられない分は古漬けにしています。

浅漬けは、簡単にすぐ作れて、素材の味が生きたストレートなおいしさがあります。

ぬか漬けは、発酵させたぬか床に野菜を漬けて作るので、多彩で繊細な味です。

上手く発酵させたぬか床は、独特な香りと風味があり、漬け込む野菜の栄養分も加わって奥深い風味があります。また、1グラム程の中に2億以上の乳酸菌や酵母菌が存在し、からだに優しい味を作り出してくれます。

ふるさと村の古漬けは、収穫が一気に重なるキュウリで作ることがほとんどです。

田植えや稲の収穫のときに、秋山先生が作った梅干しのおにぎりと一緒に食べたキュウリの古漬けのゴマ油和えのおいしさは忘れられません。

# 5章
# 秋の食事

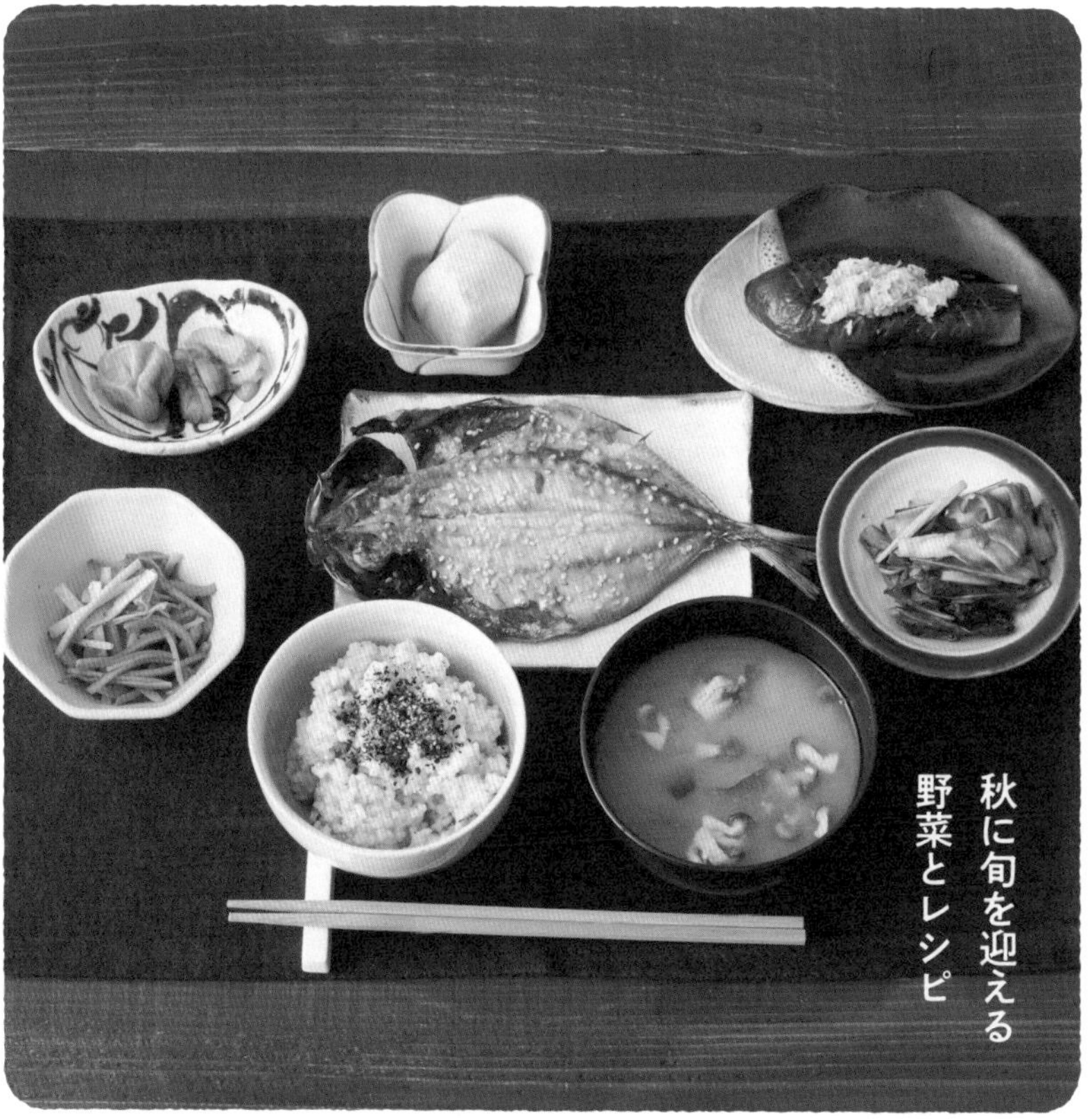

秋に旬を迎える野菜とレシピ

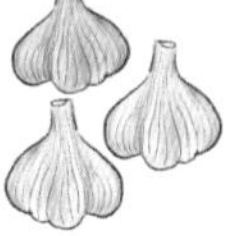

# ニンニク

## 特徴

旬の時期は5~6月。この時期に収穫後、乾燥させたニンニクが1年中店頭に並びます。切るとニンニク特有の香りと辛みがでてきます。**細かく切ったり、すりおろしたりすると、香りと辛みが強くなりますが、量が多すぎると苦みやえぐみが出ます。**

ニンニクの香りと辛み成分は水溶性なので、醤油に漬けると成分が溶けだしておいしいニンニク醤油になります。

**香りと辛みは、油で加熱すると別の成分になり、甘みとコクに変わります。**弱火でじっくり加熱することで、甘みとコクがぐんと引き立ちます。

切らずにまるごと加熱すると、ニンニクの風味を閉じ込めながらも甘みとコクを加えることができます。

## 歴史

タマネギと同様に、エジプトのピラミッド建設時の貴重な活力源として、6000年以上前から食べられてきました。

日本でも、古くから魔除や疫病除けなどの神事に使ったり、疲労回復、血行改善などの薬用、抗菌や殺菌作用など、役立ってきた重要な野菜です。

仏教や精進料理では、怒りや情欲を呼び起こす「五葷（ネギ、ラッキョウ、ニンニク、タマネギ、ニラなど）」の1つとして禁止されてきました。

意外ですが、日本で広く料理に使われるようになったのは戦後からです。

## 成分・効用

ニンニク特有のにおい成分であるアリシンは、ビタミンB1の吸収率を高めます。ビタミンB1は、糖質を大きなエネルギーに変換させる働きを助ける大切な栄養素です。不足すると疲労感や倦怠感の原因になります。

**アリシンは揮発性が強く脂溶性なので、切ったり潰したりすりおろしてから油に漬けたガーリックオイルを使うと、アリシンを効率的に摂取できます（ガーリックオイルは1カ月を目安に使い切りましょう）。**

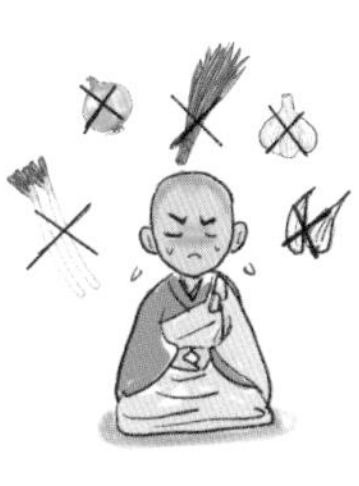

他にも生のニンニクには、殺菌、強壮、抗酸化作用があります。新陳代謝と疲労回復の効果のあるスコルジニンという成分も含みます。

## 下ごしらえ

緑色の芽は食べられますが、くさみやえぐみの原因になるのでとりのぞきましょう。

ニンニクはそのままだとにおいませんが、切ったり、潰したり、すりおろすと匂いが発生します。

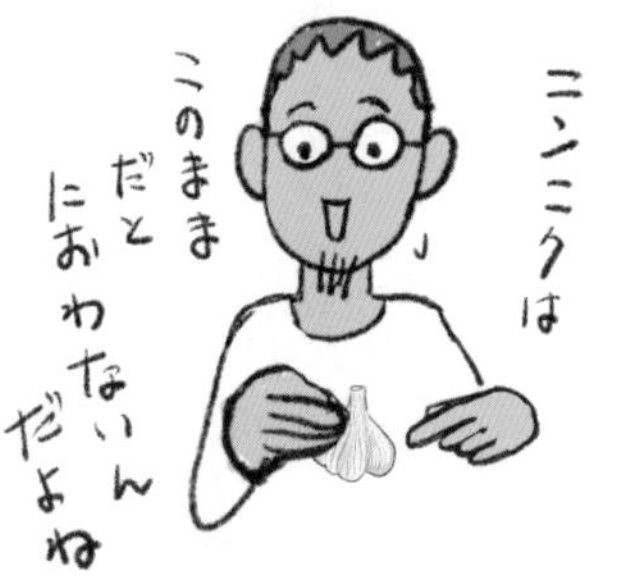
ニンニクは
このまま
だと
におわないん
だよね

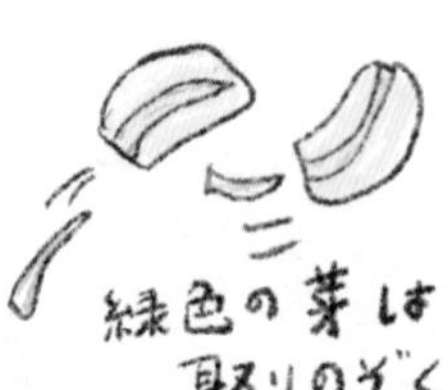
緑色の芽は
取りのぞく

レシピ

# スタミナ醤油

**分量（2〜4人分）**
ニンニク…1片
ショウガ…1片
ニラ…1／3〜1／2束
醤油…1カップ

1
ニンニクとショウガはすりおろす

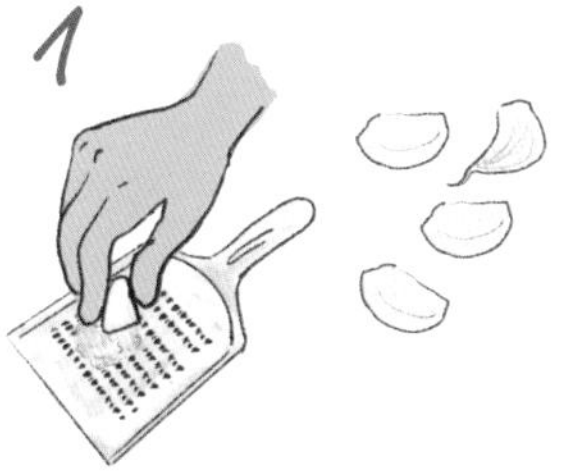

2
ニラは小口切りにする

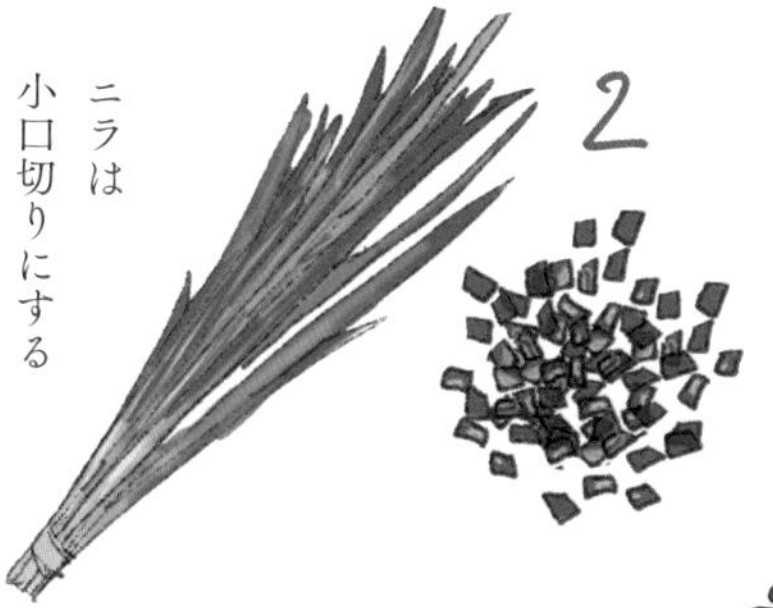

3
1と2を醤油に漬ける

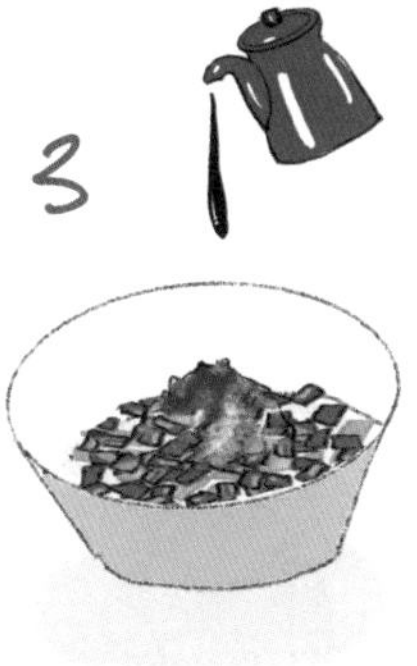

冷奴、湯豆腐、ゆで野菜などにかけて食べる

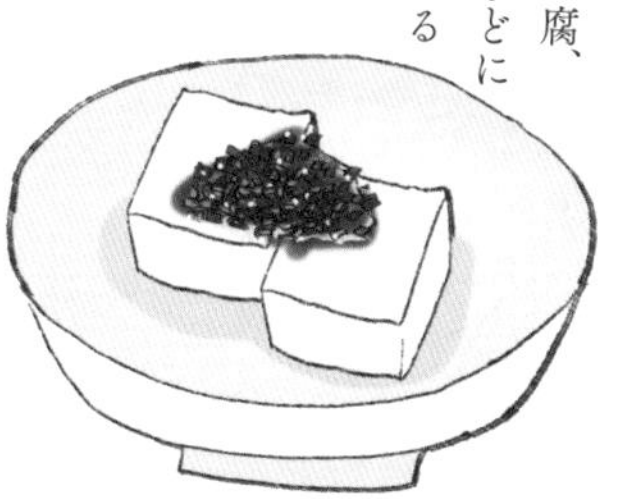

日にちがたつほど味が丸くなり濃厚になりますが、7〜10日で使い切るようにしましょう。

レシピ

# ニンニクの煮物

**分量**
ニンニク…お好みの量

1

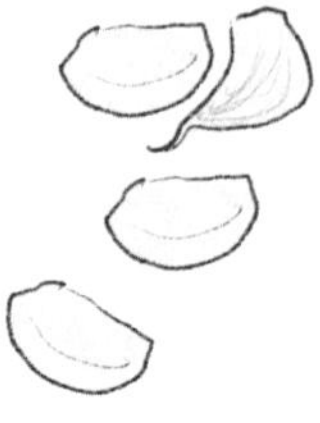

ニンニクは
薄皮をむいて、
根元を切って
鍋にいれる

2

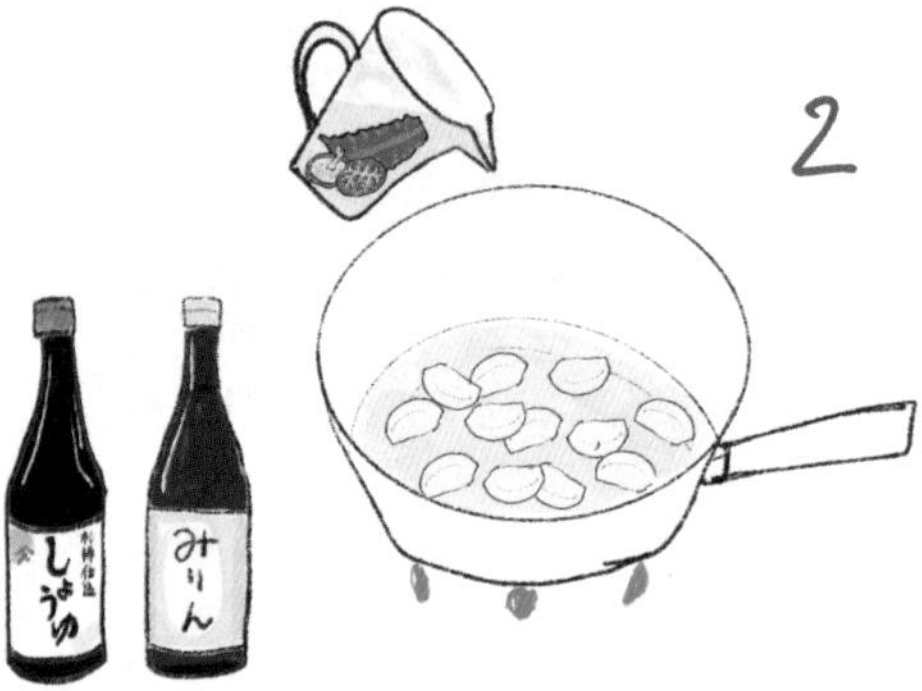


1のニンニクが
ひたひたに浸るぐらいの
だし汁と、**味をみながら**
醤油とみりんそれぞれ
小さじ1ずつ～を加えて、
弱火でじっくり煮る

3

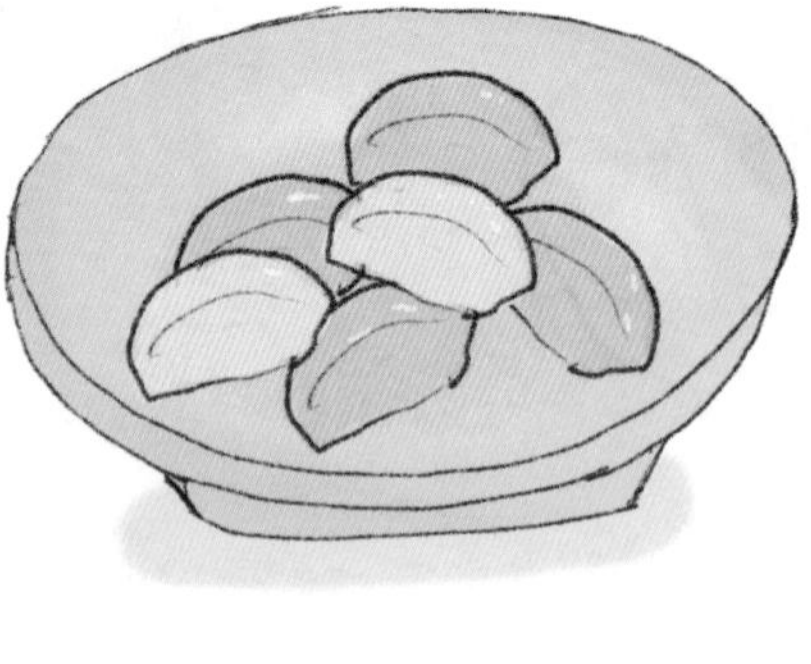

ニンニクが
やわらかくなるまで
煮たら完成

レシピ

# 小松菜シメジ炒め（塩ニンニク）

**分量（2〜4人分）**
ニンニク…1片
シメジ…約1／2パック（50g）
小松菜…約2／3束（200g）

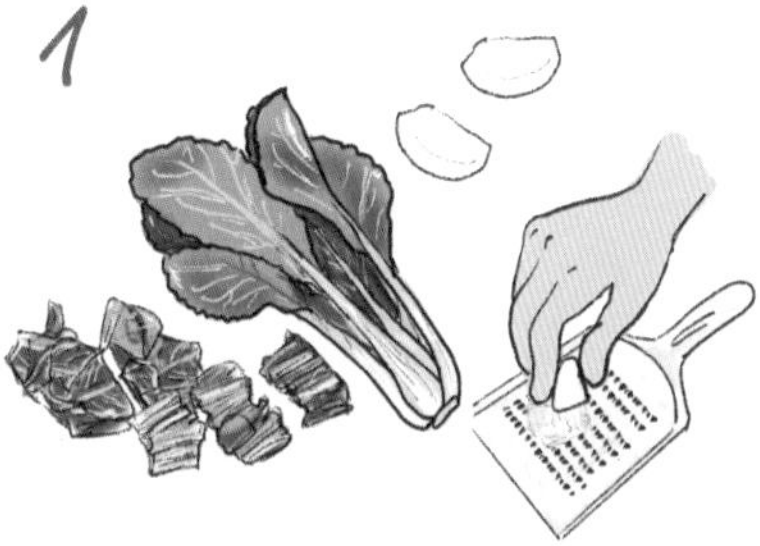

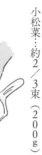

1
シメジは石づきを
おとして小房にわける。
小松菜はざく切りにする。
ニンニクはすりおろす

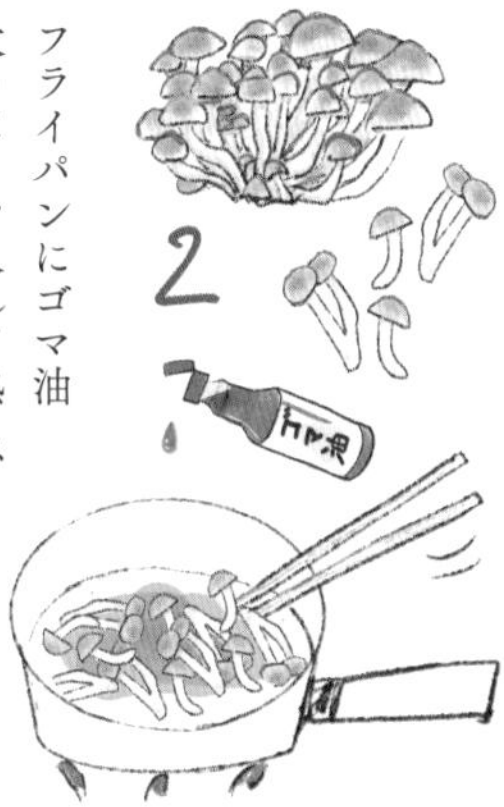

2
フライパンにゴマ油
大さじ1を入れて熱し、
シメジを中火で炒める

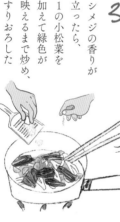

3
シメジの香りが
立ったら、
1の小松菜を
加えて緑色が
映えるまで炒め、
すりおろした
ニンニクを加える

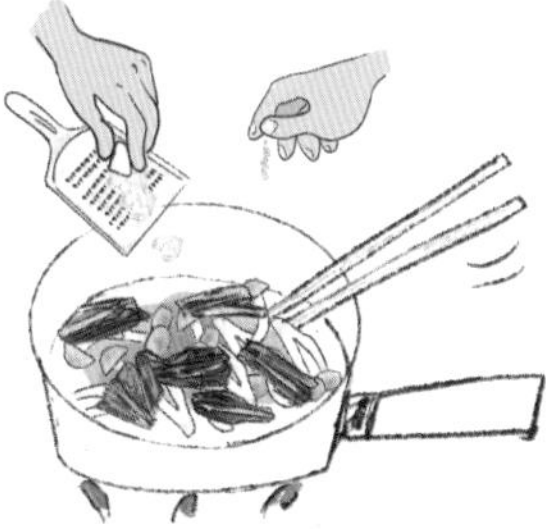

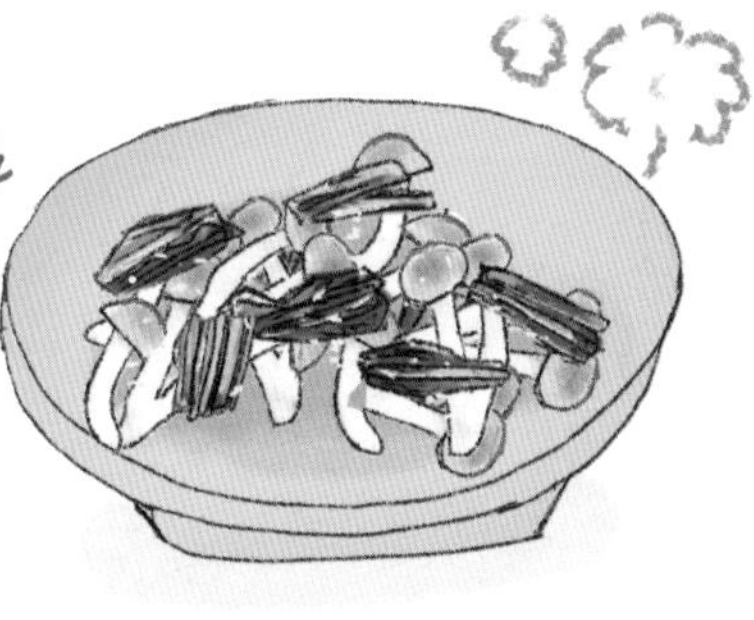

4
3を塩少々で
味付けしてざっと
まぜあわせて
皿にもる

レシピ

# ニンニク鍋

**分量（2～4人分）**
コンブ…10㎝程度を2～4枚
カツオ節…ひとつかみ分
ニンニク…2～4片
ダイコン、ニンジン、白菜、ネギ、シラタキなど
あまった野菜など…お好みの量
うどん…必要ならお好みの量

1

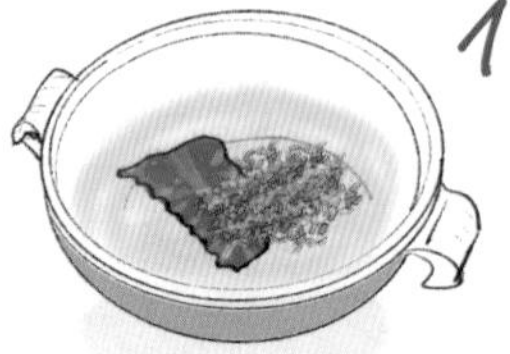

鍋の7分目ぐらいまで水を入れ、コンブを加えて半日おいた鍋を中火にかけ、煮立ったらカツオ節を加えて火をとめ、コンブとカツオ節を引き上げる

2

ダイコン、ニンジン、白菜、ネギ、シラタキを食べやすいサイズに切る。ニンニクはすりおろす

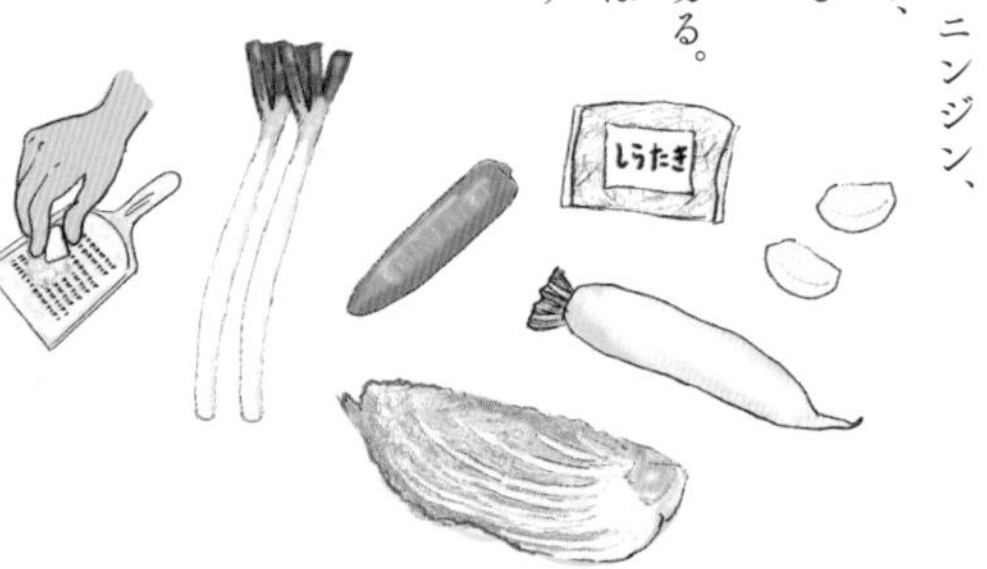


3

1の鍋に**味をみながら**塩少々とすりおろしたニンニクを入れて中火にかける。

ダイコンとニンジンを加えて、やわらかくなったら醤油少々を入れて**味をみて**、ととのえる。

さらに白菜、ネギ、シラタキを鍋に加えて煮立たせ、最後にうどんを入れて火が通ったら完成

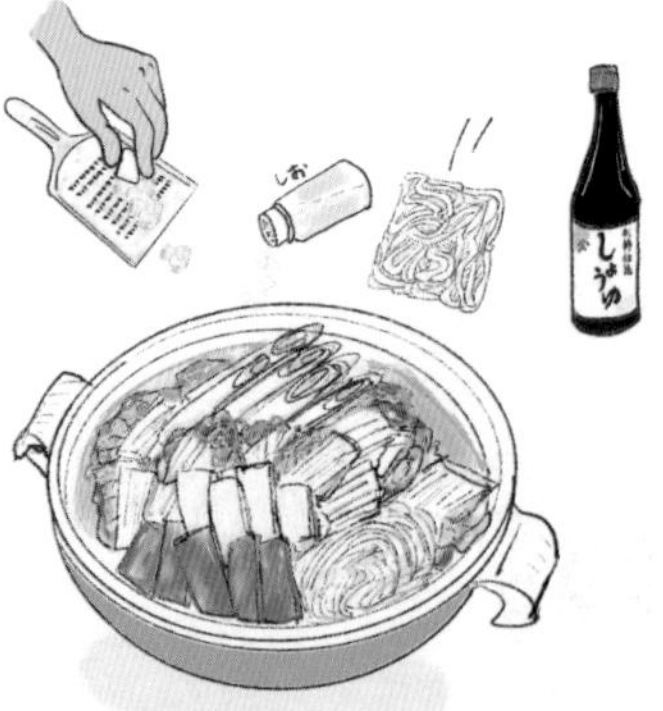


ニンニク以外の野菜は、冷蔵庫にあまっているものをお好みで揃えてください。ふるさと村では、野菜が多い場合は、うどんを入れないで食べていました。

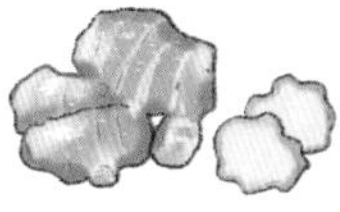

# ショウガ

## 特徴

旬の時期は、葉ショウガと新ショウガが7～10月。根ショウガは11～12月。

新ショウガを収穫して保存したものを根ショウガと呼びます。**新ショウガを生で食べると、解熱やからだを冷やす効果があるとされ、根ショウガや干したり加熱したショウガは、からだを温めるとされます。**

皮の近くは香りが強く、辛み成分も強くなります。葉ショウガの辛みは強くないので、そのまま、または酢味噌をつけるとおいしくいただけます。

## 歴史

3世紀以前には伝来したとされる古い野菜で、薬用・薬味として利用されてきました。ショウガと同時にミョウガも伝わったとされ、香りの強いショウガを「兄香（せのか）」、弱いミョウガを「妹香（めのか）」と呼んでいたそうです。

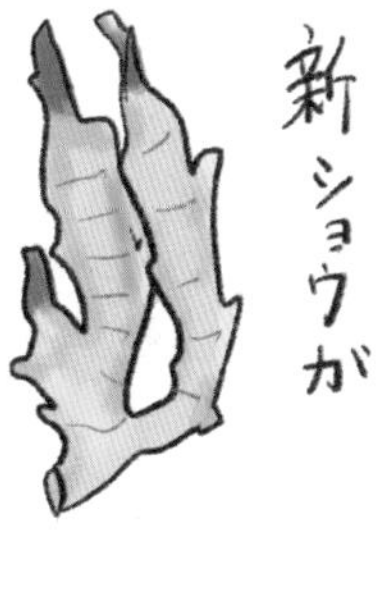


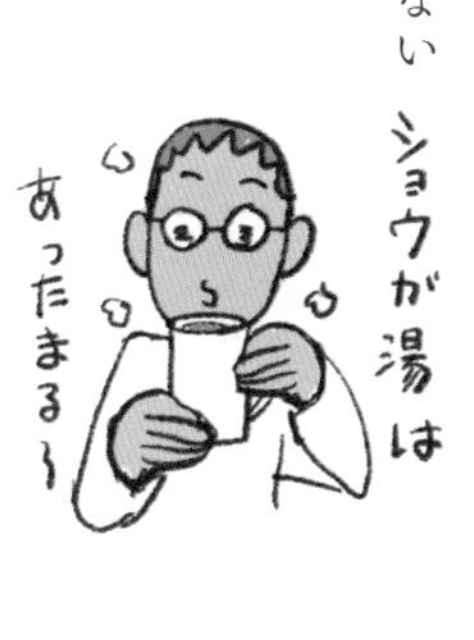

## 成分・効用

ショウガの辛み成分であるジンゲロールには、食欲増進や消化促進、また発汗や解熱作用、抗菌作用があります。**ジンゲロールは、乾燥させたり80～100度以上の熱を加えたりするとショウガオールという成分に変化します。ショウガオールには、胃腸を刺激してその働きを促進させる作用、新陳代謝を高める作用、血流をよくして体を芯から温める作用があります。**

このようにショウガには多くの効能があるため、料理以外にも漢方や生姜湯として広く使われてきました。漢方では、新鮮なものを生姜（ショウキョウ）と呼び、解熱、殺菌、感冒、吐き気止めに使われます。乾燥したものを乾姜（カンキョウ）と呼び、からだを温める、新陳代謝を高める、下痢や腹痛に効くとされてきました。

## 下ごしらえ

ショウガの繊維に沿って切ると、切断面がキレイで、アクが出にくく歯ごたえが残ります。繊維を切断するように切ると、アクが出て切断面が残ります。

辛みをやわらげてアクを抜くためには、水にさらします。もっと**上品に仕上げたいときは、塩をふりアクを引き出したあと、熱湯にほんの少しさらしてザルで乾か**

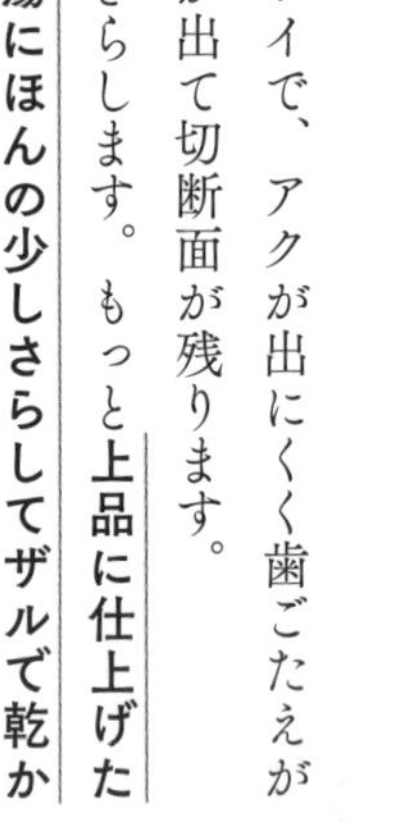


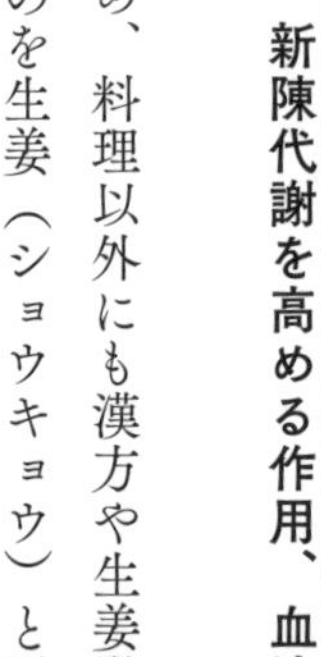

します。

◆乾燥と加熱

薄くスライスしたショウガをザルなどに広げて干すと、水分が飛んで成分が凝縮するとともに、血流を上げてからだを温める成分のショウガオールが作られます。加熱すると、辛み成分のジンゲロールがショウガオールに変化して、辛みからコクに変わります。

レシピ

# ショウガスライス

**分量**

ショウガ……お好みの量

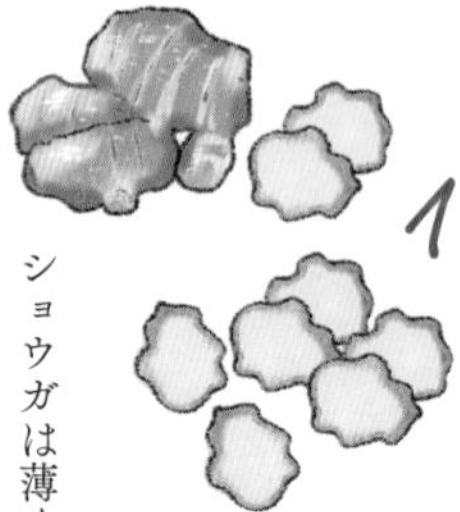

1

ショウガは薄く
スライスする

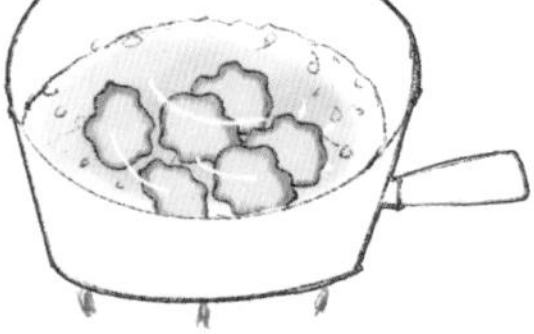

2

鍋に熱湯を用意して、
1のショウガを
さっと湯通しする

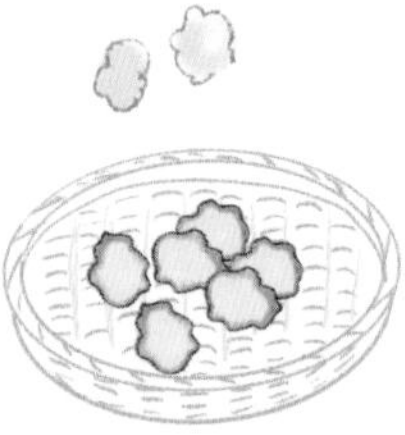

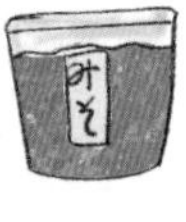


3

ザルなどでショウガの
お湯を切り、
皿にもりつけて、
適量の味噌をそえる

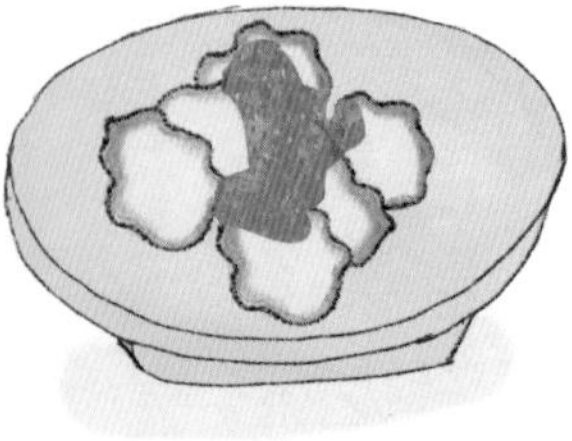

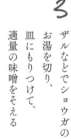

ショウガの辛みが強いときは、もう1度ゆがくとやわらぎます。

レシピ

# 冷奴+ショウガ醤油

**分量**
ショウガ…お好みの量
豆腐…お好みの量

1

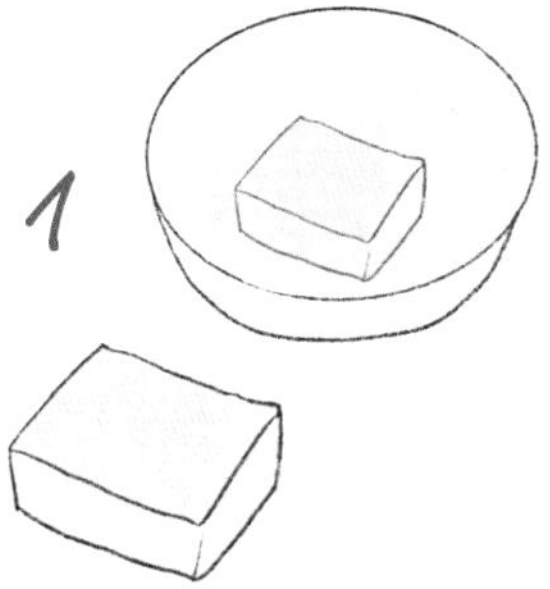

豆腐は水洗いして
ザルにとり
軽く水切りをして、
食べやすい大きさに
切って皿にもる

2

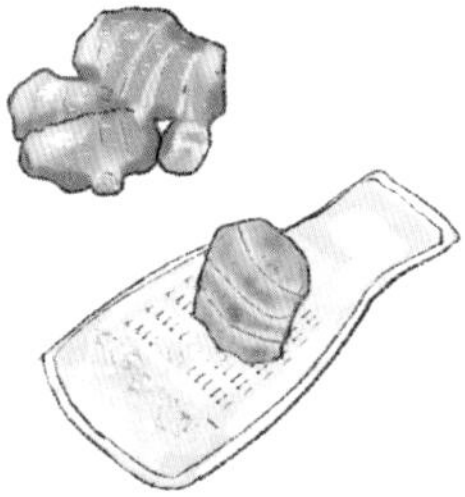

ショウガは
よく洗って皮ごと
すりおろし、
1の豆腐の上にのせる

3

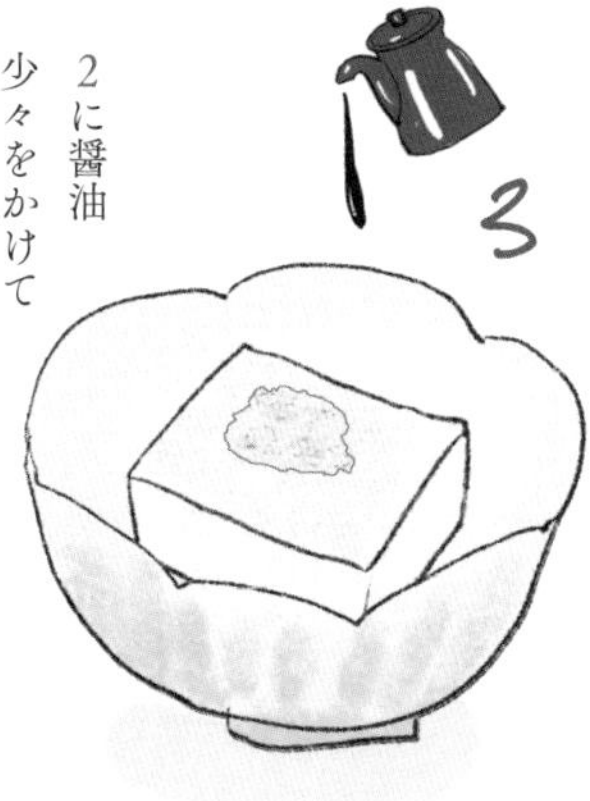

2に醤油
少々をかけて
いただく

ショウガの皮や皮と実の間には酵素が含まれるので、よく洗って皮ごと使ってみましょう。

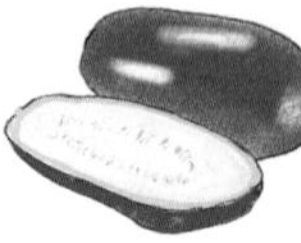

# トウガン

**特徴**

旬の時期は、7~9月。出始めは水分が多くて実がやわらかく、旬の後半になると水分が減り、皮が厚くなって実が締まり、種が大きくなります。

「冬瓜」と書きますが、夏~秋の野菜です。**「冬まで保管しても食べられるウリ」ということからこの名前がつきました。**ただし、貯蔵すると甘みが増すわけではなく、苦みがでてきます。

味が淡白なので、どんな食材とも合わせやすく、煮物にするとトロトロの食感を楽しめます。

**歴史**

東南アジアが原産で、中国を経て日本に伝わりました。正倉院文書にトウガンについての記述があり、奈良時代から栽培されていたと考えられる古い野菜ですが、戦後、食べられることがへりました。

## 成分・効用

トウガンの約95%は水分で、からだの熱をとる効果や利尿作用があります。

**漢方では腎臓病の食事によく用いられ、利尿・解熱・毒消しの効用があるといわれます。**

中国では暑気払い、インドでは老廃物の排泄を促す薬として活用されています。

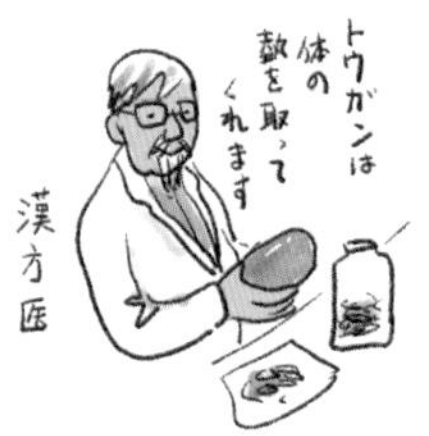


## 下ごしらえ

皮をむきワタをとりましょう。

熱湯で30秒ほど湯がくと、雑味がとれて味が入りやすくなります。

レシピ

# トウガンの煮浸し（くず引き）

**分量（2〜4人分）**

トウガン…約1／8個（300g）

だし汁…400㎖

水溶き片栗粉

［片栗粉…大さじ1

　水…大さじ2

1

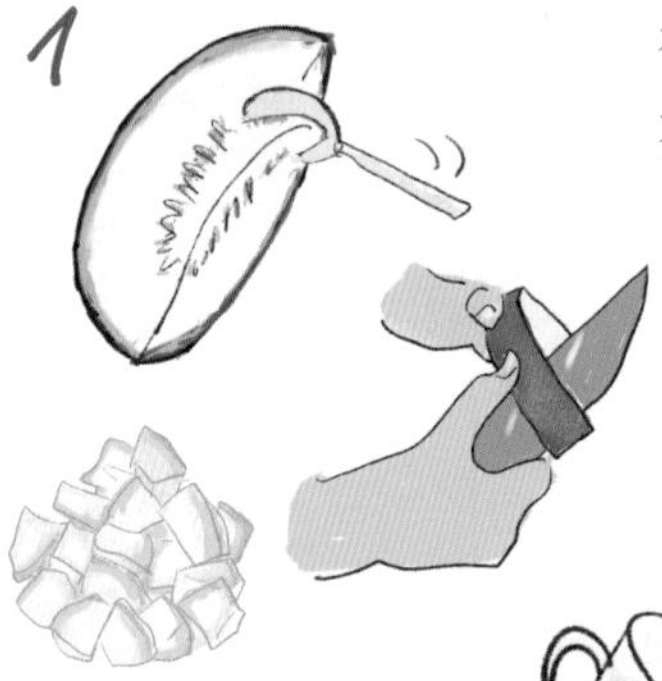

トウガンは、皮をむいてワタをとり、一口大に切って鍋に入れる

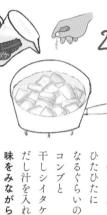

2

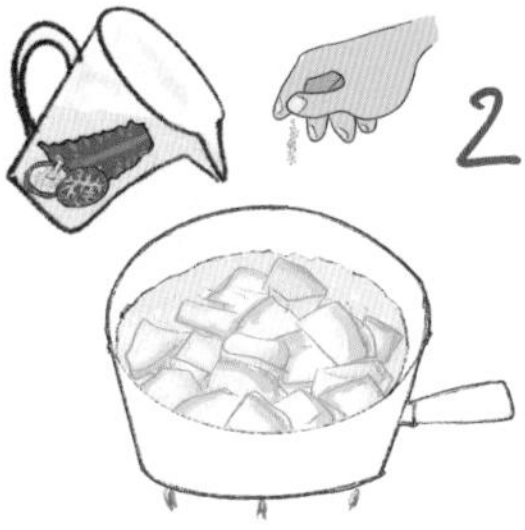

1のトウガンがひたひたになるぐらいのコンブと干しシイタケのだし汁を入れて、**味をみながら**塩少々を加える

3

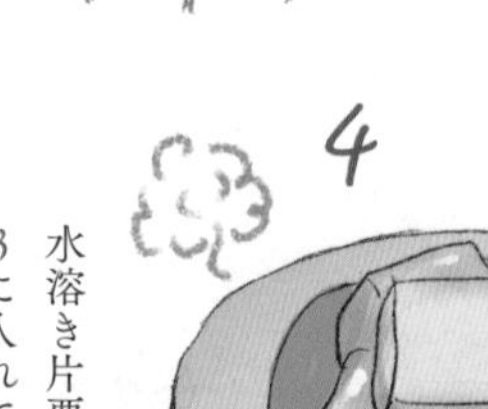

落としぶたをして、弱火でトウガンがやわらかくなるまでゆっくり煮て、火を止める

4

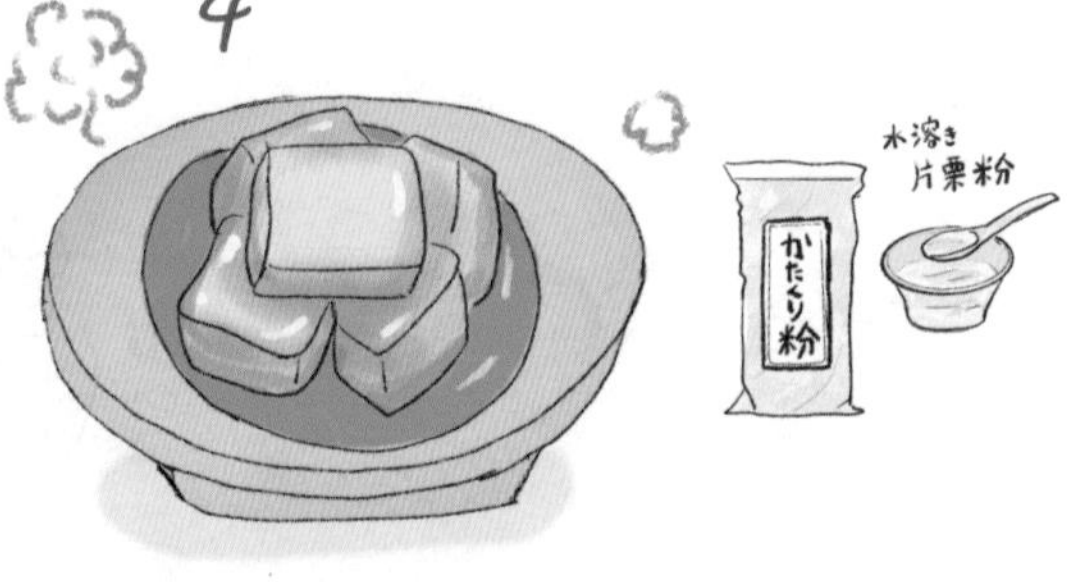


水溶き片栗粉を少しずつ3に入れてまぜる。再度鍋を弱火にかけ、とろみがついたら皿にもる

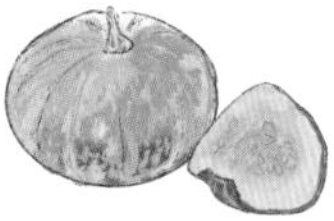

# カボチャ

## 特徴

旬の時期は、9～12月。旬の初めは、水分が多く、淡白な味です。後半になると、水分が減って甘味が増します。収穫後に保存し熟させると甘みが強くなります。タネは、昔から乾煎りしてナッツのように食べたり、絞って油にしてきました。また、干して回虫駆除の薬としても使われていました。

## 歴史

原産地は中南米で、メキシコやアメリカの先住民が食べていました。15世紀末に、コロンブスがヨーロッパに伝え、その後世界に広まったといわれています。日本でカボチャと呼ばれるものは、大きくわけて次の3種類です。

① **日本カボチャ**　黒川カボチャや小ぶりで形が美しい菊座カボチャなど。室町時

代の16世紀にポルトガルから伝わった品種です。

② **西洋カボチャ**　現在私たちがよく食べているカボチャで、江戸時代の18世紀頃にアメリカから伝来した品種です。

③ **ペポカボチャ**　金糸瓜やそうめんカボチャやズッキーニなどがこの種類です。明治初年に導入された品種です。クセのない味で栽培しやすく、保存も効くことから、短期間で普及しました。

## 成分・効用

ビタミン・ミネラルが豊富。特に、熱に強いビタミンCとベータカロテン、強い抗酸化作用のあるビタミンEも多く含んでいます。

サツマイモと同様に、デンプンを糖に分解する酵素をもつので、**収穫後に保存することで甘さが増します。**また、低温でゆっくり加熱すると甘さを引きだすことができます。

## 下ごしらえ

ヘタ、タネ、ワタはとります。タネとワタの周りには強い甘みがあります。皮に

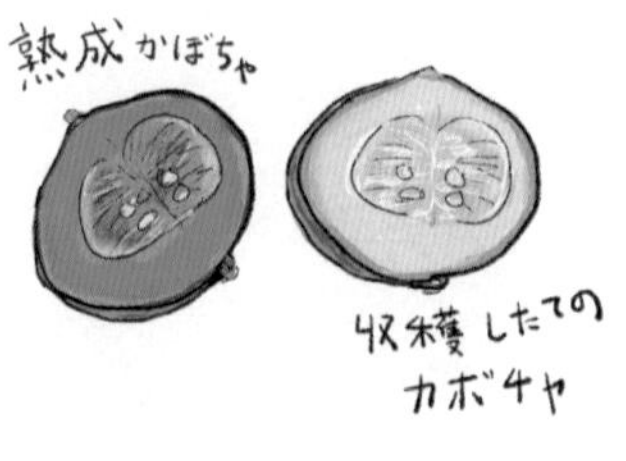

は雑味がありますが、火を通すと甘くなります。

カボチャは、よく水を吸うので水に浸けすぎると、水っぽくなっておいしくなくなります。

◆加熱する

**煮崩れしやすいので、皮を下にしてかき混ぜずに煮ます。**皮が厚い場合は、十字の隠し包丁、皮を削る、煮崩れ止めに面取りをするのがおすすめです。

ゆでるより蒸すと、カボチャのうま味が逃げません。また、低温でじっくり火入れすると甘みが引き出せます。

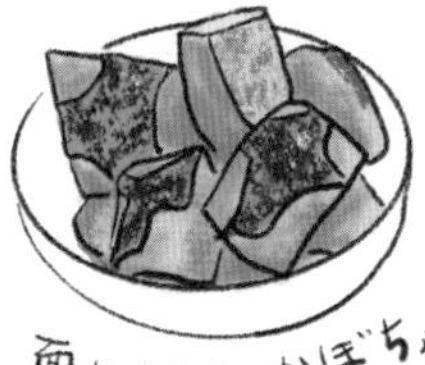

レシピ

# 蒸しカボチャ

**分量**
カボチャ…お好みの量

1
カボチャは、ワタをとり
薄切りにする

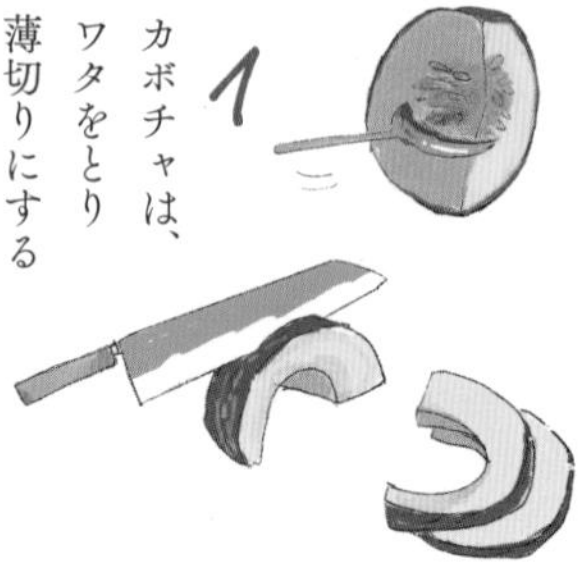

2
蒸し器で、
やわらかく
なるまで加熱する

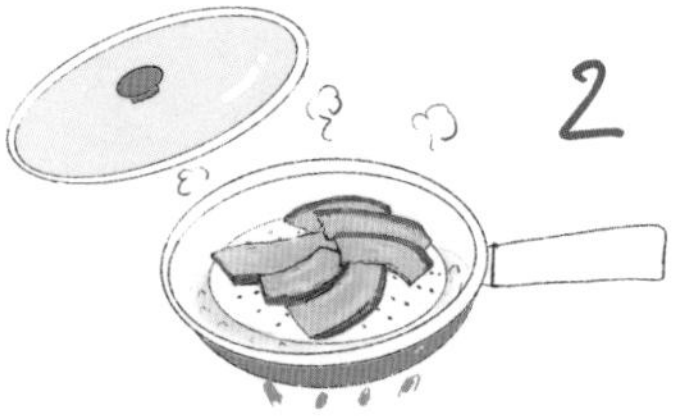

3
軽く塩をふると
カボチャの甘みが
増しておいしい

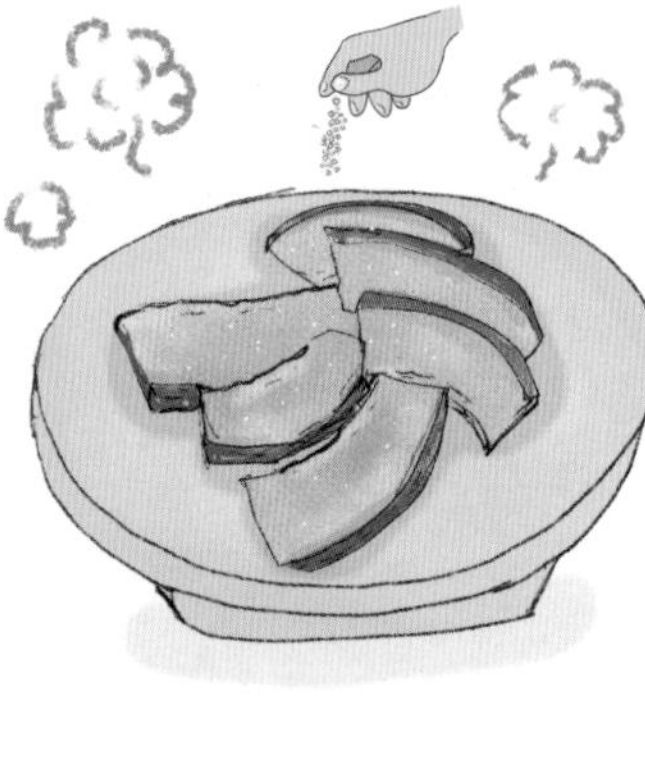

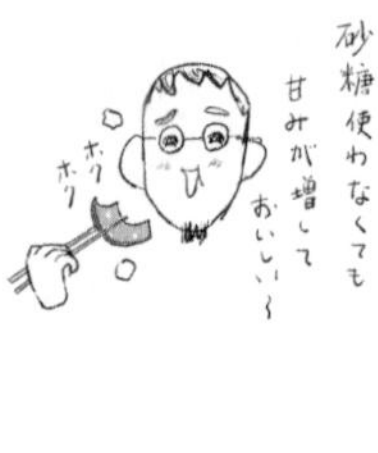
砂糖使わなくても
甘みが増して
おいしい〜
ホクホク

レシピ

# カボチャの煮物

**分量（2～4人分）**
カボチャ…約1／4個（400g）
だし汁…300㎖

1

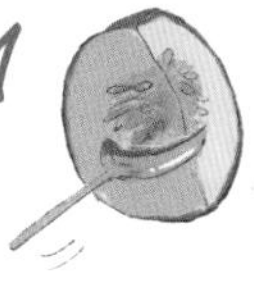

カボチャは、
ワタをとり
一口大に切る

2

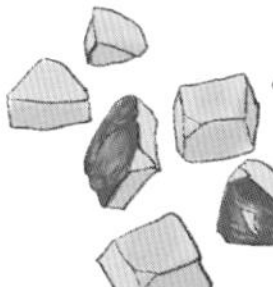

面取りをして、
皮をところどころ削る。
煮崩れしないように
皮を下にして
鍋に入れる

3

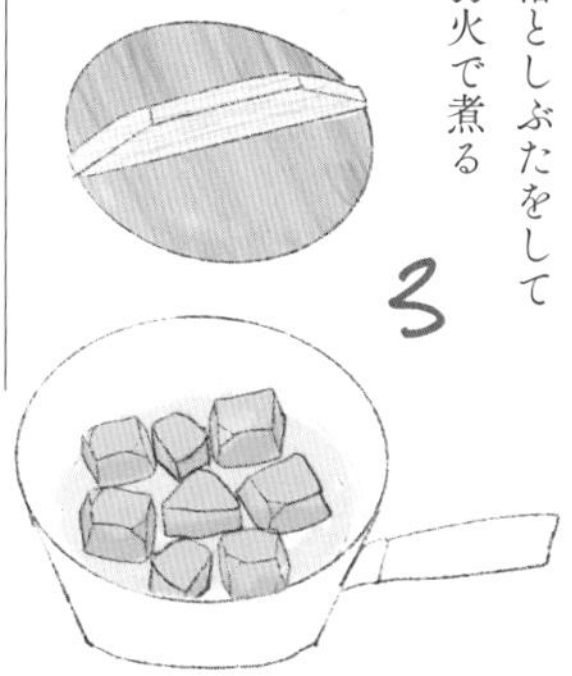

2の鍋にかぼちゃが8分目
浸かる程度の水を入れて
落としぶたをして
弱火で煮る

4

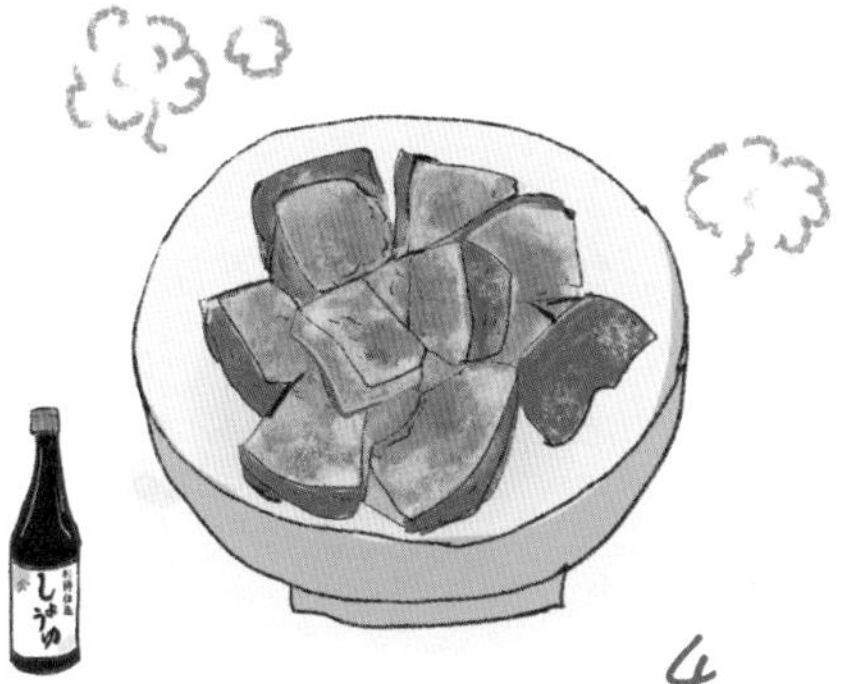

カボチャが
やわらかくなったら、
**味をみながら**
醤油小さじ1～を
加え、ちょうどいい
味になったら完成

カボチャ本来の甘みを味わってみてください。

レシピ

# カボチャスープ

**分量（2～4人分）**
カボチャ…約1／12個（150g）
だし汁…400㎖

小さく切ったカボチャを、
だし汁でやわらかく
なるまで煮込み、
塩胡椒で味つけしたら
スープ皿にもって完成です

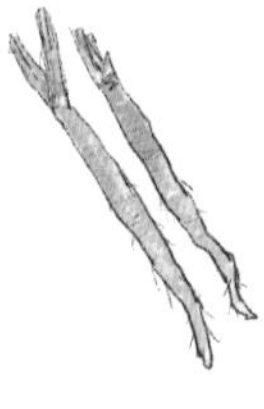

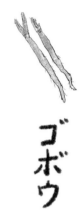

# ゴボウ

## 特徴

旬は11～12月。出始めは、水分が多くて繊維がやわらかいので、さっとゆがいてサラダにも使えます。後半になると、水分がへり、太くなって実が締まり、香りと風味が強くなります。**根元（太い部分）は皮が厚くて香りが強くなっています。先端（細い部分）は、成長中で水分が多くやわらかいです。**

ゴボウは食物繊維が豊富なことで有名ですが、とくに、腸の働きを促進する水溶性の食物繊維であるイヌリンを多く含んでいます。

## 歴史

古い時代に中国から薬草として伝来し、種や葉は鎮痛や解毒消炎作用、根は利尿や解熱作用があるとされてきました。

平安時代から食用の記録があり、１０００年以上の歴史がある野菜です。

江戸時代には重要な野菜の１つとされ、今も多くの人に食べられていますが、ゴ

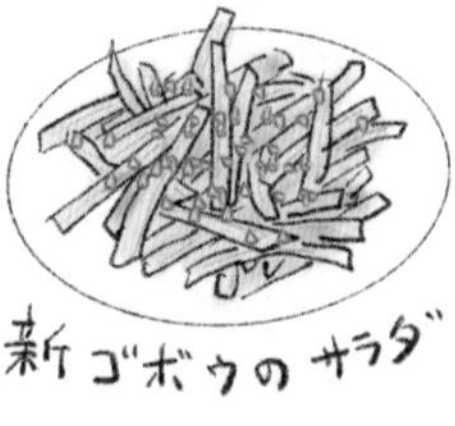

新ゴボウのサラダ

ボウの根を常食しているのは、ほぼ日本だけです。

## 成分・効用

腸の働きを活発にさせ、便通をよくする食物繊維が豊富です。また、**腸内細菌が食物繊維を発酵させて、腸を整える作用のある物質を作りだします。**食物繊維により腸内細菌叢が整うと、免疫力が向上し、病原菌の侵入を防ぐこともできます。さらに腸内細菌叢は、感情やメンタルにもよい影響を与える神経伝達物質のドーパミンやセロトニンの合成にも関わっています。

## 下ごしらえ

泥をよく洗って落とします。**皮や皮の周辺にうま味・香り・薬効が多く含まれるので、皮つきで使うのがおすすめです。**ゴボウの先端は成長中の若い部分なので、さっと湯通ししてサラダにするとおいしくいただけます。

◆**アク抜き・色止め**

切ってすぐに水にさらすか、さっと湯がいてアク抜きをします。白く仕上げるには、酢水にさらしましょう。大きめのゴボウは、湯通しするか熱湯をかけます。切断面が空気に触れるとポリフェノールが茶色く変色しますが、切ったあと水につければ変色を防ぐことができます。

◆**加熱・保存**

油で炒めたあと水を加えてじっくり加熱すると、ゴボウ独特の風味と甘みが強くなります。また、全部使い切れないときには、味噌漬けにするとおいしい状態で保存できます。

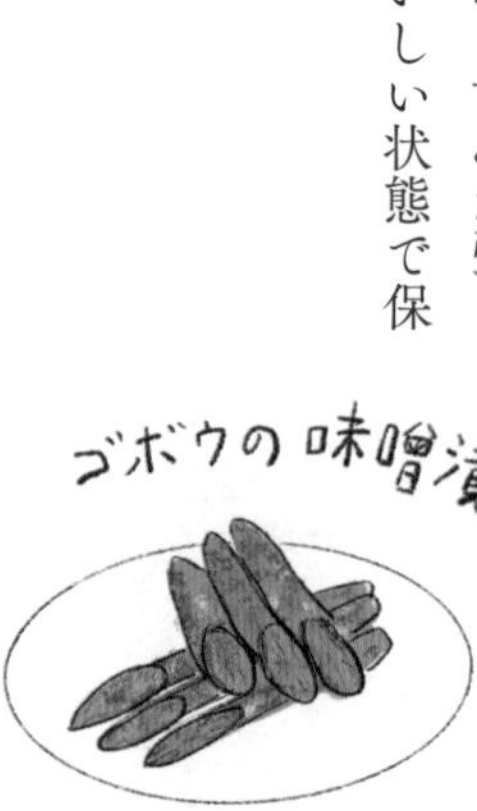

レシピ

# ゴボウとシイタケの煮物

**分量（2〜4人分）**
ゴボウ…1／3〜1／2本
シイタケ…2〜3枚

1
ゴボウは乱切りにして30〜60秒水にさらして、ザルにとる

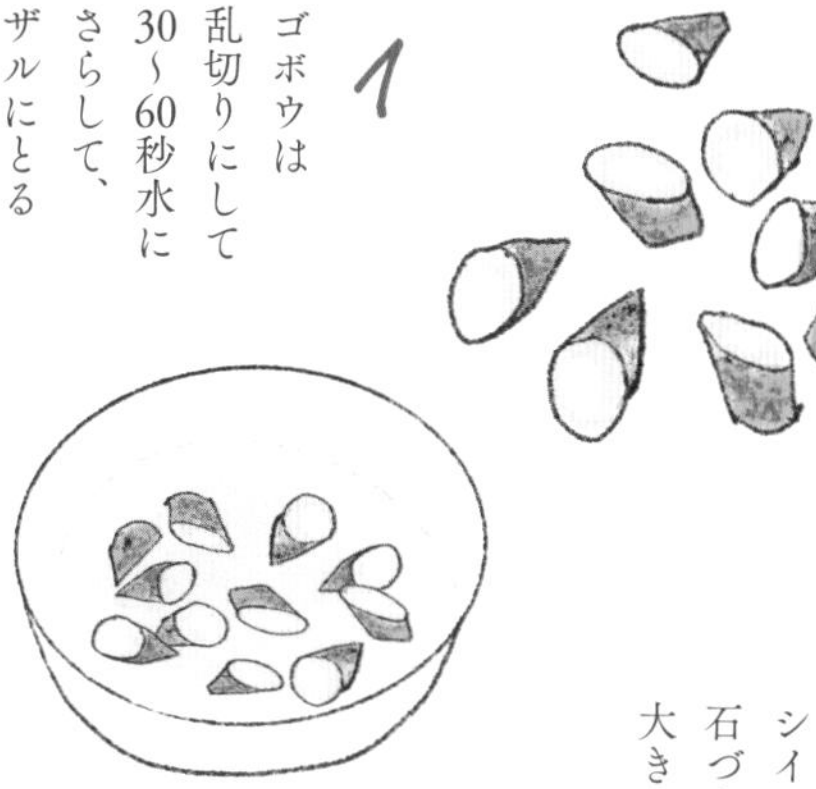

2
シイタケは石づきをとり大きめに切る

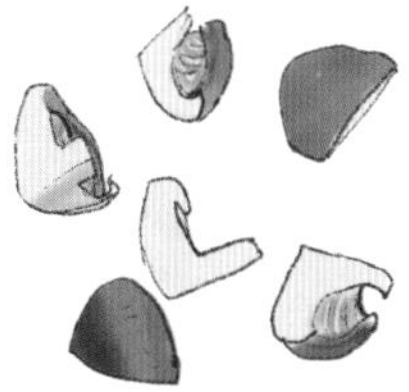

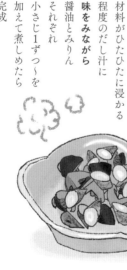

3
鍋に1と2を入れ、材料がひたひたに浸かる程度のだし汁に**味をみながら**醤油とみりんそれぞれ小さじ1ずつ〜を加えて煮しめたら完成

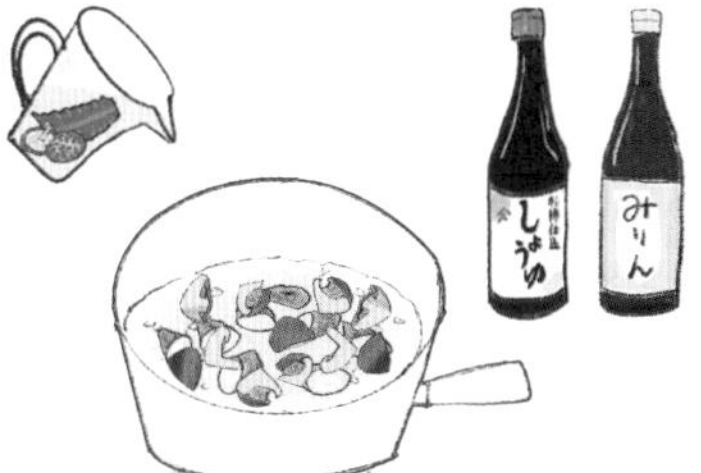


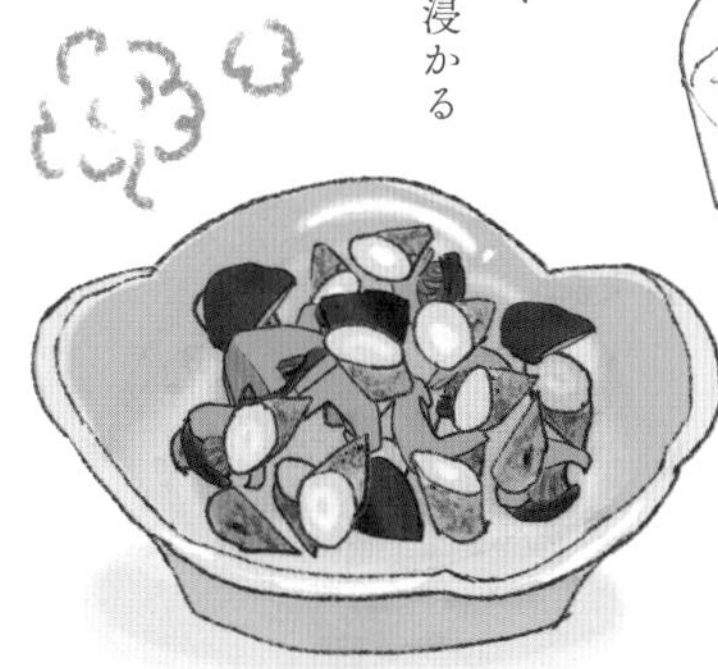

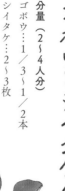

病気・不調の人は、コンブと干しシイタケでとった植物性のだし汁を使います。また、みりんは使用せずに、醤油だけで味つけしましょう。

レシピ

# ゴボウのキンピラ

**分量（2〜4人分）**
ゴボウ…約1／2本（75g）

1

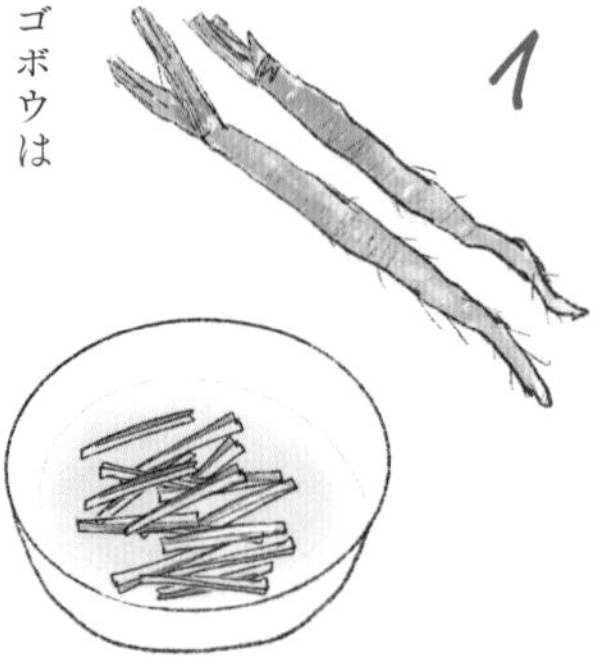

ゴボウは
千切りにして
水に30〜60秒程度
さらしてザルにとる

2

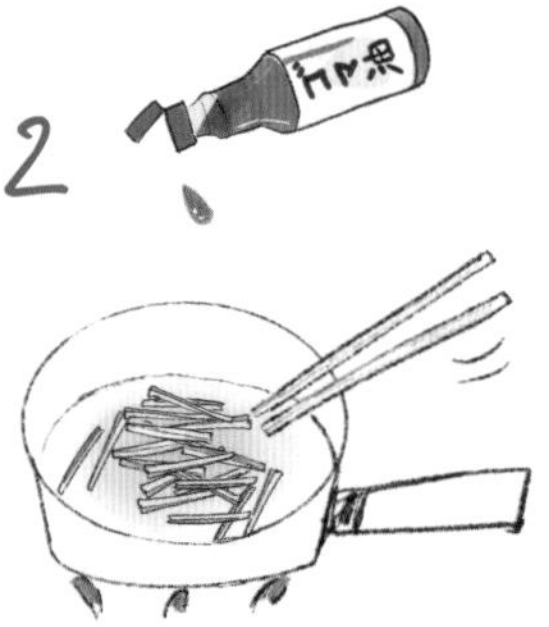

フライパンに
ゴマ油大さじ1を熱し、
ゴボウがやわらかく
なるまで炒める

3

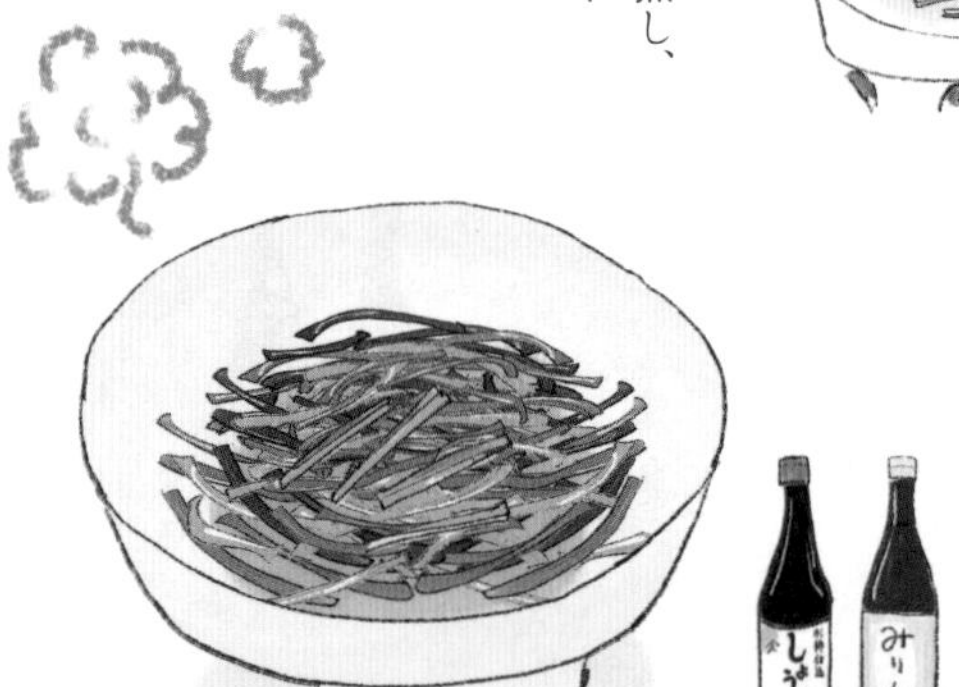

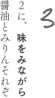


2に、**味をみながら**
醤油とみりんそれぞれ
小さじ1ずつ〜加えて、
和えたら皿にもる

病気・不調の人は、みりんは加えずに醤油のみで味つけします。味つけのあと、具材がひたひたに浸かる程度の水を加えて加熱して、約25分かけて煮しめてゴマ油を加水分解します。詳しい加水分解の方法は、P97を参照してください。

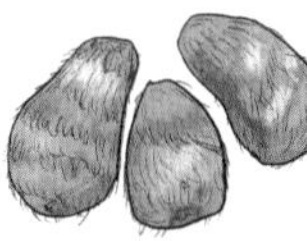

# サトイモ

## 特徴

旬の時期は11~1月。出始めのサトイモはかたく締まり、後半になると熟して風味が増します。**ぬめり、かゆみ、えぐみの成分であるアクがあるので、食べる際には加熱が必要です。**

皮には筋があるので厚めにむきましょう。

サトイモの茎も食べることができます。茎は2~3分煮こぼして、小さく切って干すと保存食になります。

また、原産地は熱帯地域なので、寒さと乾燥が苦手な野菜です。

## 歴史

原産地であるインド~インドシナ半島の地域から、イネの渡来よりも前に日本へ伝わったとされる最も古い野菜です。稲作が広まる前の縄文時代には主食だったと考えられ、江戸時代にジャガイモやサツマイモが広まるまでは、主要なイモとして

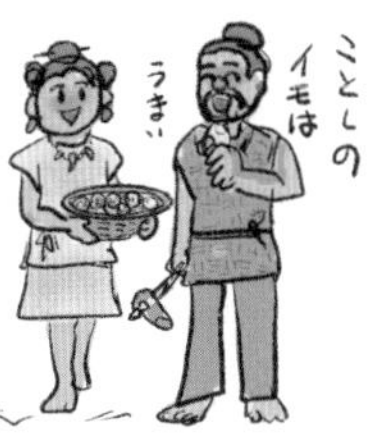

食べられてきました。

正月料理や神仏への供物としても用いられ、お米と並ぶ重要な作物として扱われていました。

## 成分・効用

ジャガイモ、ヤマイモに比べて食物繊維が多く含まれることから、腸内を整える作用が期待できます。サトイモのぬめり成分は、胃腸の粘膜を保護してタンパク質の消化吸収率を高めます。

## 下ごしらえ

土臭さが残るので、泥はしっかり洗いましょう。皮は厚めにむいて、内側にあるスジもとるようにしましょう。**皮付きで蒸かす、熱湯で3分ほどゆでると簡単に皮がむけます。**

### ◆ぬめりとり

サトイモのぬめりがあると、煮汁がにごったり、味がしみこみにくくなったりし

### ◆ぬめりとりの方法

①塩をふる

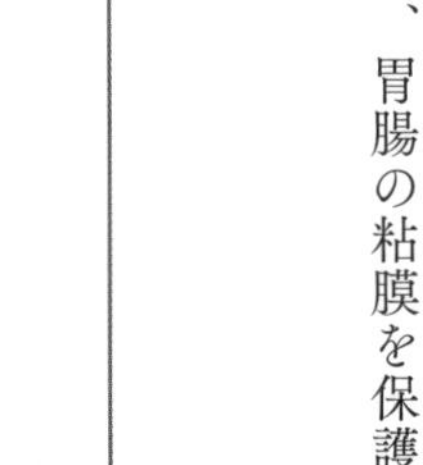

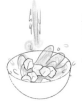


②さっとゆでて水にさらす

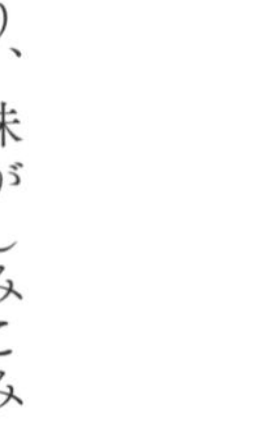

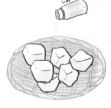

ます。ここでは、ぬめりをとる方法を4つご紹介します。

① 皮をむいて塩をふり1時間ほどおき、水で洗い流します。
② 皮をむいたあと熱湯でさっとゆでて、水にさらすか、流水で洗います。
③ 皮付きのままやわらかくなるまで蒸したあと皮をむき、水にさらします。
④ 皮をむいてたっぷりの水からゆで、沸騰したら湯をすてて水洗いします。これをもう一回繰り返します。

また、丸ごと洗ったあと乾かしてから皮をむくと、ぬめりが少なくなります。

### ◆加熱

皮付きのまま、蒸してうま味を閉じ込めると、ねっとりとした食感になります。少ない煮汁で加熱するときは、少し塩をふって洗って表面のぬめりをとってから煮込みましょう。**サトイモは塩分が入るとなかなかやわらかくならない**ので、水から下ゆでするか、蒸してやわらかくなってから、味つけした煮汁で加熱すると、失敗が少なくなります。

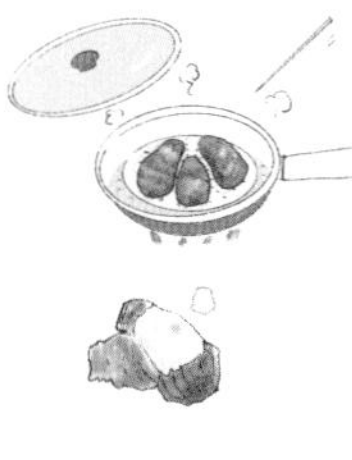


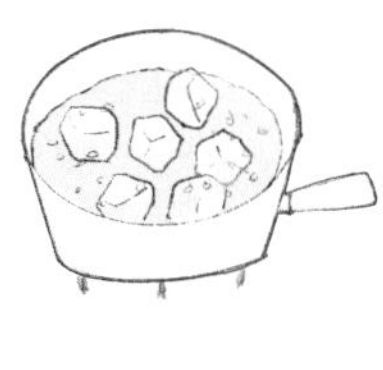

レシピ

# サトイモの味噌汁

**分量（2～4人分）**
サトイモ…約1個（50g）
だし汁…300㎖

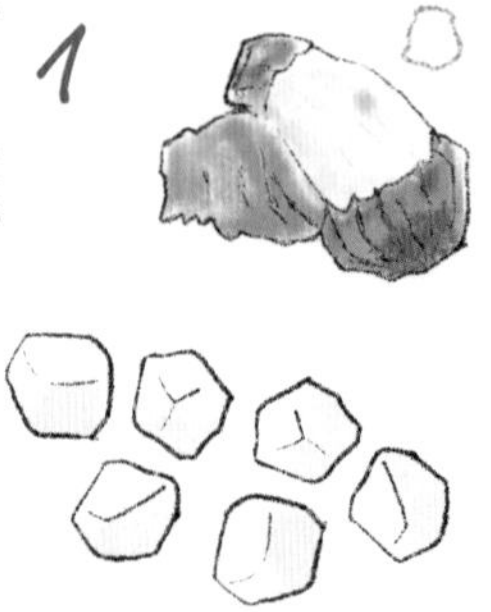

1
サトイモは、皮ごとやわらかくなるまで蒸してから皮をむき、さっと水にさらして食べやすい大きさに切る。

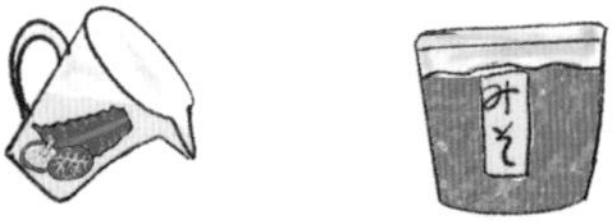


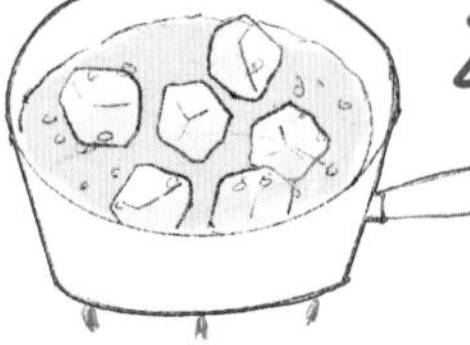

2
鍋にだし汁を入れて加熱して、1のサトイモと好きな具材を入れて、やわらかくなるまで中火で煮る

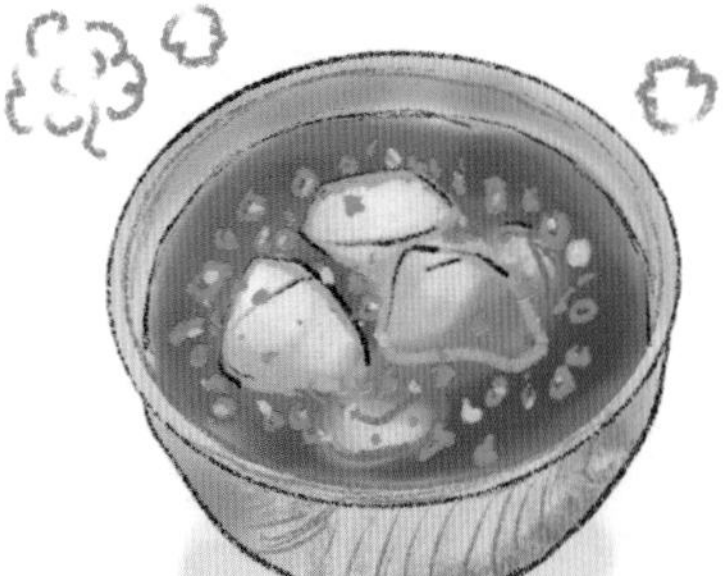

3
2に味噌大さじ1～を溶かし入れ、**味をみながら**仕上げてお椀によそう

サトイモは竹串がすっと通るぐらいまで蒸してから皮をむくと簡単にむけます。皮をむいたら水にさらしてぬめりをとります。この下ごしらえをしておくと、サトイモの扱いが楽です。

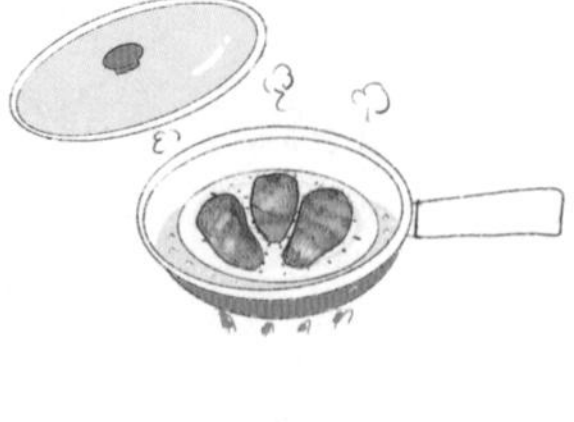

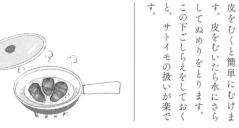

レシピ

# サトイモの煮物

**分量（2～4人分）**
サトイモ…約3個（150g）

1

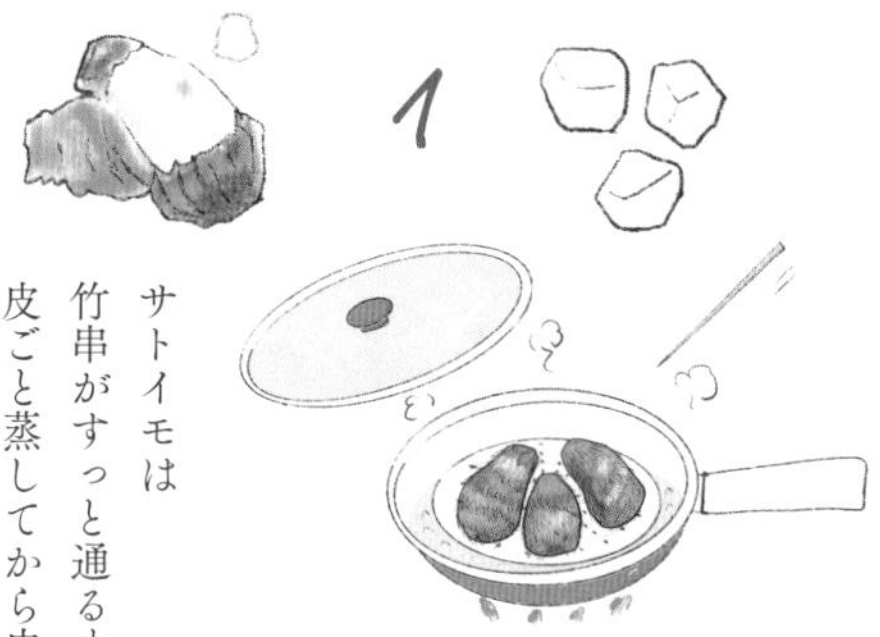

サトイモは
竹串がすっと通るまで
皮ごと蒸してから皮をむき、
さっと水にさらして
ぬめりをとって
食べやすい大きさに切る

2

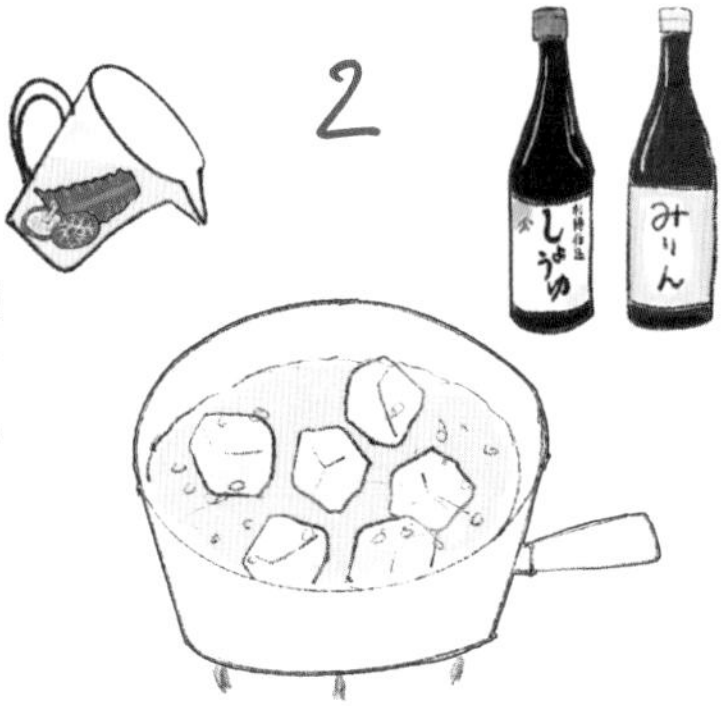


鍋に1の
サトイモを入れ、
具材がひたひた
に浸かる程度の
だし汁、醤油とみりん
それぞれ
小さじ1ずつ～を
加えて**味をみながら**
弱火で数分煮る

3

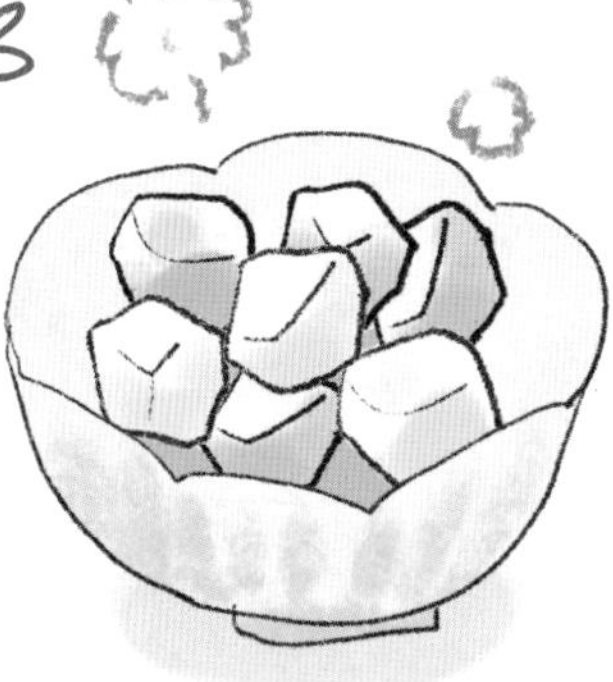

火を止めて
少し味をしみこませたら、
皿にもる

1の工程では「皮ごと蒸す」とありますが、ゆでても大丈夫です。

レシピ

# サトイモの煮っころがし

**分量（2〜4人分）**
サトイモ…約5〜6個（300g）
だし汁…200㎖

1

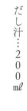

サトイモは竹串がすっと通るまで蒸して皮をむき、さっと水にさらしてぬめりをとって2〜3等分に切る

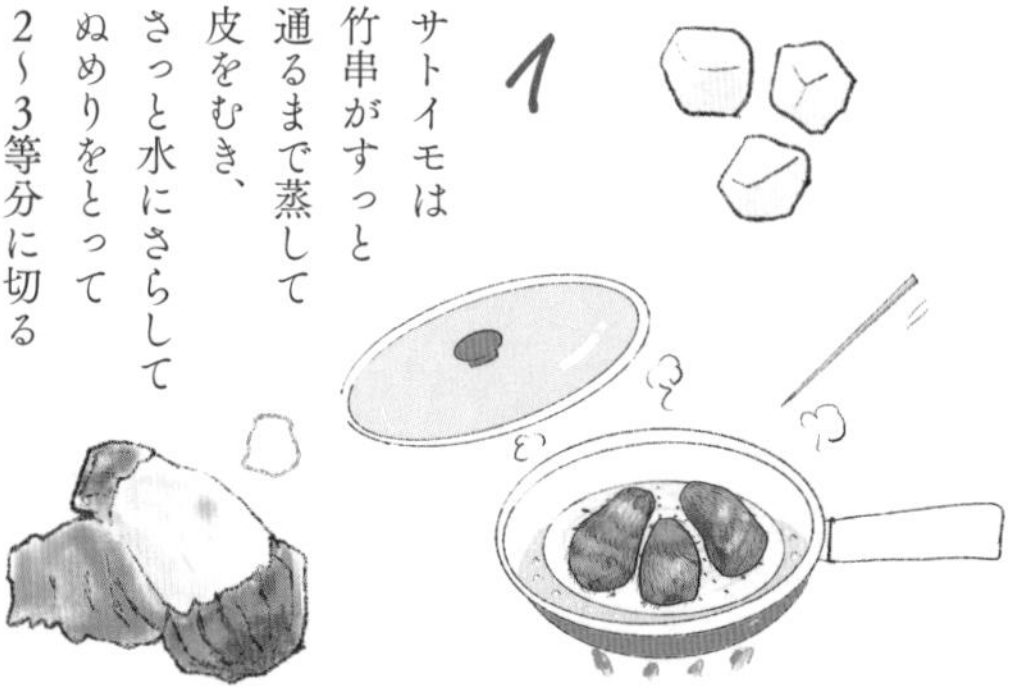

2

フライパンにゴマ油小さじ1を熱して、1のサトイモを炒める

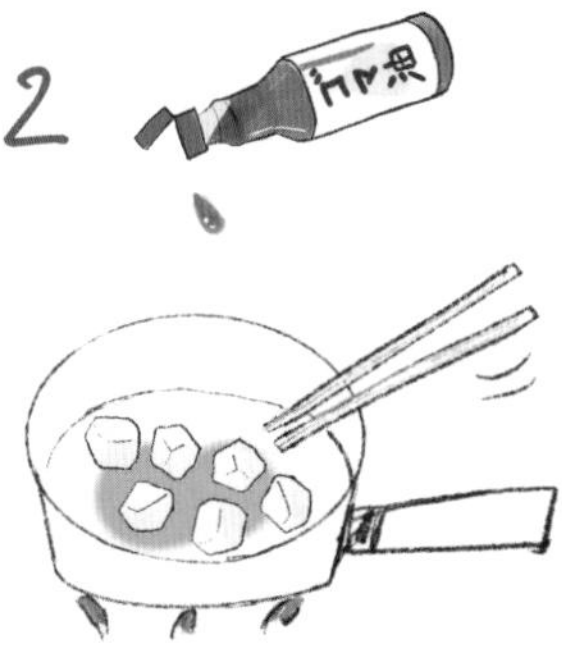

3

2にだし汁、醤油とみりんそれぞれ小さじ1ずつ〜**味をみながら**加える。フライパンを動かしてサトイモに調味料をからめながら弱火で煮しめる

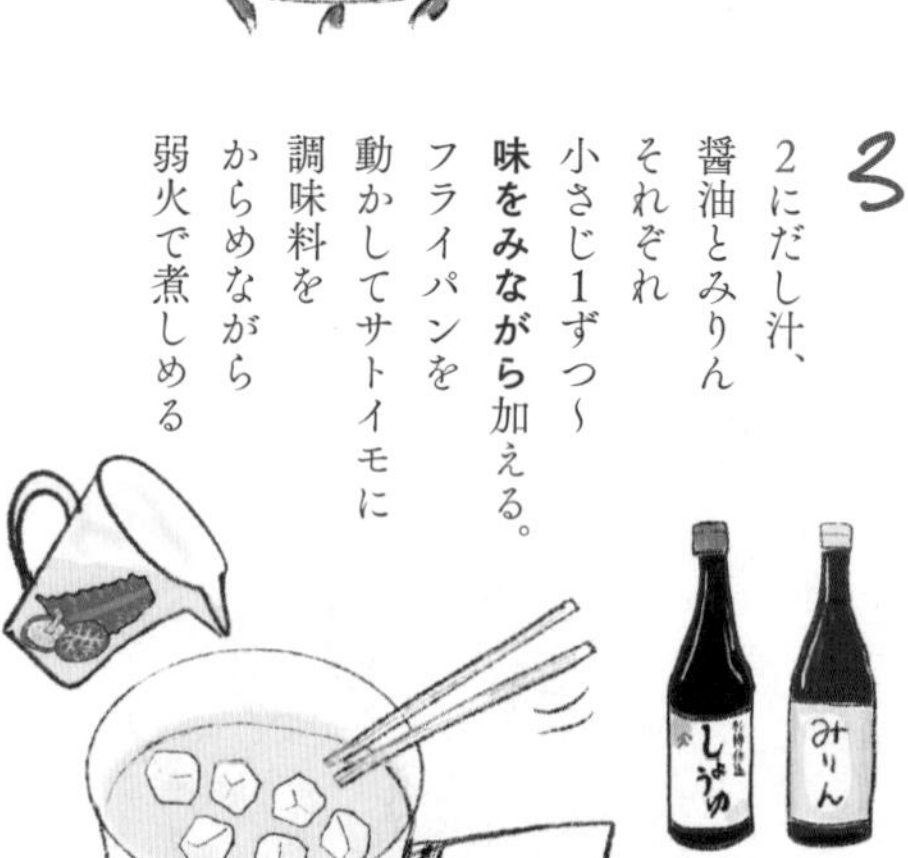


4

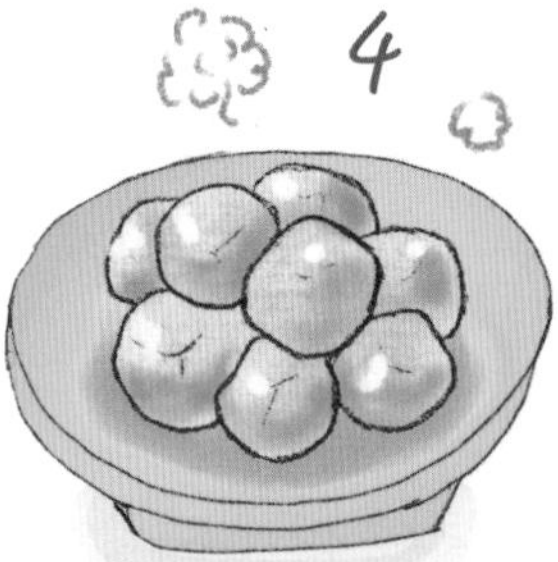

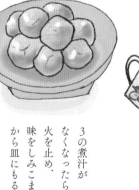

3の煮汁がなくなったら火を止め、味をしみこませてから皿にもる

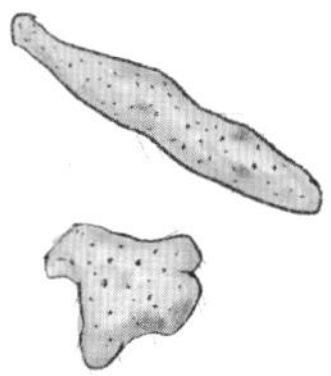

# ヤマイモ

## 特徴

旬の時期は、10~3月。ヤマイモの実はぬめりがあり、空気に触れると褐色に変色します。

生だと独特のシャキシャキ感、すりおろすとトロトロ、焼くと外はカリッとしつつも中はほっくりで、調理の仕方でいろいろな食感を楽しめます。味は淡白で、お好み焼きなどのつなぎにも使えます。

ヤマイモの葉の付け根にできるわき芽が、養分を蓄えて球状になったものを「むかご」といいます。ゆでて塩をふって食べたり、ご飯と一緒に炊いたりするとおいしくいただけます。

## 歴史

ヤマイモ、ナガイモ、ジネンジョなど、呼び名に混乱がありますが、起源としては大きくわけて次の3種類とされています。

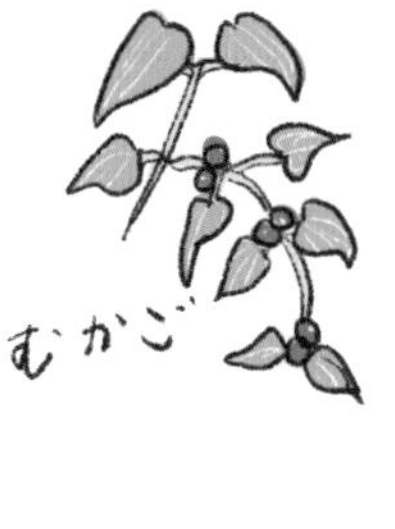


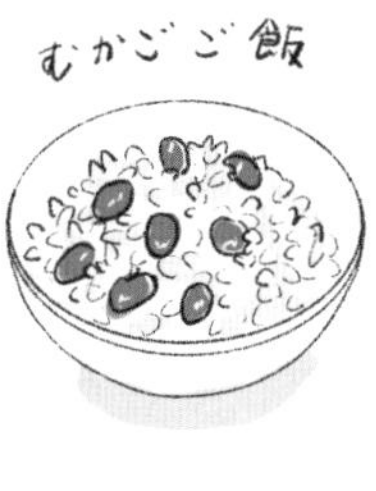

①　先史時代から日本に自生しているもの。通常、ヤマノイモやジネンジョと呼びます。

②　自生していたものを栽培するようになったヤマイモ。

③　古い時代に中国原産のナガイモが伝わり、それを栽培しているもの。これもヤマイモと呼ばれます。

現在は、形状や産地で名前を言い分けることが多く、総称としてヤマイモやヤマノイモ、長い形状のものをナガイモ、イチョウイモやツクネイモ、ヤマトイモとも呼ばれています。

## 成分・効用

**デンプン分解酵素であるアミラーゼが豊富に含まれているため、イモ類のなかで唯一生食ができます。**

ヤマイモに豊富なネバネバ成分は、タンパク質の消化吸収を助け、滋養効果があります。

## 下ごしらえ

変色を止めるには、酢水につけます。また、酢水を手につけて作業すると、手がかゆくなるのも抑えられます。皮付きで使う場合は、コンロの火でひげ根を焼くとそのまま使えます。

### ◆すりおろす

すり鉢で擂るとなめらかでクリーミーな仕上がりに。おろし器だと、粗い仕上がりになって食感が変わります。また、すりおろしたい場所だけピーラーでむいておろすと、手がかゆくなりません。

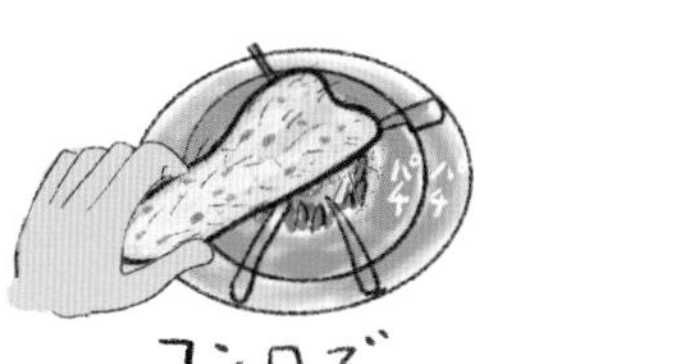

レシピ

# とろろイモ

**分量**

ヤマイモ…お好みの量

だし汁…お好みの量

1

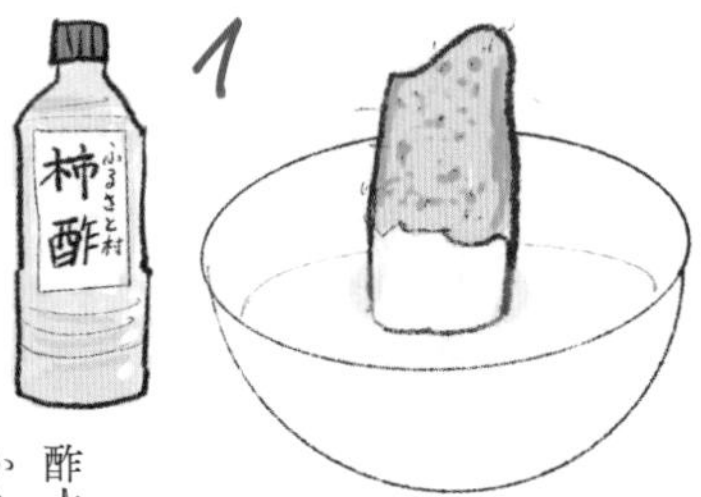


酢水（ヤマイモがかぶるぐらいの水に酢を1〜2滴をまぜる）に、使う部分だけピーラーで皮をむいたヤマイモを5〜10分つけて色止めをする

2

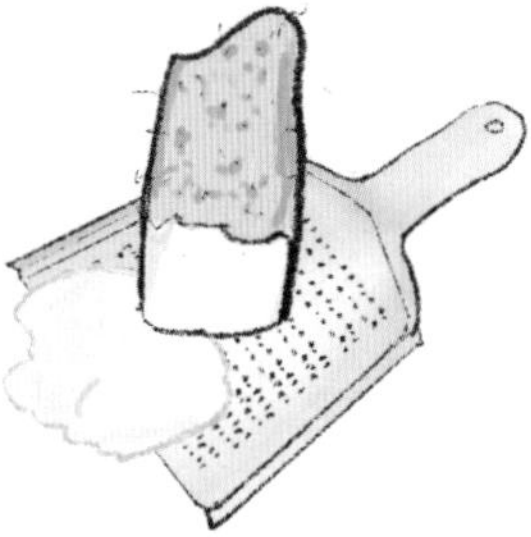

2のヤマイモの水気を切り、すりおろす

3

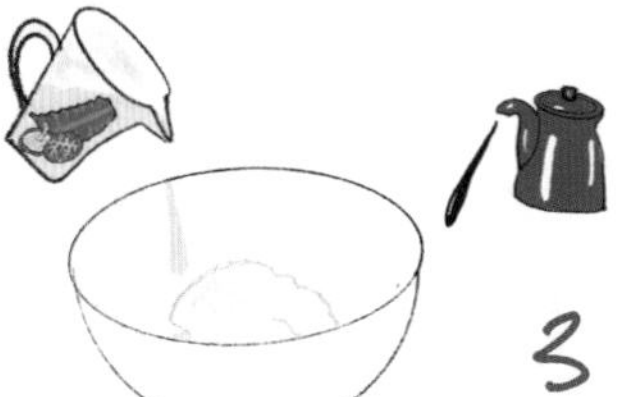

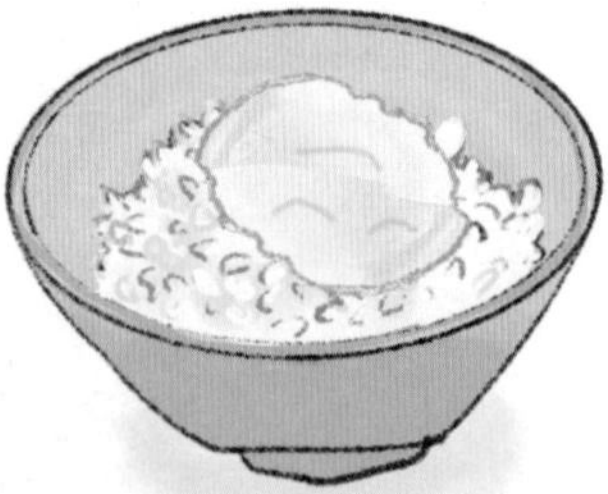

2のヤマイモに、温めただし汁を少しずつ加えてまぜ、好みのねばりになったら器にもる。お好みで醤油少々を加えて食べる

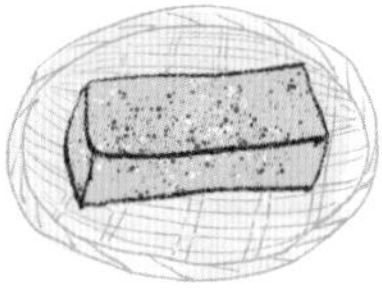

# コンニャク

## 特徴

コンニャクは、コンニャクイモを加工して作ります。

そのコンニャクイモには、有毒のシュウ酸カルシウムが多く含まれているため、素手で外皮の内側を触ると、激しいかゆみや傷みが生じます。灰汁をまぜるとシュウ酸カルシウムが中和され、コンニャクとして食べられるようになります。

## 歴史

コンニャクイモの原産地はインドからスリランカあたりです。日本には仏教と同時期に中国から伝来しました。当初は薬用、その後、鎌倉時代に禅寺で食べられるようになりました。古くから灰汁を使ってコンニャクを作っていましたが、江戸時代以降からは現在の凝固剤を加える製法になりました。

## 成分・効用

**コンニャクは昔から、「おなかの中の砂をおろす」「胃腸のほうき」といわれ、整腸作用や便通促進のために使われてきました。**

成分としては、約96％が水分で、それ以外はほぼグルコマンナンという食物繊維です。グルコマンナンは、腸内で水を含んで大きくなり、腸の働きを刺激して腸内にたまっている老廃物を排出させます。また、腸内細菌が食物繊維を発酵させて、さまざまな有用物質を生成して腸を整えてくれます。

## 下ごしらえ

**◆アク抜き**

アク抜きと凝固剤の臭いをとるために、熱湯で下ゆでをしてザルにとり水分を切ります。塩をまぶしてしばらくおいてから下ゆでをすると、よりアクが抜けて穏やかな味になります。

急ぐときは、塩水でさっとゆでるだけでも使えます。

**◆味をしみこませる**

①　乾煎りしてから調理をすると、味が染み込みやすくなります。また、乾煎りするとぷりぷりの食感になります。

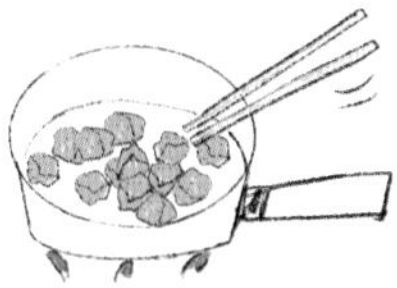

②　隠し包丁や表面に格子状の切り込みを入れるのも効果的です。

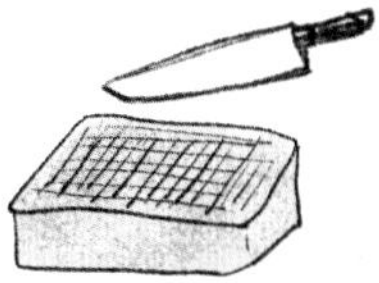

③　手でちぎると表面積が広がって、断面ができ、味が染み込みやすくなります。

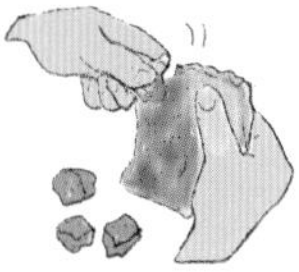

レシピ

# コンニャクの煮物

**分量**
コンニャク…お好みの量

1

コンニャクを水から火にかけ、沸騰してから2〜3分ゆでてアクを抜く

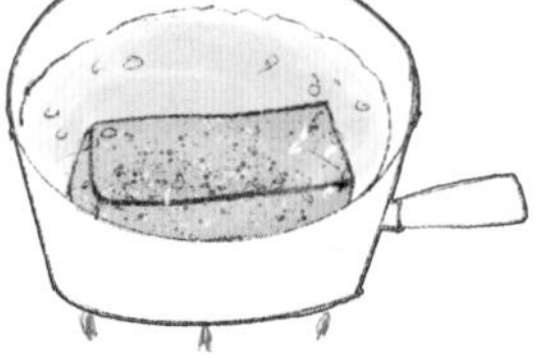

2

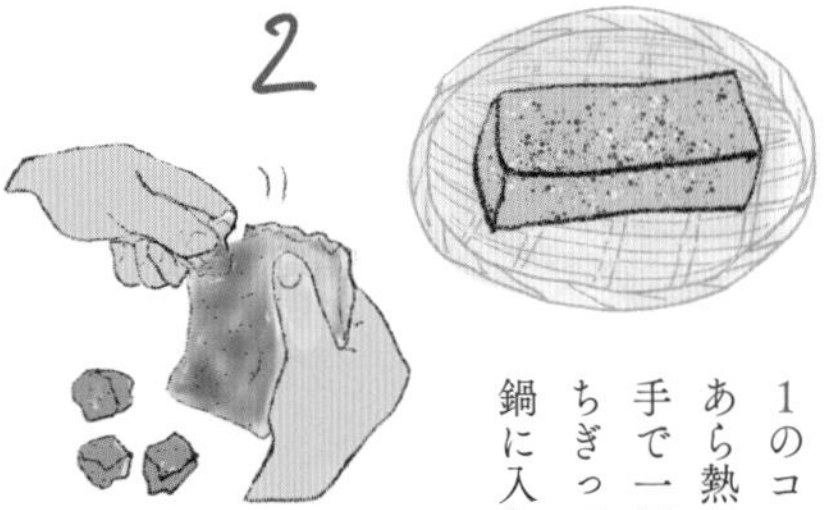

1のコンニャクのあら熱がとれたら、手で一口大にちぎって鍋に入れる

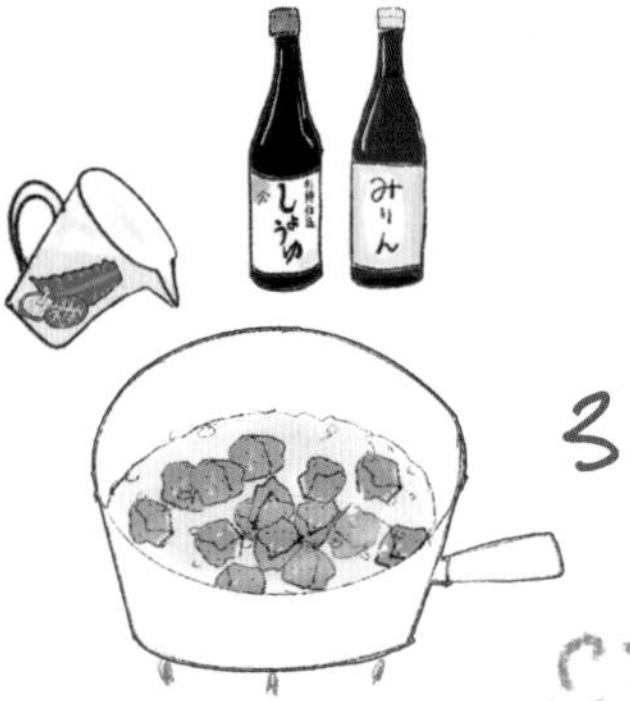


3

2の鍋にコンニャクがひたひたに浸かる程度のだし汁を加え、醤油とみりんそれぞれ小さじ1ずつ〜を加えて**味をみながら**煮しめて皿にもる

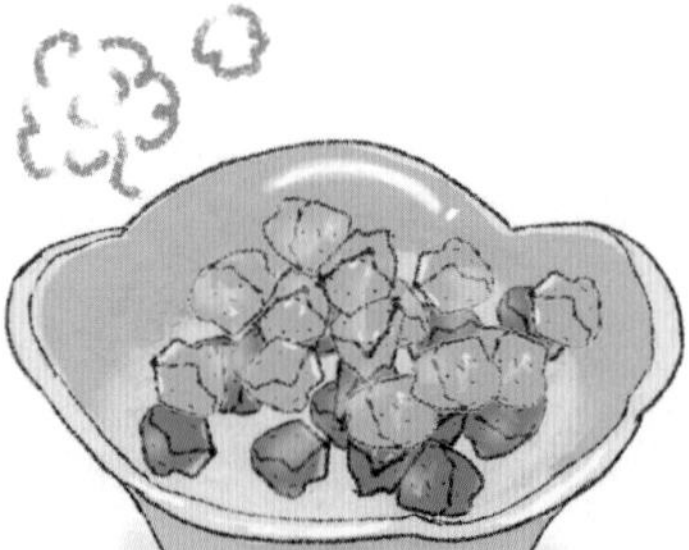

レシピ

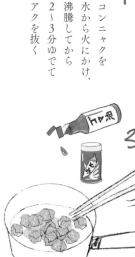

# コンニャクピリ辛炒め

**分量**
コンニャク…お好みの量

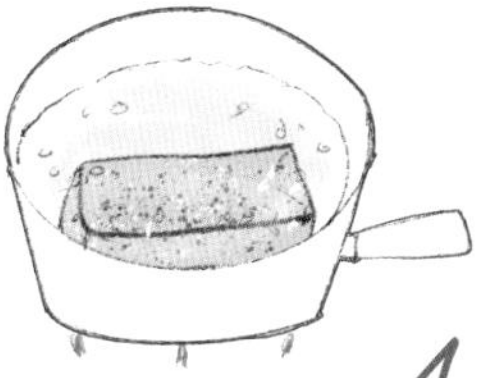

1
コンニャクを
水から火にかけ、
沸騰してから
2〜3分ゆでて
アクを抜く

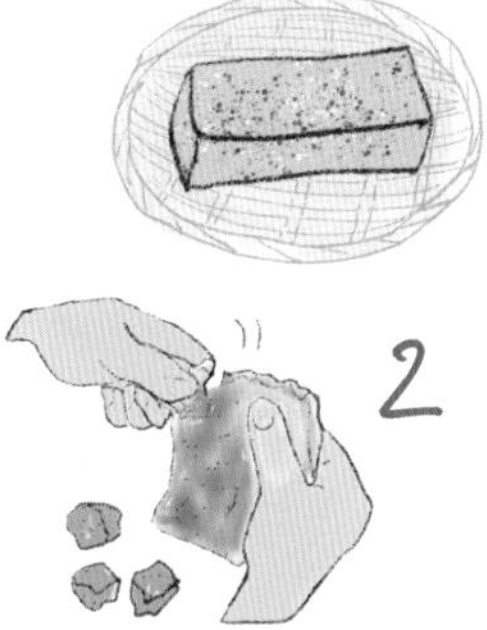

2
1のコンニャクの
あら熱がとれたら
手で一口大にちぎり、
フライパンで
ほんの少し乾煎りして
一旦皿にだす

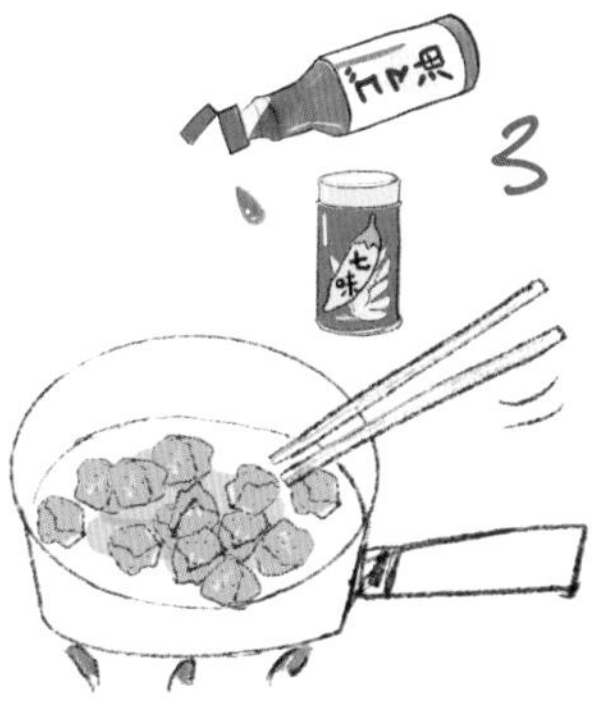

3
2と同じフライパンに
ゴマ油小さじ1を中火で熱し、
コンニャクを入れる。
さらに七味唐辛子少々を
加えて炒める

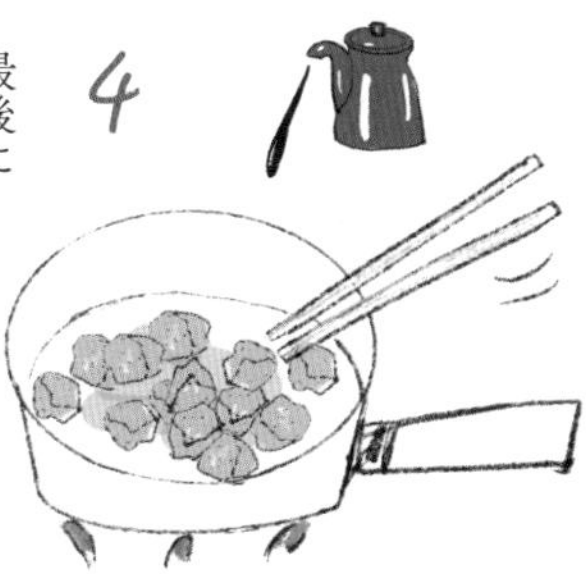

4
最後に
醤油少々を加えて
香りづけを
したら完成

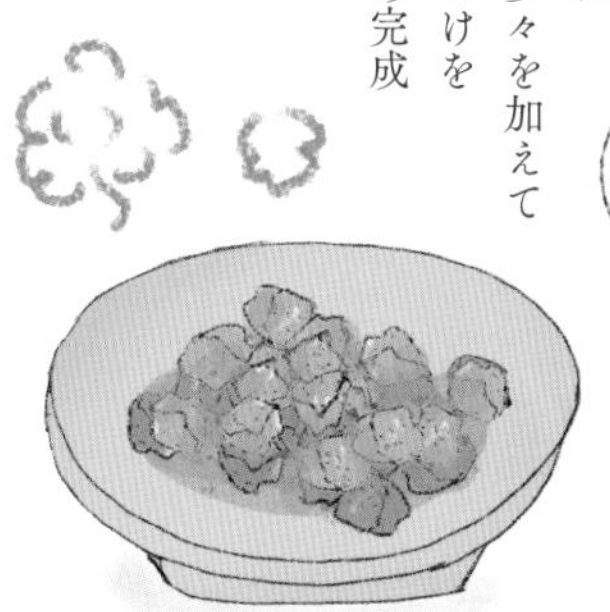

七味唐辛子は漢方薬として作られ、ほどよい辛みと風味と香りが特徴的な薬味です。その起源は古く、江戸時代に大流行しました。

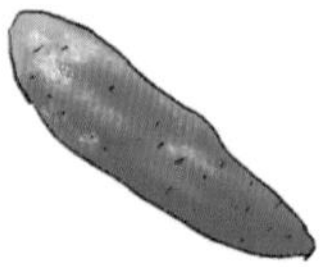

# サツマイモ

## 特徴

旬の時期は、9～11月。出始めは、水分が多くて甘みが少なめです。後半になると、水分が減り、甘みが増します。**皮に消化酵素があるので、皮ごと食べると胸焼けしにくくなります。**

## 歴史

原産地はメキシコ～グアテマラ地域で、紀元前3000年以上前から栽培されてきた古い野菜です。

日本には、江戸時代の初期に琉球経由で鹿児島に伝わって栽培が始まり、そのあと徐々に東の地域にも広まりました。江戸時代の中期に起こった飢饉《ききん》のときに、サツマイモで人々が餓死を逃れたことから一気に全国に広まりました。

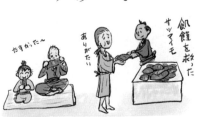

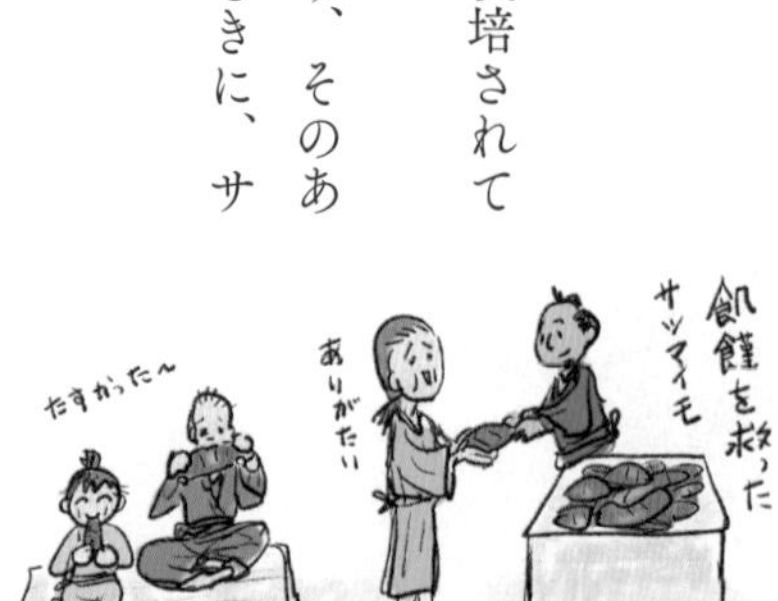

飢饉を救った
サツマイモ
ありがたい
たすかった〜

## 成分・効用

熱に強いビタミンCと食物繊維を多く含みます。**60度ぐらいの低温でじっくり加熱すると、主要成分のデンプンがサツマイモがもつ糖化酵素の働きでとても甘くなります。**

## 下ごしらえ

空気に触れると変色するので、切ったら水にさらします。干すと水分が飛び、うま味と甘みが増します。また、低温でゆっくり加熱すると、より甘みが引き出せるのでおいしくいただけます。

レシピ

# 蒸しサツマイモとじゃこ醤油

**分量**

サツマイモ…お好みの量

じゃこ…適量

1

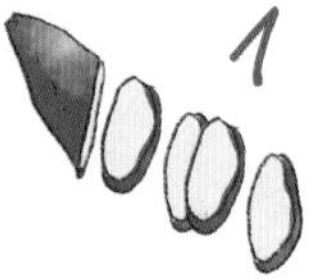

サツマイモは斜め切りにして、水にさらして、アク抜きと色止めをする

2

弱火でゆっくり蒸して甘みを引きだし皿にもり、最後にじゃこをのせて醤油をかける

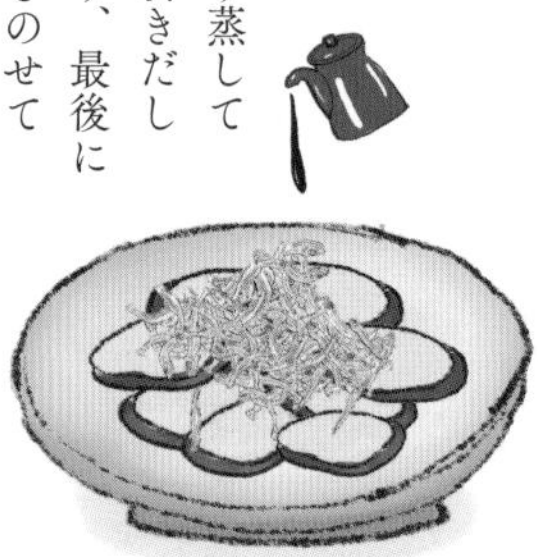

---

レシピ

# サツマイモと麩の煮物

**分量（2～4人分）**

サツマイモ…約1本（150g）

麩…適量

1

サツマイモは、乱切りにして水にさらす。麩は商品パッケージの表示通りに水で戻しておく

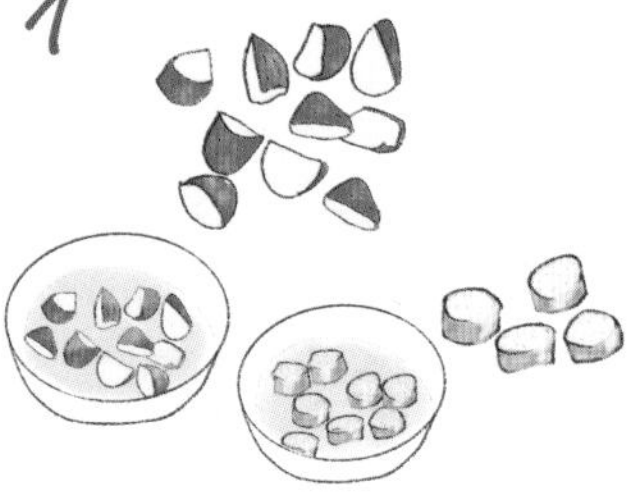

2

鍋に1のサツマイモを入れ、サツマイモがひたひたに浸かる程度のだし汁、醤油とみりんそれぞれ小さじ1～を加えて**味をみながら**煮る

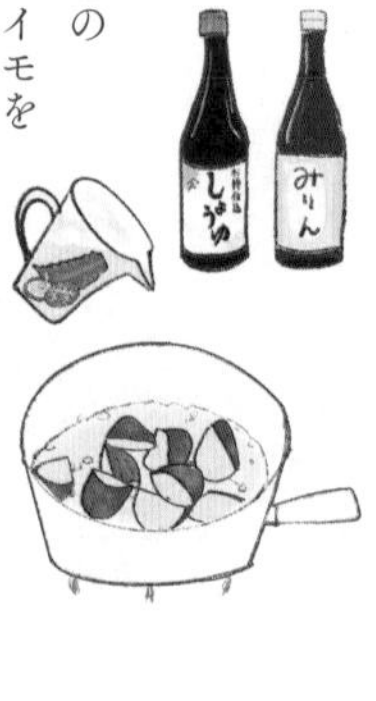


3

2に水気を切った1の麩を入れて味がなじむまで煮る。最後、香りづけに醤油少々を加える

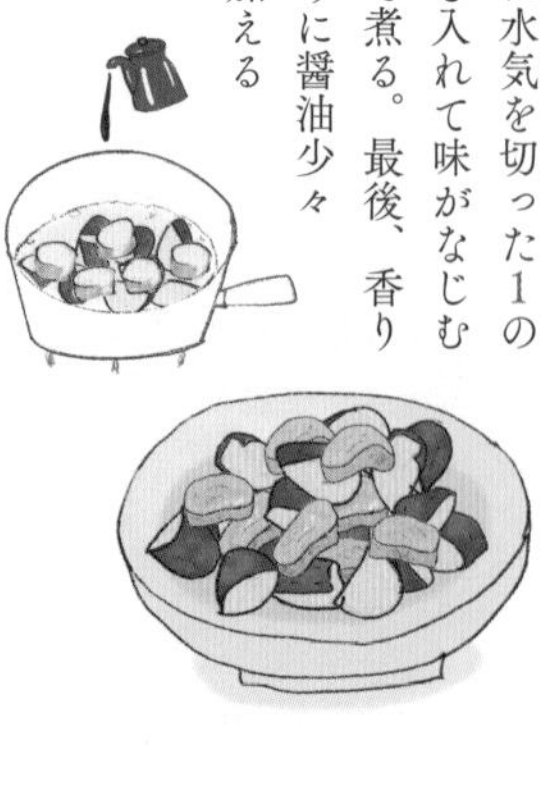

病気・不調の人は、コンブと干しシイタケでとった植物性のだし汁を使いましょう。みりんは使用せずに、醤油だけで味つけします。

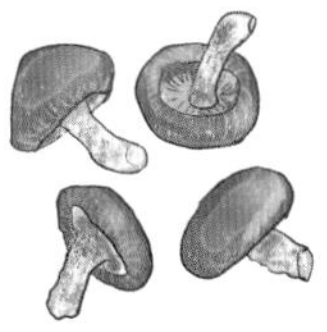

# きのこ

## 特徴

きのこ類の旬の時期は9～11月頃ですが、シイタケは春と秋です。

市販品の多くは菌床栽培されているので、年間を通じて出回っています。日本では十数種類が栽培されています。

湿度が高く森林が多い**日本に生えている野生のきのこは、4000種ほどあり、そのうち食用にされているものは約180種、毒きのこは約200種**あります。

よく食卓にあがるきのこの特徴についてそれぞれ紹介していきます。

### ◆シメジ

昔から「匂い松茸、味シメジ」と言われるシメジは、天然のホンシメジで、いまだ人工栽培には成功していません。市販されて出回っているシメジは、天然のホンシメジとは別種のヒラタケが「ブナシメジ」として市販されていることが多いようです。

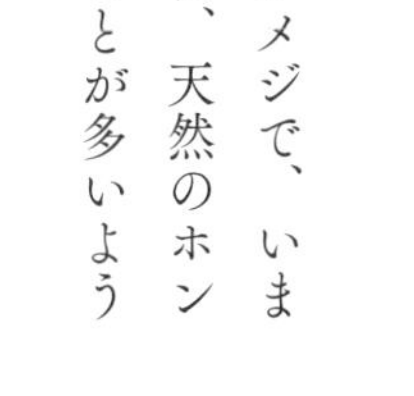

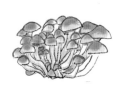

◆**シイタケ**

江戸時代の中期からは豊後と伊豆で人工栽培、明治後半からは菌の培養が始まり、１９４２年からは種菌の原木栽培が始まりました。１９５７年にうま味成分であるグアニル酸が発見され、のちにこれが干し椎茸に含まれていることが判明しました。

◆**ナメコ**

天然のナメコはブナ林に自生します。市販されている多くのナメコは、おがくず栽培されたものが中心です。ぬめりが特徴的。

◆**エノキダケ**

天然のエノキダケは、エノキの枯れ幹や切り株に生え、傘があって色が黄褐色〜栗色です。現在出まわっている白く細長いエノキダケは、戦後になって、おがくずと米ぬかの培地で光を当てずに栽培されるようになったものです。

◆**マイタケ**

**天然のマイタケはナラやクリの根元に生え、とても珍しいもので幻のキノコ**とされてきました。このキノコを見つけると、うれしさのあまり舞い踊ったということが名前の由来です。１９７０代の中頃に栽培に成功し、広く出回るようになりまし

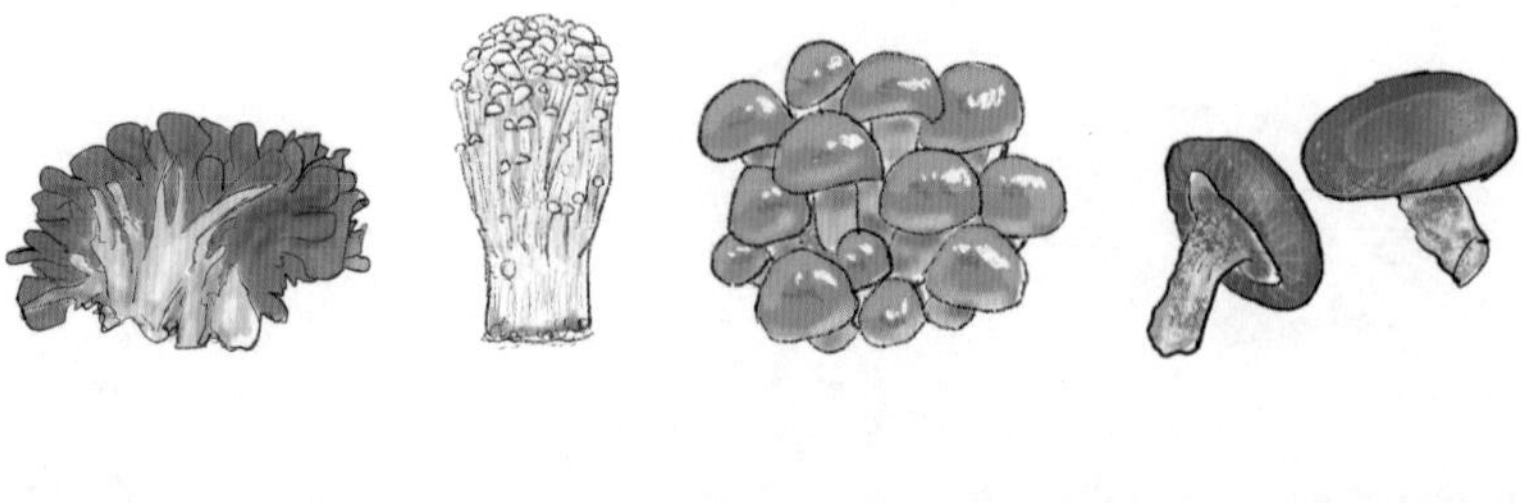

た。

### ◆きくらげ

形が人の耳に似ていることから「木耳」と書きます。乾物が流通し、ほとんどが中国からの輸入品で、中国料理には欠かせない食材です。水かぬるま湯で戻して使いましょう。

### ◆ヒラタケ

天然のヒラタケは広葉樹の枯れ枝や切り株に群生しています。有毒のツキヨタケに似ているので注意が必要です。

**現在は、ヒラタケをビンで菌床栽培したものが「ブナシメジ」として売られていることが多く、天然のヒラタケや、原木栽培したヒラタケは、カサが大きく開いたものです。**

### 〔歴史〕

平安時代には、すでに栗茸・松茸・平茸・ナメススキ（エノキダケ）などが食べられていたという記録があります。また、鎌倉時代の道元の著作には、中国の老僧

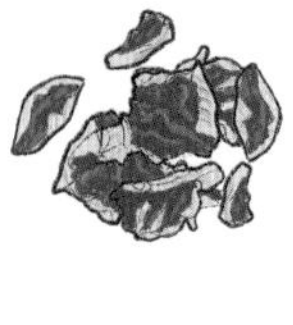

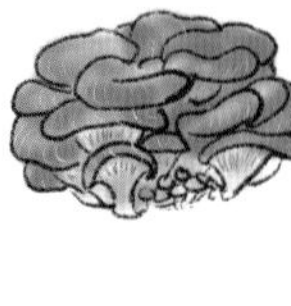

とのやり取りに、日本の干しシイタケやだしの逸話があり、それ以前から干しシイタケが使われていたと考えられます。

きのこ類は、山の幸として古くから日本人にとって身近な食材ですが、確認されていないきのこが、既知の2~3倍はあるとされ、まだわかっていないことが多くあります。

## 〔成分・効用〕

**シイタケは水分が多く天日に干すと、うま味成分（グアニル酸）やビタミン、ミネラル類が凝縮します。**また、**カルシウムの代謝と骨の形成に関わるビタミンDも生成されます。**

シイタケの成分から、血中のコレステロール値を下げる成分や抗がん作用のある成分も見つかっています。

## 下ごしらえ

### ◆アク抜き・切り方

香りや風味が大切なので、基本的には洗わず、汚れが気になるときは、キッチンペーパーなどで拭いましょう。

石づきを切りとり、軽く湯通ししてアク抜きをします。焼いたり炒めたりするときは、湯通ししなくても大丈夫です。

**きのこの風味を生かして味をしみこませるためには、手でほぐしたり裂いたりするのがおすすめです。**シイタケは、カサに切れ目を入れると、火が早く入ります。

### ◆加熱

きのこ類はうま味成分が多く含まれるので、シンプルに焼くか、炒めて塩で食べるのが一番です。油との相性もよく、香りとうま味が引き立ちます。

水分の少ないシメジ・エノキダケは、水を加えて炒めましょう。

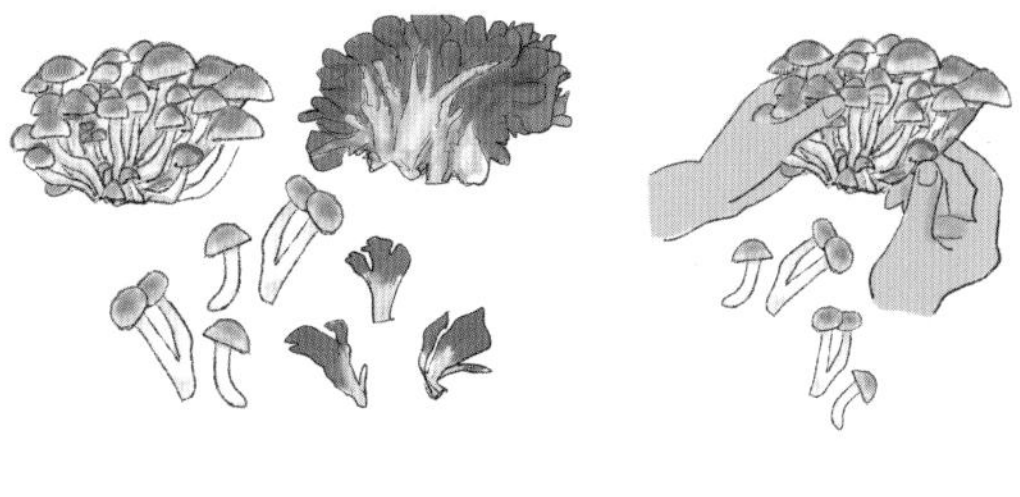

レシピ

# きのこの網焼き

**分量**

シイタケかヒラタケ…お好みの量

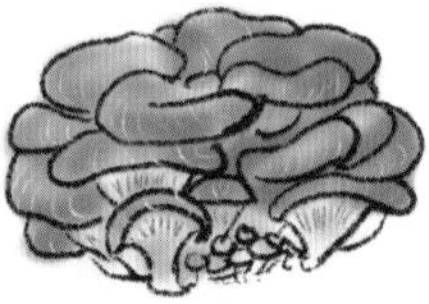

1

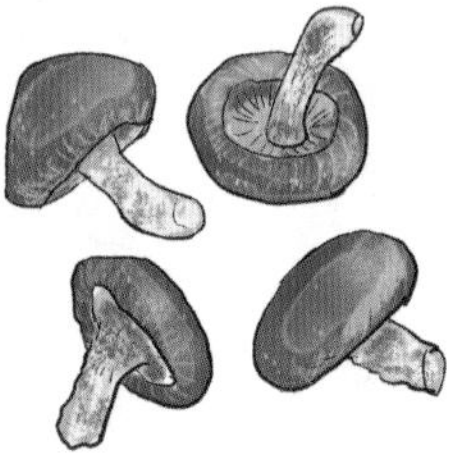

シイタケとヒラタケは石づきをとり、七輪にカサの外側を下に置いて焼く

2

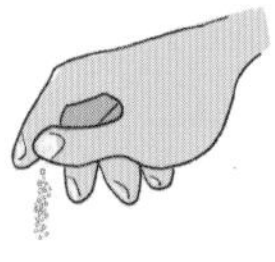

1をひっくり返してカサの内側を焼く。表面に汗をかいてきたら食べごろ。塩少々をつけて食べる

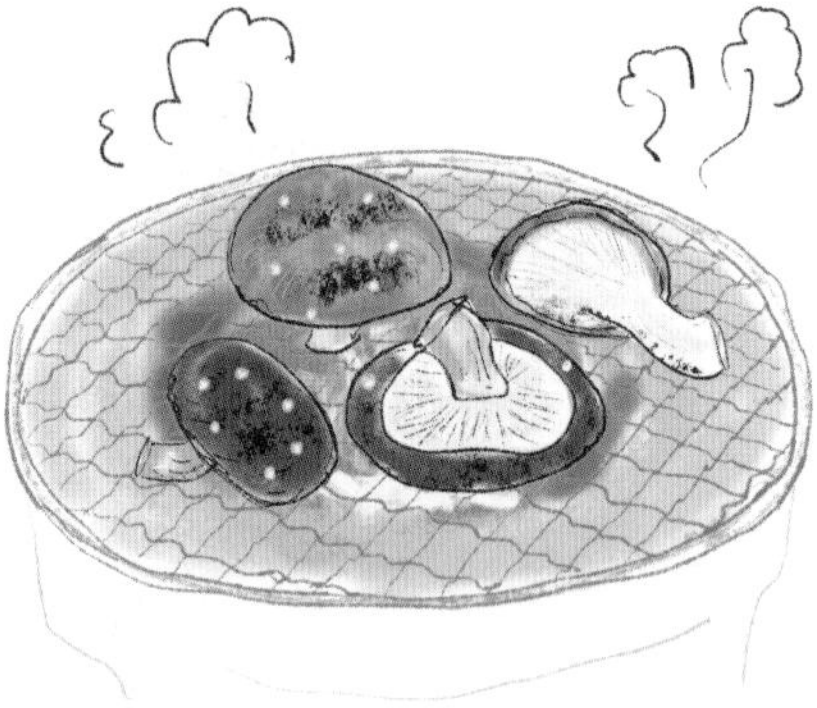

七輪を持っていない人は、代わりにオーブントースターや魚焼きグリルを使ってみてください。

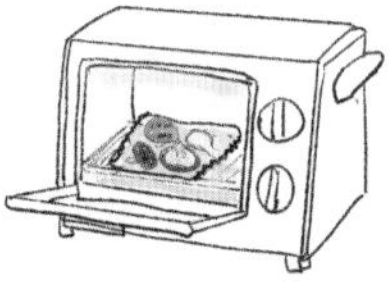

野生のものや原木栽培のヒラタケの収穫時期は一瞬で、網焼きをして塩をつけるのがシンプルで一番おいしい食べ方です。小さいものや大きくなりすぎたヒラタケは、炒めものなどに使いましょう。

レシピ

# シイタケと切り干し大根の煮物

**分量（2〜4人分）**
シイタケ…2〜3枚
切り干し大根…20〜30g

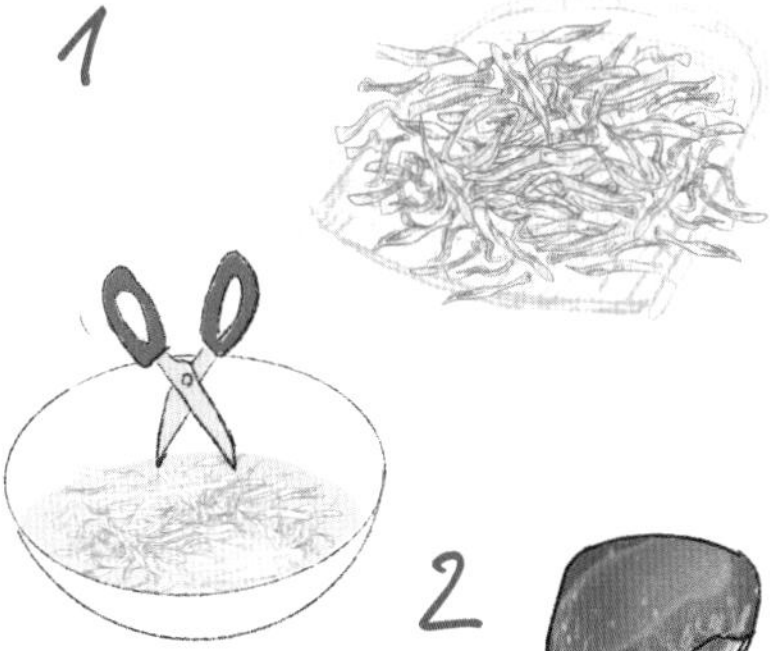

1
切り干し大根は、水で戻して、食べやすい長さに切る

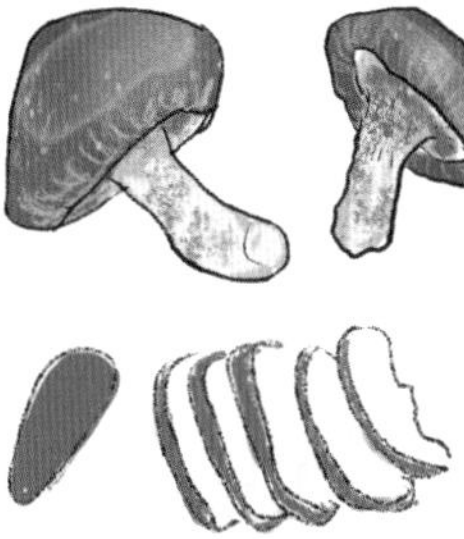

2
シイタケは石づきをとり、薄切りにする

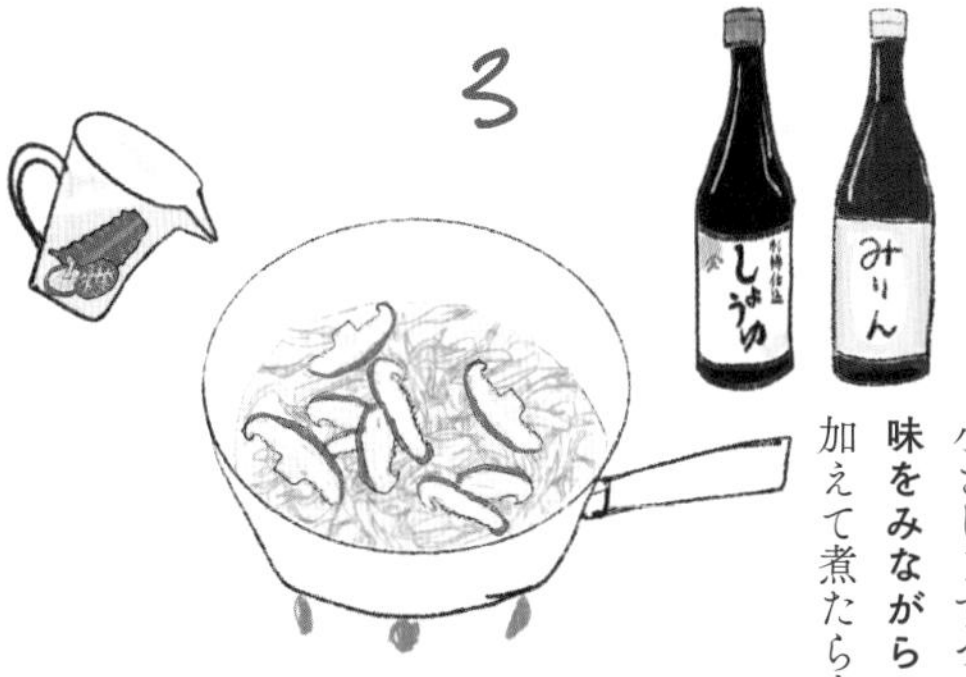


3
1と2を鍋に入れ、具材がひたひたに浸かる程度のだし汁と醤油とみりん小さじ1ずつ〜**味をみながら**加えて煮たら完成

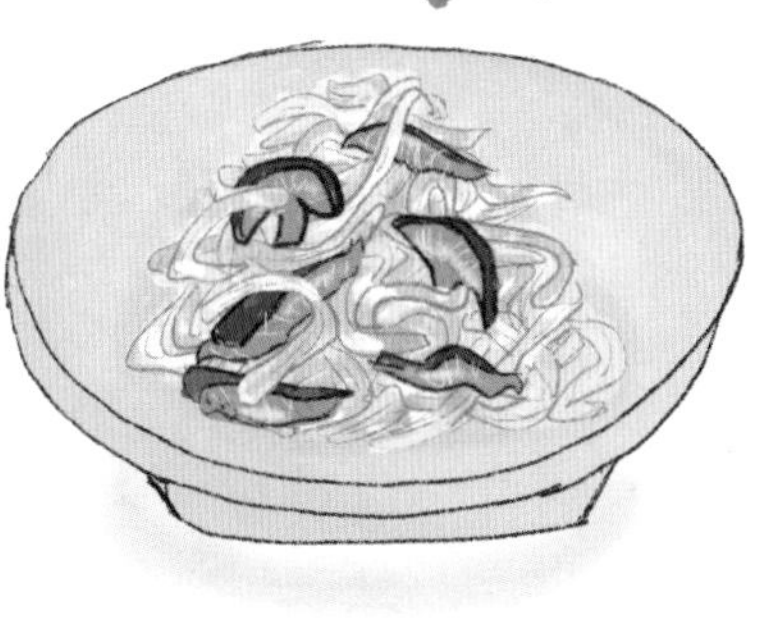

病気・不調の人は、コンブと干しシイタケを使った植物性のだしを使用します。また、みりんは使わず、醤油だけで味つけをしてください。

レシピ

# ナメコ、シイタケ、きくらげの塩炒め

**分量**
ナメコ、シイタケ、きくらげ
…お好みの量

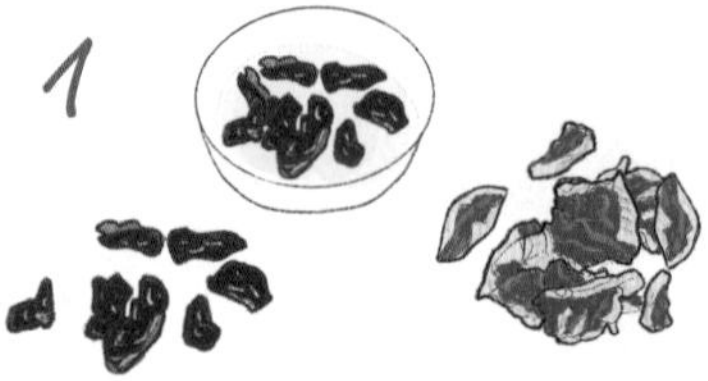

1
乾燥きくらげは
ぬるま湯か水で戻し、
水気を切っておく

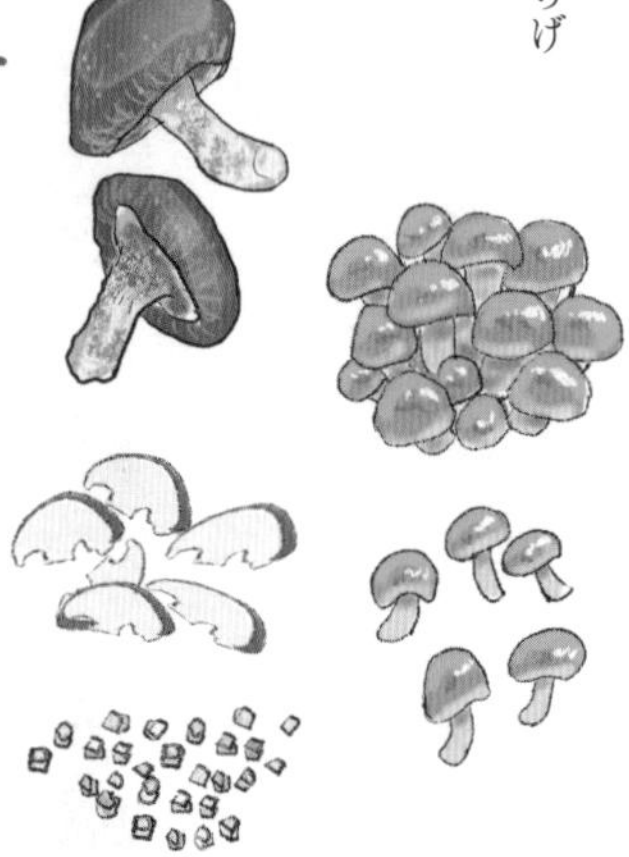

2
シイタケの傘の部分は薄切り、
軸は細かく刻む。ナメコは
石づきをとり、手で小房にわける

スーパーマーケットなどで購入するなめこは、既に切り分けられているものが多いはずです。その場合は、水洗いしてから使いましょう。

また、病気・不調の人は、最後に水を加えて加水分解します。詳しいやり方はP97を参照してください。

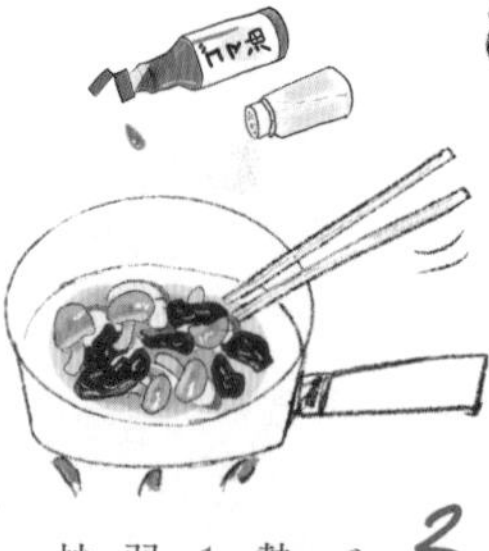

3
ゴマ油小さじ1を
熱したフライパンに
1と2を入れ、
弱火でじっくり
炒める

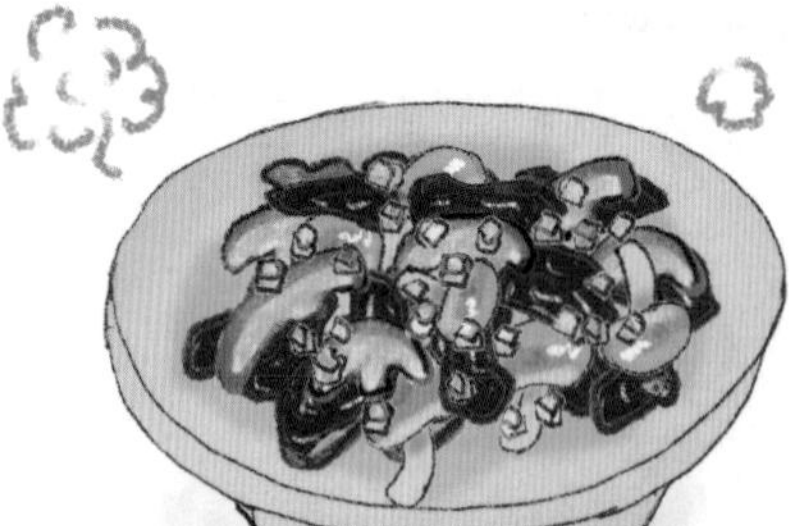

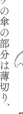

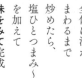

4
全体に油が
まわるまで
炒めたら、
塩ひとつまみ～
を加えて
**味をみて**完成

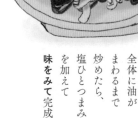

レシピ

# なめたけ

**分量（2〜4人分）**
エノキダケ…100g

1

エノキダケの石づきを切り落とし、3分の1の長さに切る

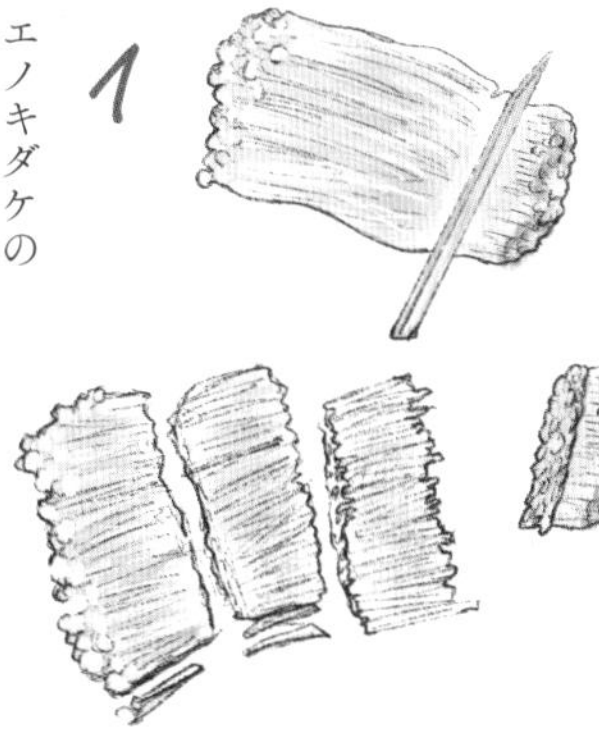

2

1を入れた鍋に、**味をみながら**醤油、酒それぞれ小さじ1〜、みりん2〜3滴ほど加えて中火で煮る

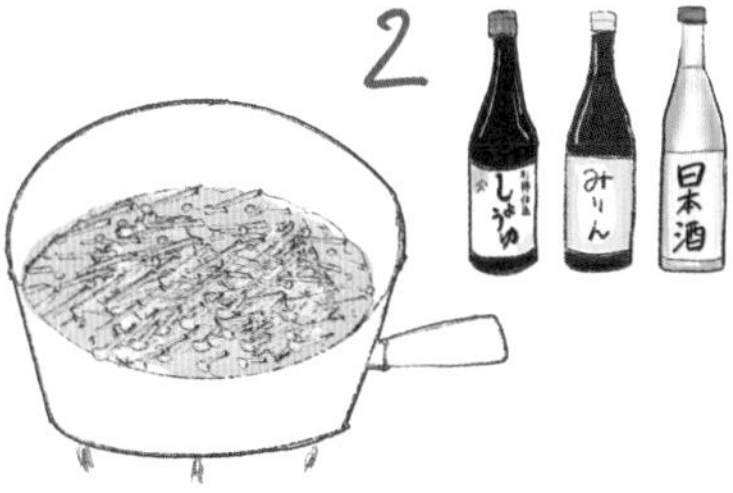


3

エノキダケがしんなりしたら、ひと煮立ちさせて完成

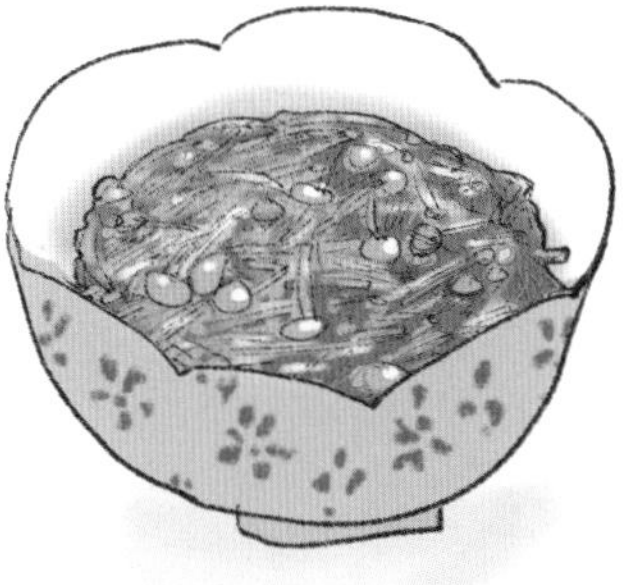

レシピ

# シメジと青菜の塩炒め

**分量（2〜4人分）**

シメジ…約1／2パック（50g）

青菜…150g

（その時期に手に入るもの）

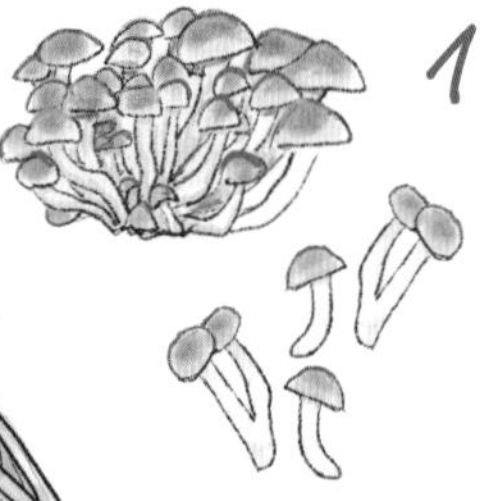

1

シメジは
石づきを
切りとり、
手で小房に
わける

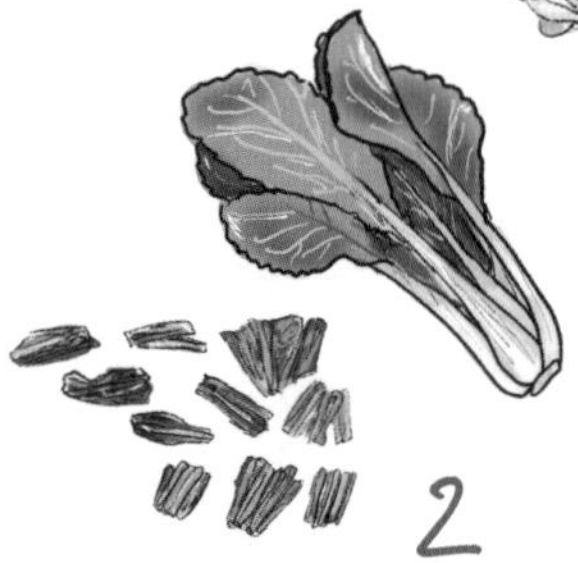

2

青菜は
ざく切りに
する

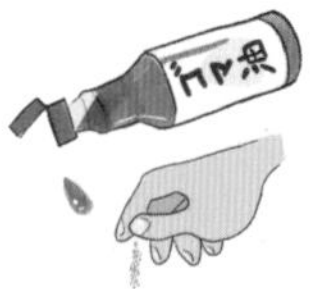

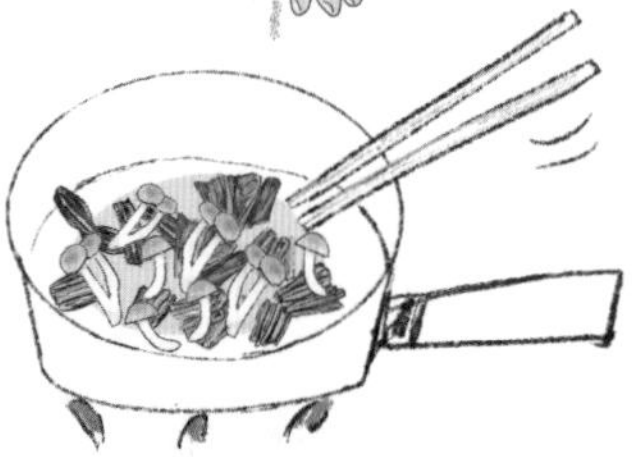

3

フライパンに
ゴマ油小さじ1
を熱し、
シメジと青菜を
入れて
中火で炒める

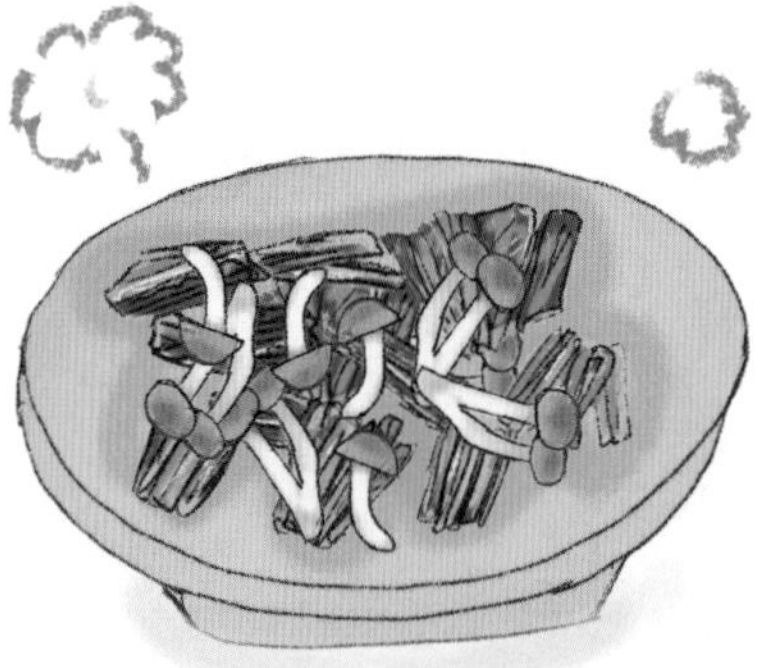

4

シメジに火が通り、
青菜の緑が
くっきり映えたら、
塩少々を加えて
**味をみて**完成

病気・不調の人は、最後に水を加えて油を加水分解します。詳しいやり方は、P97を参照してください。

COLUMN

# あまり物や のこり物を活かす料理

## 鍋やカレーで野菜を消費

畑で収穫された野菜を中心に食べていると、同じ野菜を一度に大量に収穫したり、毎日続けて収穫したりすることがあります。

そのようなときには、「干す」「漬ける」「発酵させる」ことに加えて、「野菜を使い切るための料理」が必要になります。

禅寺では、四九日という風習があります。4と9がつく、4日、9日、14日、19日、24日、29日の5日ごとに、お風呂に入ったり、頭を剃ったり、身のまわりのケアをする日になっているそうです。その日の食事は、前の四九日から4日間で使いきれなかった野菜や残った食材、だしをとったあとのコンブや干しシイタケなどを使って、カレーやけんちん汁を作るのだとか。

ふるさと村でも、1年のうち何度かは、野菜の収穫が重なり、保存食や毎日の食事だけでは、野菜を使い切ることができないことがあります。

特に、夏野菜と冬の葉物野菜は、保存が難しい場合が多くあり、収穫した野菜を食べきるための料理が食卓にのぼりました。

たとえば、夏野菜がたくさんのった冷風のうどんやそうめんや冷麺、葉物野菜やダイコンやニンジンが大量に入っている鍋、湯豆腐とセットになった野菜のしゃぶしゃぶなどが、結構な頻度で作られました。と

## COLUMN

きには、禅寺と同様に、手作りカレーやけんちん汁もありました。

また、夏のある日の食事で、おかずのほとんどにキュウリが使われていたことがありました。ぬか漬けのキュウリ、キュウリが具の味噌汁に加えて、炒めたキュウリ、キュウリの煮びたしのくず引き。キュウリばかりの料理でしたが、それぞれがとてもおいしかったのを覚えています。

当時は、料理をしたことがなかったので、キュウリがたくさんでてくる意味や、先生の苦労にまったく気づくことができませんでした。

# 6章

# 冬の食事

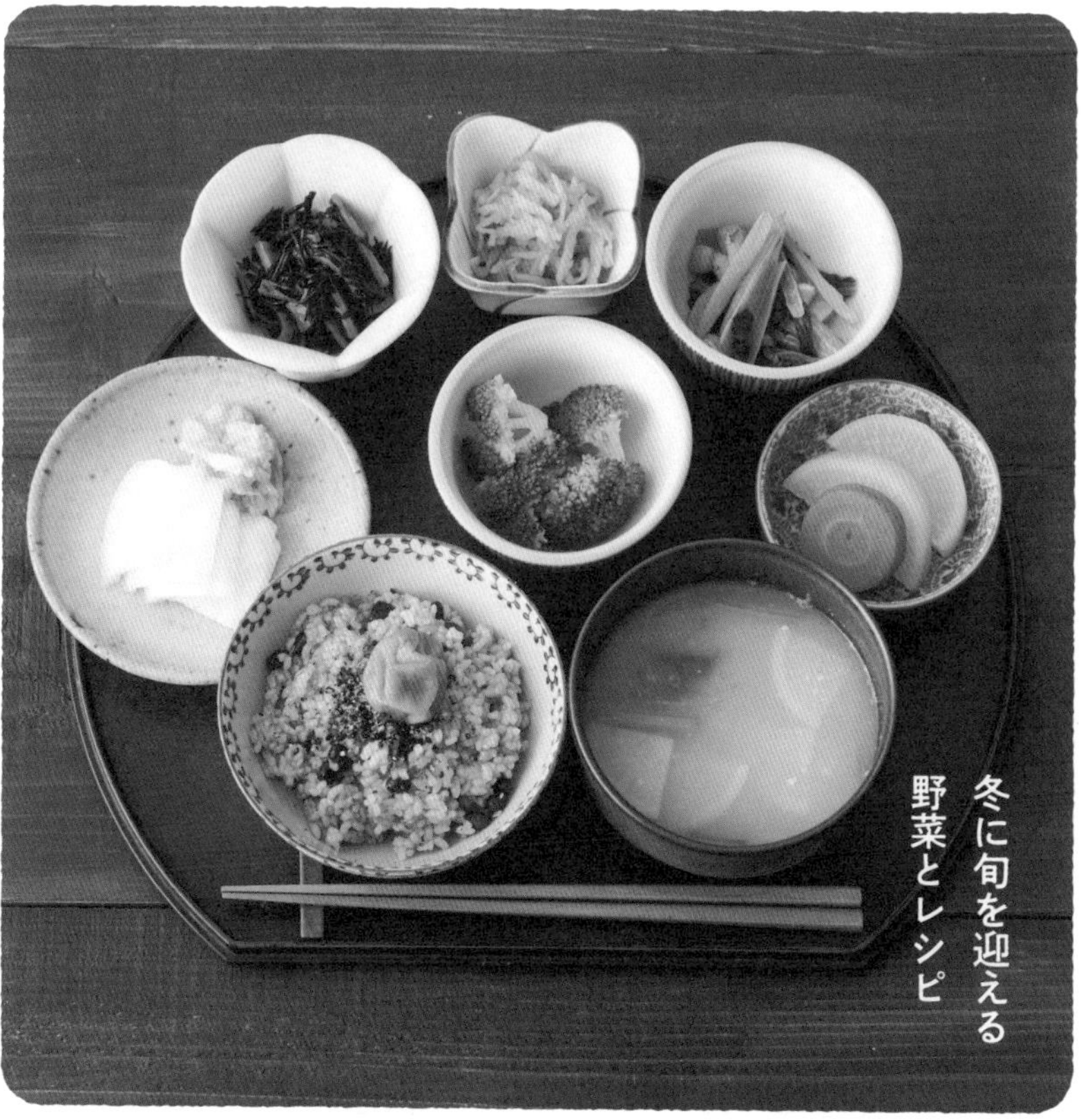

冬に旬を迎える
野菜とレシピ

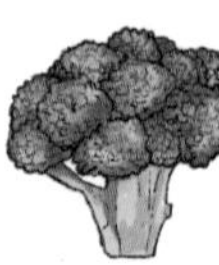

# ブロッコリー

## 特徴

旬の時期は12～3月。出始めは、水分を多く含みやわらかく、アクが少ないので新鮮なものは生食や茎をぬか漬けにすることも可能です。

後半になると、水分がへって花蕾はボソボソになり、茎が太くかたくなります。**寒さにあたると花蕾が紫色になることがありますが、おいしくいただけます。**ただ、花蕾が黄色や茶色に変色したものは、酸化してしまったものなので、食べないようにしましょう。

茎は、皮が厚くてかたいですが、甘味と風味が強いので、煮るだけでも「だし」として使えます。

## 歴史

葉が重ならずに球状にならない野性のキャベツから改良されて、2世紀頃からローマ人が食べていました。ヨーロッパに広まったのは18～19世紀頃。日本には、明治

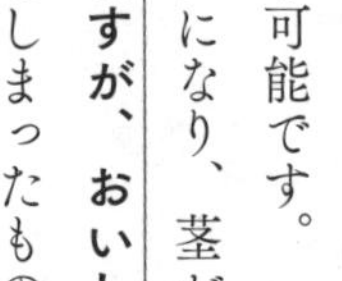

紫色に変色したブロッコリー

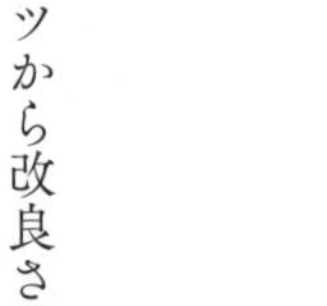

黄色に変色したブロッコリー

時代初期に伝わりましたが、あまり広がらず、普及したのは1960年代以降です。

### 〔成分・効用〕

ビタミンCやベータカロテン、ビタミンB群や鉄分を豊富に含んでいます。

## 下ごしらえ

### ◆下ゆで

茎がかたいものは、輪切りや斜め切りなど繊維を断ってからゆでましょう。かたい茎の部分から熱湯に入れ、最後に蕾をさっと加熱して、ゆですぎないようにします。

色が鮮やかになり、透明感がでたらOKです。

### ◆加熱

出始めのやわらかいものは、**切らずに1株丸ごとゆでるとうま味が逃げません。**

生の状態から炒めて蒸し煮すると、歯ごたえと風味をよく味わえます。

また、煮くずせばスープやソースにもできます。

レシピ

# ゆでブロッコリー

**分量**

ブロッコリー…お好みの量

1

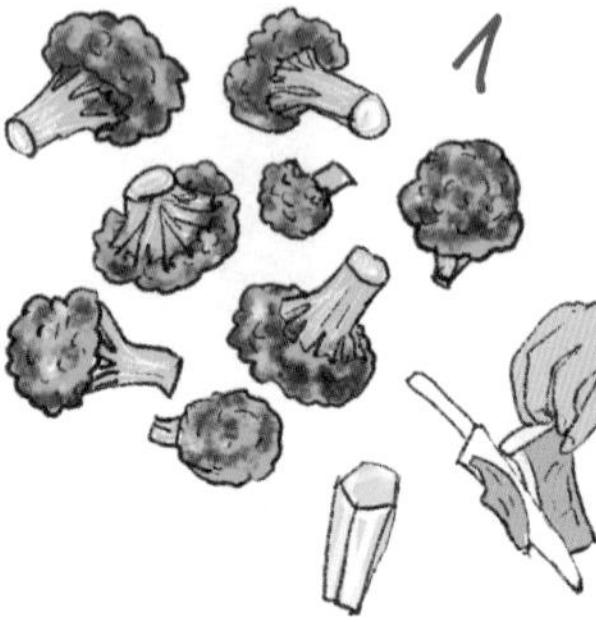

ブロッコリーの花蕾を小房にわける。

茎は、かたい皮の部分を切りとる

2

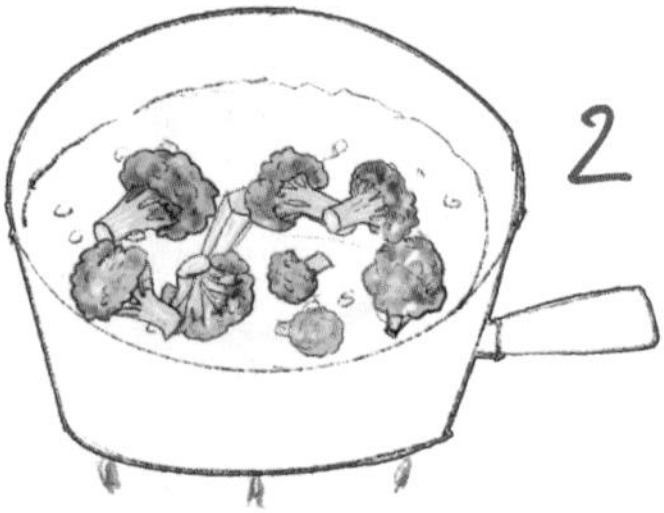

沸騰したお湯で、鮮やかな緑色になるまでゆでる

3

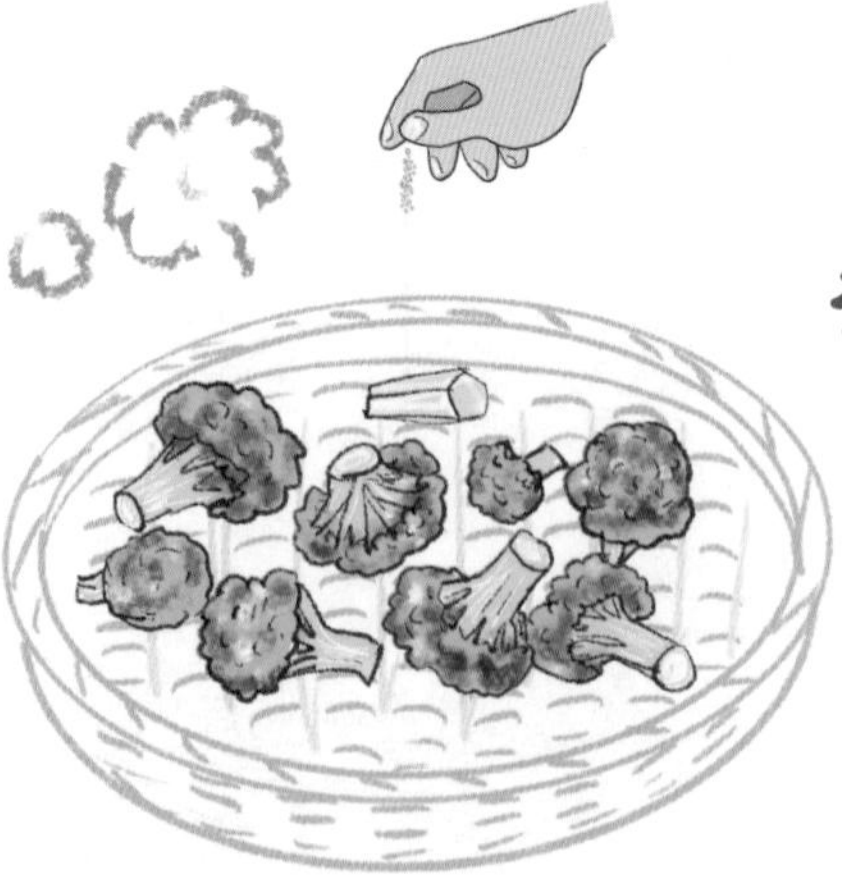

ザルにとって、熱いうちに塩少々をふり、味つけする

蒸し器を使って加熱してもおいしくいただけます。

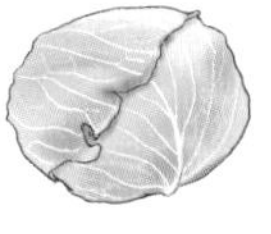

# キャベツ

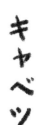

## 特徴

旬の時期は12~3月。寒冷地では3~5月です。出始めは、水分が多くやわらかいですが、旬の後半になると、水分が減り繊維がかたくなって風味と甘みが増します。

外葉ほど、繊維が太くてかたく、苦みとアクと風味が強く、加熱料理に向きます。内葉ほど、やわらかく甘みがあり、生食に向きます。**芯はかたいですが、甘みとコクが強いので、小さく切って水から煮込むとスープなどのだしとして使うことができます。**

## 歴史

キャベツのルーツは、地中海沿岸からヨーロッパの大西洋沿岸に自生していたケールの原種で、紀元前6世紀には栽培され、古代ギリシャ・ローマ時代から食べられていました。現代のような球状になったキャベツの記録は16世紀になってからです。

日本には、江戸時代に球状にならない品種が伝来しましたが、本格的な栽培は、球状の品種が導入された明治時代になってからです。その後、日本の気候に合うように品種改良が進み、大正時代以降に全国に広まりました。

### 成分・効用

ビタミン・ミネラル・アミノ酸が豊富です。とくに、他の野菜にはない、胃腸の粘膜の再生を助ける脂溶分のビタミンU（別名キャベジン）や、血液の凝固や骨の代謝に関わるビタミンKを多く含んでいます。

## 下ごしらえ

キャベツを上から洗うと葉の間に水が入って痛みやすくなるので、芯があるおしりから洗います。

◆**アク抜き**
塩をふって少しおき、アクを水で流したらザルにとって水気を切ります。せん切

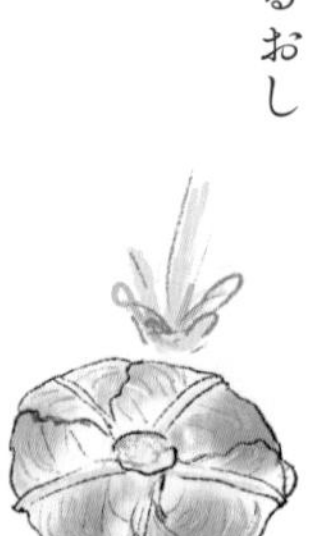

りの場合は、少し水にさらすと苦みやアクがやわらぎます。

◆加熱

火を通すとキャベツの甘みが増します。強火で水分を飛ばしながら加熱するとシャキっと仕上がります。

◆切り方

歯応えや味わいが、切り方によって大きく変わる野菜です。かたさが気になる場合は、繊維を断つように切るとやわらかく感じます。逆に繊維に沿って切るとキャベツの甘みがでます。

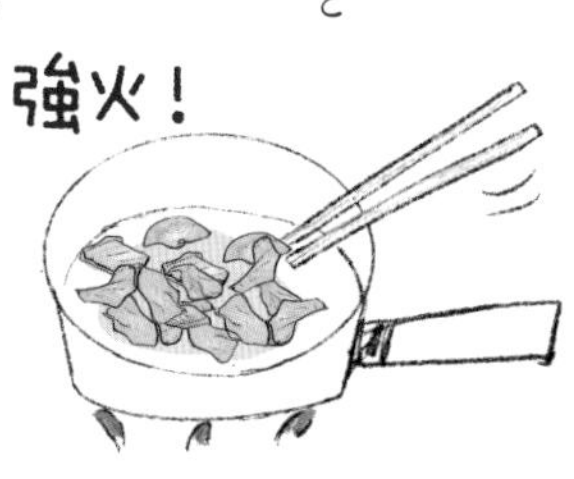

レシピ

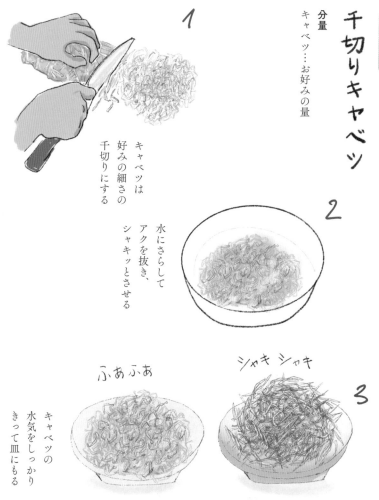

# 千切りキャベツ

**分量**
キャベツ…お好みの量

1

キャベツは好みの細さの千切りにする

2

水にさらしてアクを抜き、シャキッとさせる

3

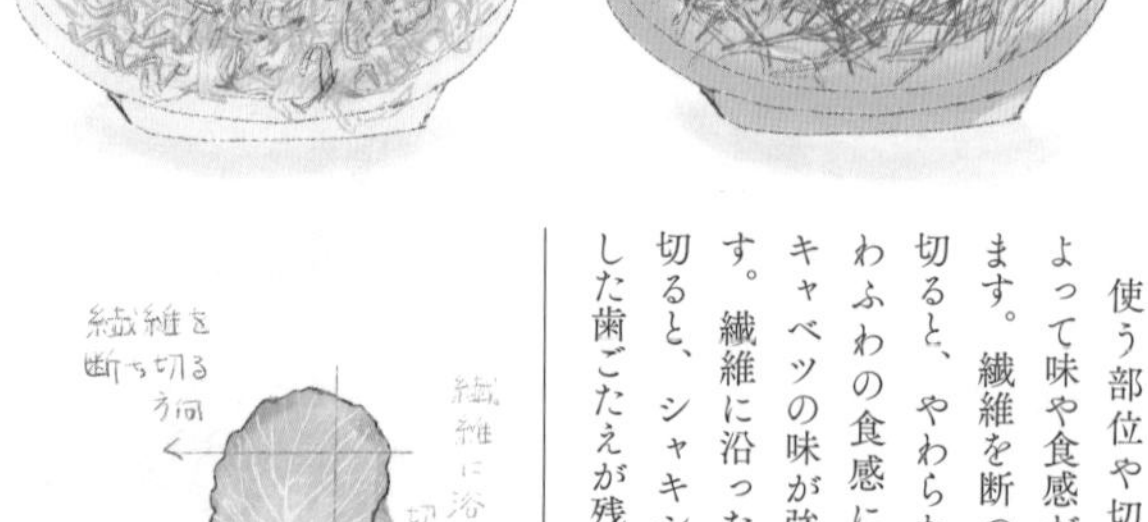


キャベツの水気をしっかりきって皿にもる

使う部位や切り方によって味や食感が異なります。繊維を断つ方向に切ると、やわらかくてふわふわの食感になり、キャベツの味が強く出ます。繊維に沿った方向に切ると、シャキシャキとした歯ごたえが残ります。

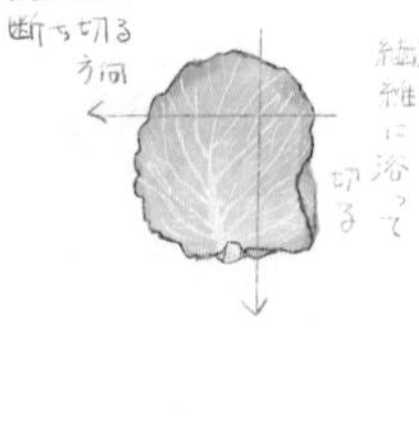

レシピ

# キャベツとピーマンの塩炒め

**分量（2〜4人分）**
キャベツ……約葉3枚分（150g）
ピーマン……約4個（150g）

1

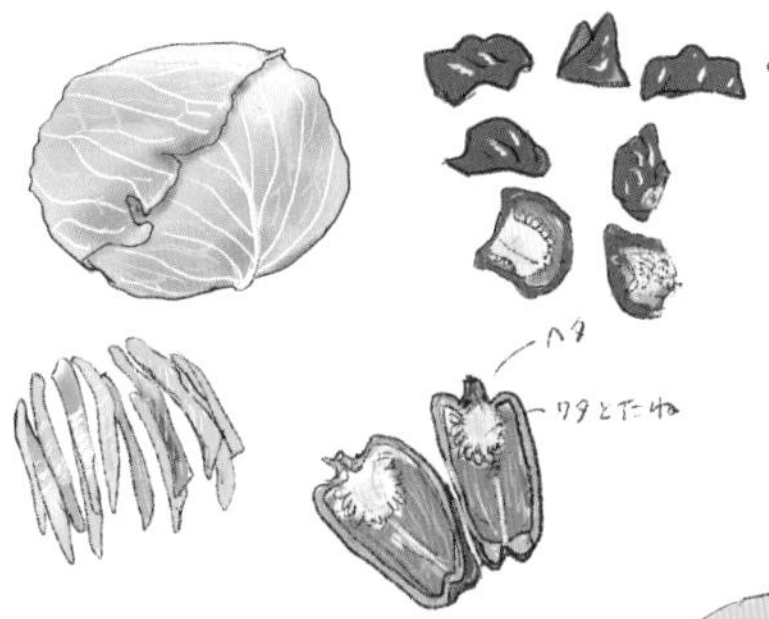
ヘタ
ワタとたね

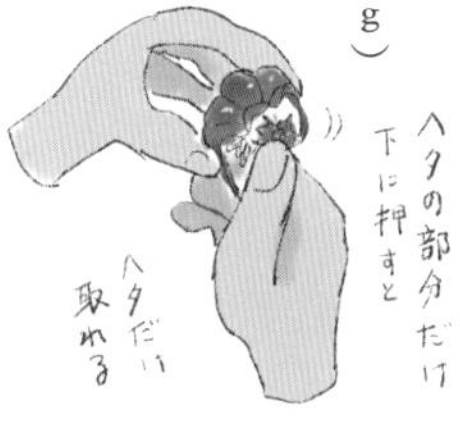
ヘタの部分だけ下に押すと
ヘタだけ取れる

キャベツは太めの千切りにする。やわらかいピーマンはヘタをとり、ワタとタネを残したまま乱切りにする

旬の後半のかたいピーマンの場合は、ワタとタネをとってから調理してください。

2

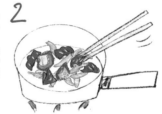

フライパンにゴマ油小さじ1を熱し、キャベツとピーマンを入れて中火で炒める。具材がひたひたになるぐらいのだし汁と、塩ひとつまみ〜を加えて**味をみる**

3

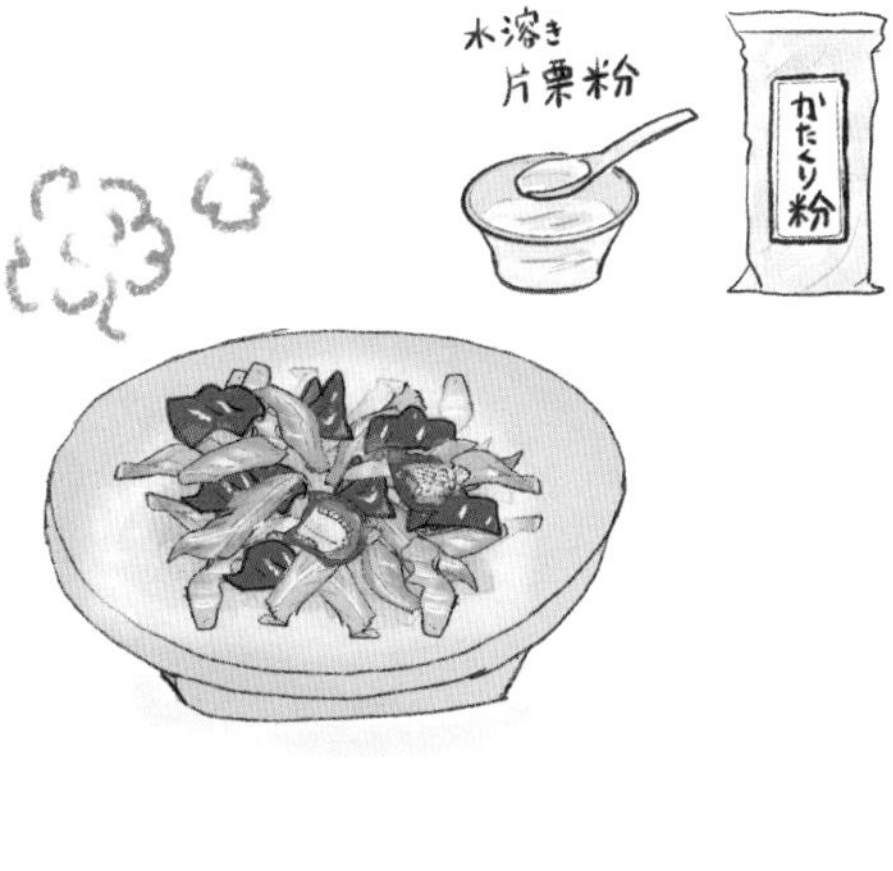
水溶き
片栗粉
かたくり粉

一度フライパンの火を止め、水と片栗粉を2対1の割合でまぜた水溶き片栗粉をまわし入れ、再度加熱しながらまぜてとろみをつける

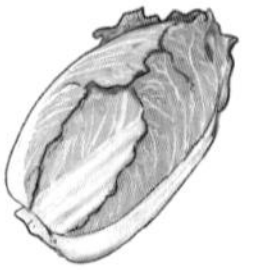

# 白菜

## 特徴

出まわる時期は、12〜2月。旬の初め頃は、球状になる葉の巻き方が弱めで、繊維がやわらかく、みずみずしさがあります。後半になり寒さが増すと、葉の巻きが強く、球状になり、繊維が張って甘みが増します。

**外葉ほどアブラナ科の植物特有の味と苦味があり、内側の葉ほど甘みがでます。**

外葉にでる黒い斑点は栄養過多によるもので、問題なく食べられます。

## 歴史

古代中国で栽培されていたカブとチンゲンサイが、交雑して葉が重ならず球状にならない白菜が生まれたと考えられ、その後、改良されて球状になる品種ができました。

日本には、明治時代の日清戦争・日露戦争の際に、中国大陸から軍人が種を持ち帰り、広めたとされます。それから国内での栽培が始まり、戦後になって全国に広

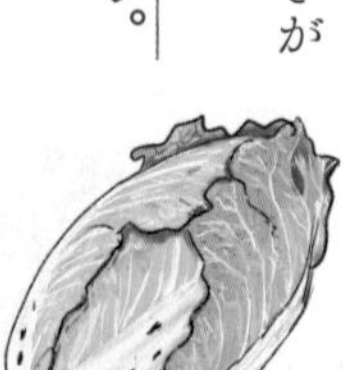

まりました。

### 成分・効用

**水分が全体の95％と多く、からだの熱をとります。**ただし、食べすぎるとからだを冷やすので注意しましょう。また、白菜に含まれる食物繊維により、腸の老廃物をとりのぞき、便秘を解消する効果もあります。

### 下ごしらえ

キャベツと同様に、芯のあるおしりから洗いましょう。上から洗うと葉の間に水が入り、痛みやすくなります。

**タテ半分か4つ切り、または葉をめくって天日に1時間でも干すと、保存性が高まると同時に甘み、うま味、栄養が凝縮します。**水分の多い野菜なので、蒸し煮にすることでもうま味が凝縮します。

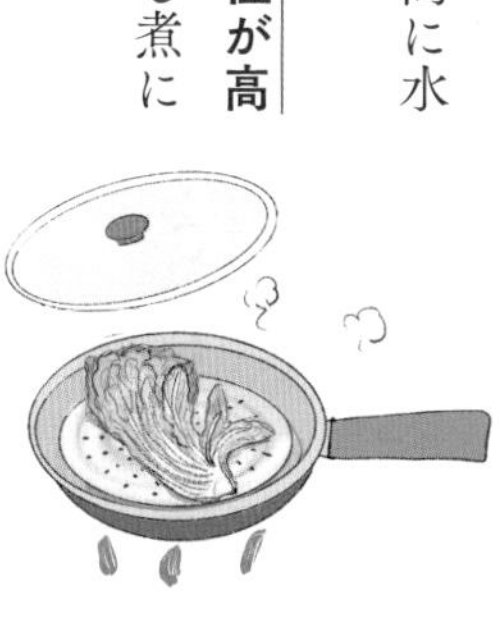

レシピ

# 白菜漬けのゆず醤油からし添え

**分量**
白菜漬け…お好みの量

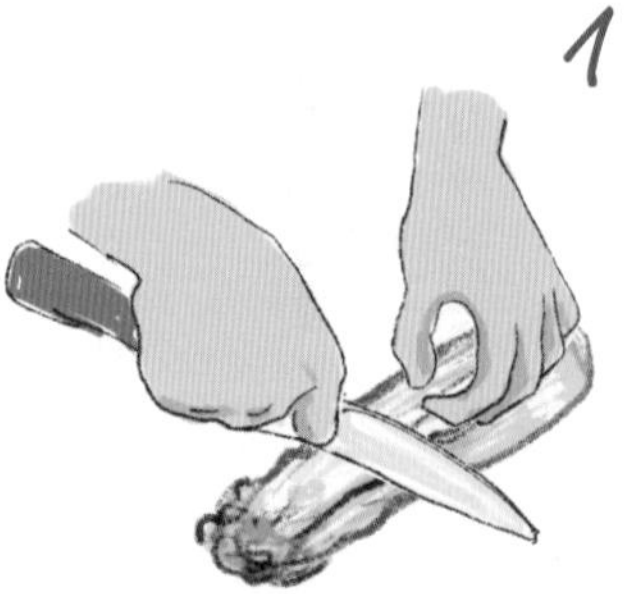


白菜漬けを
一口大に切って
皿に盛る
（白菜漬けの
作り方は、P84参照）

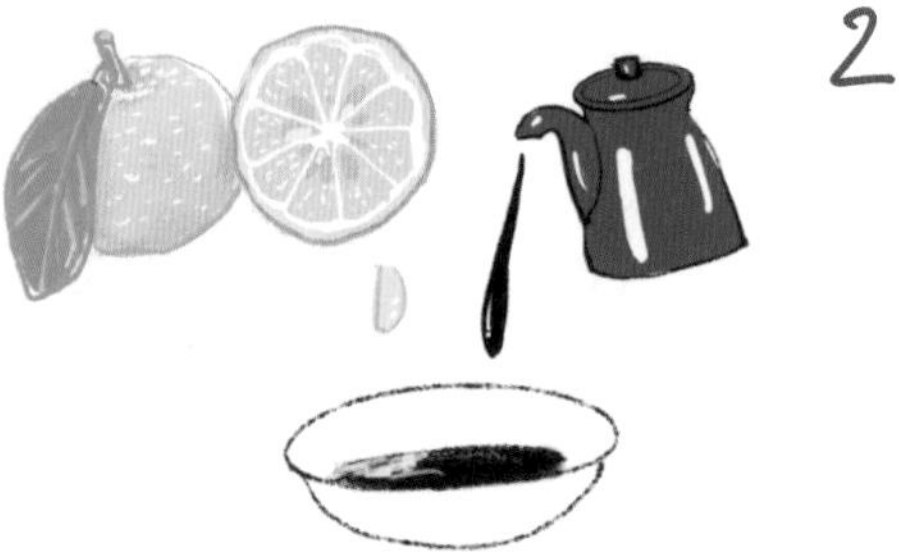


醤油を適量
小皿に入れ、
ゆずを軽くしぼる

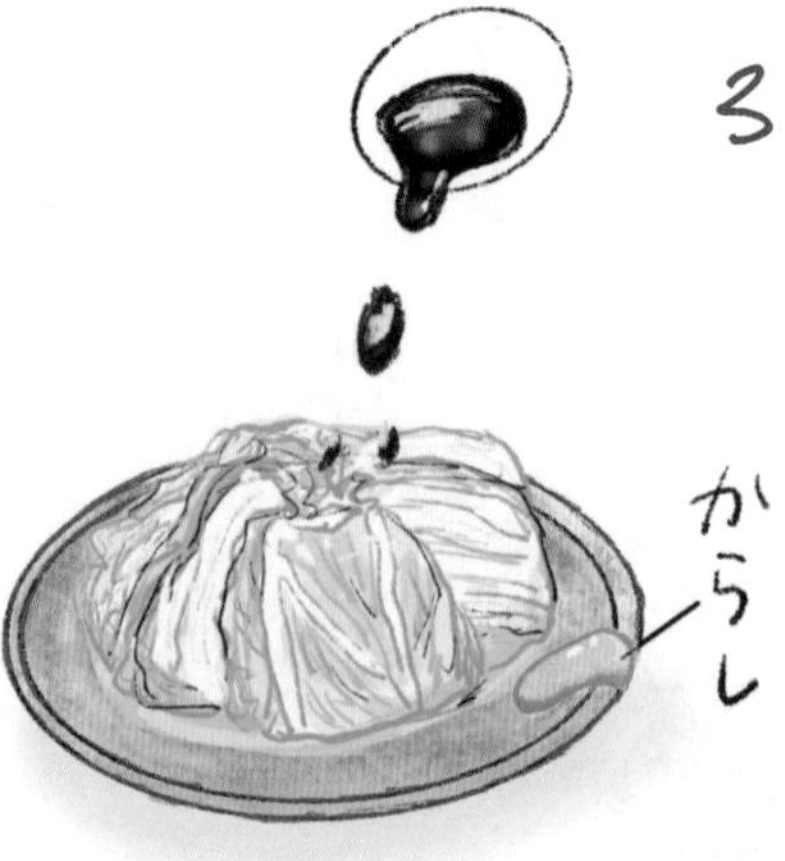


2を
白菜漬けにかけ、
からしを皿の
はしに盛る

レシピ

# 白菜お浸しの川のりまぶし

**分量**

白菜…お好みの量

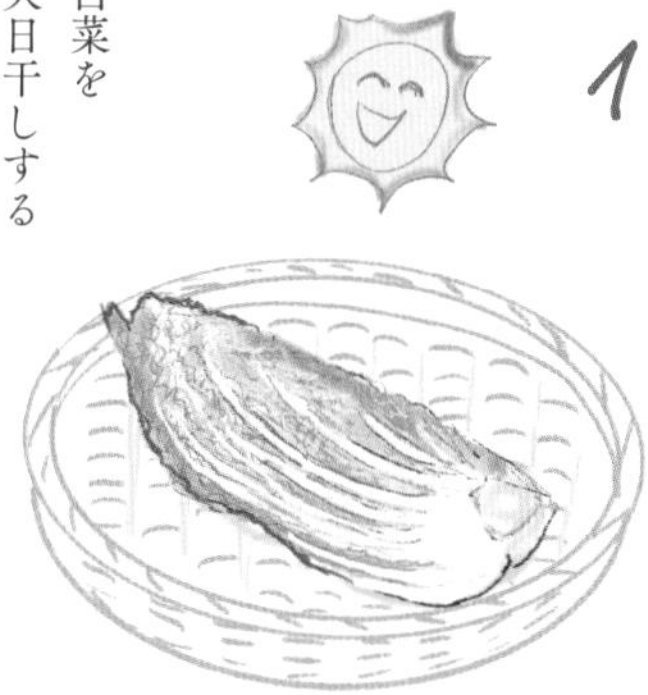


白菜を天日干しする

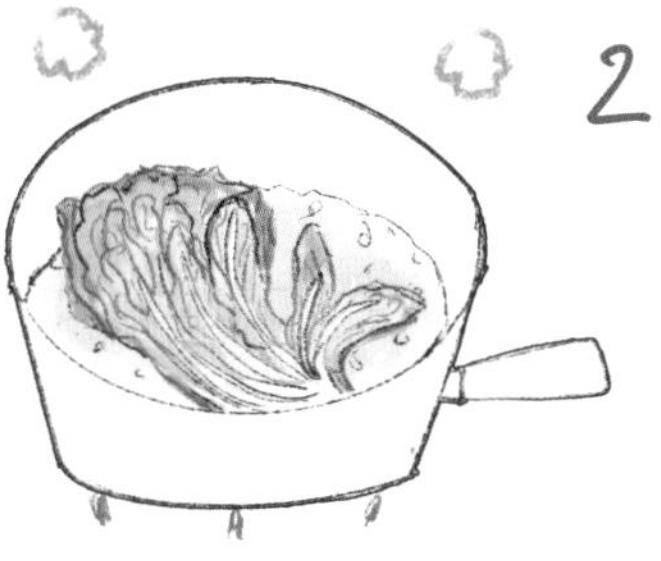


1の白菜をさっと熱湯でゆでてザルにとって冷ます

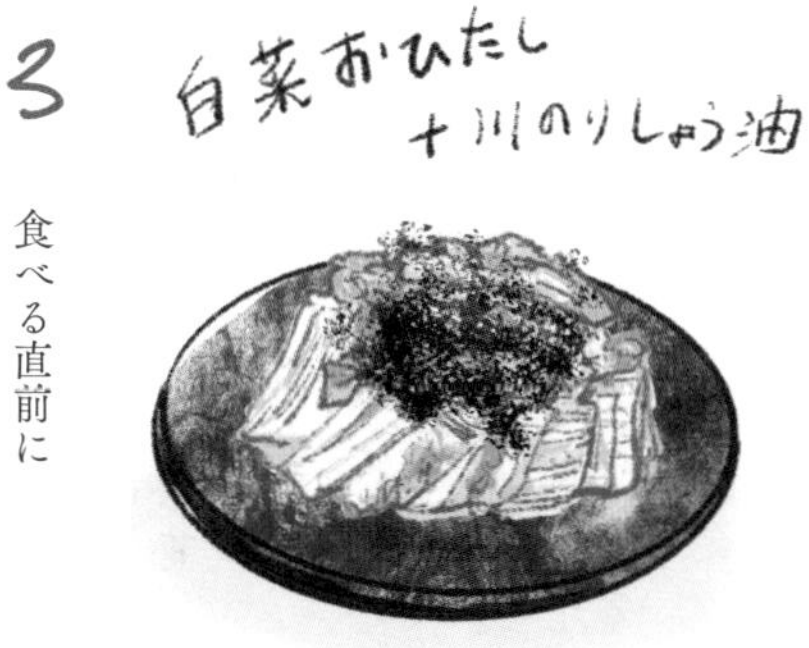


食べる直前に好みの大きさに切り、川のりを適量ふりかけ、醤油少々をたらして食べる

白菜を干す時間にはこだわりません。30分でも1時間でも、自分の好みで調整してみてください。干して水分を抜くことで、白菜本来の味が凝縮したり、味がしみこみやすくなったりします。白菜を使った料理では、どんなものでも一度干してから使うのがおすすめです。

また、川のりがない場合は、青のりやアオサでどうぞ。

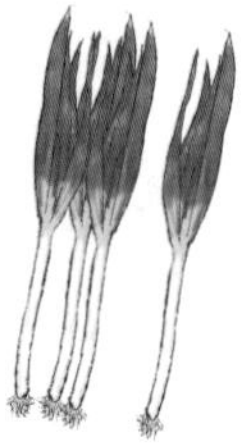

# ネギ

## 特徴

旬の時期は、11~2月。出始めは、水分を多く含みやわらかく、香りと辛みが強くなります。後半になると、太くなって水分がへり、甘味が増してきます。

**ネギの緑の部分は辛みが強く、薬味として使えます。白い部分は甘みがあり、じっくり火を入れると、甘みに加えてうまみやとろみが味わえます。**

## 歴史

ネギは、奈良時代の720年に成立した日本書紀に「秋葱」という記述があることから、それ以前から食べられてきたと考えられている古い野菜です。

関東は白ネギ・根深ネギ、関西は葉ネギ・青ネギ・万能ネギ・ワケギなど、地域によって食べられているネギに特徴があります。

## 〔成分・効用〕

ビタミン・ミネラルが豊富です。ニンニクと同様に、強い殺菌力があり、ビタミンB1の吸収率を高めるアリシンを含みます。

また、**ネギの精油成分に発汗解熱と鎮痛作用がある**ことから、風邪の引き始めには、味噌に細かく刻んだネギとすりおろしたニンニクとショウガをまぜ、そこに熱湯を加えて飲むという民間療法が行われてきました。

## 下ごしらえ

使う場所・切り方・火の入れ方で味わいが大きく変わる野菜です。

### ◆切り方

青い部分は辛みが強く、白い部分には甘みがあります。繊維を断ち切ると辛みや香りがでて、繊維に沿って切ると、歯ごたえが残り甘みが強くなります。

生で薬味に使う場合は、小口切りやみじん切りにします。

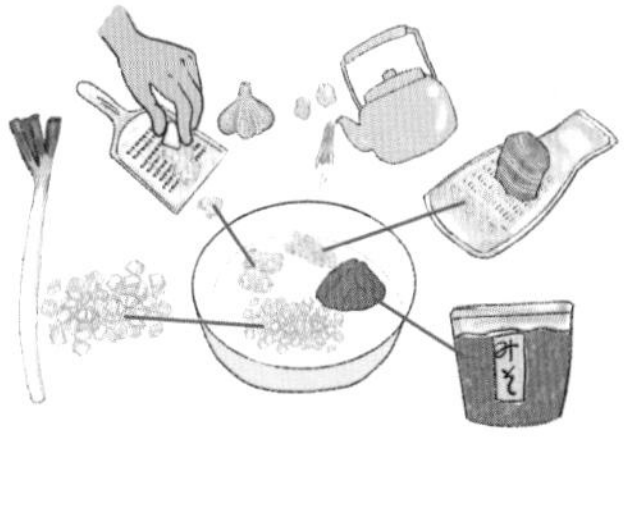


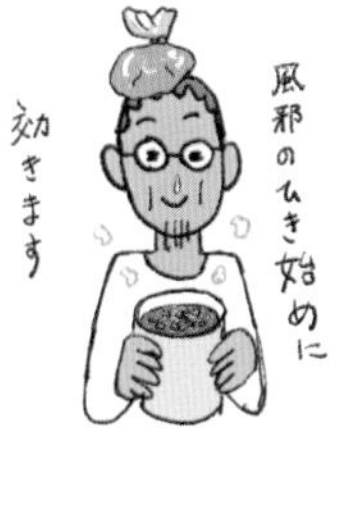

### ◆加熱

弱火でじっくり加熱すると、甘味・うま味・とろみが出るのが特徴です。斜め薄切りにしたネギを低温でじっくり水を加えながら加熱してトロトロにすると、スープベースにできます。

**小口切りのネギを油でじっくり揚げると、油は「ネギ油」として使え、揚げたネギは「保存食」に。**ネギと同属のニンニクやタマネギも同様に油と保存食が楽しめます。

レシピ

## 納豆と刻みネギ

**分量**
ネギ…お好みの量
納豆…お好みの量

1

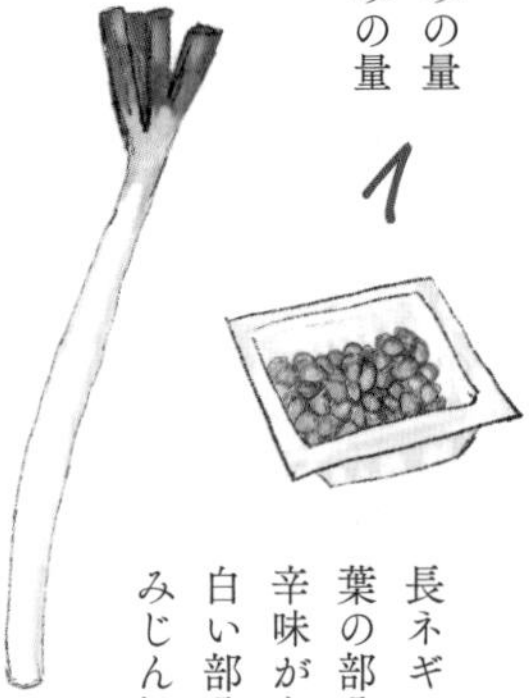

長ネギの葉の部分は辛味があるので、白い部分をみじん切りにする

2

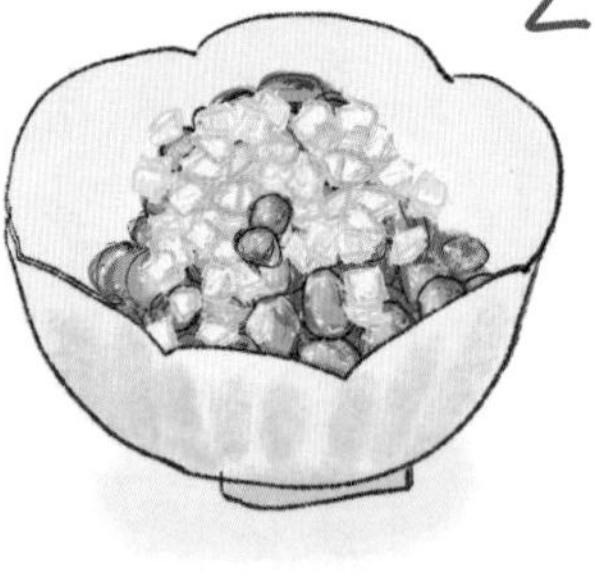

納豆とネギを和えて完成

レシピ

# 炭焼きネギ

**分量**
ネギ…お好みの量

炭火が用意できないときは、セラミックの焼き網や魚焼きグリル、オーブントースターなどで焼いてみましょう。

1

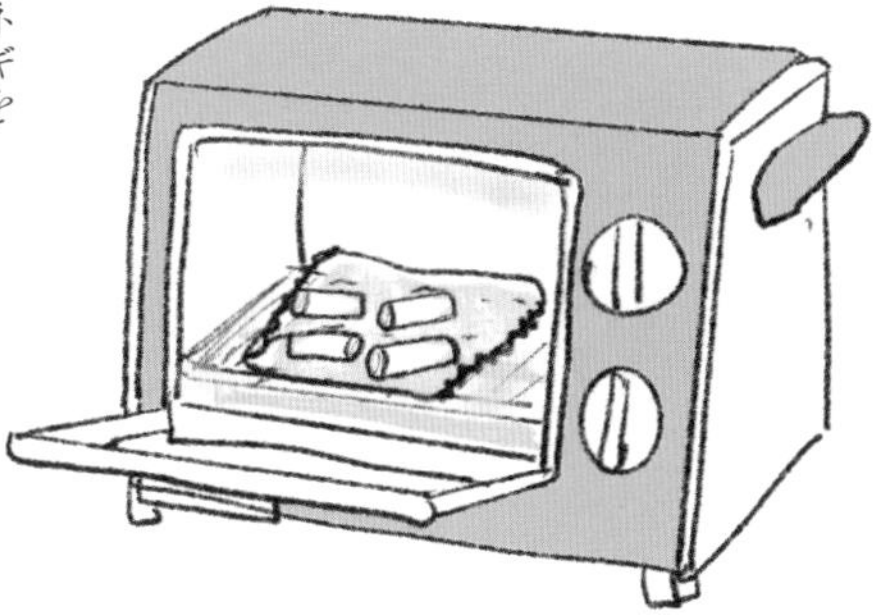

長ネギを
長さ4㎝ほどに切り、
炭火やオーブントースターで
じっくり焼くと
トロトロで甘くなる

2

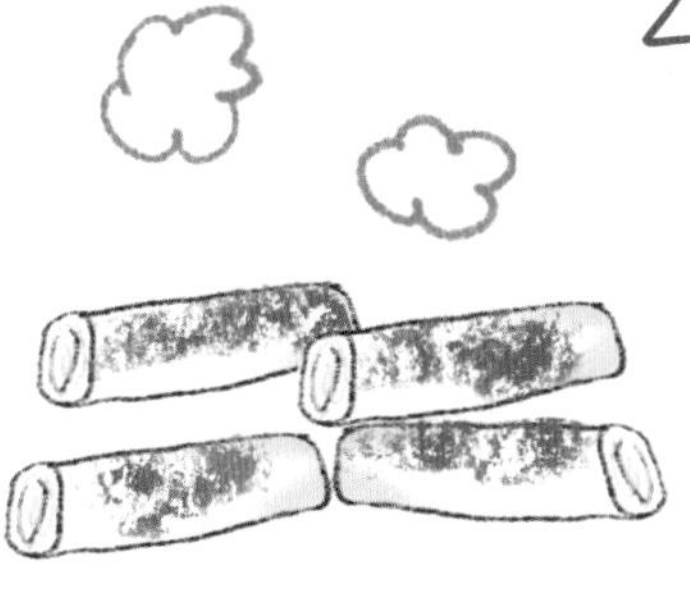

焼き色がついて
火が通ったら
塩少々をつけて
いただく

レシピ

# ネギ炒めと豆腐の煮浸し

**分量（2〜4人分）**

ネギ…約1／2本（50g）

青菜…約1／2束（100g）

豆腐…1／2丁（約150g）

だし汁…100ml

1

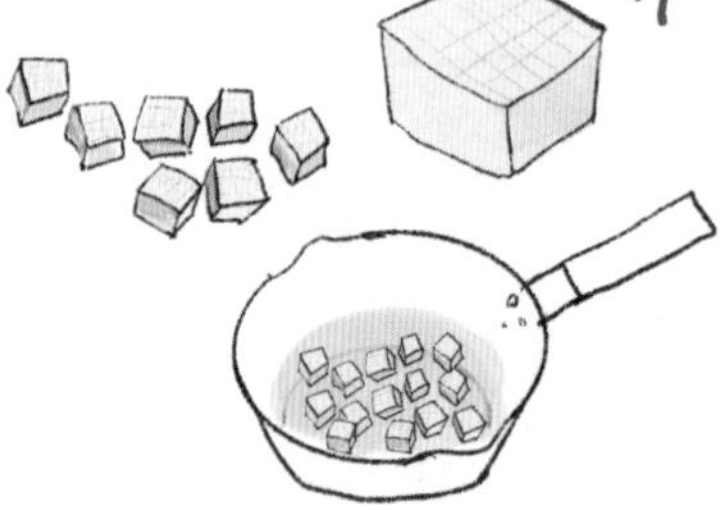

豆腐はさいの目に切り、
だし汁と塩ひとつまみを
加えて煮る

2

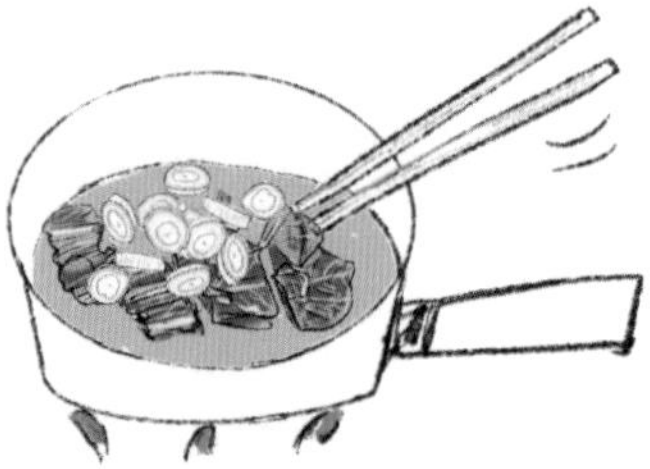

青菜はざく切り、
ネギは1cm程の
輪切りにする。
フライパンに
ゴマ油小さじ1を熱し、
青菜とネギを
中火で炒める

3

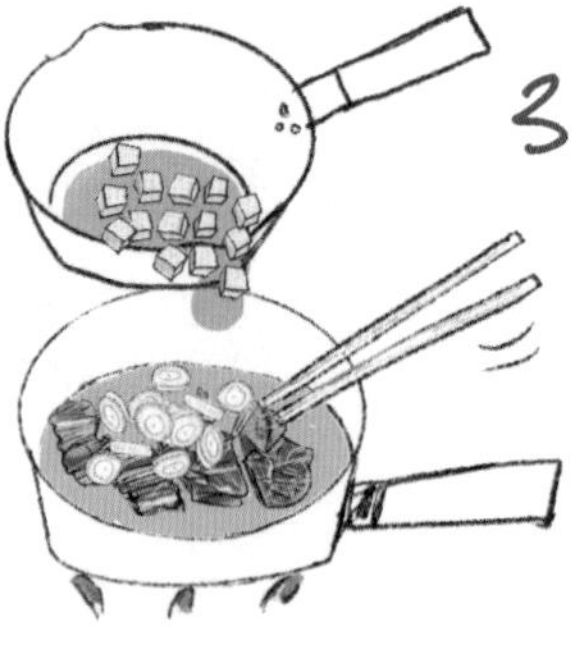

2に1の豆腐を
煮汁ごと加える

4

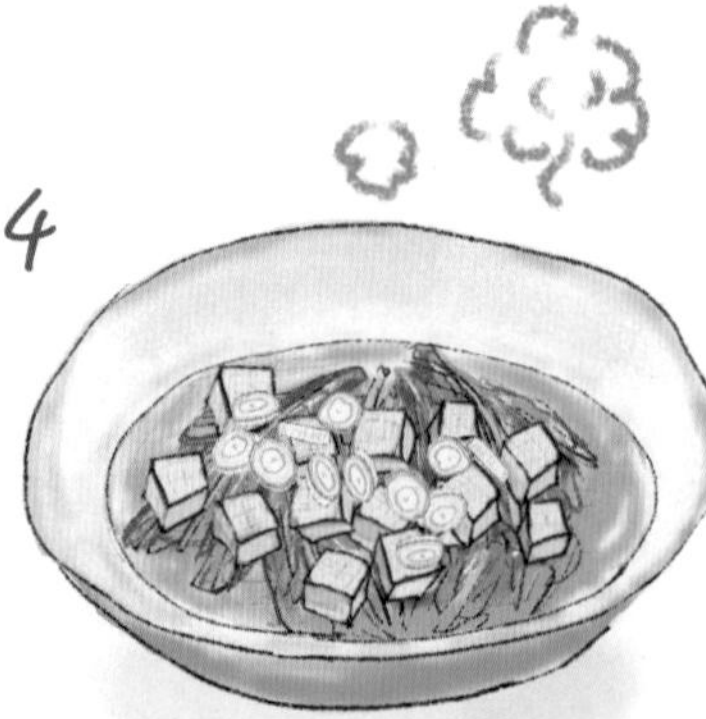

3がひと煮たち
したら皿にもる

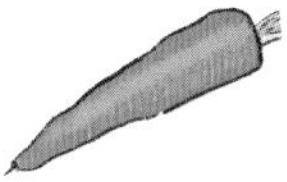

# ニンジン

## 特徴

4～6月の春と10～12月冬の2度収穫できますが、とくに冬の時期に収穫される傾向があります。旬の出始めは、成長途中で、皮がやわらかくみずみずしいですが、アクがでやすくなります。旬の後半になると、水分が減って皮が厚くなり、甘味と味が濃くなります。

茎の近くは、皮が厚くかたいですが味は濃く、先端部は、成長している部分なので、やわらかくみずみずしさがあります。

**特に皮の部分に、うま味・風味・栄養があります。**

ニンジン菜は、セリ科独特の香りがあり、炒めて塩で味つけするだけでもおいしく食べられます。

## 歴史

寒暖の差が大きい乾燥地帯のアフガニスタン辺りが原産地で、アフガニスタン周辺では3世紀頃すでにニンジンの記述があり、よく食べられていたと考えられています。

日本には、16世紀に中国から東洋系の金時人参など長い形の品種が伝わり、当初は薬用に使われていました。それ以前に古くから使われていたオタネニンジン（高麗人参）に根の形が似ていたことから、当時はセリニンジンと呼ばれていました。

五寸人参など短い形の品種である西洋系は、江戸時代の後期に伝わり、現在はこちらが主流になっています。

## 成分・効用

ニンジンに多く含まれるベータカロテンは、皮膚や目の健康を保ち、免疫力の向上、感染症の予防などに効果のある栄養素のビタミンAに体内で変わります。**ベータカロテンは脂溶性なので、油で炒めたり、油を使ったドレッシングをからめたりすると、吸収率が上がります。**

また、キュウリと同様にニンジンはビタミンCを酸化型ビタミンC（P173参照）に変化させるアスコルビン酸酸化酵素を含みます。アスコルビン酸酸化酵素は加熱調理をするか酢を加えることで働きを抑えられるので、サラダなど生で食べるときは酢やレモン汁を加えるのがおすすめです。

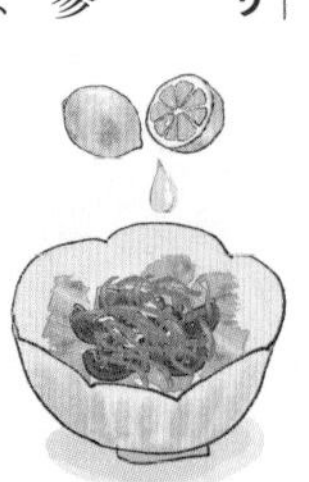

## 下ごしらえ

ニンジンは、皮のうま味と風味が強いので、皮ごと調理してみてください。**皮だけを使ったキンピラもおいしいです。**

生のニンジンを使う場合は、そのまま歯ごたえや新鮮さを生かすこともできますが、切ってから塩をふってしんなりさせると、味わいや歯ごたえが変化します。

### ◆切り方

旬の初めのニンジンは、やわらかいですが、アクがあるので、繊維をタテに切るとアクがでにくくなります。旬の後半になると、繊維や皮がかたくなるので、輪切りなど繊維をヨコに切ると、かたさがやわらぎ、調理しやすくなります。

レシピ

# ニンジンとナスの甘酢あんかけ

**分量（2〜4人分）**
ニンジン…約1本（150g）
ナス…約1本（80g）

1

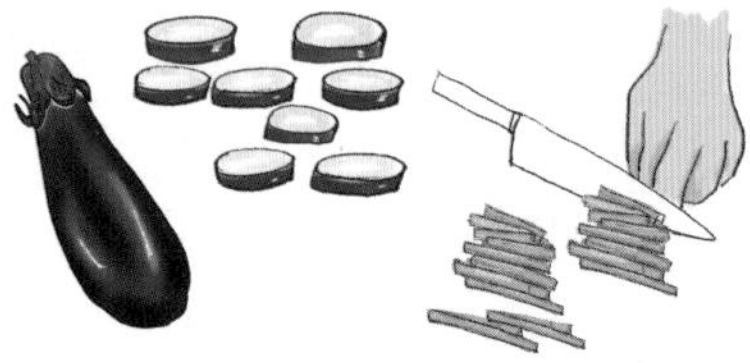

ニンジンは千切りにする、ナスは2〜3㎜の薄切りにする

2

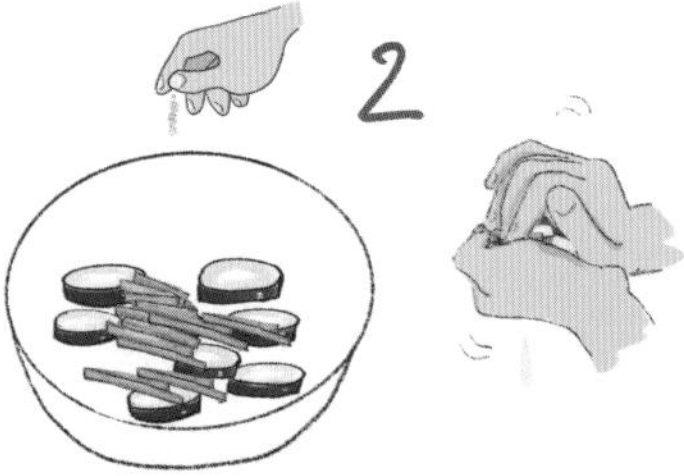

1のニンジンとナスを塩もみして、水気をしぼって皿にもる

3

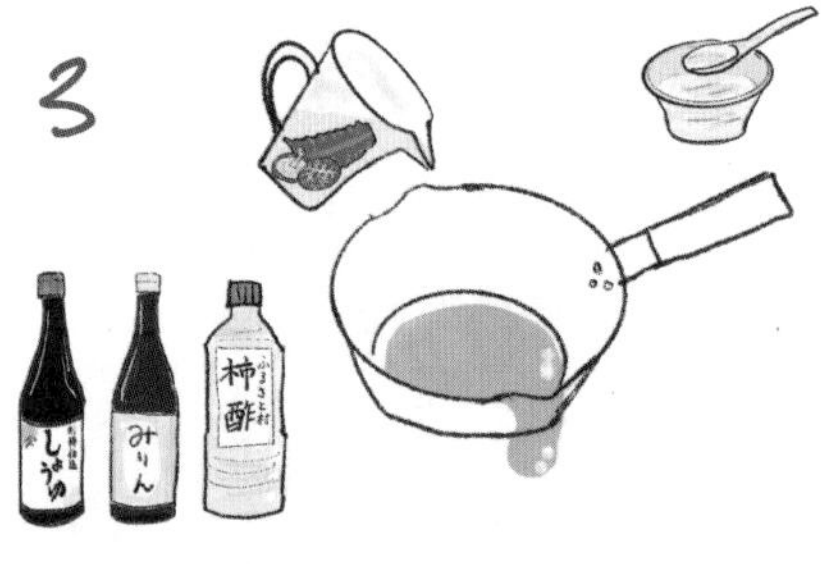


だし、酢、みりん（1：1：1の割合）を小鍋に入れて加熱して沸いたら一旦火をとめて、水溶き片栗粉（水2：片栗粉1の割合）を加える

4

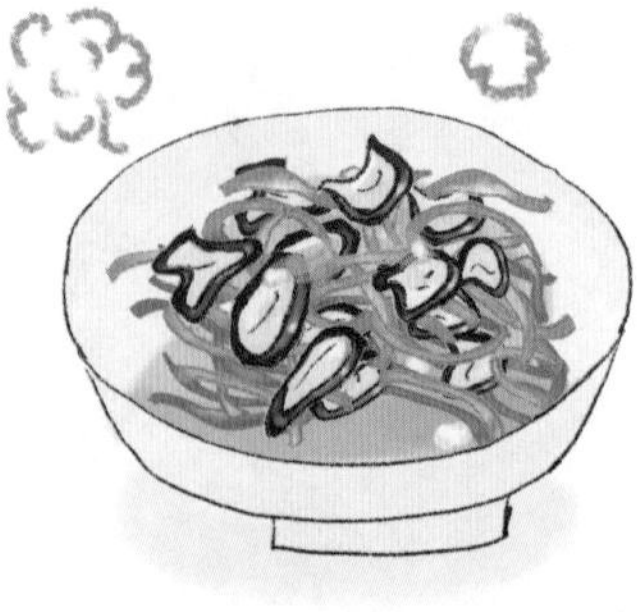

3の鍋を再度加熱してまぜてとろみがついたら、2の上にかけて食べる

レシピ

# ニンジンとヒジキの煮物

**分量（2〜4人分）**
ニンジン…約1／3本（50ｇ）
乾燥長ヒジキ…15〜20ｇ

紹介したレシピは長ヒジキが多い煮物ですが、ニンジン2／3本（約100ｇ）と乾燥長ヒジキ約10ｇ（水で戻して約40ｇ）の量で作ると、ニンジンがメインの煮物になります。
また、病気・不調の人は、コンブと干しシイタケでとった植物性のだし汁を使いましょう。みりんは使用せずに、醤油だけで味つけをします。

1

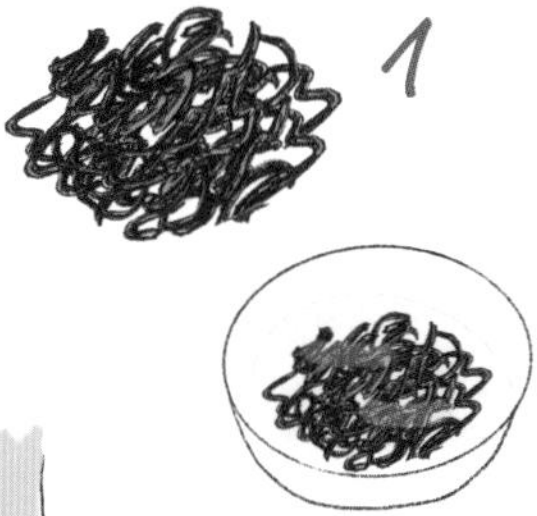

長ヒジキは、商品パッケージの表示通りに水で戻して、食べやすい長さに切る

2

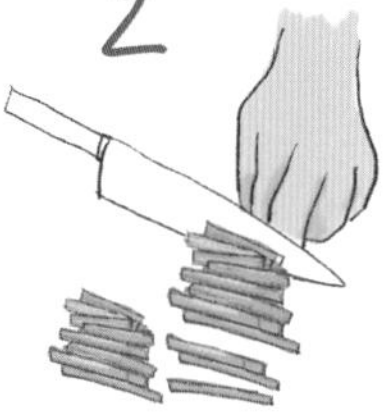

ニンジンは千切りにする

3

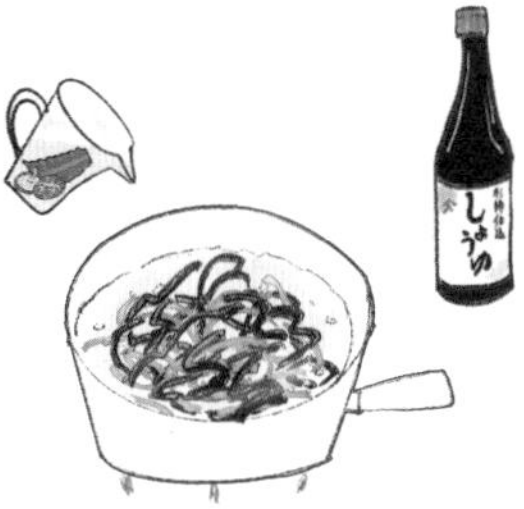


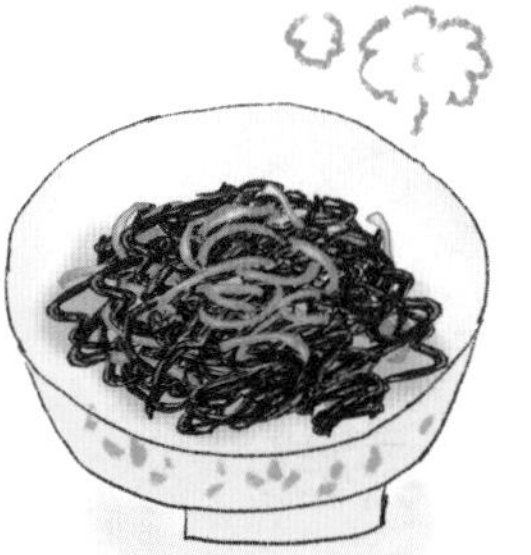

鍋に1と2を入れ、具材がひたひたに浸かるぐらいのだし汁、醤油とみりんをそれぞれ小さじ1ずつ〜加え、**味をみながら**中火で煮しめたら完成

レシピ

# ニンジンとゴボウの煮物

**分量（2~4人分）**
ニンジン…約1本（150g）
ゴボウ…1／3~1／2本（100g）

1

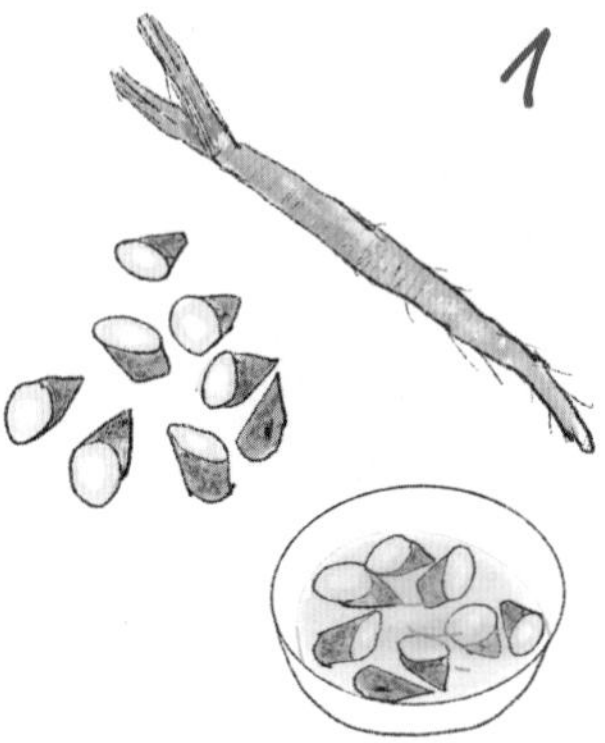

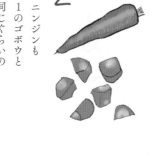

ゴボウは
乱切りにしてから
アク抜きをする

2

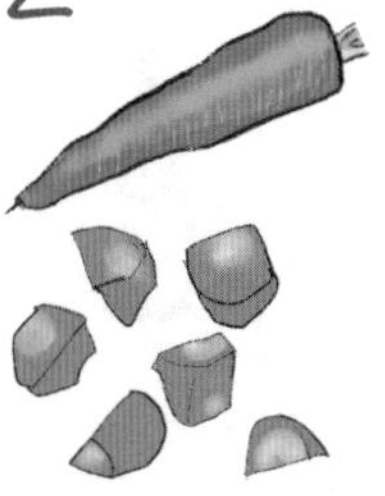

ニンジンも
1のゴボウと
同じぐらいの
大きさの乱切りにする

3

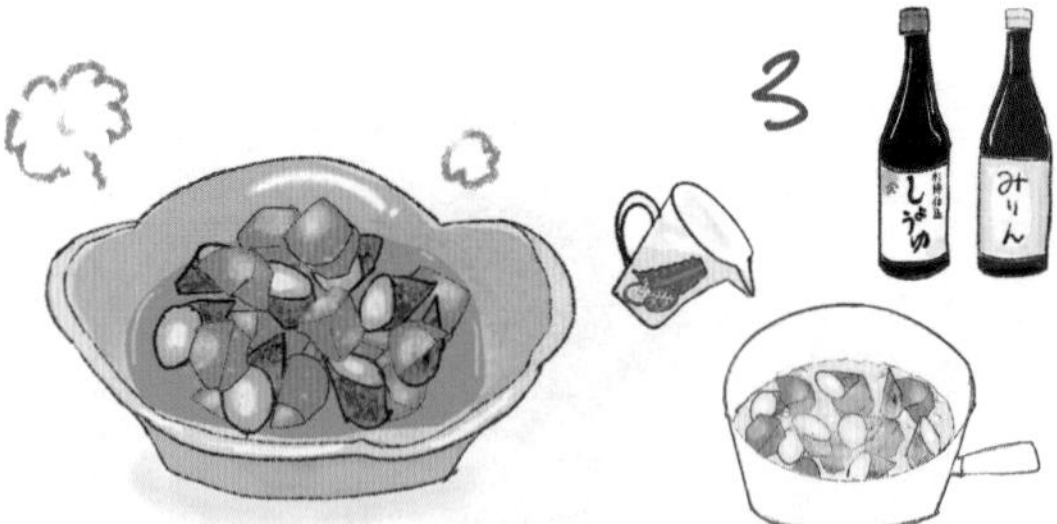

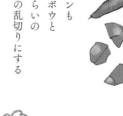

鍋に1と2を入れ、
具材がひたひたに浸かる程度の
だし汁、醤油とみりんを
それぞれ小さじ1ずつ~加えて
**味をみながら**中火で
やわらかくなるまで煮る

秋山先生は、同じ料理でも使う部位や切り方に変化をつけると、食感や味わいが変わることを教えてくれました。斜め切り、拍子切り、角切り、輪切り、短冊切り、半月切りなどいろいろな切り方や部位を変えて試してみてください。

また、病気・不調の人は、コンブと干しシイタケでとった植物性のだし汁を使います。みりんは使用せずに、醤油だけで味付けしましょう。

レシピ

# ニンジンとピーマンの塩炒め

**分量（2〜4人分）**
ニンジン…約1本（150g）
ピーマン…2〜3個（40〜60g）

1
ニンジンとピーマンは千切りにする

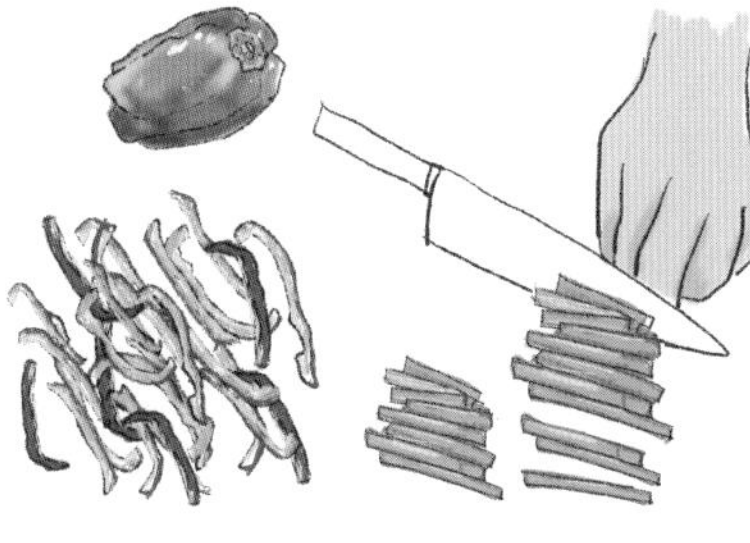

2
フライパンにゴマ油小さじ**1**を中火で加熱して1を加えて炒める

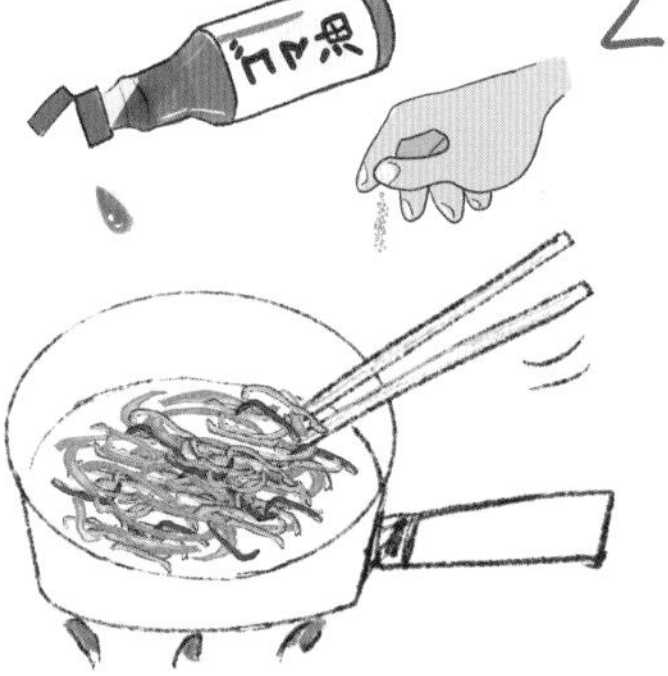

3
具材がやわらかくなったら、塩少々〜を加えて**味をみて**完成

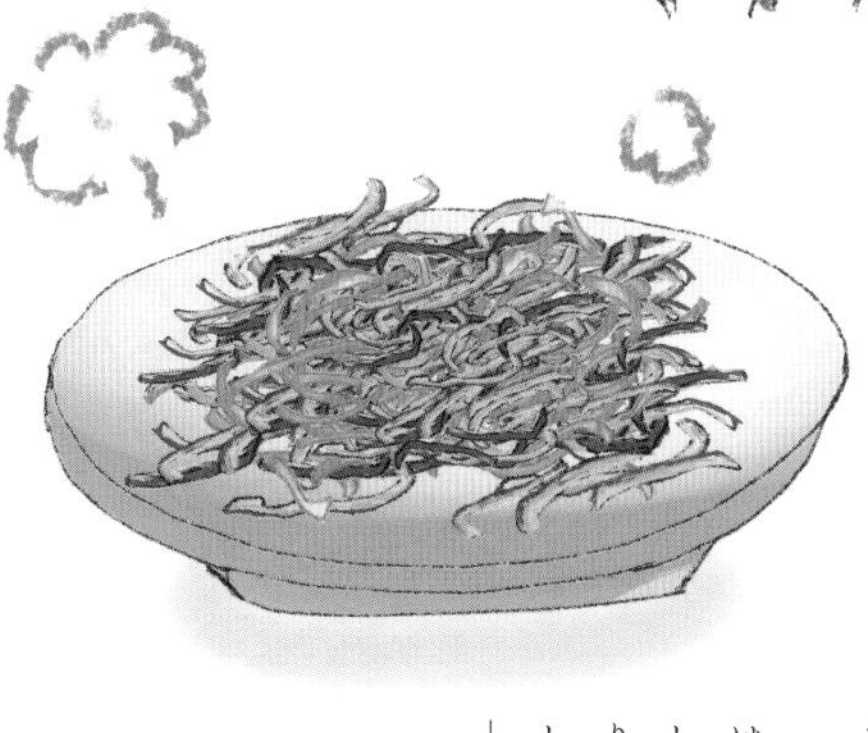

同じ素材と加熱法でも、塩以外に、塩コショウ・カレー粉・塩ニンニク・塩ニンニクトウガラシ・塩カレー粉などの味つけにして、バリエーションを楽しみましょう。

病気・不調の人は、最後に加水分解します。くわしいやり方はP97を参照してください。

レシピ

# ニンジン菜の塩炒め

**分量**

ニンジン菜…お好みの量

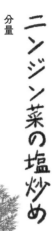

1

ニンジン菜は葉とかたい茎の部分にわけ、葉の部分はざく切りにする

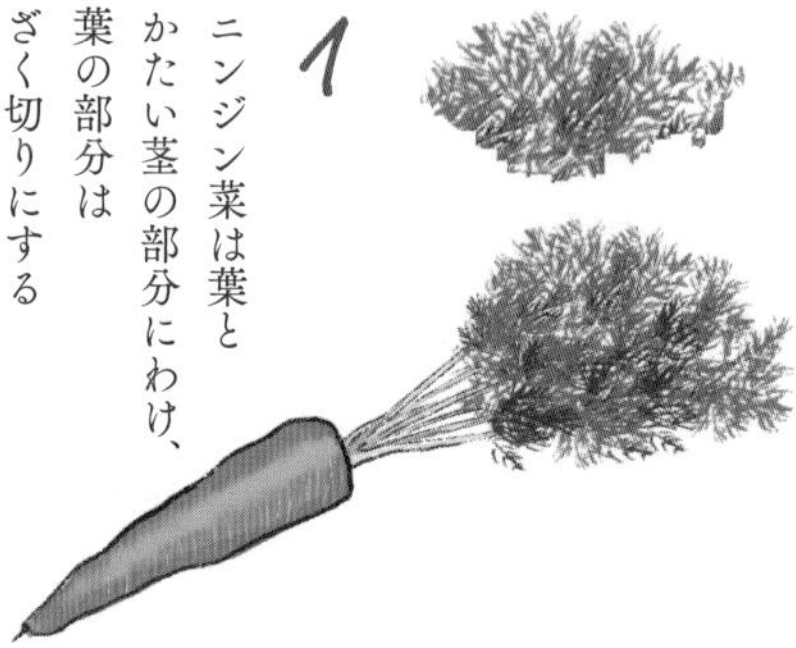

2

かたい茎は2～3㎜程度に細かく切る

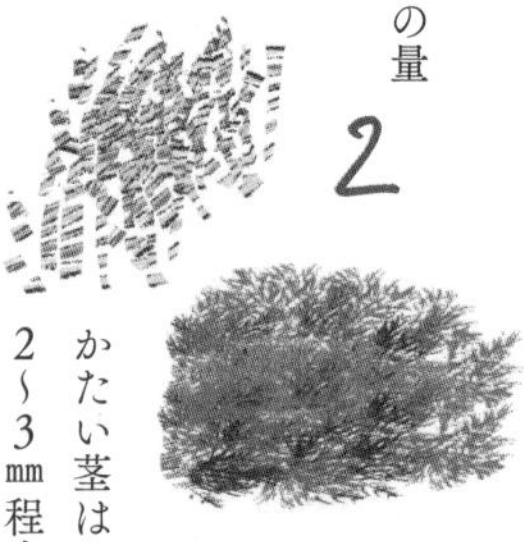

3

フライパンにゴマ油小さじ1を中火で熱し、1のかたい茎を入れてやわらかくなるまで炒めて、塩少々～で**味をみる**

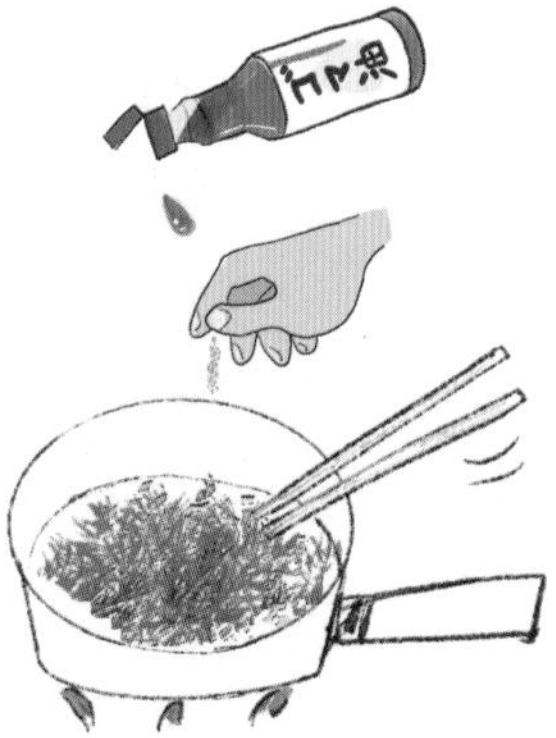

4

3のフライパンに1のニンジン菜の葉の部分を入れ、水を大さじ2～3を加えて蓋をして、香りと味を閉じ込めるように蒸し煮にする。火が通ったら完成

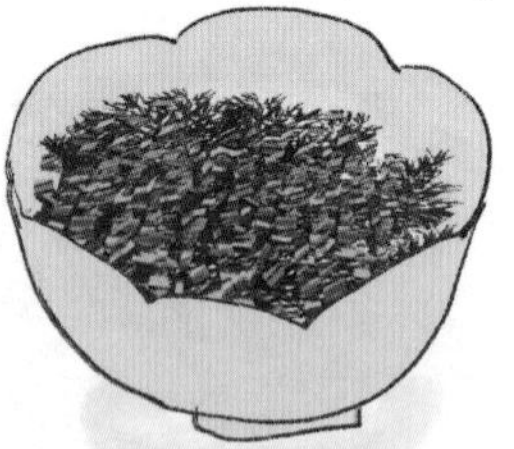

ニンジン菜は、セリ科が持つ独特の香りと味があり、塩で炒めるとその特徴が引き立ちます。

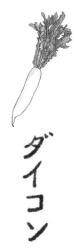

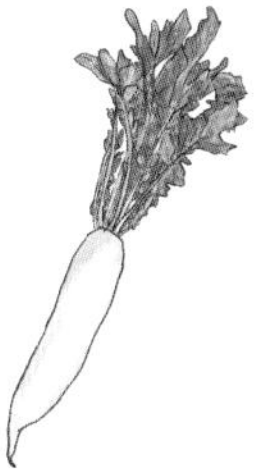

# ダイコン

## 特徴

旬の時期は、10～2月と5～7月。冬も旬の出始めは、水分が豊富でやわらかいですが、アクや辛みが強くなります。生食が可能で、繊維に沿ったタテ方向に切ると、水分やアクが出にくく歯ごたえが残ります。

旬の後半になると、成長して皮が厚くなり、かたさが増してきます。水分が減ったぶん、味が濃く、甘みが強くなります。輪切りなど繊維を断ち切るようにヨコ方向に切ると、かたさがやわらぎます。この時期のダイコンは、煮物にするとおいしくいただけます。

また、ダイコンの上部は繊維の成長が終わった部分なので、かたく甘みがあります。先端部はまだ成長中で、やわらかくて辛みが強めです。真ん中はバランスのよい味になります。

アクとうま味は皮の部分に多く、辛み成分は先端に多くなります。

**辛み成分はダイコンが持つ2つの成分が混じると発生するので、切るよりもすりおろすと辛みが強まります。また、加熱すると甘みに変わります。**

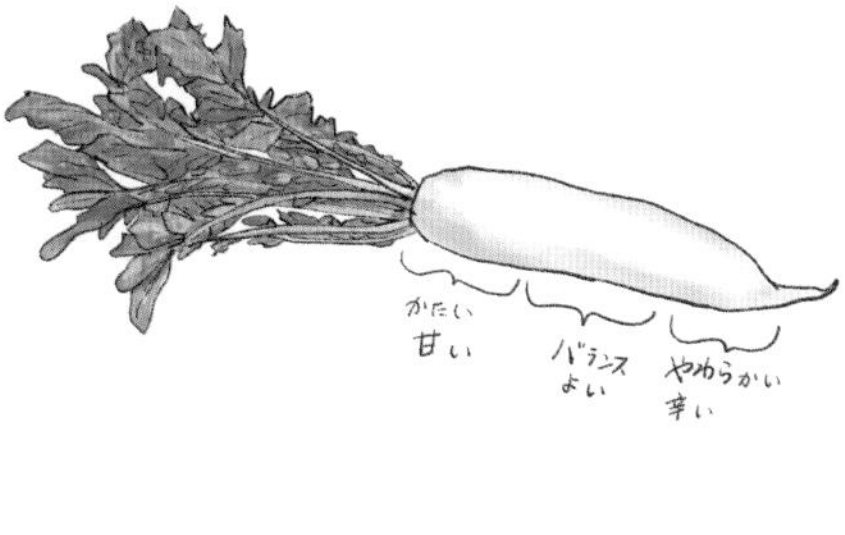

## 〔歴史〕

今から約5000年前にエジプトのピラミッド建設に携わる人々が常食していたという記録が残っている古い野菜。その後、中国から日本に伝来して、日本書紀や古事記では、「オオネ」と呼ばれていました。室町時代からは「ダイコン」といわれ、庶民にも広がりました。

**デンプンの消化酵素をもつダイコンは、消化を助ける効果や毒素の分解作用・抗菌作用が強い野菜**で、刺身の下に添えられたり、春の七草の一つにもなっています。古くから正月の料理や神さまへの供物に使われてきました。

## 〔成分・効用〕

約95%が水分のダイコンには、ビタミンCと消化酵素のアミラーゼが豊富です。アミラーゼは熱に弱いので、すりおろして生のまま食べると効率的に摂取できます。アミラーゼの摂取以外にも、**タンパク質や脂質の消化酵素ももつので、焼き魚や天ぷらと一緒に食べると胃もたれを防ぎます。**

ただ、生食だとからだを冷やします。冬は、天日に干したり、熱を加えたりして、からだを冷やさない食べ方がおすすめです。夏は大根おろし、冬は煮物など使い分けてみましょう。

辛み成分には、抗酸化作用、抗菌作用、抗炎症作用があります。

大根菜には、他の葉物野菜に劣らないほどの豊富なビタミン・ミネラルが含まれるので、捨てずに使いましょう。

## 下ごしらえ

葉がついていると、水分や栄養を葉が吸ってしまうので、切り離して葉を先に使うと長持ちします。

辛み成分は皮にあるので、この辛みを生かすには皮をむかずに使いましょう。

### ◆加熱

大根独特の味や匂いをとり、雑味をなくして、上品に仕上げる場合には、とぎ汁で煮るか、ぬか・炒り玄米・白米・片栗粉などのデンプン質と一緒に煮てから使います。

煮物の場合は、隠し包丁を入れると、中まで火が通りやすく、味がよくしみこみます。

また、天日干しすると、うま味が凝縮され、ビタミンやミネラルが増えます。

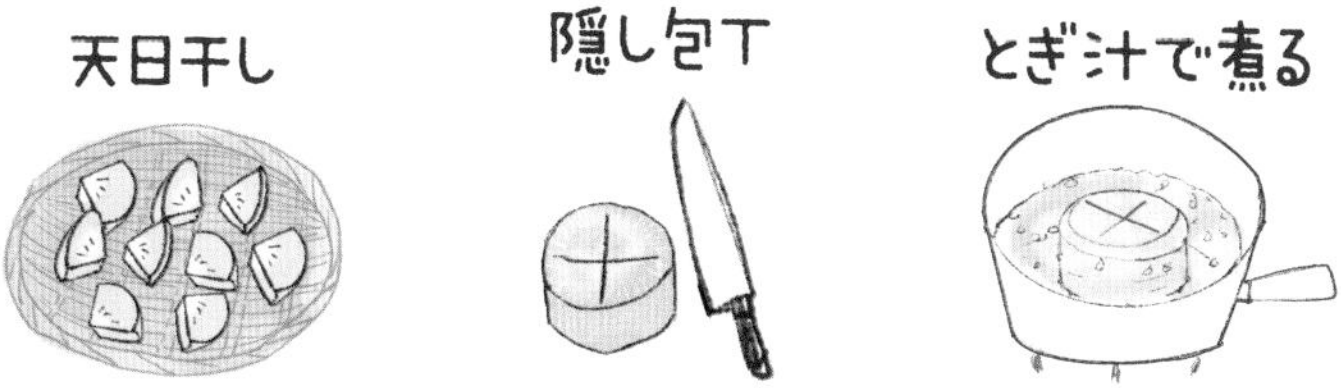

**◆すりおろす**

皮をむいておろすと、ダイコンの味が引き立ちます。**おろし器の目の細かさ、粗さによって、食感や味が変わります。**辛み成分は、揮発性なので、食べる直前にすりおろすと辛みをよりいかせます。

汁物にダイコンおろしを加える「みぞれ汁」や、葛引きにしてダイコンおろしを加えた「みぞれあん」などもおいしいです。

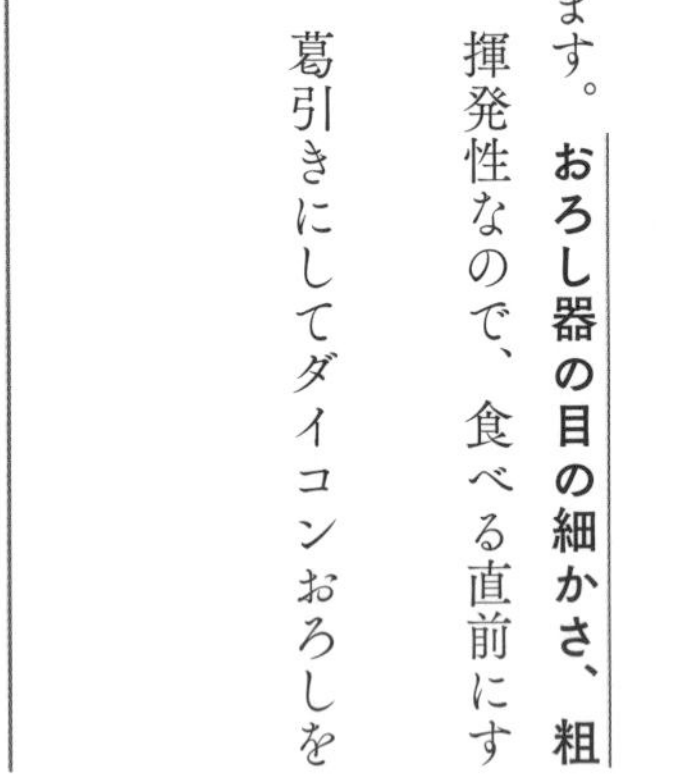


レシピ

## ダイコンおろし

**分量**

ダイコン……お好みの量

1

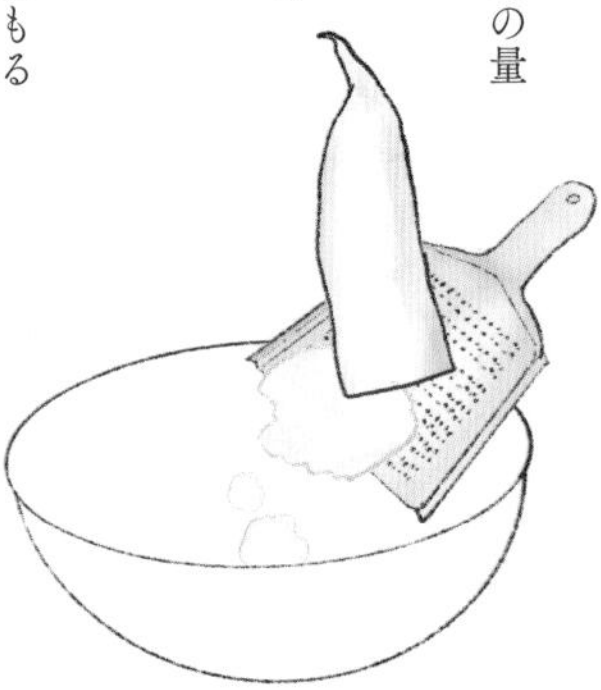

すりおろしてから時間がたつと辛みがとぶので、食べる直前にすりおろして皿にもる

2

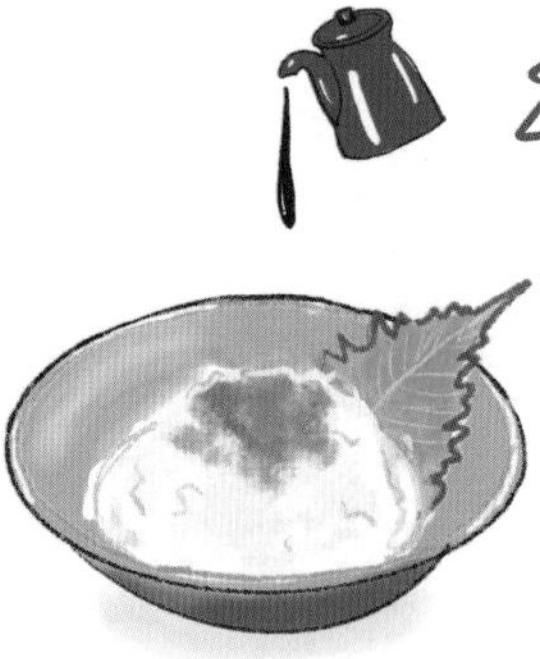

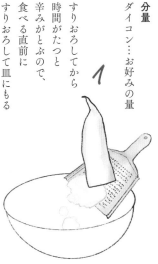

ダイコンおろしに醤油少々をかけて食べる

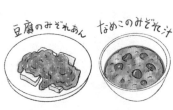

すりおろす部位によって味が大きく変わります。ダイコンの根元の太い部分は辛みが少なく、先端部分は辛みが強くなります。いろいろ味わってみてください。

レシピ

# ふろふきダイコン

**分量**
ダイコン…お好みの量

1

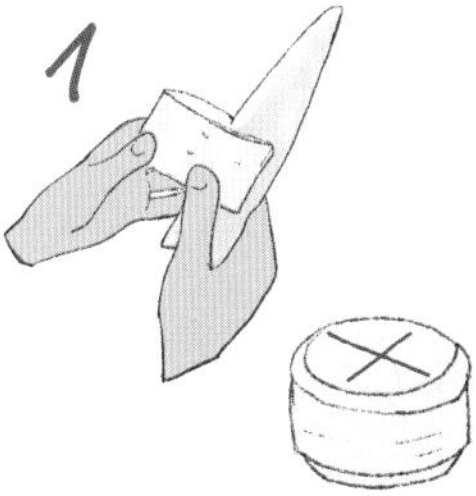

ダイコンは皮をむき約5cmの輪切りにして、片面に十字の切れ目を入れる

2

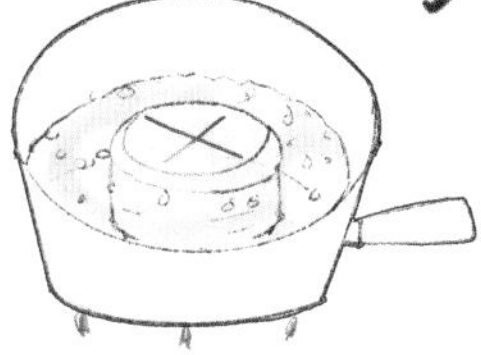

鍋に1のダイコンを入れ、米のとぎ汁をダイコンが浸かるぐらい加える。15〜20分程度中火で加熱して、少しかためぐらいで火を止めて鍋に入れたまま一晩おく

3

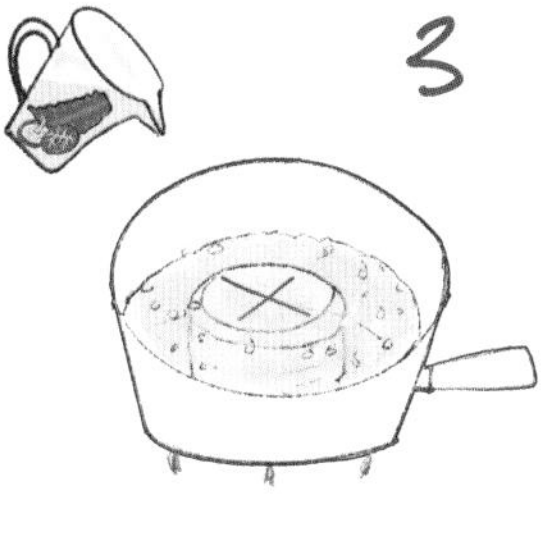

2のダイコンの表面を水洗いしてから、新しい鍋に入れる。ダイコンがひたひたに浸かる程度のだし汁を加えて弱火でやわらかくなるまでゆで、煮汁とともに器にもりつける

4

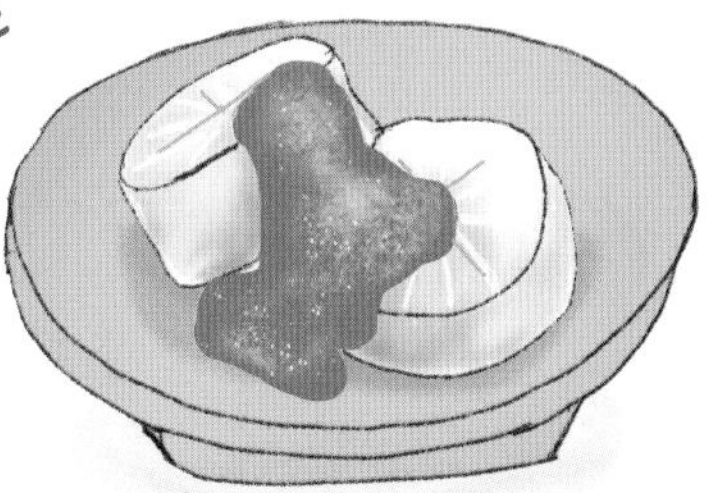

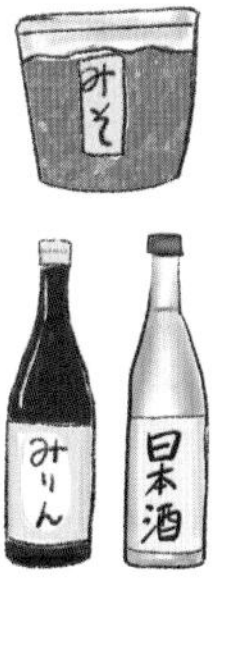


味噌1：みりん1の割合でまぜたものに、**味をみながら**酒を少し加えた合わせ味噌を上からかけて完成

ていねいに作ると、本当においしいことがわかる一品です。ハレの日にどうぞ。子どもやアルコールに弱い人は、みりんと酒を煮立てて、アルコール分を飛ばして使いましょう。

レシピ

# ダイコンとニンジンの煮物

**分量（2～4人分）**
ダイコン…太い部分4～5cm（150g）
ニンジン…1／3～1／2本（50g）

1

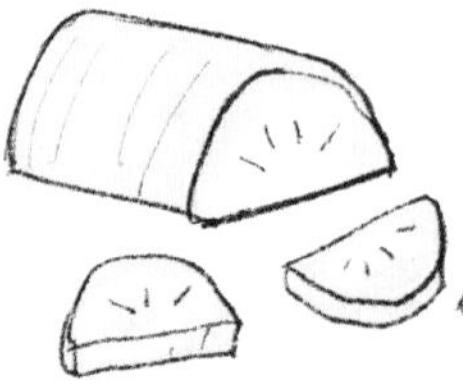

大根は約1cm幅の半月切りにする

2

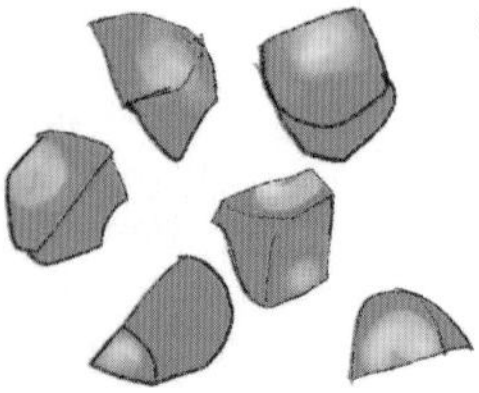

ニンジンは乱切りにする

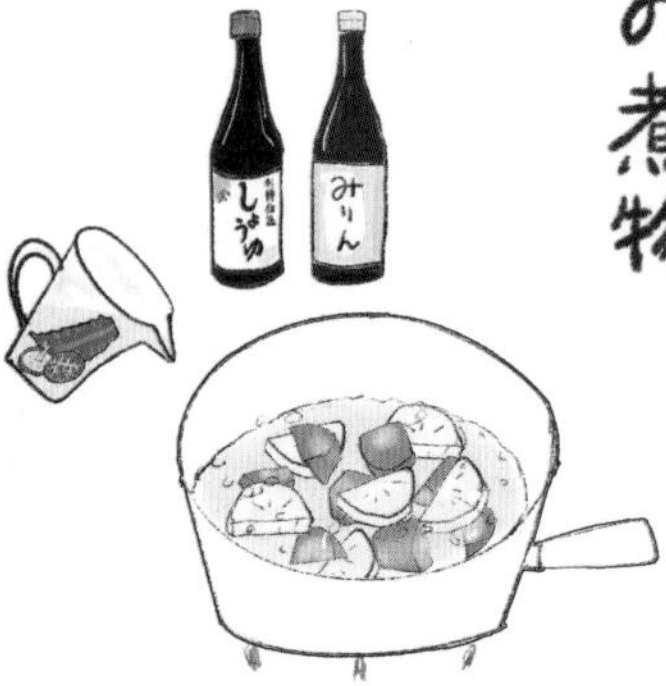

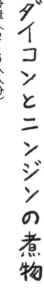

3

1と2を鍋に入れ、材料がひたひたに浸かる程度のだし汁、醤油とみりんそれぞれ小さじ1ずつ～**味をみて**加え、やわらかくなるまで中火で煮たら完成

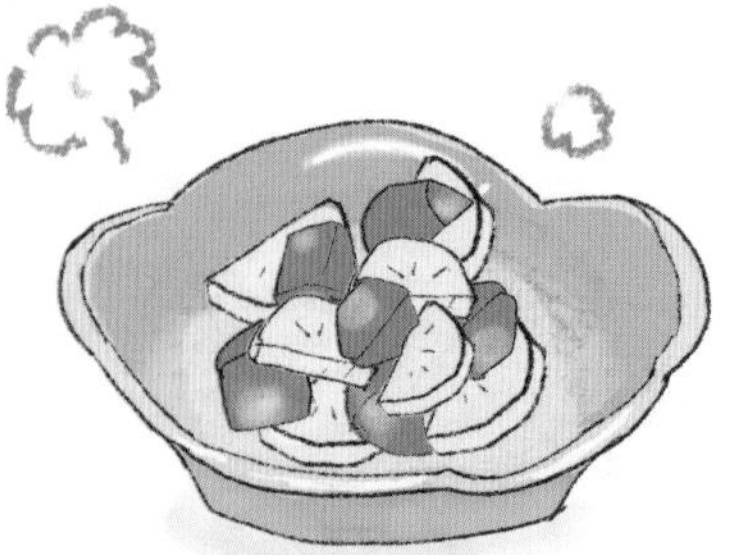

4

3を塩少々で味つけしてざっとまぜあわせて皿にもる

病気・不調の人は、コンブと干しシイタケでとった植物性のだし汁を使います。また、みりんは使用せずに、醤油だけで味つけをしましょう。

レシピ

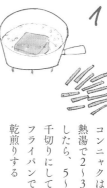

# ダイコンとコンニャクのキンピラ

**分量（2〜4人分）**
ダイコン…太い部分4〜5cm（150g）
コンニャク…約1／6枚（50g）

1

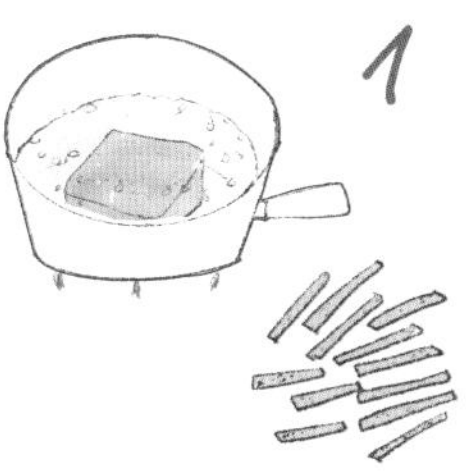

コンニャクは熱湯で2〜3分下ゆでしたら、5〜7㎜幅の千切りにして、フライパンでさっと乾煎りする

2

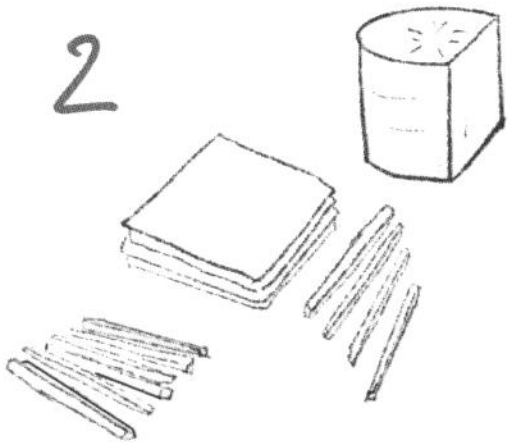

ダイコンは5〜7㎜幅の千切りにする。フライパンにゴマ油小さじ1をひき中火で加熱して、ダイコンと1のコンニャクを加える

3

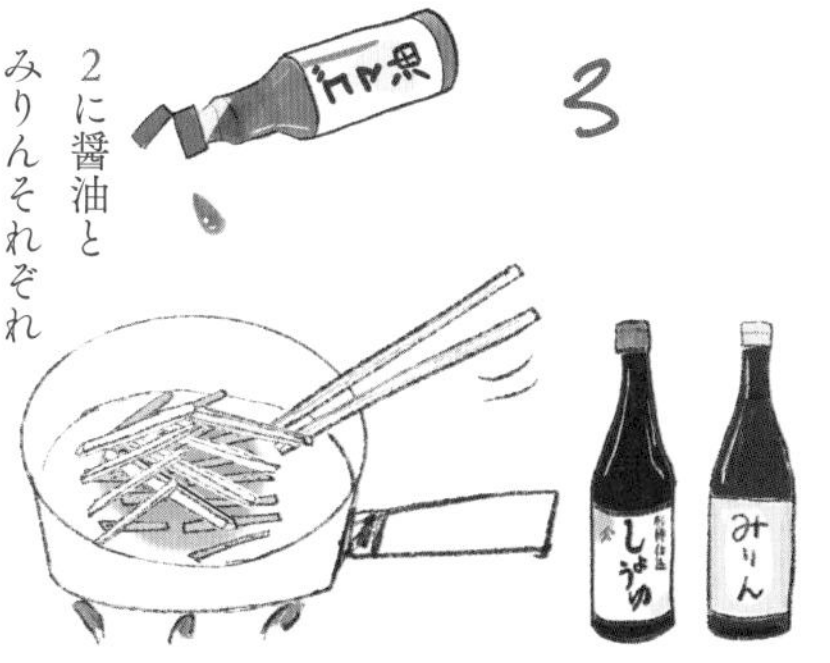


2に醤油とみりんそれぞれ小さじ1ずつ〜を加えて**味をみて**、ダイコンがやわらかくなるまで煮る

4

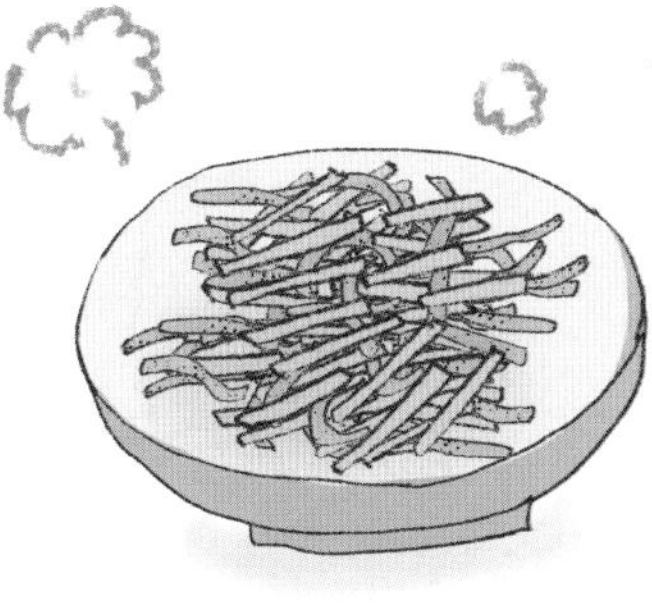

3を塩少々で味つけしてざっとまぜあわせて皿にもる

病気・不調の人は、みりんは加えずに醤油のみで味付けをします。さらに、3の工程のあとに加水分解をします。加水分解のやり方は、P97を参照してください。

レシピ

# ダイコンのステーキ

**分量（2～4人分）**
ダイコン…約6cm程度

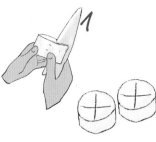

ダイコンは皮をむき、3cm幅の輪切りにして、片面に十字の切れ目を入れる

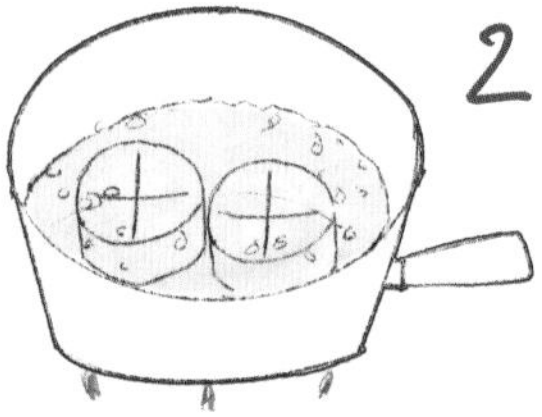


1のダイコンを米のとぎ汁で10～15分程度、少しかたさが残るぐらいまで下ゆでする

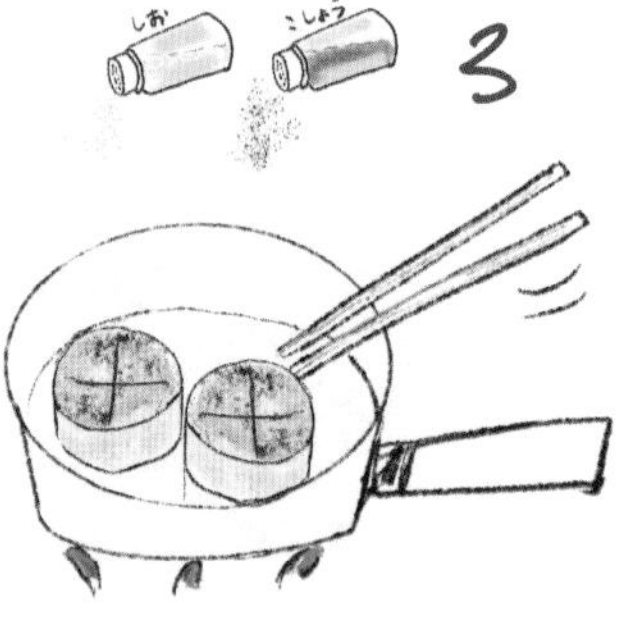


フライパンにゴマ油小さじ1をひいて中火で加熱し、2のダイコンを焼く

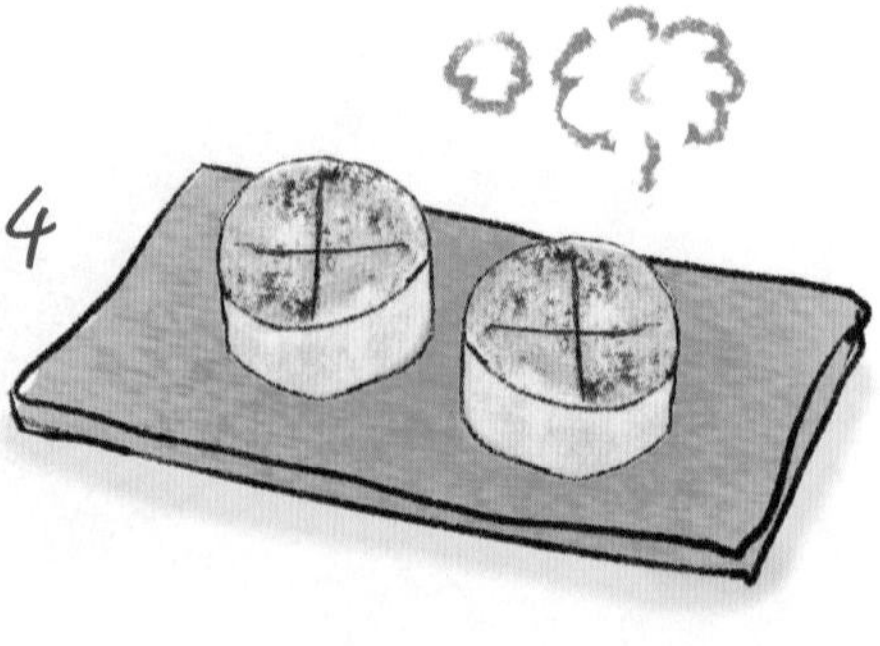


ダイコンの両面に焼き色をつけたら、塩コショウ少々で味つけをして皿にもる

レシピ

# ハリハリ漬け

**分量**

切り干し大根…お好みの量

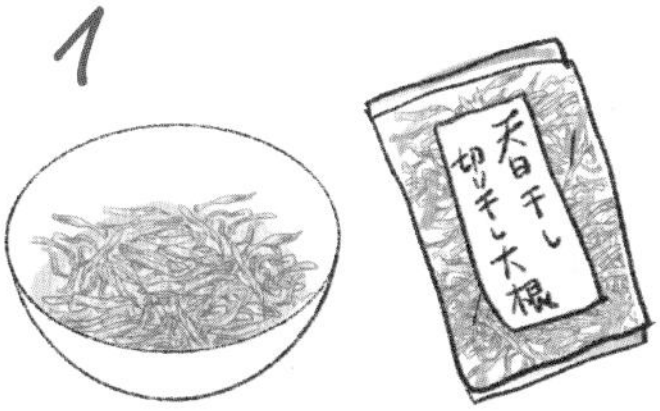


1

切り干し大根は、商品パッケージの表示通りに水で戻す

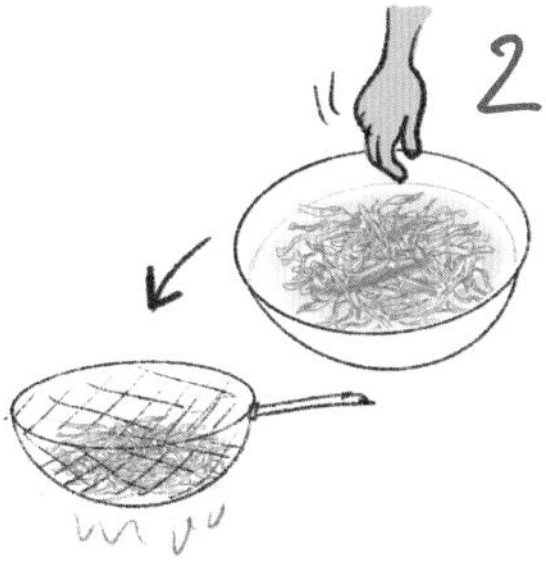

2

1の水分をしっかりと絞り、食べやすい長さに切る

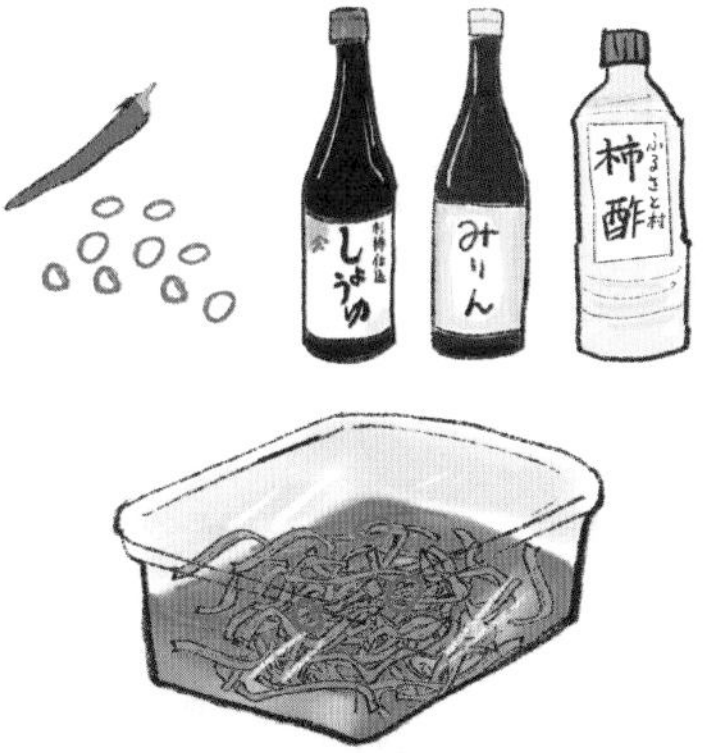


3

保存容器に2を入れ、醤油1：みりん1：酢1の割合でまぜた調味料、トウガラシ1本を加えて漬ける

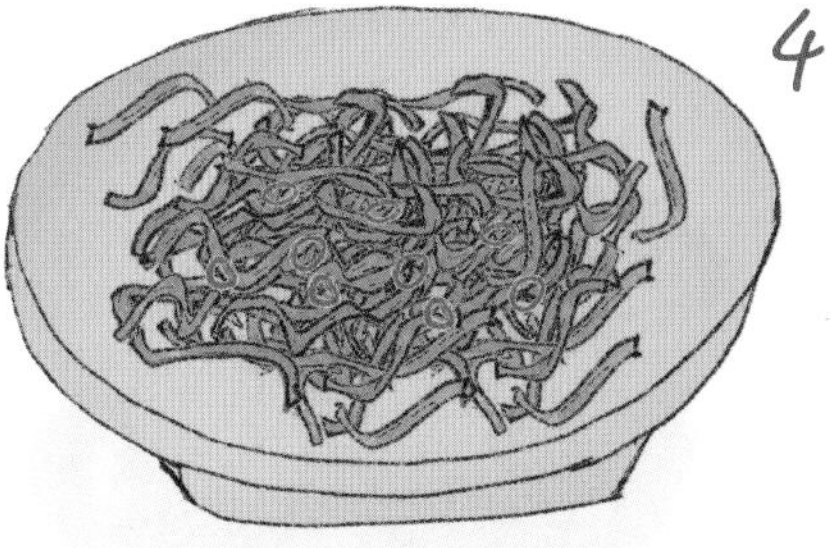

4

2〜3日漬けたら食べ頃

レシピ

# ダイコンとダイコン菜の味噌汁

**分量（2〜4人分）**
ダイコン…適量
ダイコン菜…適量
だし汁…300㎖

1

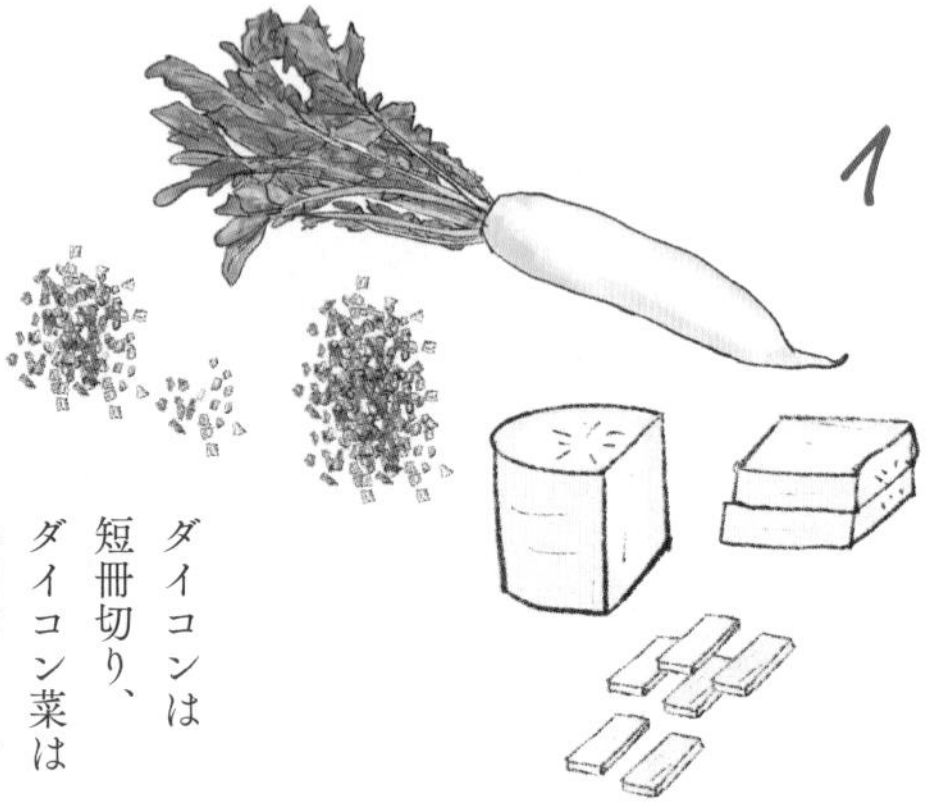

ダイコンは短冊切り、ダイコン菜は小口切りにする

2

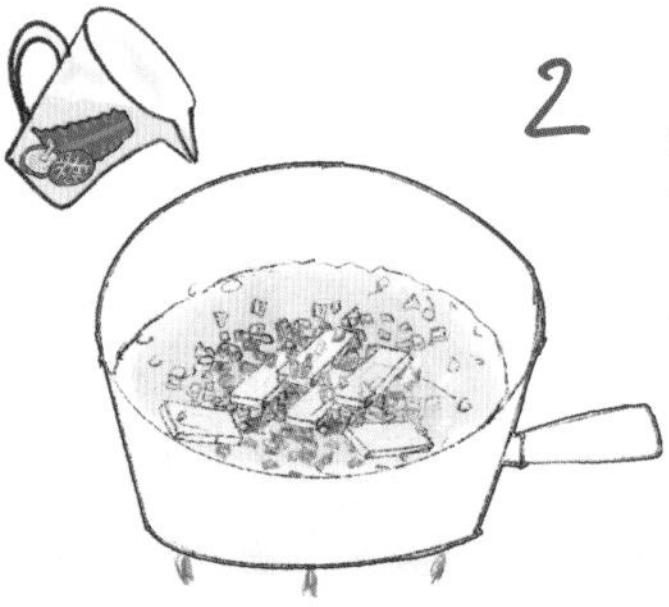

鍋にだし汁を沸かし、1のダイコンを入れて色が透き通るまで中火で煮る。そこに切ったダイコン菜を加えて、ひと煮立ちさせる

3

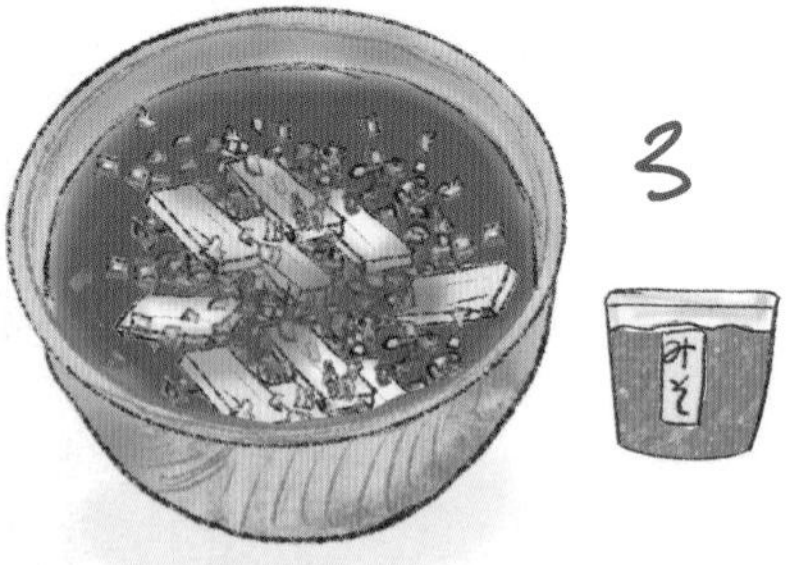


2の火を止め味噌大さじ1〜を溶かし、**味をみて**仕上げて、お椀にもる

ダイコン菜つきのものが手に入ったら、手軽にできるダイコン菜を多めに入れた味噌汁がおすすめです。アブラナ科特有の香りと辛みを味わってみてください。

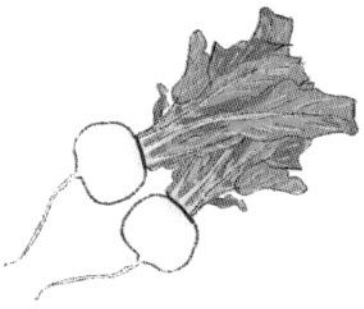

# カブ

## 特徴

旬の時期は、9~11月と5~6月。旬の初めの頃は、やわらかく、水分が多くてみずみずしいのが特徴です。旬の後半になると、水分が減り、皮が張りかたくなって実が締まります。また、味が濃厚になり、甘さが増します。じっくり加熱すると、崩れるほど柔らかくなり、生や半生だと歯ごたえを楽しむことができます。

カブ菜は、アブラナ科独特の香りと辛みがあり、おいしくいただけます。**葉の付け根の部分は、歯ごたえがあり、うま味が詰まっているので捨てずに食べるのがおすすめです。**

## 歴史

ヨーロッパの地中海沿岸、アフガニスタンあたりが起源と考えられ、日本には大陸経由で伝わった野菜です。8世紀の書物である日本書紀や万葉集にも多くの記述があり、それ以前からよく食べられていたと考えられます。

カブの葉はかつて「阿乎奈（あおな）」と呼ばれていて、青菜の由来とされています。

春の七草で、カブをスズナ、大根をスズシロといいますが、スズシロとは「スズナの代わり」の意味で、カブの方がメインの野菜だったようです。当時はカブがとても重要な野菜だったので、五穀に加えてカブを植えるようにすすめられました。

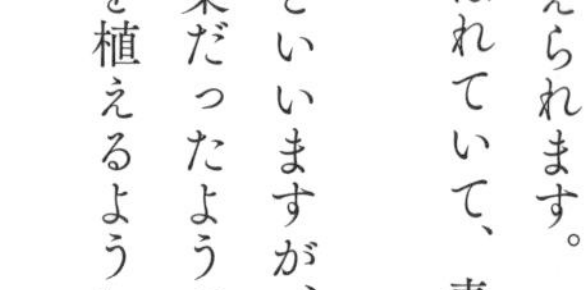


## 〔成分・効用〕

**大根と同様に、消化を助けるデンプンの消化酵素であるアミラーゼを含みます。**

古くから食べられてきたカブの葉は、ビタミン・ミネラル類が豊富です。

## 下ごしらえ

### ◆アク抜き

水にさらします。品よく仕上げたいときには、とぎ汁で煮るか、炒り玄米・白米・片栗粉などのデンプン質と一緒に煮ましょう。

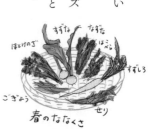

**◆漬物・生食**

漬物にしたり、そのまま生で使ってもおいしいですが、軽く塩をふり少しおいてから使うと、食感や味が変化します。

**◆加熱**

丸ごと加熱すると煮崩れしないので、うま味が逃げません。**切り込みを入れて、じっくり弱火で蒸すとトロトロの食感に。**炒め蒸しは、うま味を凝縮できる調理法で、塩だけでも十分おいしくいただけます。

## レシピ カブの浅漬け

**分量**

カブ…お好みの量

1 カブは、皮が固い場合は皮をむき、半分に切って薄切りにする

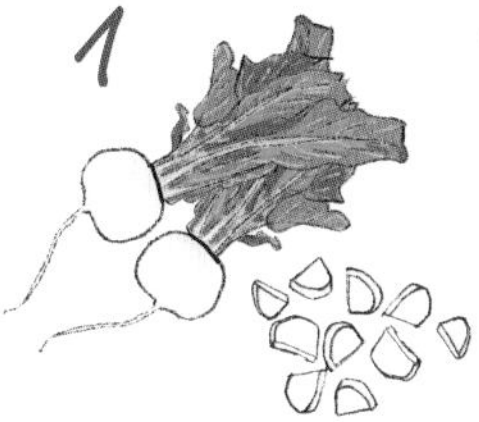

2 1のカブを漬物容器に入れ、カブの分量に対して、2~5%の量の塩をまぶして重石などで圧力をかける

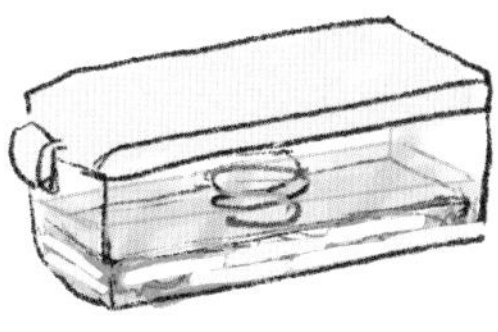

3 水分がでたら絞って皿にもる

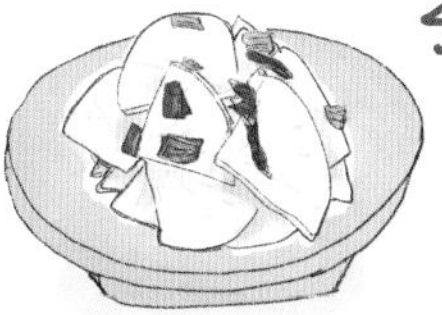

重石を持っていない人は、水を入れたポリ袋などでも代用できます。

レシピ

# カブとカブ菜炒め

**分量（2～4人分）**

カブ菜のついたカブ…2～3個

1

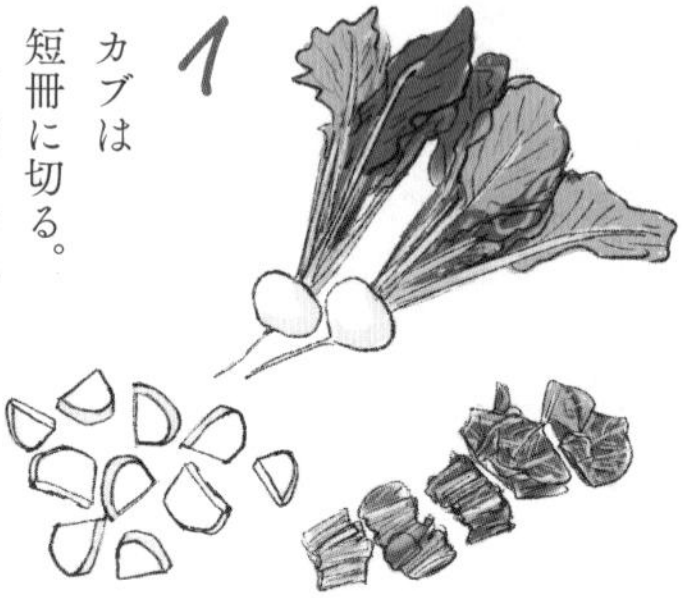

カブは短冊に切る。カブ菜も好みの長さに切る

2

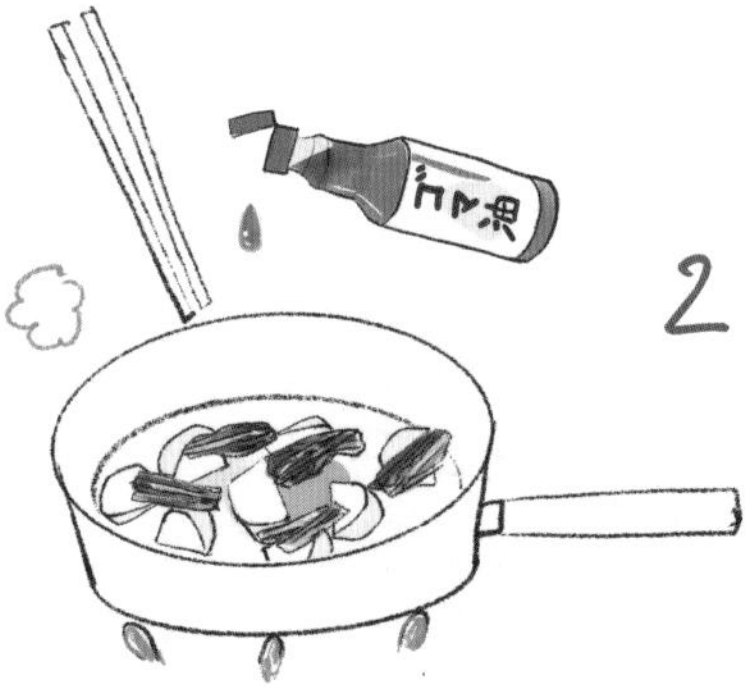

フライパンにごま油をひき、カブを炒める。カブが透き通ってきたら、カブ菜を加えてさっと炒める

使う油をゴマ油からオリーブオイルに変えてみると、味わいが変わって楽しめます。病気・不調の人は、最後の味つけをする前に加水分解します。詳しいやり方は、P97を参照してください。

3

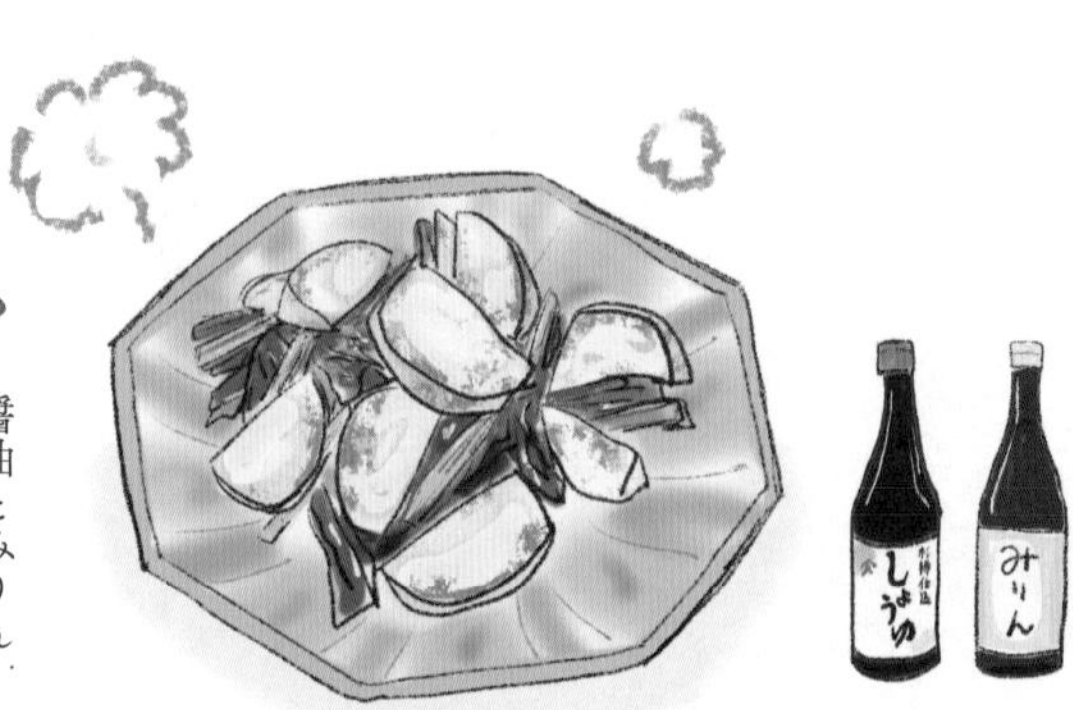


醤油とみりん小さじ1ずつ～を加えて**味を確認しながら、**さっと火を通して皿にもる

レシピ

# カブのとろとろ煮

**分量**
カブ…お好みの量

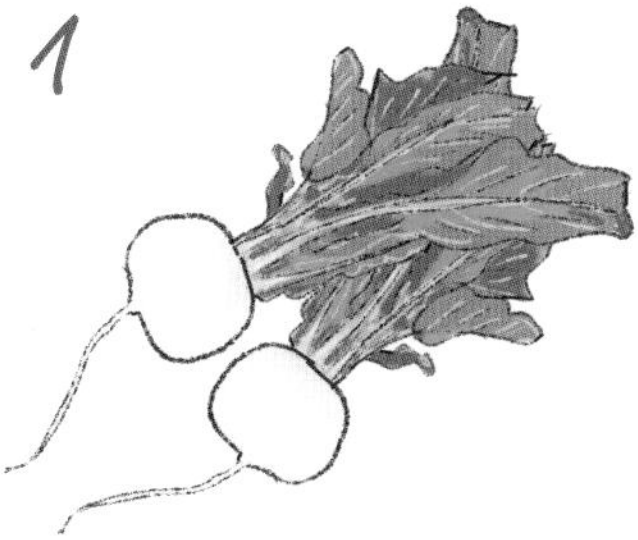

1
カブの皮はむかずに、茎の付け根を切る

2
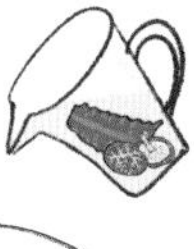

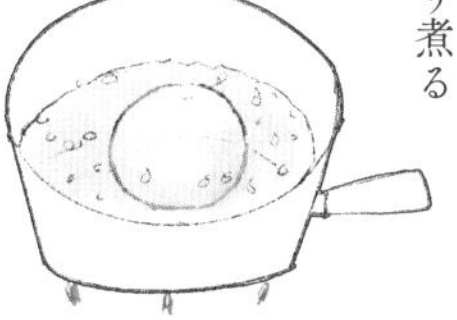

1を鍋に入れ、カブがひたひたに浸かる程度のだし汁を加えて弱火でゆっくり煮る

3
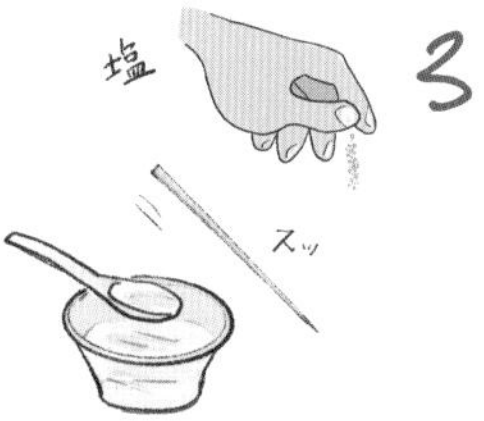


竹串がすっと入るぐらいまでカブがやわらかくなったら、塩少々を加えて**味をみながら**調整する。ひと煮立ちしたら火を止める

4
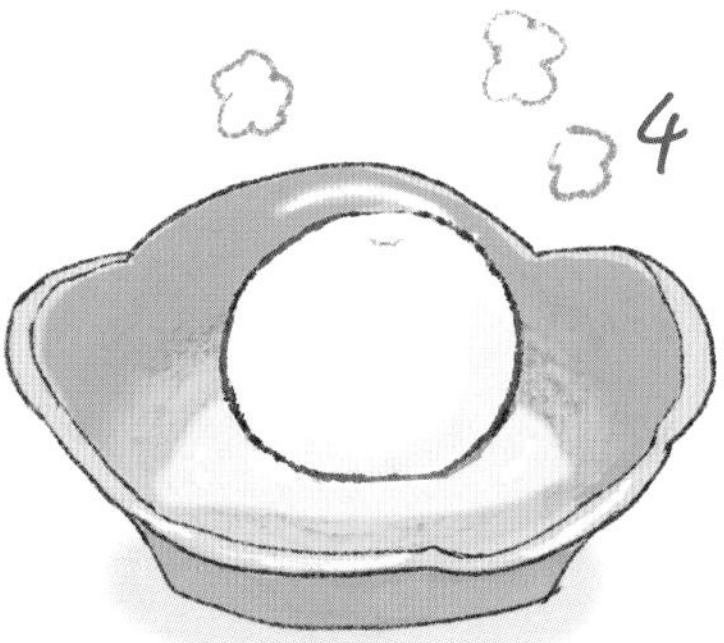

3に水溶き片栗粉（水2：片栗粉1の割合）をまわし入れ、再度火にかけてまぜる。とろみがついたら、汁ごと皿にもる

だし汁と塩だけのシンプルな味つけで、カブ本来のおいしさを知ることができる料理です。カブのとろとろ食感を味わってみてください。

レシピ

# カブとニンジンの煮物

**分量（2〜4人分）**

カブ…約2個（150〜180g）
ニンジン…約1／3本（50g）
麩…2〜3個

1

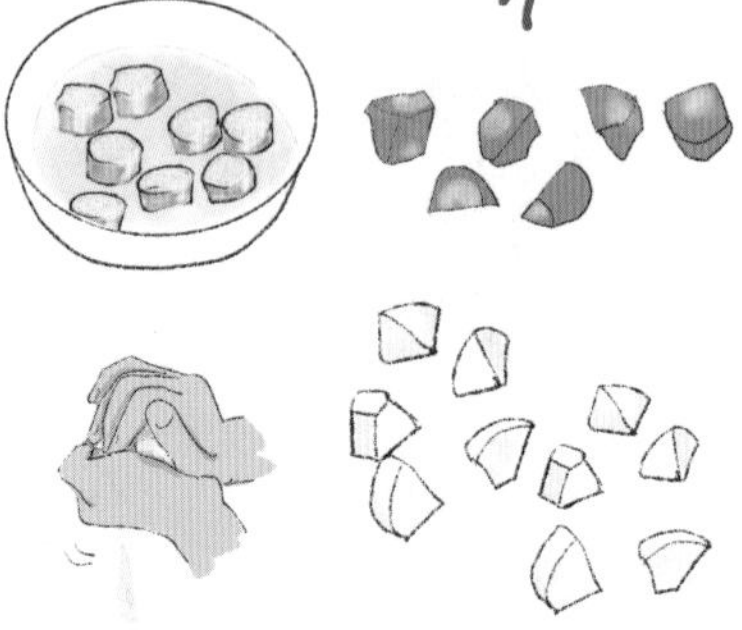

カブとニンジンは
小さめの乱切りにする。
麩は水で戻して、水気をしぼり、
カブ・ニンジンと同じ大きさに切る

2

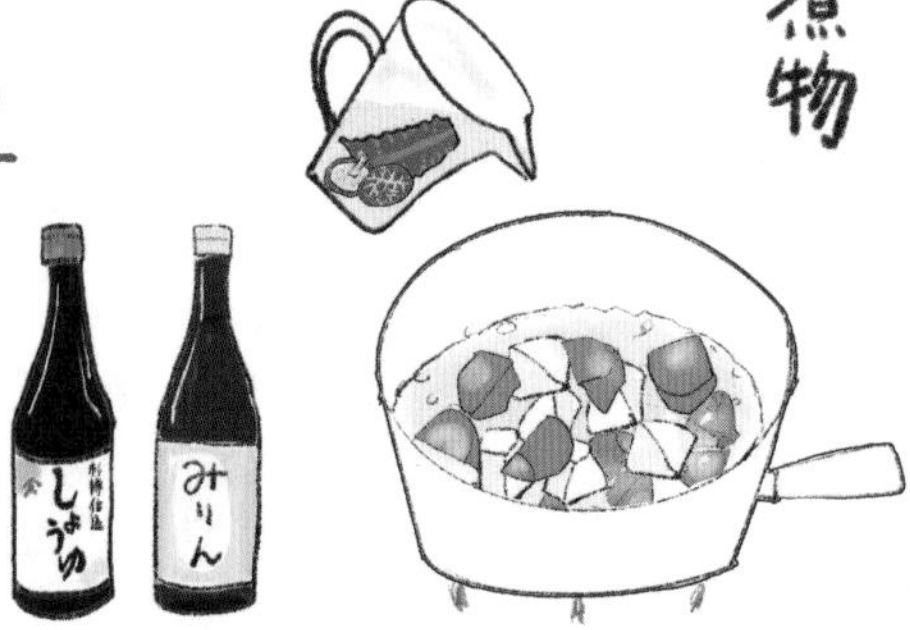


1を鍋に入れ、
材料がひたひたに
浸かる程度の
だし汁、醤油と
みりんそれぞれ
小さじ1ずつ〜
加え、**味をみて**
中火で煮る

3

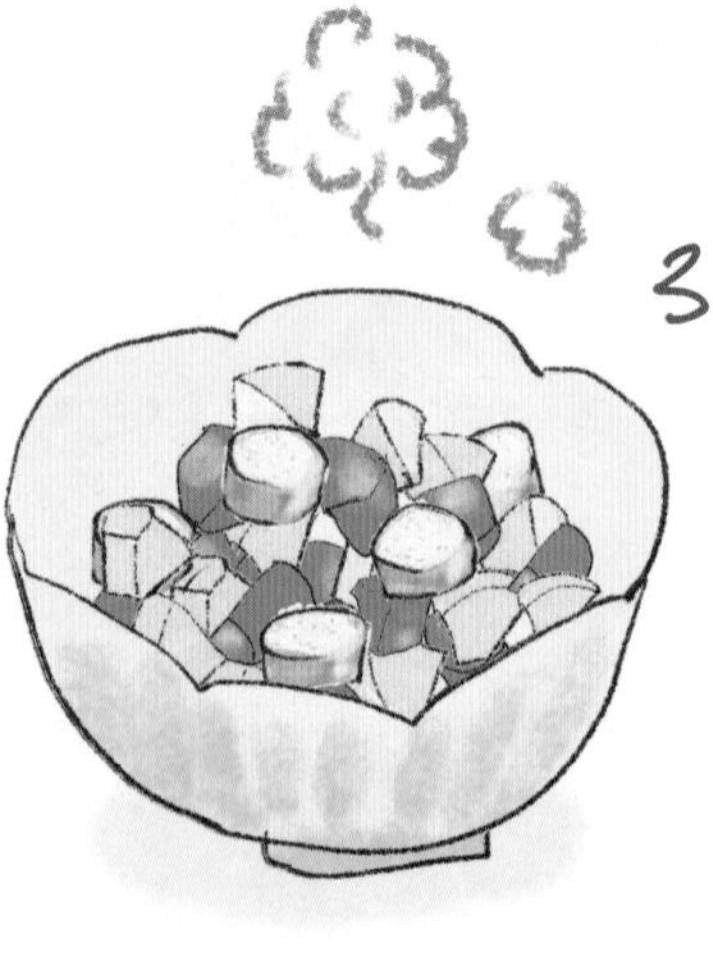

カブとニンジンが
やわらかくなるまで
煮て、麩を入れて
煮汁を含ませたら
器にもる

レシピ

# カブときのこの青菜炒め

**分量（2〜4人分）**
カブ…約1個（100g）
きのこ（お好みの種類で）…適量
青菜（カブ菜でも）…100g〜お好み
ニンニク…1片

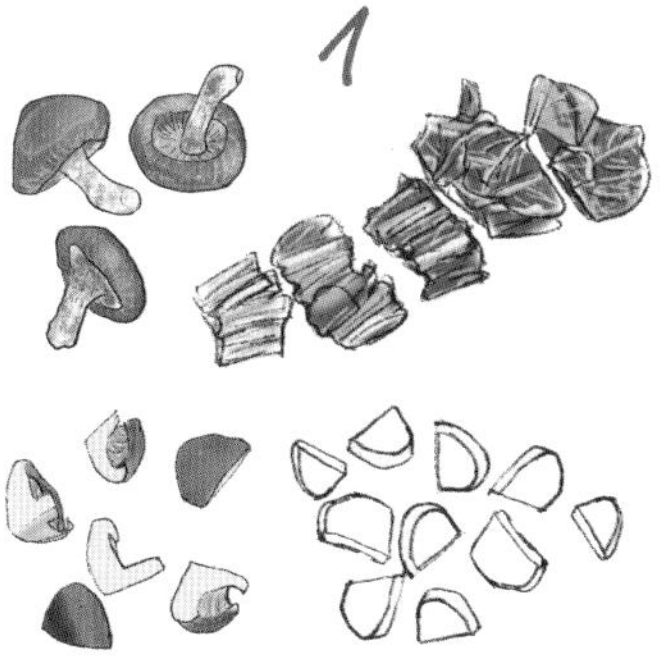


カブは、3〜5㎜幅の半月切りにする。
きのこは、食べやすい大きさに切る。
青菜はざく切りにする。
ニンニクはすりおろしておく

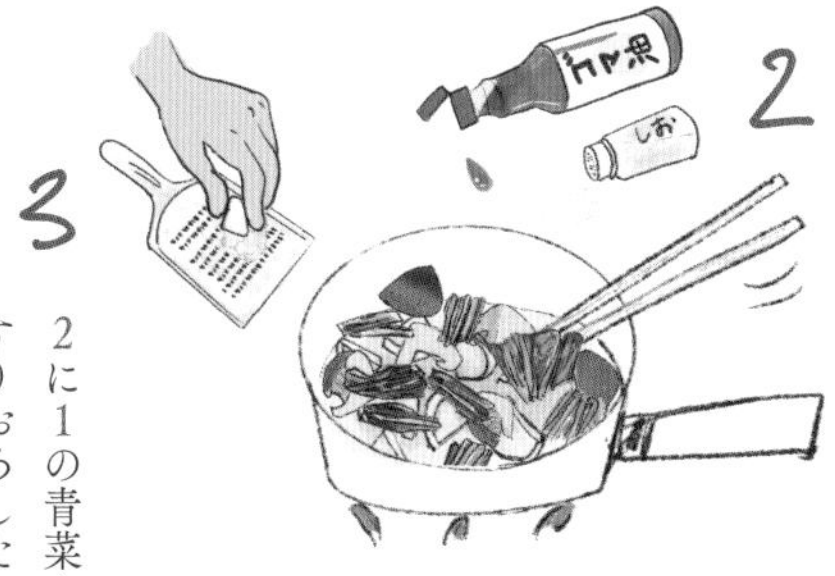


フライパンにゴマ油小さじ1を中火で熱し、1のカブときのこを加え、カブが透き通るまで火を通す

2に1の青菜を加え、すりおろしたニンニクと塩少々で味つけをする

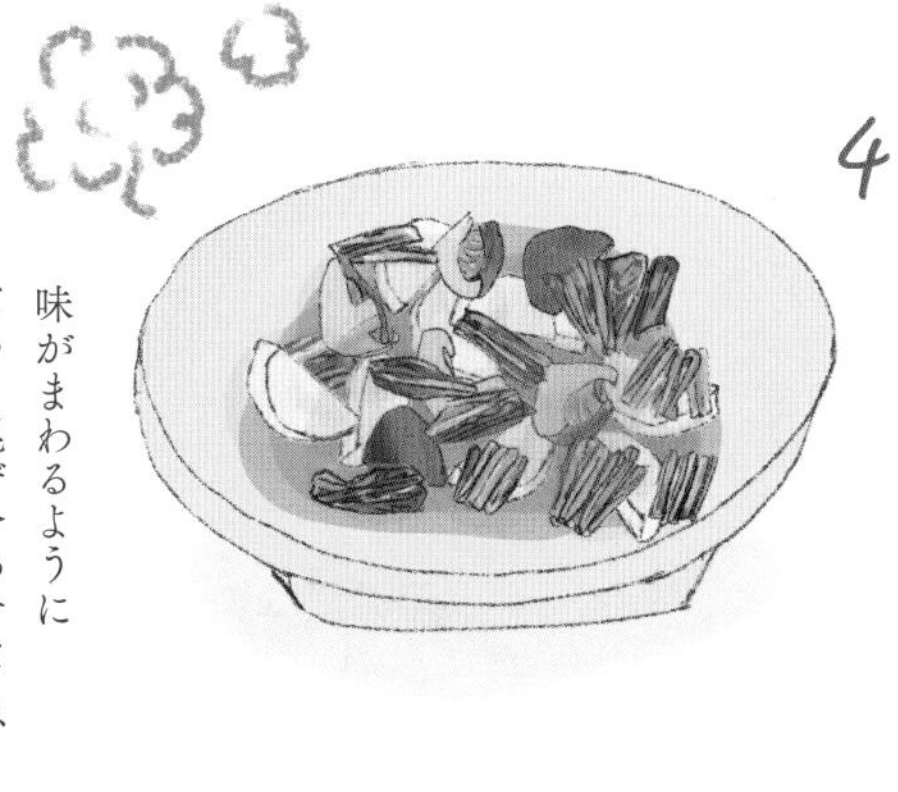


味がまわるようにざっと混ぜ合わせたら、皿にもる

病気・不調の人は、味つけをする前に加水分解します。加水分解の方法は、P97を参照してください。

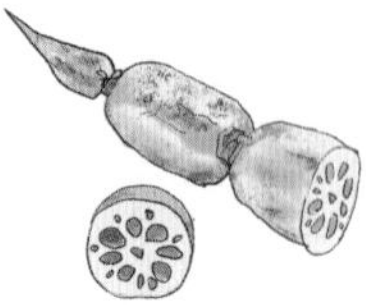

# レンコン

## 特徴

旬の時期は、9～11月。出始めは、みずみずしさがあり、シャキシャキした歯ごたえがあります。旬の後半になると、水分が減り繊維がかたくなって、アクとともに風味と甘さが増します。

レンコンは、ハスの地下茎。**皮の近くにはうま味が多く詰まっています。**種はフライパンで煎ると、クリのような食感です。

## 歴史

ハスは、2000年前の地層から発見された古代の種が発芽するほど生命力が強い植物です。

仏教では聖なる花とされ、奈良～平安時代にハスの記録がありますが、観賞用や信仰用だったと考えられます。

食用のハスが伝わったのは鎌倉時代とされ、江戸時代には葉と茎に加えて、地下

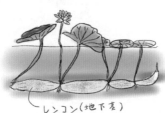

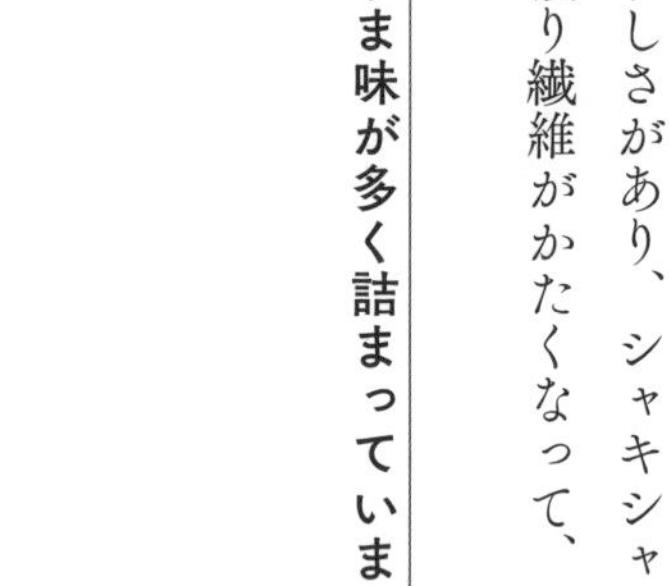

茎のレンコンが薬用と食用の両方で重視された記述があります。

明治時代以降に食用レンコンの栽培が盛んになり、広く食べられるようになりました。

## 〔成分・効用〕

胃腸の粘膜を保護し、タンパク質の消化吸収を高めるネバネバ成分やタンニンを含み、抗酸化作用、止血作用があります。

昔から、ハスの種は滋養強壮に用いられ、**レンコンをすりおろしたものやしぼり汁は、風邪対策・咳を鎮める・疲労回復・胃潰瘍の緩和などの薬として使われてきました。**

## 下ごしらえ

節は落とし、皮はピーラーで薄くむきます。皮はキンピラなどに使えます。**表面や穴の中が黒ずんでいるものは鮮度が落ちているので注意しましょう。**

◆アク抜き

変色防止のためにも、切ったらすぐに水にさらします。より白く仕上げたり、レンコンの粘りを抑えたりしたいときは、酢水にさらしてください。

◆加熱

弱火でじっくり加熱すると、ホックリ・モッチリして甘みがでます。シャキシャキの歯ごたえを残す場合は、強火で短時間で加熱します。

◆すりおろす

すりおろすと独特の粘り気がでて、お団子にしたり、ヤマイモ同様につなぎに使うことができます。

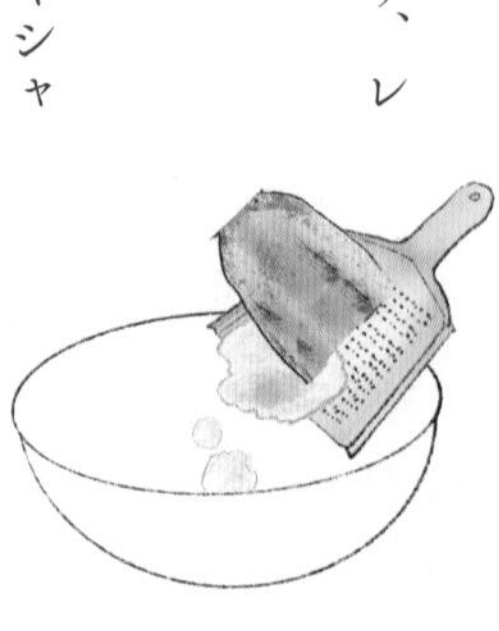

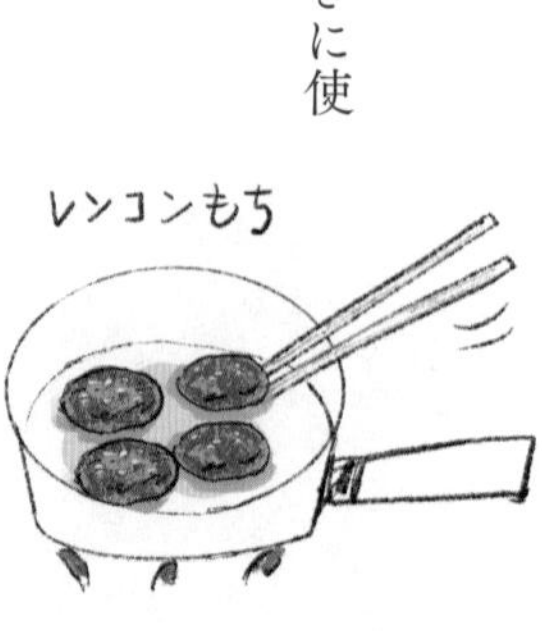

レシピ

# レンコンの辛炒め

**分量（2〜4人分）**
レンコン
…1節（100〜150g）
トウガラシ
…1／2〜1本をお好みで

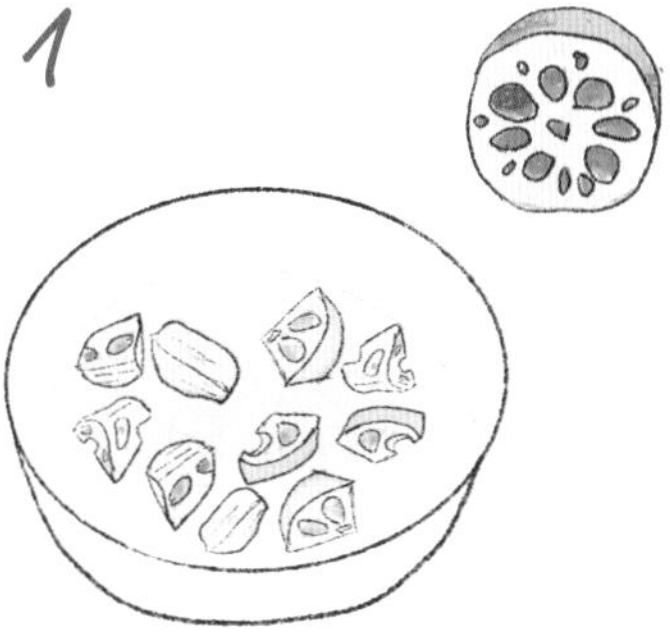

1
レンコンは、乱切りにして水に3〜5分さらす

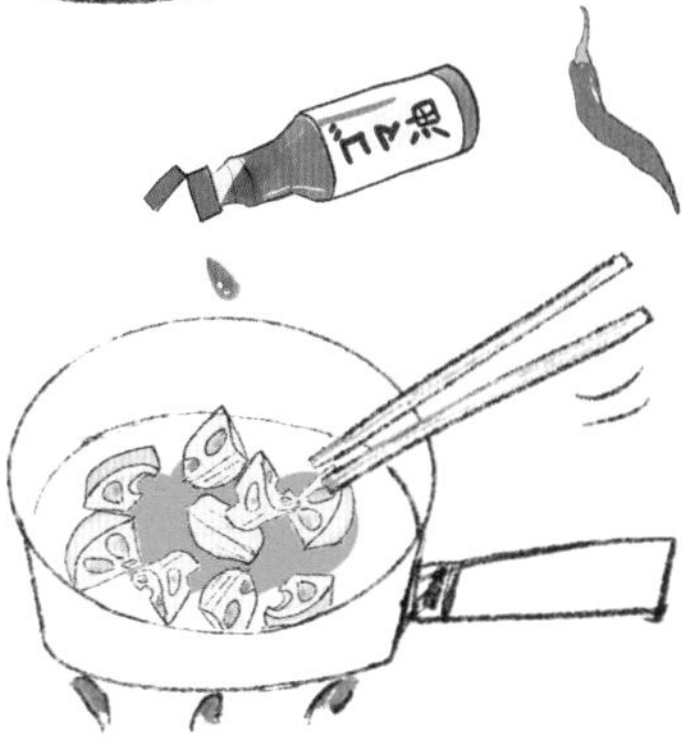

2
フライパンにゴマ油小さじ1を熱し、中火で唐辛子を炒めて辛みを引きだす

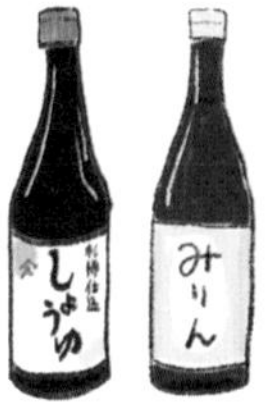


3
2にレンコンを加えて火が通るまで炒め、醤油とみりんそれぞれ小さじ1ずつ〜**味をみながら**加えて調整する

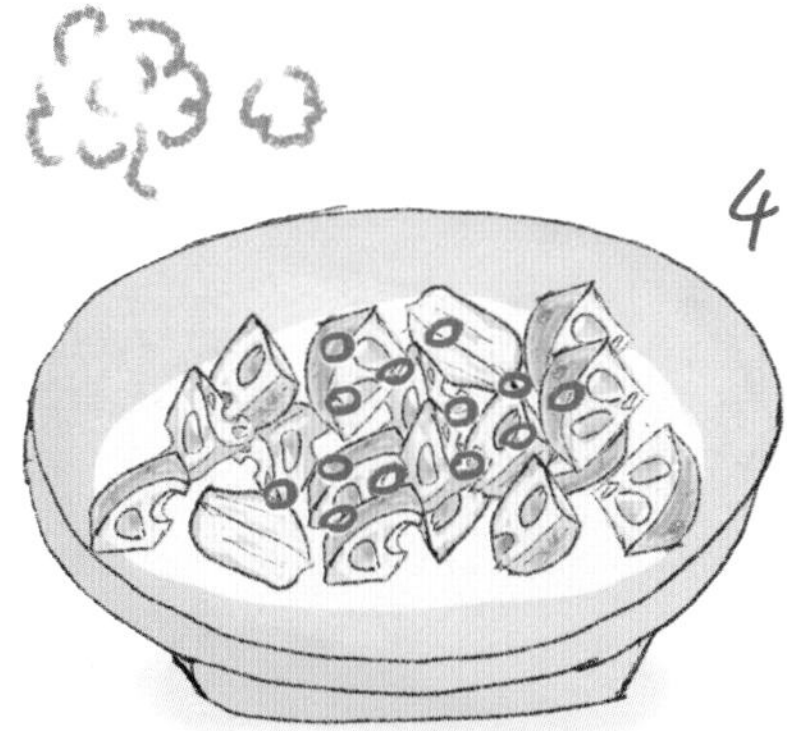

4
全体に味がなじんだら皿にもる

レシピ

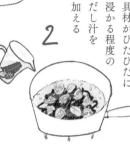

# レンコンとヒジキの煮物

**分量（2〜4人分）**
レンコン…約1／2節（50g）
乾燥長ヒジキ…15〜20g

1

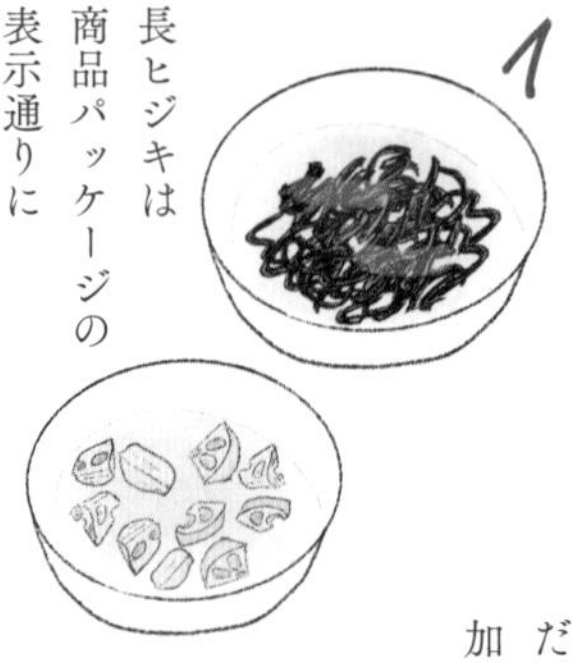

長ヒジキは商品パッケージの表示通りに水で戻して、食べやすい長さに切る。レンコンは小さく切って水に3〜5分さらす

2

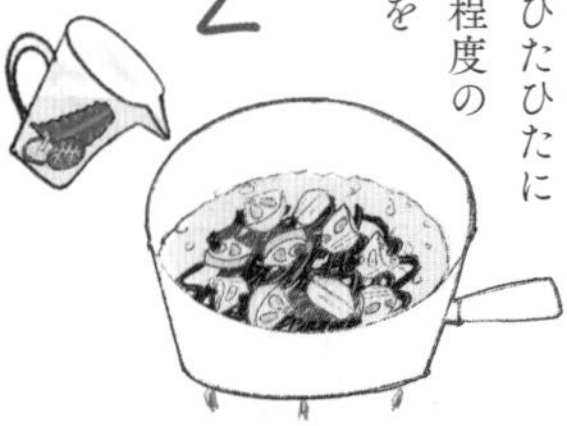

水を切った1の長ヒジキとレンコンを鍋に入れ、具材がひたひたに浸かる程度のだし汁を加える

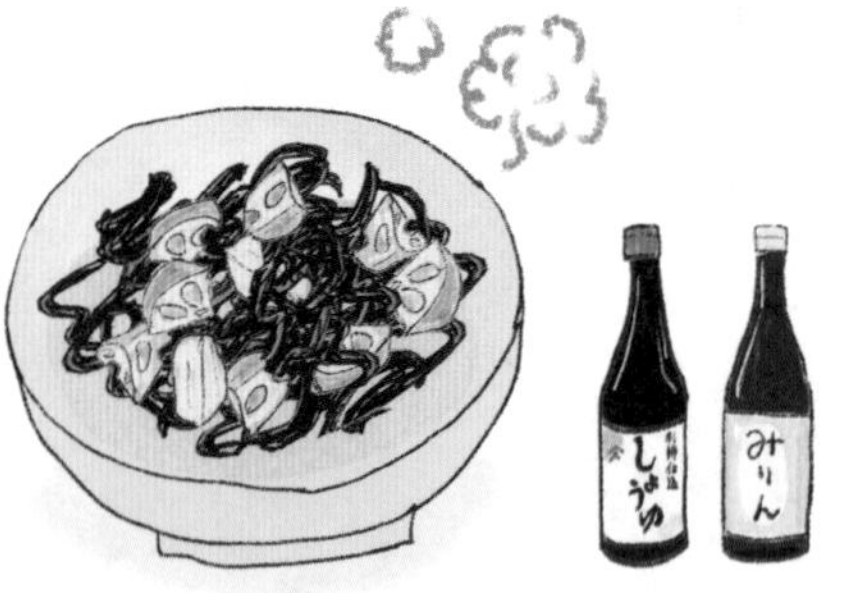


3

醤油とみりんそれぞれ小さじ1ずつ〜加えて**味をみる。**好みのかたさになるまで中火で煮て器にもる

同じ料理でもレンコンの切り方によって食感や味わいが変わります。角切り、スライス、いちょう切りなどいろいろな切り方を楽しんでください。また、病気・不調の人は、コンブと干しシイタケでとった植物性のだし汁を使います。みりんは使用せずに、醤油だけで味つけしてください。

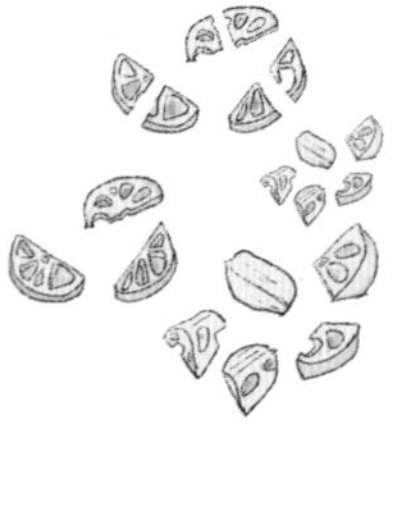

レシピ

# レンコンとニンジンのキンピラ

**分量（2〜4人分）**
レンコン…約1節（100〜150g）
ニンジン…約2／3本（100g）

1

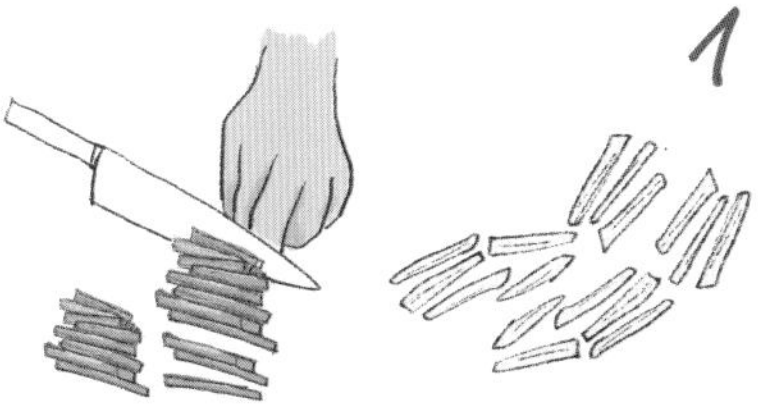

レンコンとニンジンは、5㎜幅の千切りにする

2

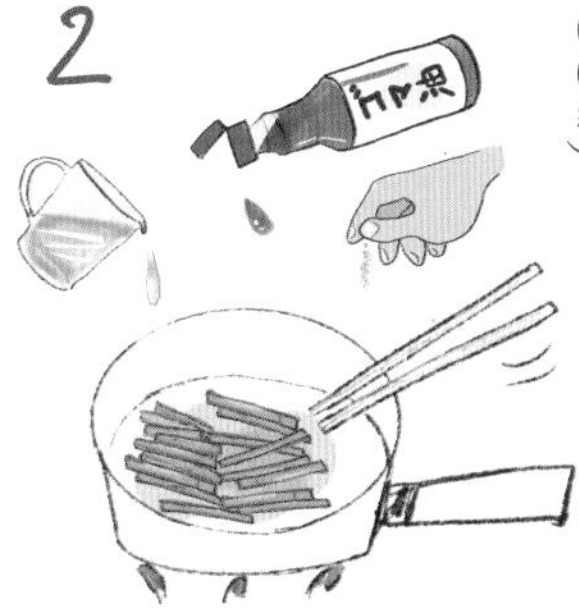

フライパンにゴマ油小さじ1を熱して、ニンジンを中火で炒める。さらにニンジンがひたひたに浸る程度の水を加え、水分がなくなるまで煮しめて一旦皿にとり、塩少々をふって甘みを引きだす

3

2のフライパンを洗い、再度ゴマ油小さじ1を熱して、レンコンを中火で炒める。レンコンがひたひたに浸る程度の水を加えてじっくりと煮しめて水分がほとんどなくなったら、**味をみながら**醤油小さじ1〜加えて調整する

4

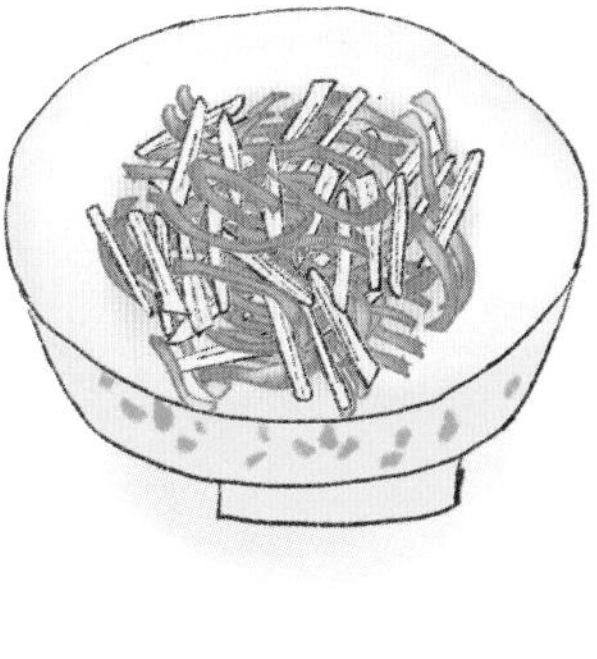

3に2のニンジンを戻し入れて軽くまぜ合わせて皿にもる

COLUMN

# 漬物がおいしい季節②
## ～たくあん、白菜漬け～

### 塩の量で保存日数が変わる

漬物には、大きくわけて2種類あります。

1つは、古漬けや梅干しのように、長期保存を目的として、微生物が発生できない濃度の塩を加えたものです。長期保存には、「塩分30%、糖分60%」が目安です。

2つ目の漬物は、塩の浸透圧を使って、漬け込む野菜の細胞内の水分を引き出し、脱水させることで短期保存を目的にしたものです。水分を引き出された細胞は、生活作用を失うと同時に自己消化が起こります。そして、引き出された水分と栄養分のなかに、乳酸菌や酵母菌が繁殖して、発酵が始まります。乳酸菌や酵母菌が優位になることで、腐敗菌の繁殖を遅らせることができ、野菜などの生臭さやエグ味が分解され、漬物特有のうま味や香りが作られます。

また、この漬物は、次のように塩分濃度を変えることで、発酵のさせ方を変えることができます。

**【塩分濃度2～3%】**

だいたいの浅漬けは、塩分濃度が2～3%です。

2%の塩分があると、植物の細胞の塩分濃度は約0・85%なので、浸透圧で植物の細胞から水分を引き出して漬物にすることができます。ですが、塩分が低めなので、乳酸菌とともに雑菌が繁殖しやすくなり、腐敗が早く進みます。

COLUMN

これが、浅漬けが日持ちしない理由です。

【塩分濃度5～10％】

5～6％の塩分濃度の場合、多くの雑菌は繁殖しにくく、乳酸菌が優位になります。乳酸菌の酸味によって塩分がまろやかになり、かつ、漬けこんだものが分解されて作りだされたうま味や風味と相まって絶妙のバランスを形成します。

ある程度の日数は、おいしさは保てますが、発酵が進むと酸味が強くなったり、酪酸菌が発生して香りが悪くなったり、腐敗菌が発生してきます。

塩分濃度を6～10％に上げると、さらに乳酸菌が優位になり、保存性が高くなりますが、塩辛さが増します。

【塩分濃度15～30％】

塩分濃度を15％以上にすると、乳酸菌の繁殖も難しくなります。

20～30％の塩分にすると、ほとんどの細菌は繁殖できなくなり、長期保存が可能になります。

ただし、水分を多く含む野菜や果実を塩漬けにするときは、水分が増え塩分濃度が低下するので要注意です。その場合は、干して水分を抜くか、引きだされる水分量を考慮して塩を加えましょう。

ふるさと村では、秋から冬にかけて野菜の収穫量が増えてくると、「白菜漬け」（P84参照）と「たくあん」（P86参照）がよく作られます。

COLUMN

白菜は、半日〜1日ほど干して水分を抜き、12〜17%の塩分濃度で漬け込みます。白菜がもつうま味に、塩分、トウガラシのピリ辛、乳酸菌の酸味が混じり合って、クセになる味です。

漬けこむ塩分は高めですが、白菜の組織が柔らかく水分も多いため、発酵と自己消化が早く進み、あまり日持ちはしないのが特徴です。

一方、たくあんは、大根を1〜2週間ほど、しっかり干してよく水分を抜いてから、7%程度の塩分濃度で漬けます。

干して栄養とおいしさを凝縮させた大根を塩と米ぬかで漬け込むことで、高い保存性を保ちながら、他の漬物にはない、いろいろな風味と香りが口の中で広がる絶妙なおいしさのある漬物に仕上がります。

# 7章

# 春夏秋冬食べられる豆・海藻・乾物類

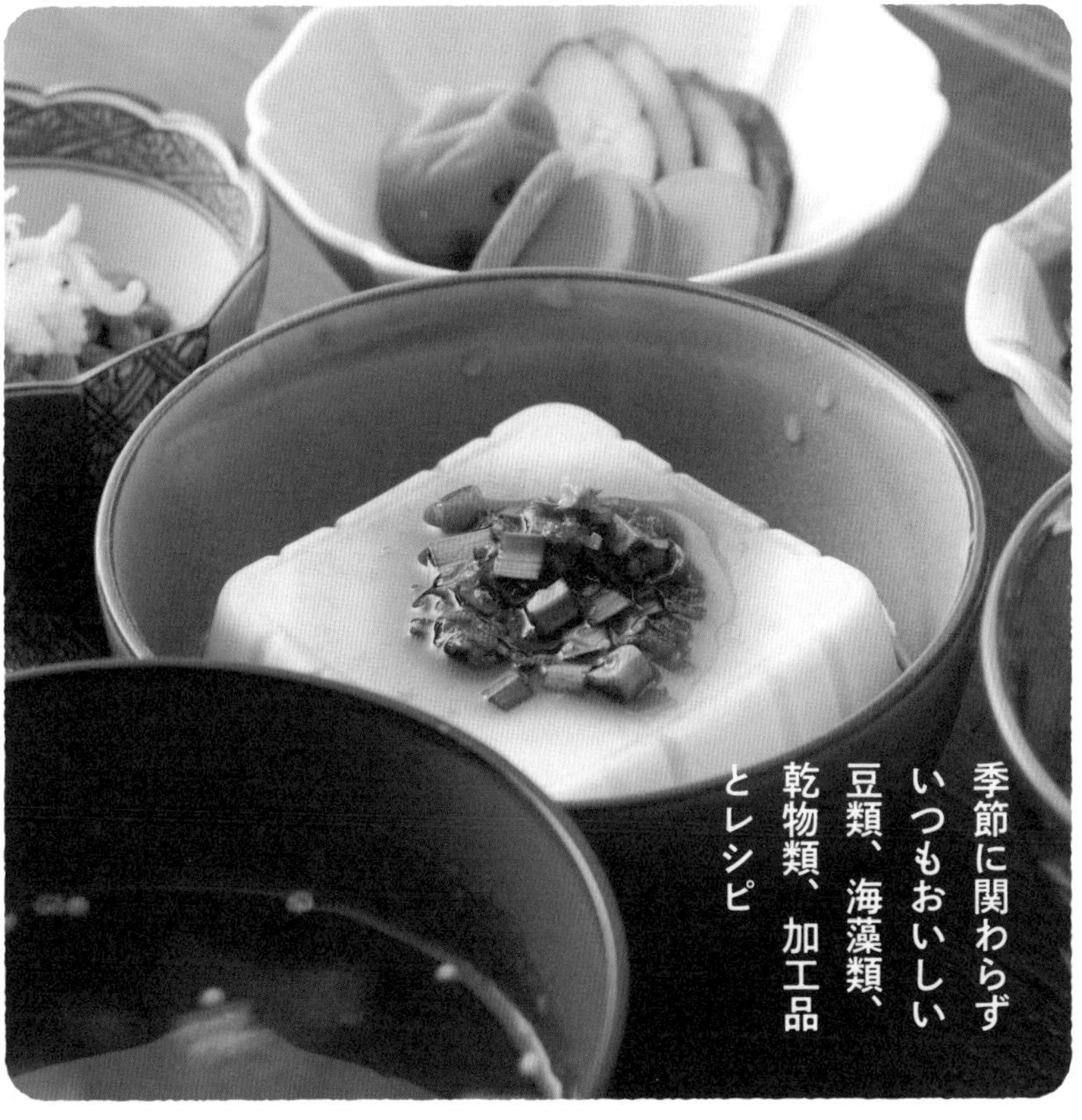
季節に関わらず
いつもおいしい
豆類、海藻類、
乾物類、加工品
とレシピ

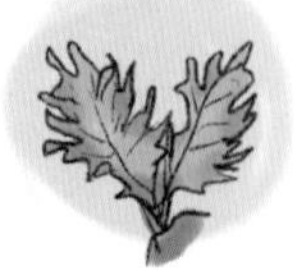

# 海藻

〔特徴・歴史〕

まわりを海に囲まれている日本列島では、**海藻は古くから食べられてきた身近な食べ物**です。古くは、海藻全体を「藻（も）」と呼び、特に海水性のものは「布（め）」と呼ばれました。平安時代の記録には、食べられていた海草が21種あり、大切な食糧でした。

◆**コンブ**

6～8月頃が収穫時期。古くは「ヒロメ」や「エビスメ」と呼ばれ、平安時代の末から「コンブ」と呼ばれるようになりました。朝廷へ献納され、儀式や天皇の食膳にも供された貴重品です。室町時代には、日本海航路によって各地に出回るようになり、戦国時代には兵糧に使われ、江戸時代には広く料理に使われました。

◆**ワカメ**

3～6月に採れる若い芽を食べます。コンブ同様に、古くから日本人に食べられ

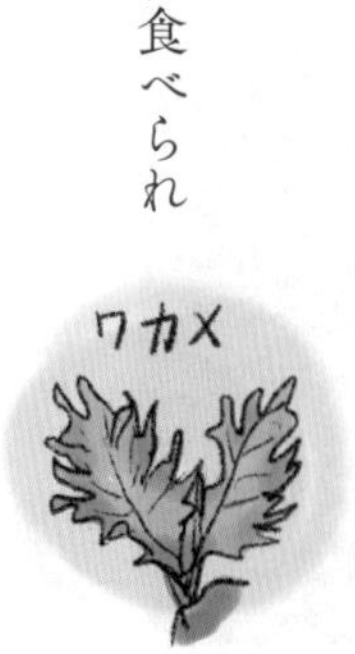


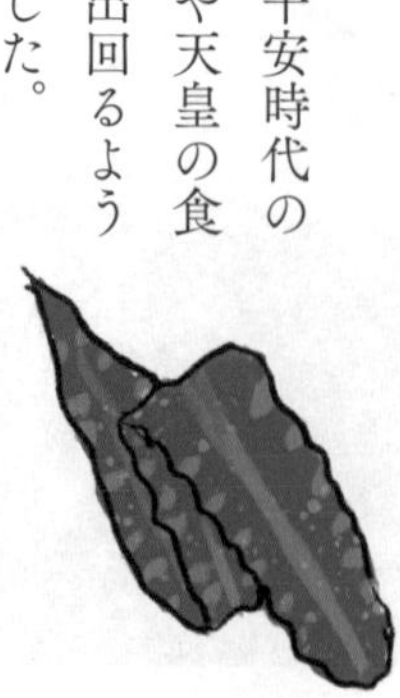

てきた海藻で、「メ」「ニギメ」と呼ばれ大切に扱われてきました。

**◆ヒジキ**

鹿尾菜（ヒジキ）の名前は、形状が鹿の尾に似ていることが由来とされます。芽ヒジキは植物の葉にあたる部分で、長ヒジキは植物の茎にあたる部分のことを指します。春のやわらかいものが、干して乾物にされます。

**◆ノリ**

苔状や小型のやわらかい葉状の「藻」の総称で、淡水にも海水にも生えます。江戸時代から養殖が始まりました。干しノリの加工方法は、和紙を作る製法を応用したものとされています。

**◆もずく**

ホンダワラ類など、他の藻に付着して成長することから「藻付く」と呼ばれます。冬から初夏にかけて成長した若い芽を収穫します。なめらかでぬめりがあるのが特徴です。

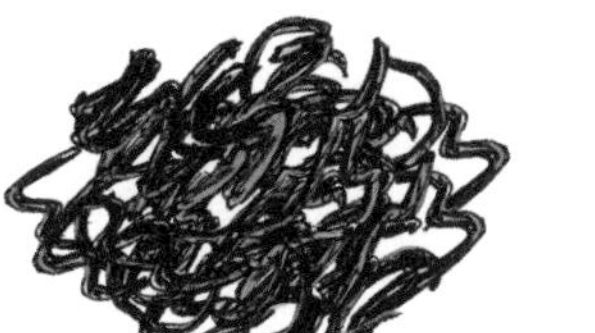

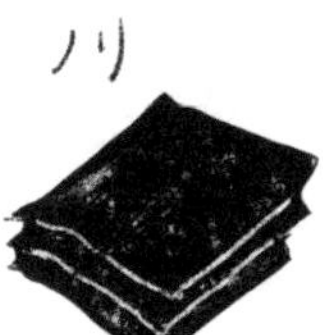


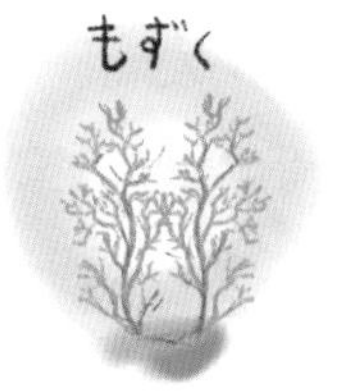

◆フノリ（紅藻類）

乾燥や塩蔵して保存され、海藻サラダや味噌汁の具に使われます。

◆トサカノリ（紅藻類）

紅色の藻ですが、最近は脱色した白や緑色のものもあります。昔はよく刺身のつまに使われました。

◆テングサ（紅藻類）

水を吹きかけて天日干しすることでテングサを脱色させたあと、煮とかしてトコロテンや寒天にします。トコロテンは奈良時代から食べられてきたもので、凍らして不純物をとりのぞき乾燥させたものを寒天といい、江戸時代に開発されました。寒天ができたことにより保存がきくようになりました。

〔成分・効用〕

**コンブ**…海の野菜とも呼ばれ、ビタミンとミネラルが豊富です。特に、カルシウム・食物繊維を多く含みます。また、野菜からはあまり摂れないヨウ素・亜鉛・鉄などのからだに必要な微量元素も入っています。うま味成分であるグルタミン酸、

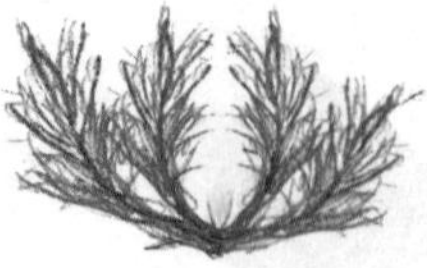


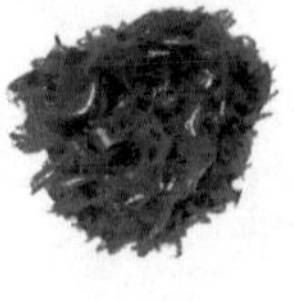


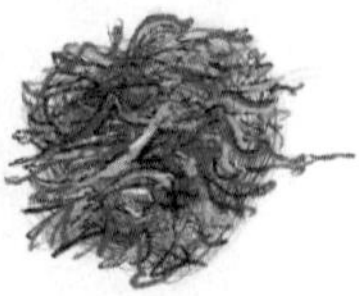

ぬめり成分のアルギン酸も含みます。

**ワカメ**…コンブと同様にビタミン・ミネラルを多く含みます。

**ヒジキ**…ビタミンとミネラル類のなかでも、特にカルシウムとヨウ素を多く含みます。

**ノリ**…「海のダイズ」と呼ばれるほどアミノ酸が多く、9種類の必須アミノ酸のうち、リシンを除く8種類を含んでいます。また、ビタミンとミネラルも豊富で、とくに、ベータカロテンやビタミンB・Cを多く含んでいます。

**テングサ**…テングサから作られる寒天は、約77%が食物繊維で、腸内環境の改善に役立ちます。

## 下ごしらえ

**コンブ**…だしとして使われることがほとんどです。コンブのうま味成分は、水にとけだすのに10時間程度かかるので、水につけて冷蔵庫に入れておきます。急ぐとき

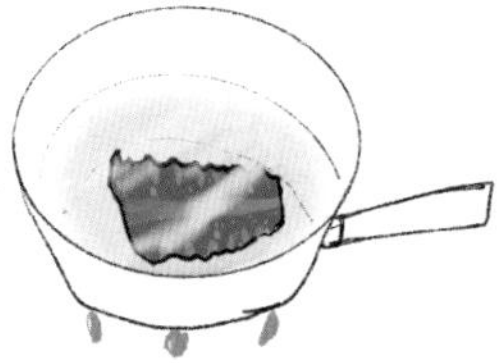

は、60~70度の弱火で10分程煮だします。80度になるとコンブが浮いてくるので、火を弱めましょう。

**ワカメ**…塩蔵品は、何度か水をかえながら塩を抜きます。乾燥ワカメを使う場合は数分水につけて戻します。

**ヒジキ**…長ヒジキの場合は、10分ほど水につけて戻します。芽ヒジキは数秒お湯につけるだけで大丈夫です。

**もずく**…塩漬けの場合は、塩抜きしましょう。

**紅藻類**…テングサなどの紅藻類から作られる棒寒天は、まず水につけて吸水させます。そのあと、かためたい液体に水気を絞って小さくちぎった寒天を加えて加熱します。完全に寒天を溶かしてから冷やすとゼリー状になります。酸があると加熱してもゼリー状にならないので注意しましょう。

粉寒天の場合は、かためたい液体にそのまま加えて加熱してから冷やすとかたまります。

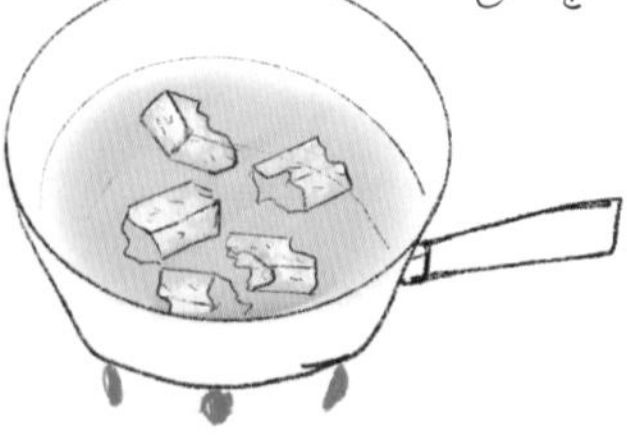

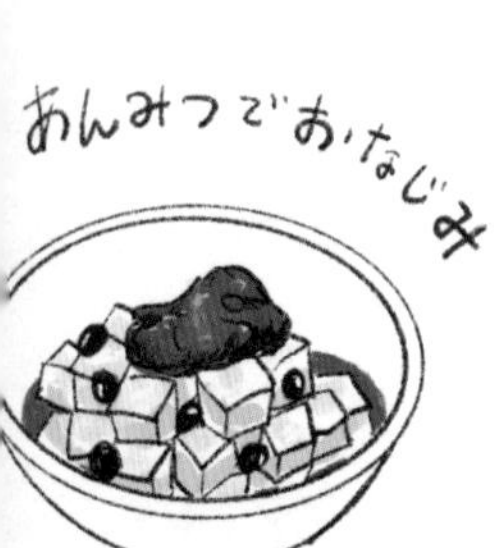


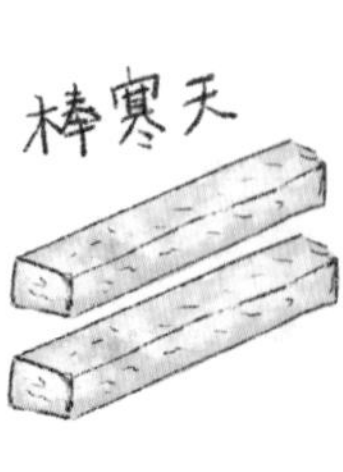


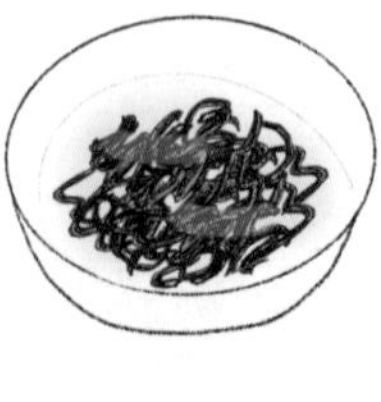

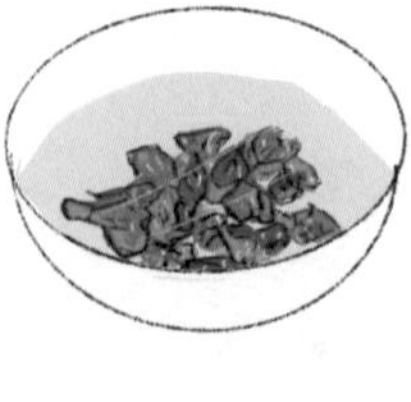

レシピ

# コンブの佃煮

**分量**
だしをとるときに使った
コンブ…お好みの量

1
鍋にだし汁をとるときに使ったコンブを食べやすい大きさに切って入れ、コンブがひたひたに浸かる程度の水を加えて弱火でコトコト煮込む

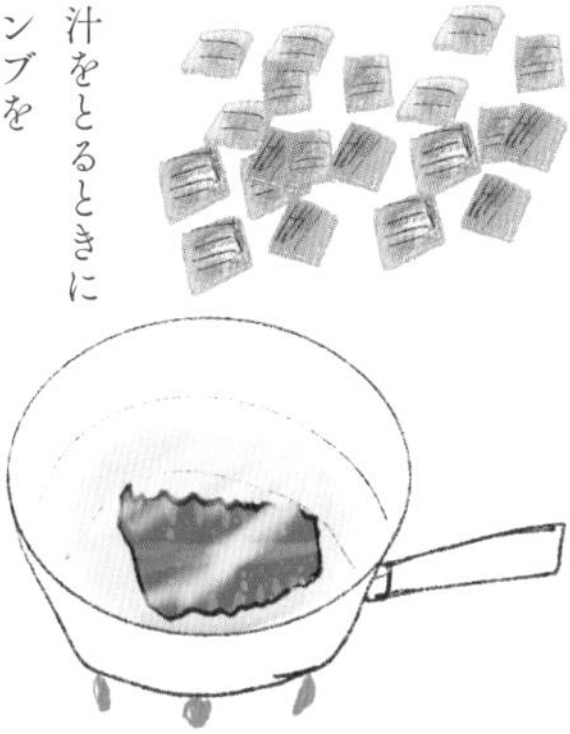

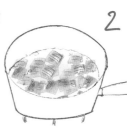

2
途中、コンブの様子を見ながら、加熱でへったぶんの水を加える

3
2のコンブがやわらかくなるまで煮込んだら、醤油小さじ1〜とみりん少々〜を加えて**味をみる**

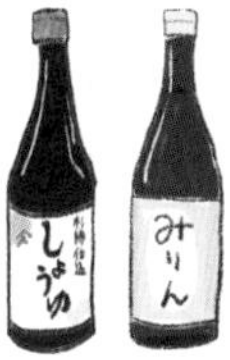


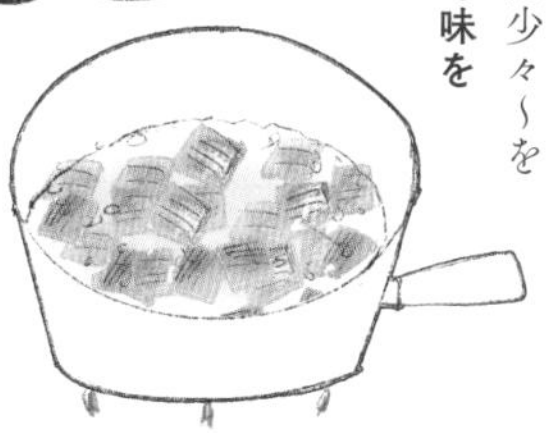

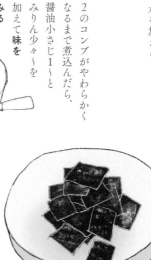

4
水分がほとんどなくなるまで煮しめたら完成

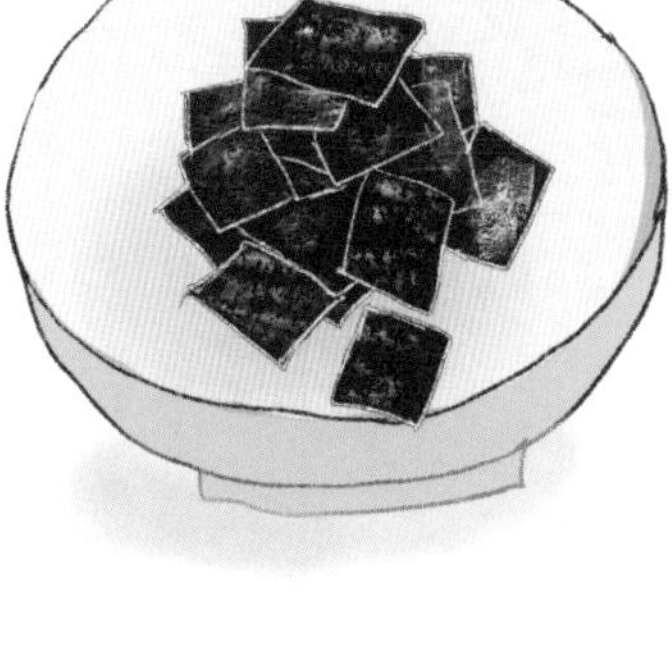

レシピ

# 長ヒジキと油揚げの炒め煮

**分量（2〜4人分）**
乾燥長ヒジキ…15〜20g
油揚げ…1／2枚

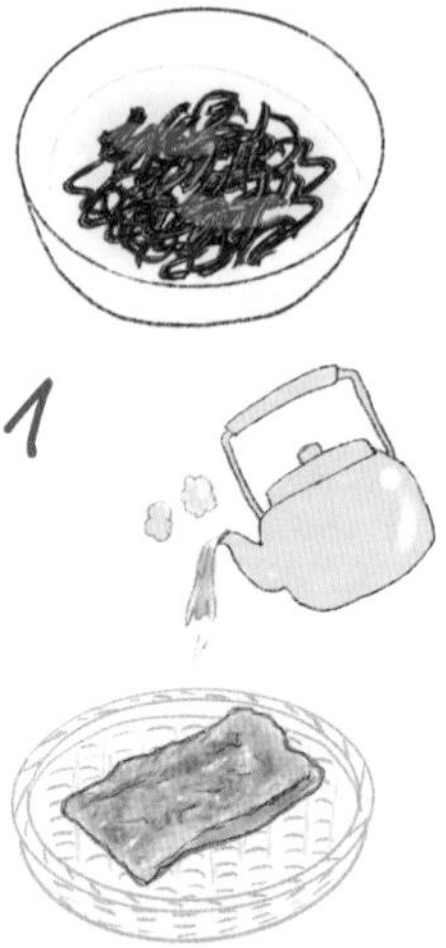

1

長ヒジキは商品パッケージの表示通りに水で戻し、食べやすい長さに切る。油揚げは、熱湯をまわしかけ油抜きをして細切りにする

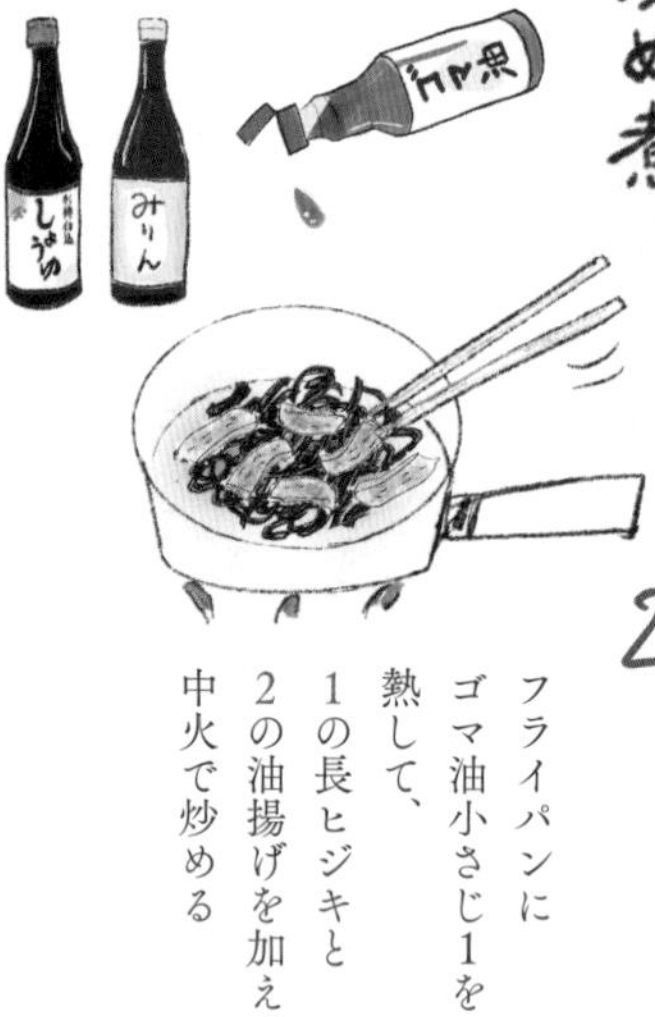


2

フライパンにゴマ油小さじ1を熱して、1の長ヒジキと2の油揚げを加えて中火で炒める

3

2に醤油とみりんそれぞれ小さじ1ずつ〜を加えて**味をみて、**さっと混ぜたら皿にもる

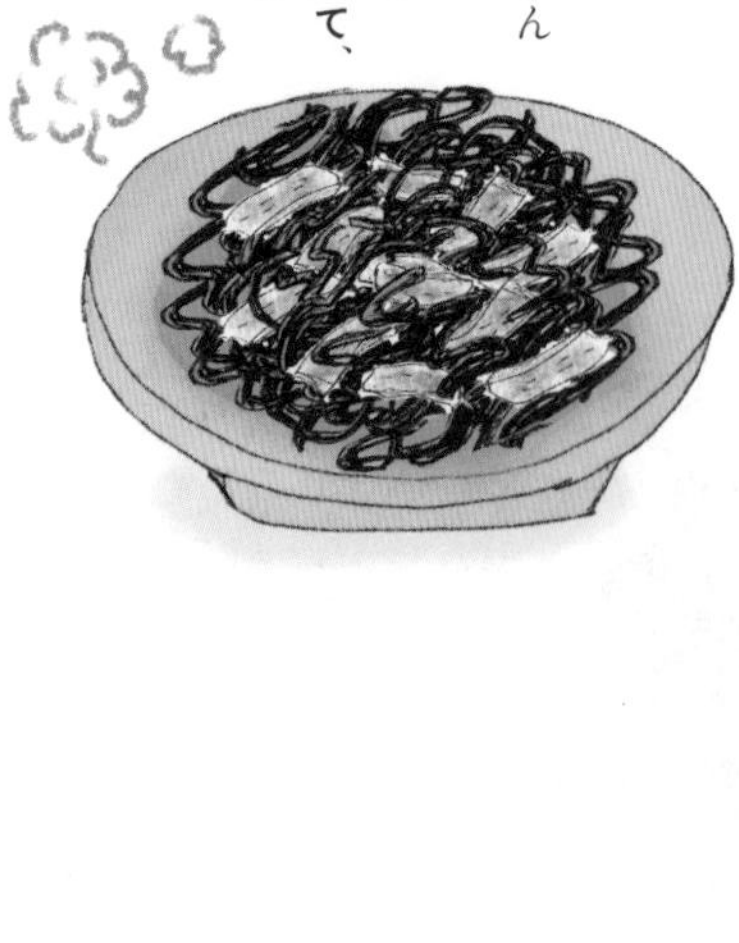

病気・不調の人は、みりんは加えずに醤油のみで味つけしてください。また、味つけをする前に加水分解をします。詳しいやり方は、P97を参照してください。

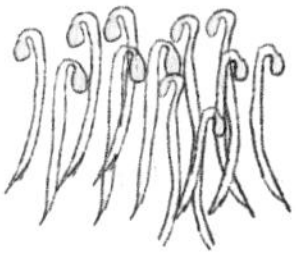

# もやし

## 特徴

**大豆や緑豆や黒緑豆などに光を当てずに発芽させた若芽のこと**です。豆よりも消化がよく、栄養成分が豊富です。

野菜のタネに日光や光を当てて育てた緑色の若芽のことをスプラウトと呼び、ダイコンやブロッコリーの若芽が多く出まわっています。また、豆苗はエンドウマメのスプラウトです。

## 歴史

奈良時代の記録に、穀物や豆や野菜の種を光が当たらない場所で発芽させた若芽を食べるという記録が残っていて、薬用として使われていたようです。

もやしは、江戸時代の農村地域で主に食べられており、大正時代以降は日本中で知られるようになりました。

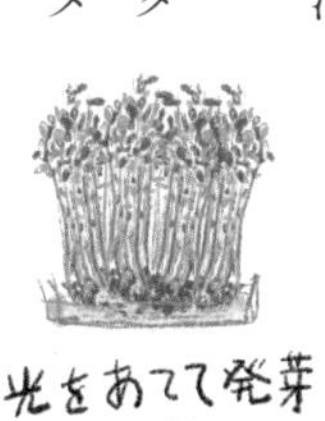

光をあてて発芽
豆苗

もやし

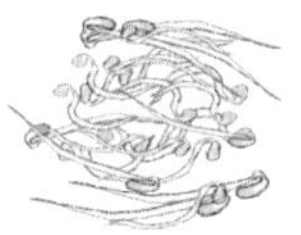

光をあてずに発芽
もやし

### 成分・効用

豆を発芽させてもやしにすることで、**豆よりも食べやすく、消化がよくなります。**また、豆の栄養素に加えてビタミンCを含み、安価で栄養価の低い食品というイメージがある人も多いと思いますが、意外と十分な栄養のある食べものです。

## 下ごしらえ

ひげ根を切ると、食感がよくなります。基本的には、ゆでて水にとってから調理します。

◆**加熱する**

洗ってそのまま加熱します。フライパンを強火でよく熱して、短時間で炒めるとシャキシャキした歯ごたえが楽しめます。

レシピ

# ナムル

**分量（2～4人分）**
もやし…約1／2袋（100g）
青菜…100g

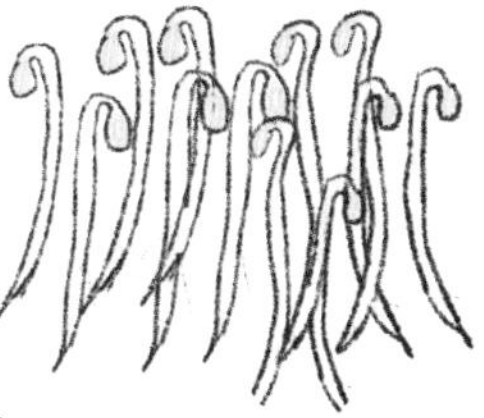

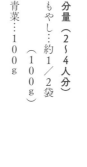

1
もやしは
ざっと湯通しして
水にとったら水気を切る

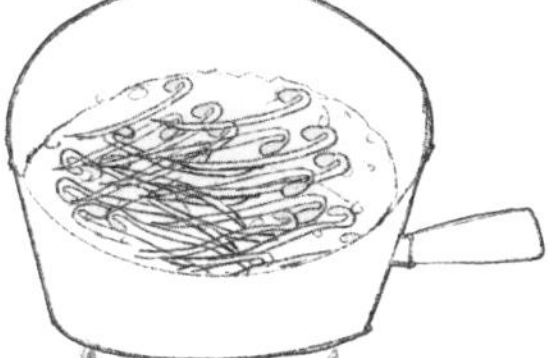

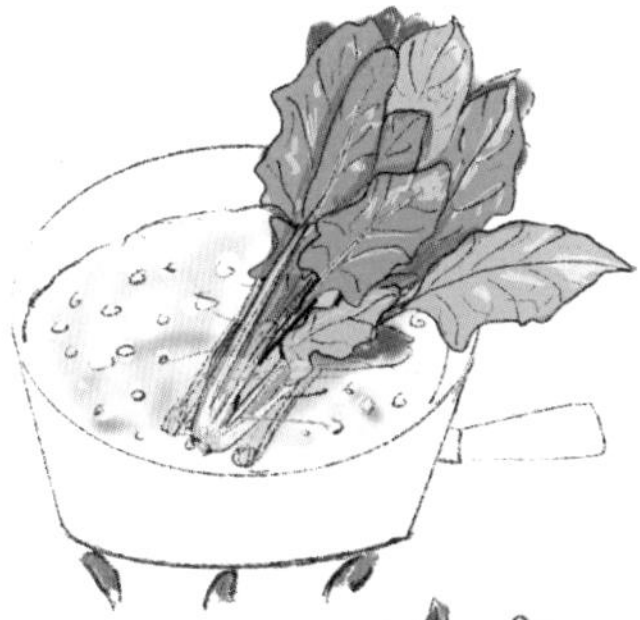

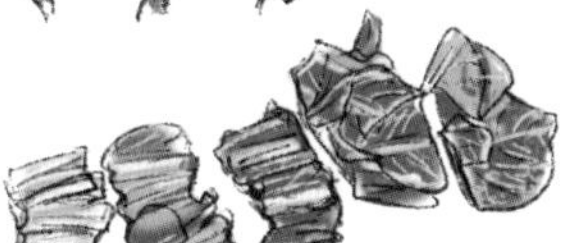

2
青菜はたっぷりの
お湯でゆで、
水にとって
ぎゅっとしぼり、
食べやすい
長さに切る

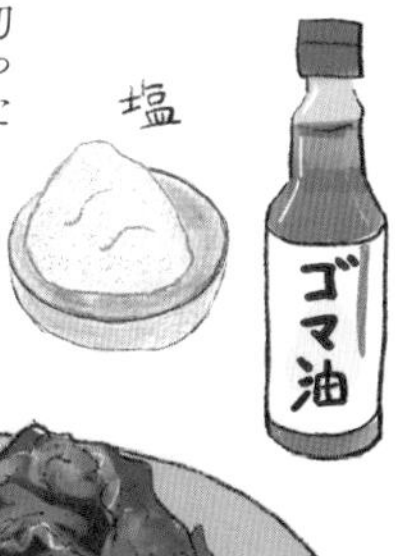

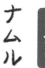


3
水気をよく切った
もやしと青菜を合わせて
おろしニンニク少々と
ゴマ油大さじ1で和え、
塩少々～加えて
**味をみて**調整したら皿にもる

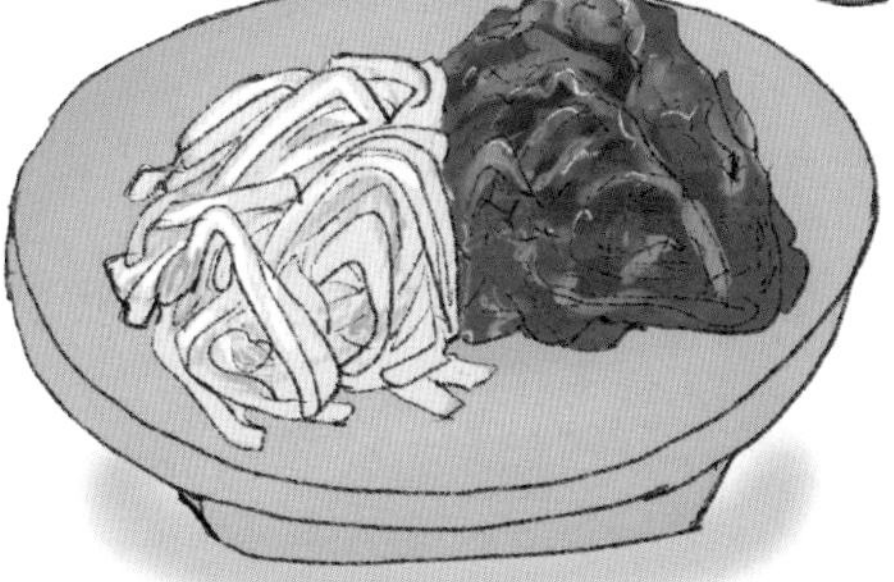

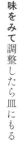

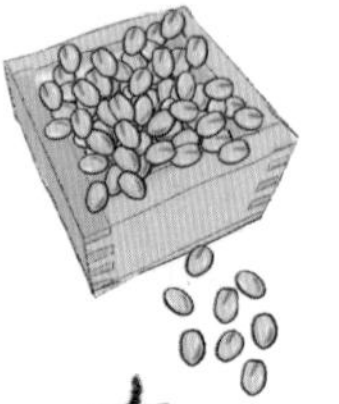

# 大豆・小麦の加工品

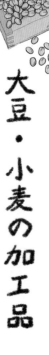

〔特徴・歴史〕

大豆はタンパク質が豊富で、古くからさまざまな食品に加工されて食べられてきた日本人に親しみ深い食材です。食品ごとに特徴などを紹介していきます。

### ◆豆腐

中国が発祥の地で、いつの時代に日本に伝わったのかは、諸説あります。奈良時代の遣唐使である空海が持ち帰ったという説、平安末期に春日大社の供物に「唐符とうふ」という記述が豆腐の始まりという説、鎌倉時代の帰化僧が伝えた説、室町初期の書物『庭訓往来』に「豆腐羹（とうふこう）」という記録が残っているなど。いずれにしても、奈良・平安時代あたりからだと考えられます。

そのあと禅寺で改良され、室町時代末には日本各地へ広がり、江戸時代にはよく食べる食材になったとされます。

### ◆豆乳

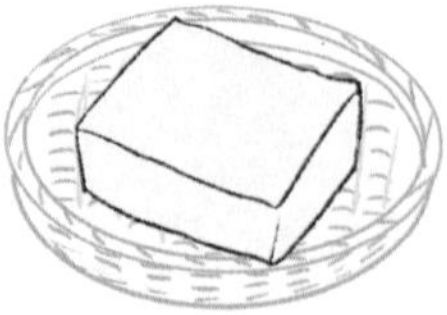

日本ではあまり飲まれず、1980年代に飲みにくさが改善されてから広まりました。

### ◆おから

浸水させた大豆をすりつぶしたあと、水を加えて煮て、濾過したもの（豆乳）で豆腐を作りますが、その濾過の際に残った固形物がおからです。

日持ちがしないため、安く売られることが多く、古くから庶民に親しまれてきました。近年は、生のおからは食料としての需要が減って、廃棄されたり、飼料として使われることが多くなりましたが、低カロリーでタンパク質や食物繊維が豊富なおからの栄養価が見直されています。

### ◆湯葉

豆乳を加熱したときに、表面にできるタンパク質が凝固した膜を乾かしたもの。精進料理では重要なタンパク源として使われてきました。

### ◆油揚げ

豆腐を薄く切って油で揚げたものです。厚く切り油で揚げたものが、厚揚げや生揚げです。

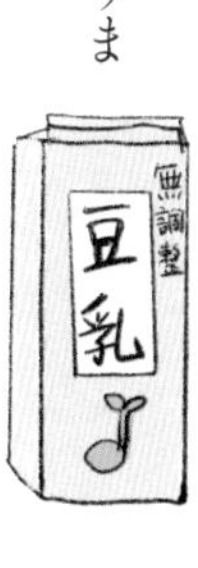


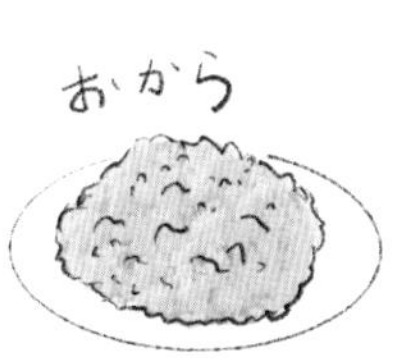


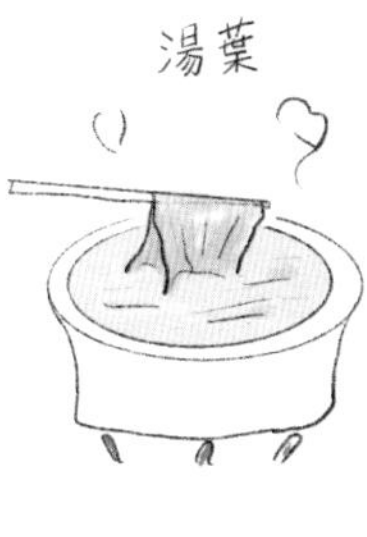


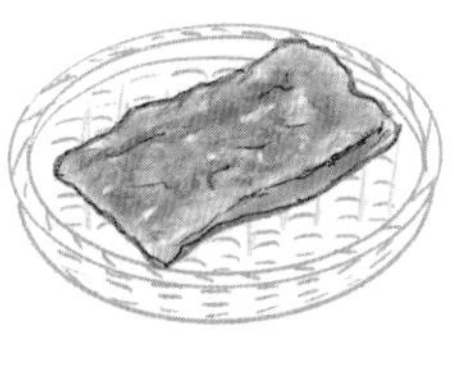

◆高野豆腐（凍り豆腐・凍み豆腐）

11世紀には作られていたそうです。寒い冬に豆腐を凍らせたあと、乾燥させて保存食にしたことが高野豆腐の起源です。

◆納豆

縄文時代に、煮豆と藁と温度が偶然マッチして納豆ができたと考えられていますが、定かではありません。聖徳太子が馬の飼料として残った煮豆を藁で包んで置いていたらできたという伝説もあります。納豆が出てくる最古の書物は、平安中期に書かれた『新猿楽記』です。

大正時代の1918年に納豆菌の製造方法が確立して工場生産が始まりました。戦時中は軍用食として、終戦後は日本人を救う栄養食として食べられ、冷蔵輸送が発展した1960年代以降には、全国に流通するようになりました。

伝統的な納豆の作り方は、蒸した大豆を稲の藁苞（わらづと）で包み、40度程度に保温して約1〜2日ほど置きます。藁に付着している納豆菌が大豆に移行し、増殖することによって発酵がおこり、納豆ができあがります。

◆麩

仏教とともに伝来し奈良時代から小麦を加工して作っていました。その後、生麩

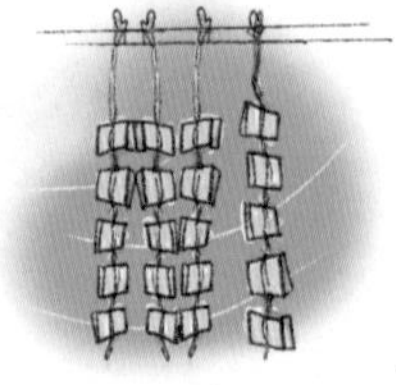

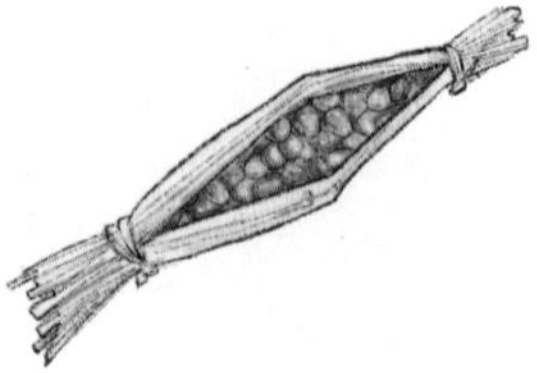

が京都の寺でつくられます。千利休がお茶席で麩を焼いたものを出したことから、現在の焼き麩ができたと言われています。

## 下ごしらえ

### ◆木綿豆腐

かたさをいかすときには、水切りをします。ザルに上げて時間をおくだけでも、ある程度水切りできます。しっかり水を切る場合は、キッチンペーパーに包んで、皿におき、上に重石をのせます。ただし、最初から重い重石を使うと豆腐が崩れるので、少しずつ重くして、全体に重さがかかるようにしてください。

### ◆絹ごし豆腐

なめらかでやわらかい口当たりをいかしながら、豆腐の形を残して使う場合は、ザルに上げておくことで水切りします。白和えに使う場合には、沸騰させない程度の短時間でさっと下ゆでですると、豆腐の水切りがしやすくなります。そのあとキッチンペーパーに包み、ゆっくり1時間以上かけて水切りします。

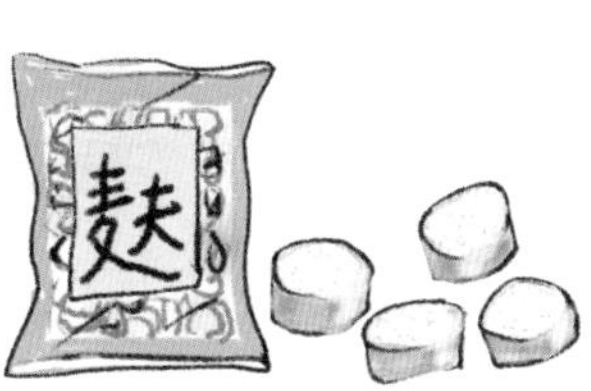


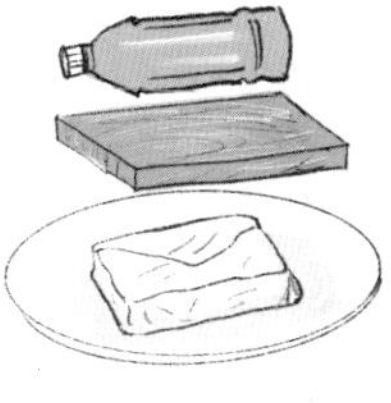

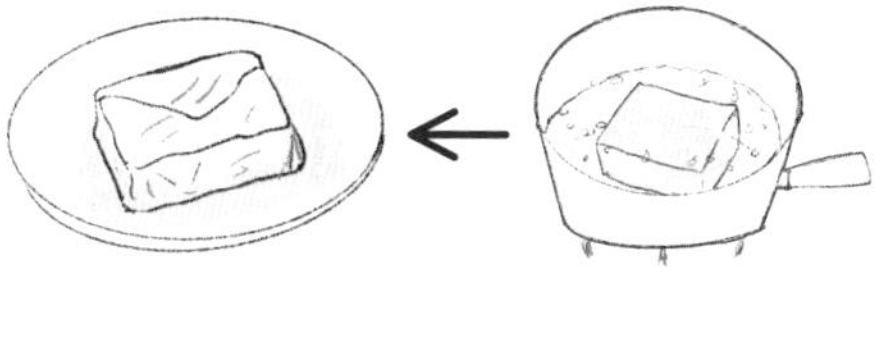

レシピ

# 冷奴のスタミナ醤油かけ

**分量**

絹ごし豆腐…お好みの量
スタミナ醤油…適量

1

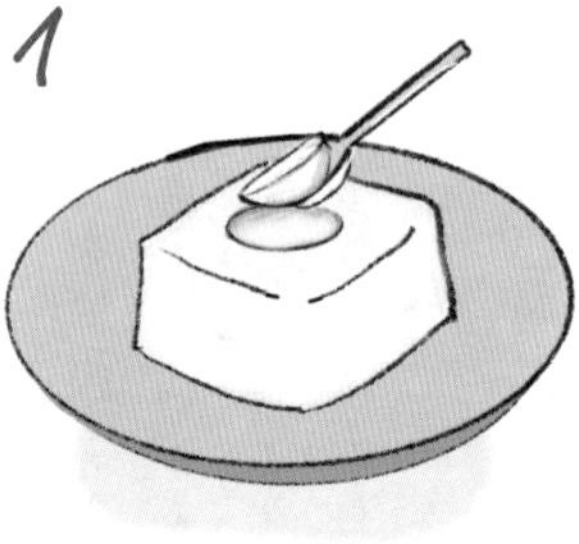

絹豆腐は、ザルで水切りしてから皿に盛り、豆腐の真ん中を少しスプーンですくいとる

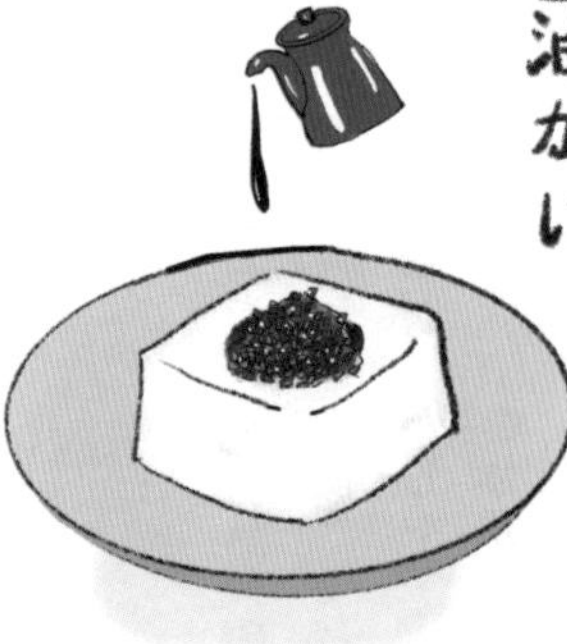

2

1のへこんだ部分にスタミナ醤油を入れる
（スタミナ醤油の作り方はP225）

3

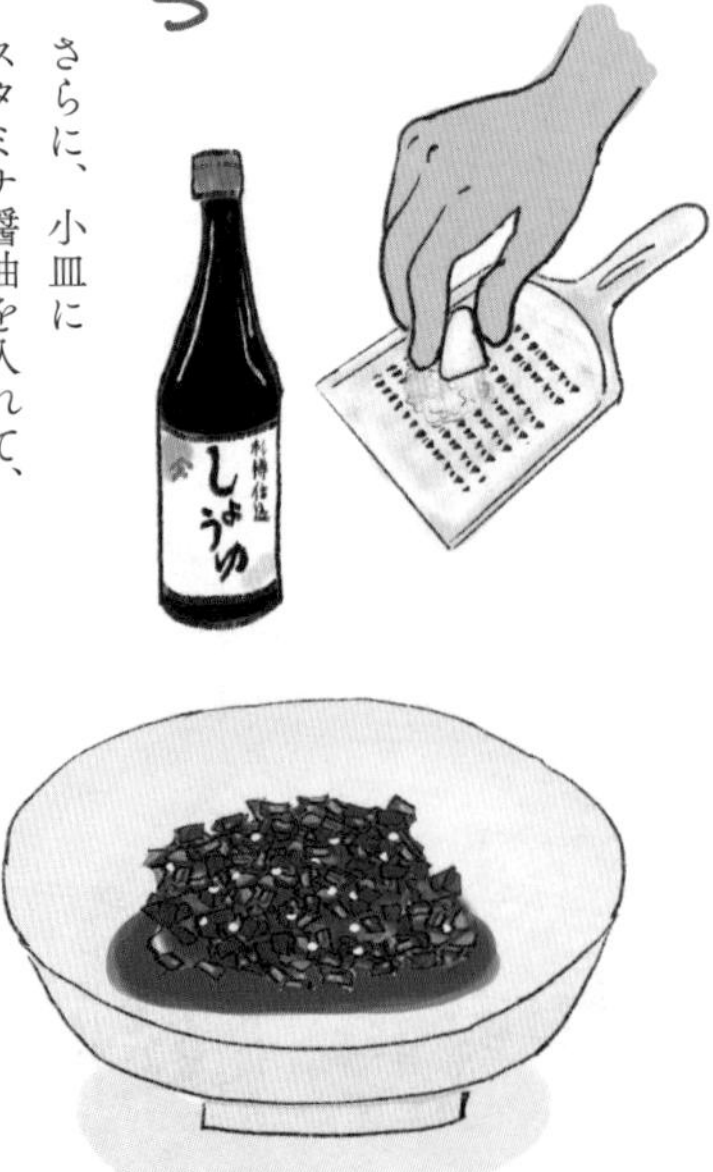

さらに、小皿にスタミナ醤油を入れて、追加で使えるようにしておく

レシピ

# 豆腐の赤シソ梅酢漬け

**分量**

木綿豆腐…お好みの量
赤シソ梅酢…適量

1
木綿豆腐は
キッチンペーパーに
包んで、
しっかり水を切る

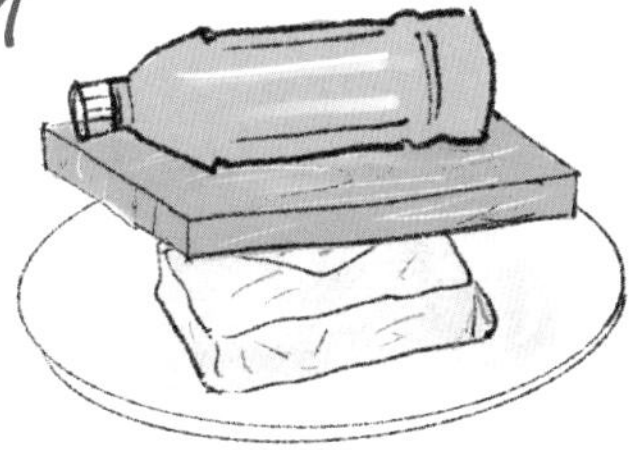

2
フライパンで
豆腐の両面を
キツネ色になるまで
焼く

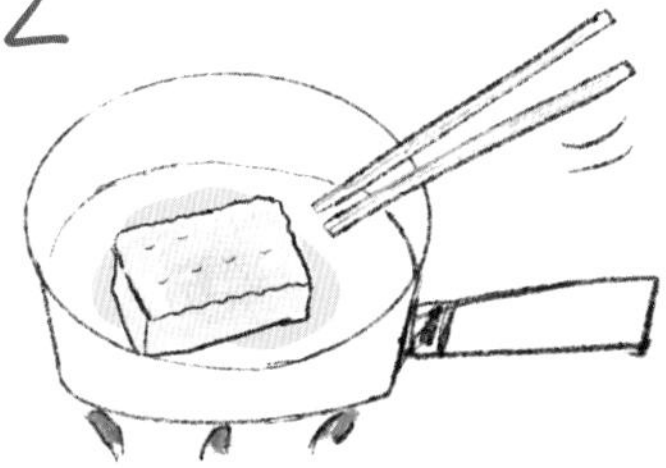

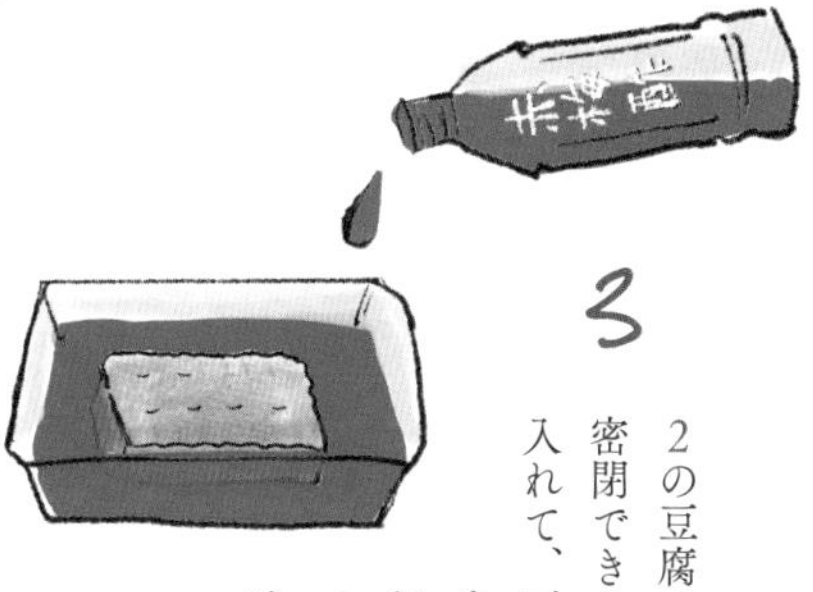

3
2の豆腐のあら熱がとれたら、
密閉できる保存容器や保存袋に
入れて、豆腐全体が浸るまで
赤シソ梅酢を加える。
保存袋の中の空気を
できるだけ抜いて
冷蔵庫に入れる

4
1週間程経過して、
きれいな赤色に
染まったら
食べやすい大きさに
切って皿に盛る

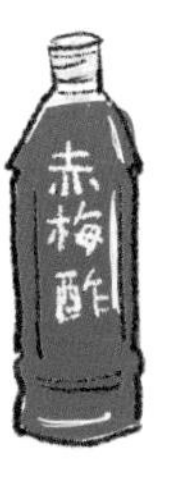


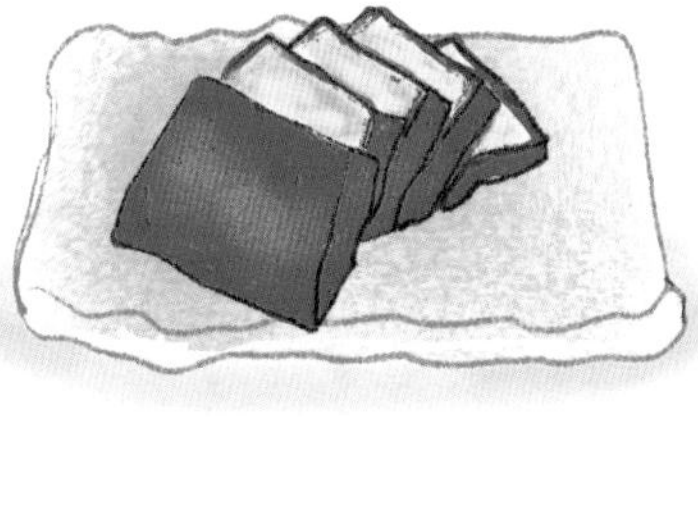

レシピ

# 豆腐とシイタケの煮物（くず引き）

**分量**

絹ごし豆腐…お好みの量
シイタケ…適量

1

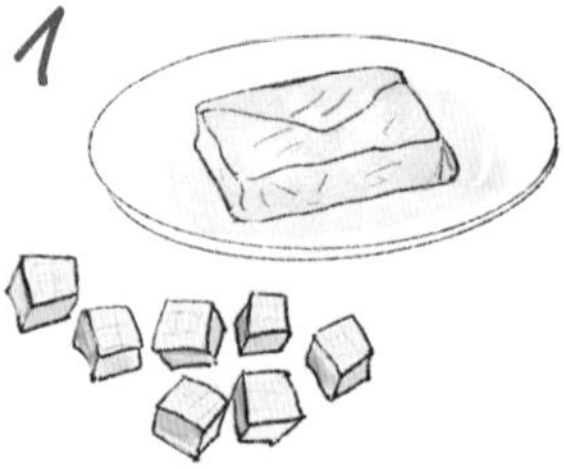

木綿豆腐は
キッチンペーパーに包んで、
重しをのせて
しっかり水切りしてから、
大きめのさいの目状に切る

2

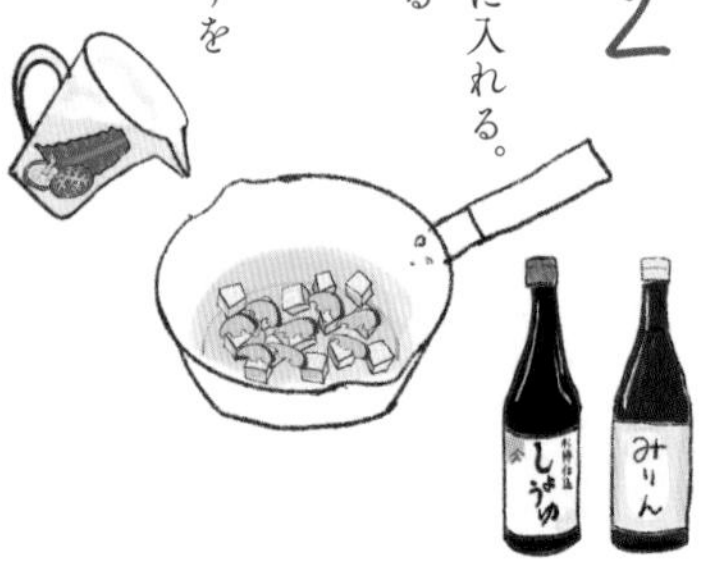


シイタケは、
薄切りにして鍋に入れる。
シイタケが浸かる
程度のだし汁と
醤油小さじ1～、
みりん小さじ1～を
加えて**味を**
**みて**中火で煮る

3

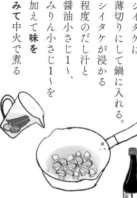

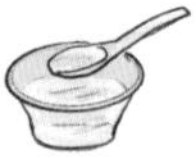

シイタケに火が通ったら、
1の豆腐を加えて
ひと煮立ちさせる。
火を一旦止めて、
水溶き片栗粉を加える

4

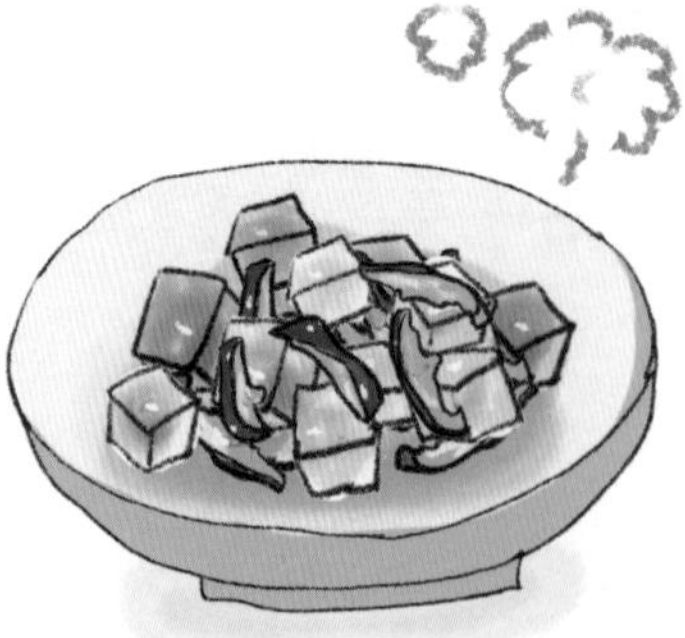

3を再度
弱火で加熱して
とろみがついたら
皿にもる

病気・不調の人は、コンブと干しシイタケの植物性のだし汁を使い、味付けは醤油のみにしてください。

レシピ

# 湯豆腐

**分量（2人分）**
豆腐…お好みの量
コンブ…15cm四方程度

## 1

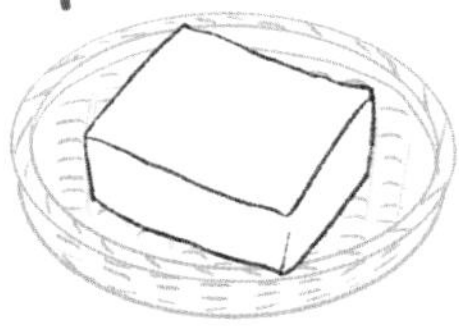

土鍋に水をはり、コンブを入れておく。
豆腐は軽く洗って
ザルにとり、
好みのサイズに切る

## 2

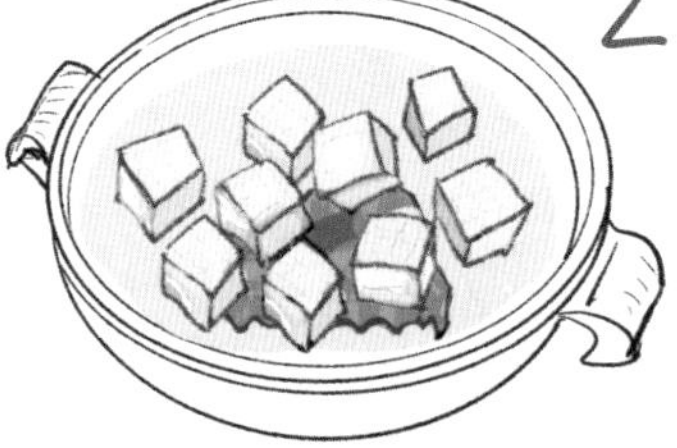

1の土鍋に豆腐を加えて弱火でじっくりと加熱する。
豆腐の稜線がふくらむ頃が食べ頃で、豆腐から気泡が出始める前に食べる

## 3

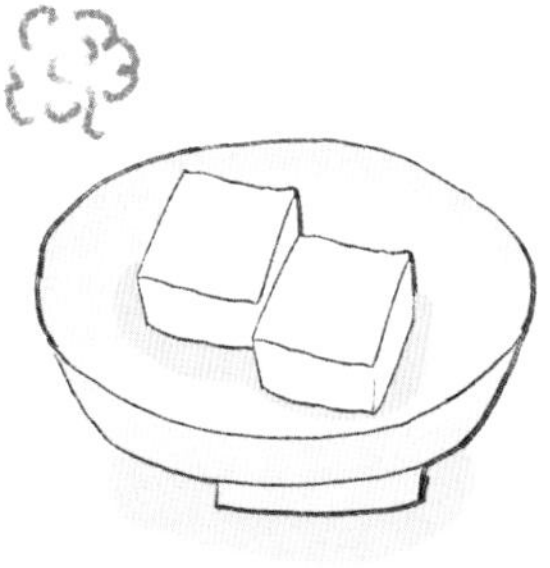

カツオ節のだしに、
**味をみながら**醤油少々～を
加えたつけダレで食べる

病気・不調の人は、醤油にレモン汁を加えたつけダレやスタミナ醤油（作り方はP225を参照）でいただきます。

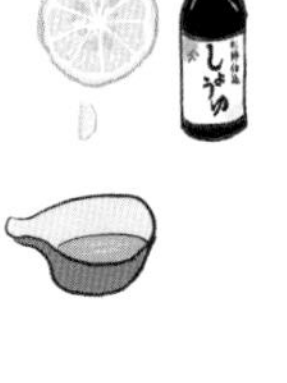

レシピ

# 湯葉と麩の煮物

**分量（2～4人分）**
乾燥湯葉…6～10g
麩…10個程度

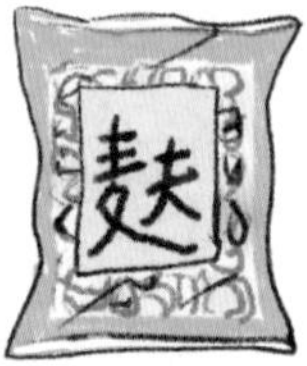


1
湯葉と麩は水で戻して、水切りしてから鍋に入れる

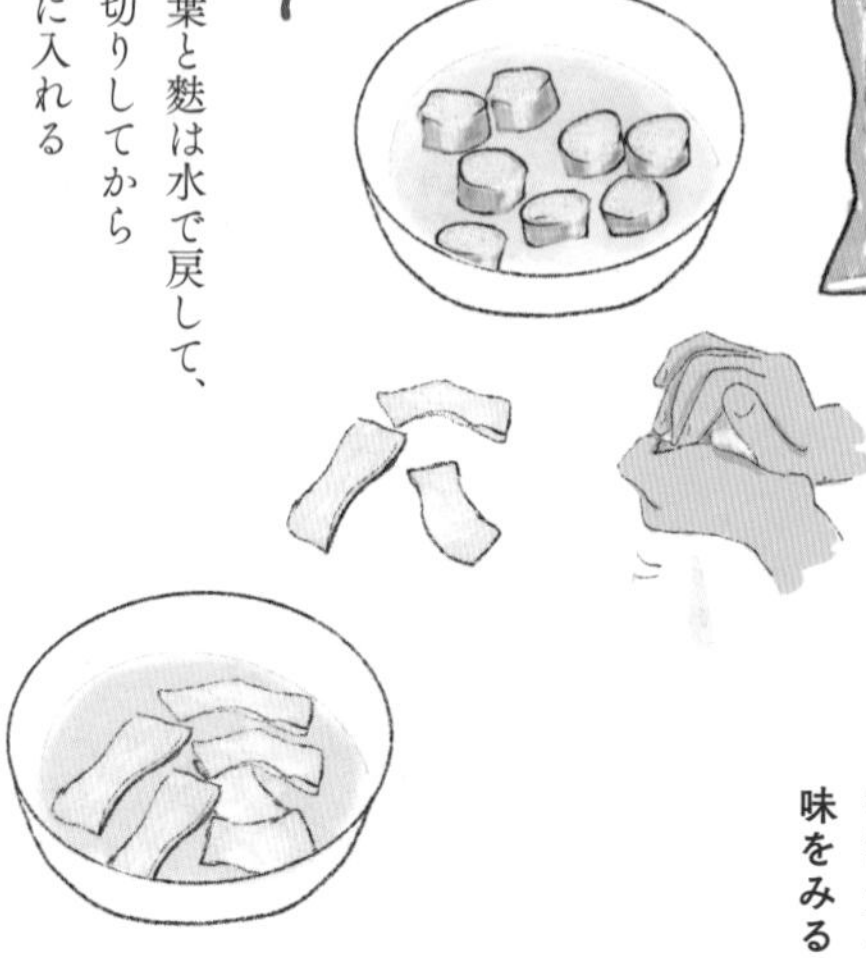

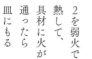

2
1の鍋にコンブとカツオ節でとった一番だしを具材がひたひたに浸かる程度入れ、醤油少々～を加えて**味をみる**

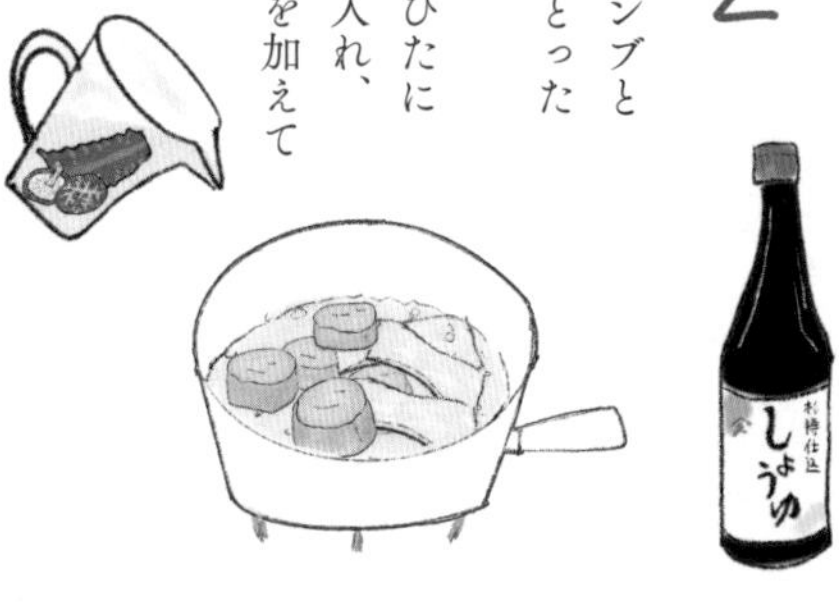


3
2を弱火で熱して、具材に火が通ったら皿にもる

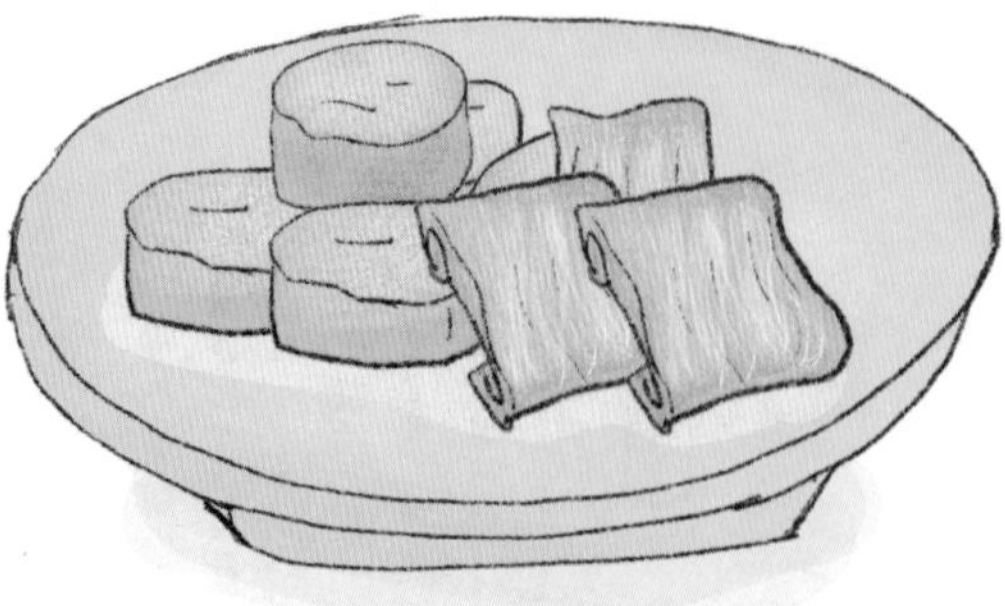

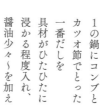

レシピ

# 卯の花

**分量（2～4人分）**
おから…200g
ニンジン、シイタケ、レタス…各20～30g
だし汁…200㎖

1

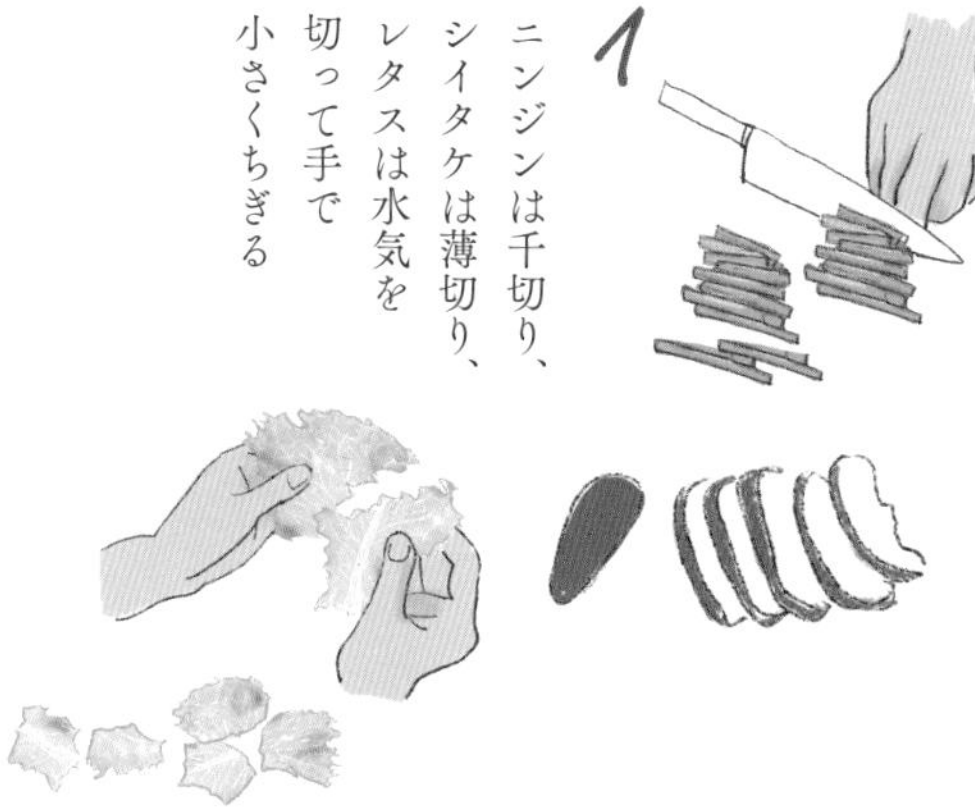

ニンジンは千切り、シイタケは薄切り、レタスは水気を切って手で小さくちぎる

2

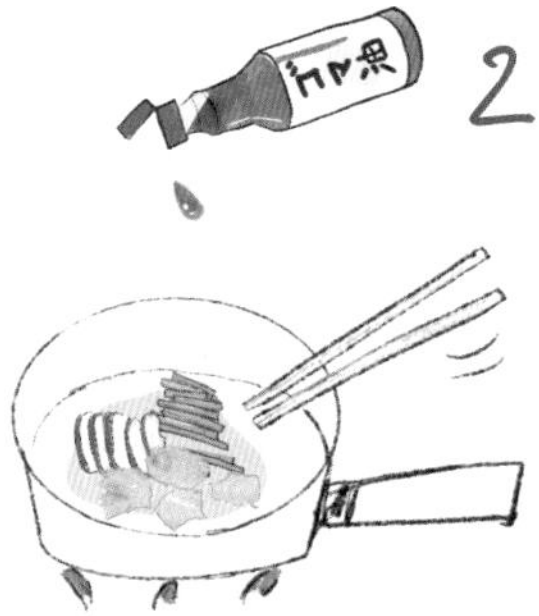

フライパンにゴマ油大さじ1を中火で熱し、1のニンジンとシイタケとレタスを炒める

3

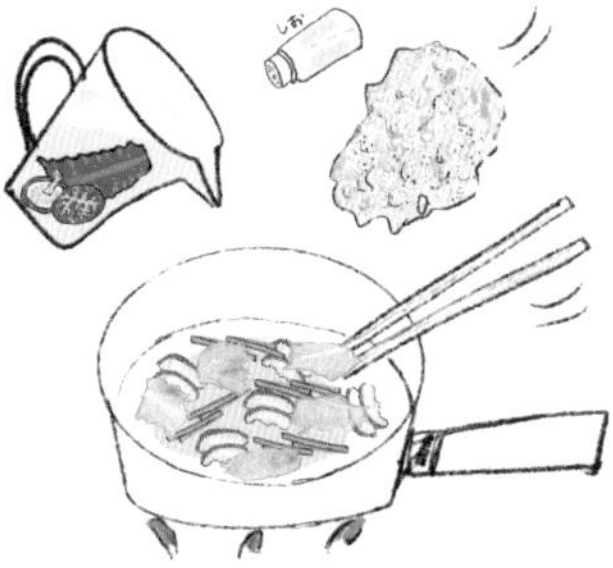

2の具材に火が通ったら、おからを加えて炒める。ひと煮立ちさせただし汁と塩少々を加えて**味をみる**

4

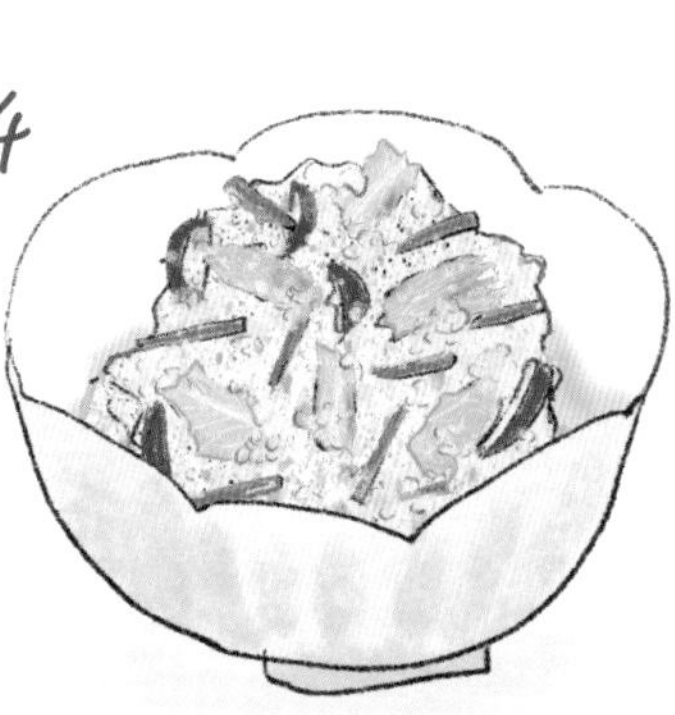

煮汁が残らないように弱火で煮しめたら完成

レシピ

# 豆腐と油揚げの味噌汁

**分量（2～4人分）**

豆腐（木綿・絹ごしはお好みで）…1／2丁
油揚げ…1／2枚
だし汁…300㎖

1

豆腐は水洗いして、ザルにとり水を切る。
油揚げは熱湯をかけて油抜きをして、短冊切りにする

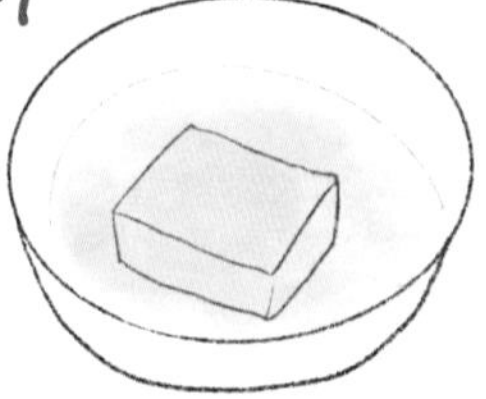

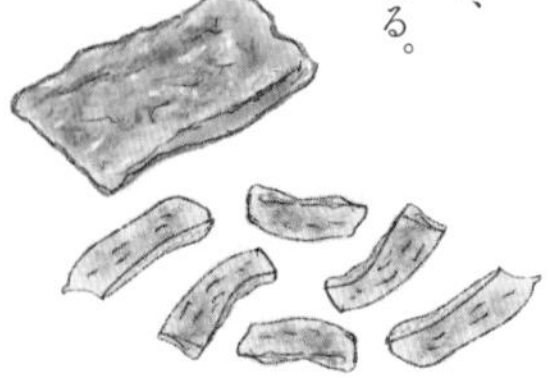

2

コンブとカツオ節のだし汁に、1の豆腐を好みの大きさのさいの目状に切って加える

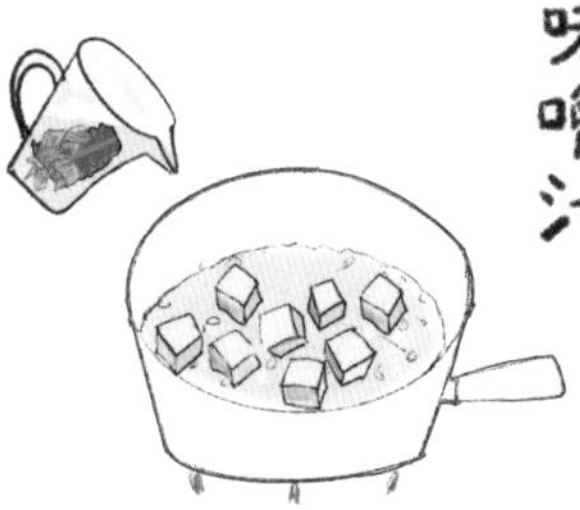

3

2の豆腐が温まったら、**味をみながら**味噌大さじ1～を溶かし入れて調整する

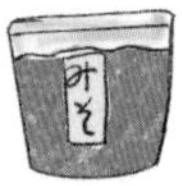


4

最後に1の油揚げを入れて、さっと火を通したら完成

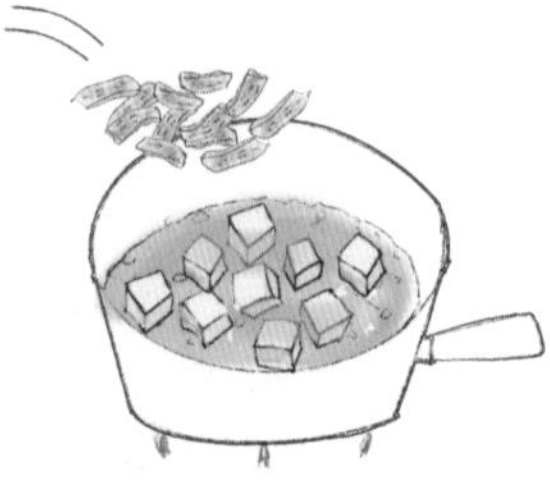

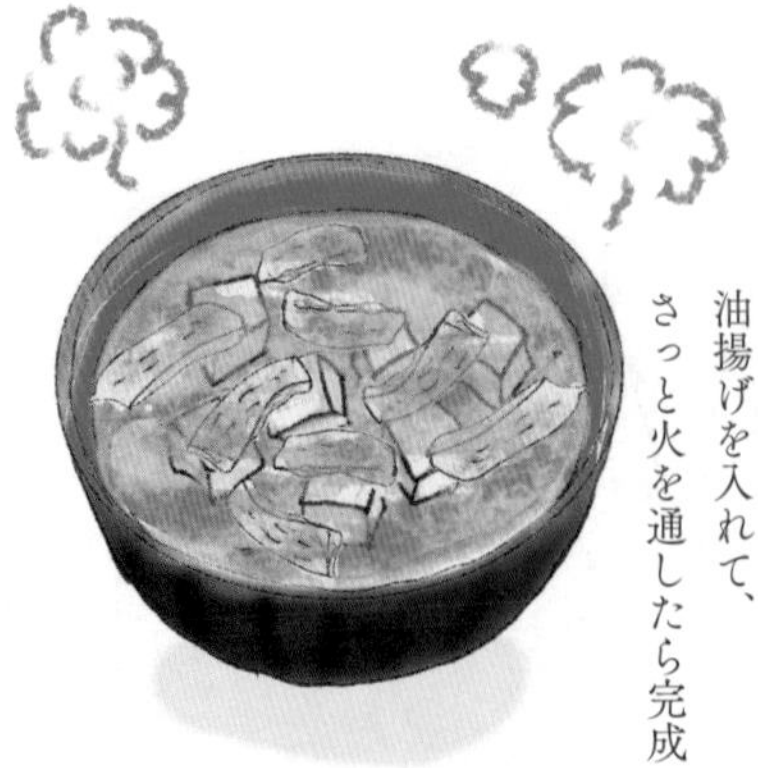

レシピ

# ニラと味噌の油揚げ焼き

**分量**（2〜4人分）

油揚げ…2枚
ニラ…約1／2束（100g）

1

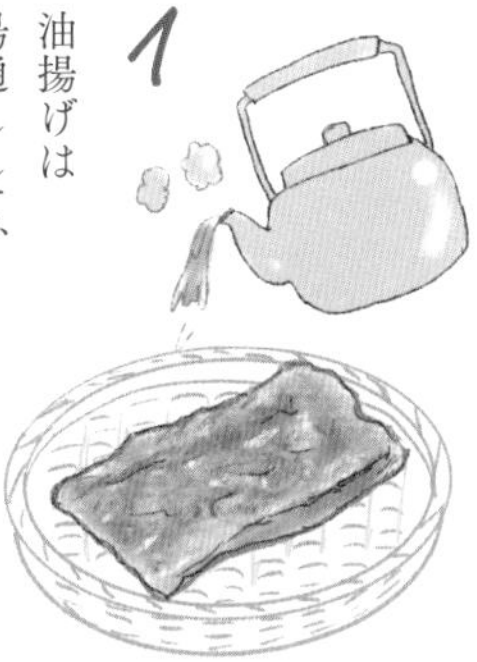

油揚げは湯通しして、油抜きをしてから湯切りし、半分に切って中を開く

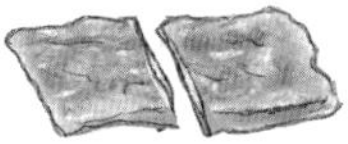

2

味噌大さじ2にみりんをほんの少し加えてのばす。ニラは小さく切って、のばした味噌と混ぜる

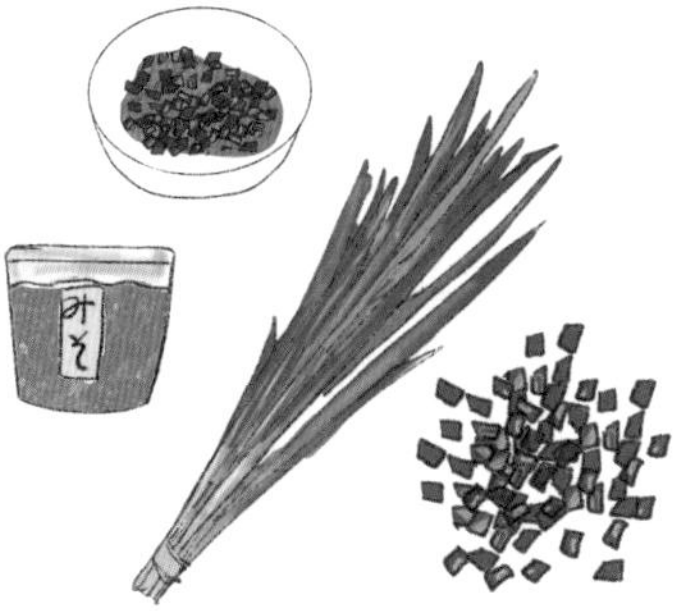

3

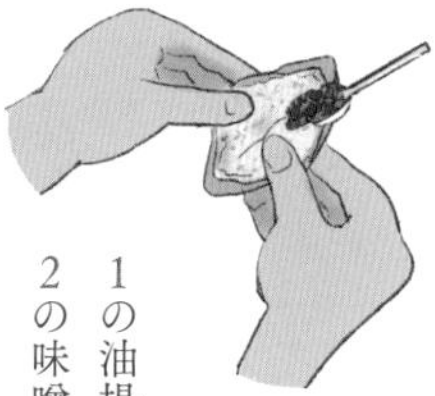

1の油揚げに2の味噌を詰める

4

フライパンにゴマ油を弱火で熱して3を入れ、焼き目がつくまで弱火でじっくり両面を焼いて完成

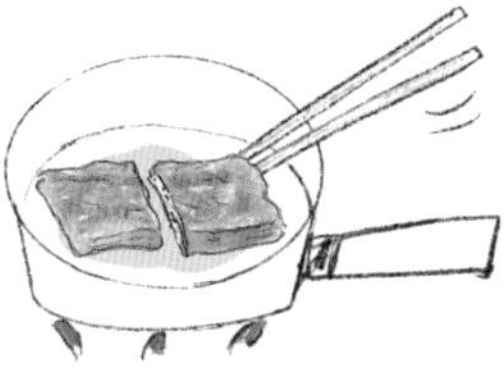

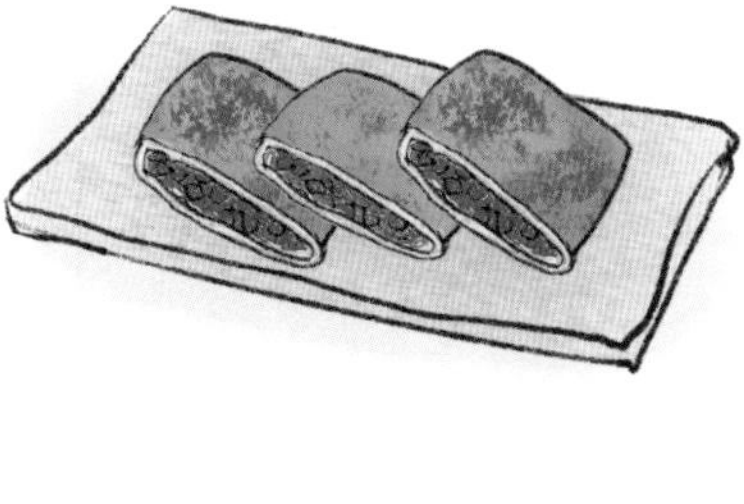

レシピ

# 納豆のおろしじゃこ和え

**分量**

納豆…お好みの量
ダイコン…適量
じゃこ…適量

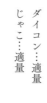

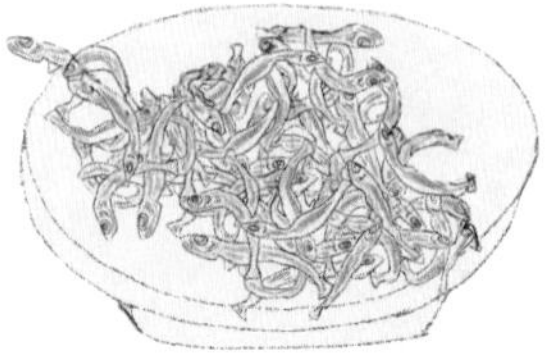

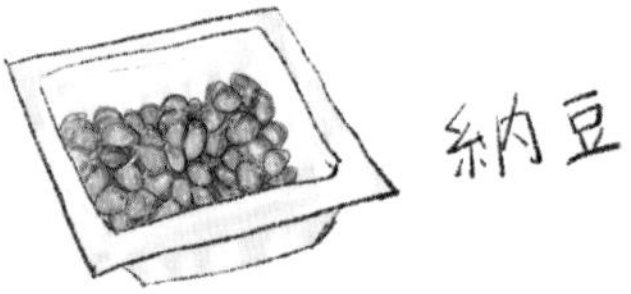


1

納豆に
じゃこを加えて
よく混ぜる

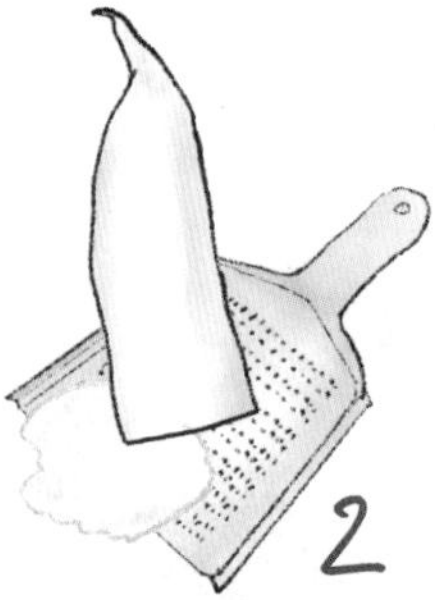

2

1にすりおろした
ダイコンの水分を
少ししぼってのせる

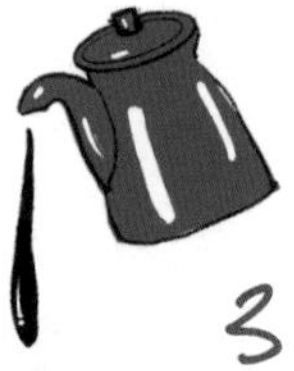

3

2に好みで
醤油をかけて
食べる

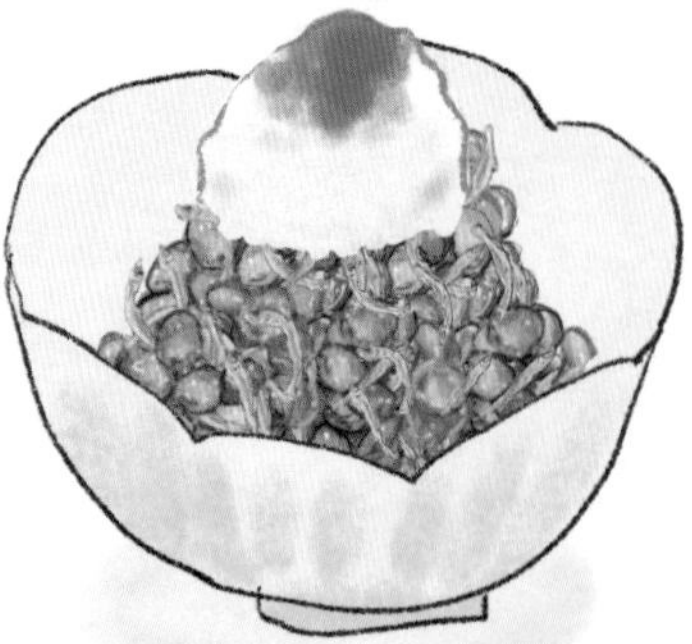

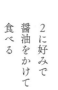

レシピ

# 納豆汁

**分量（2～4人分）**
納豆…約1パック（30～50g）
いつもの味噌汁…2人分

1
納豆をすり鉢ですりつぶす。
粒感を残すときは、
あらくつぶし、
粘りをだしたいときは
よくつぶしてください。
好みで調整しましょう

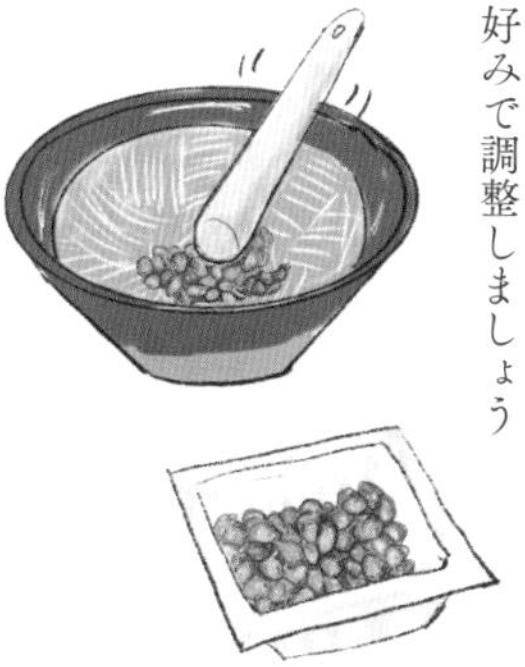

2
いつもの味噌汁に
2の納豆を入れて、
加熱する。
煮立たせないよう
に注意する

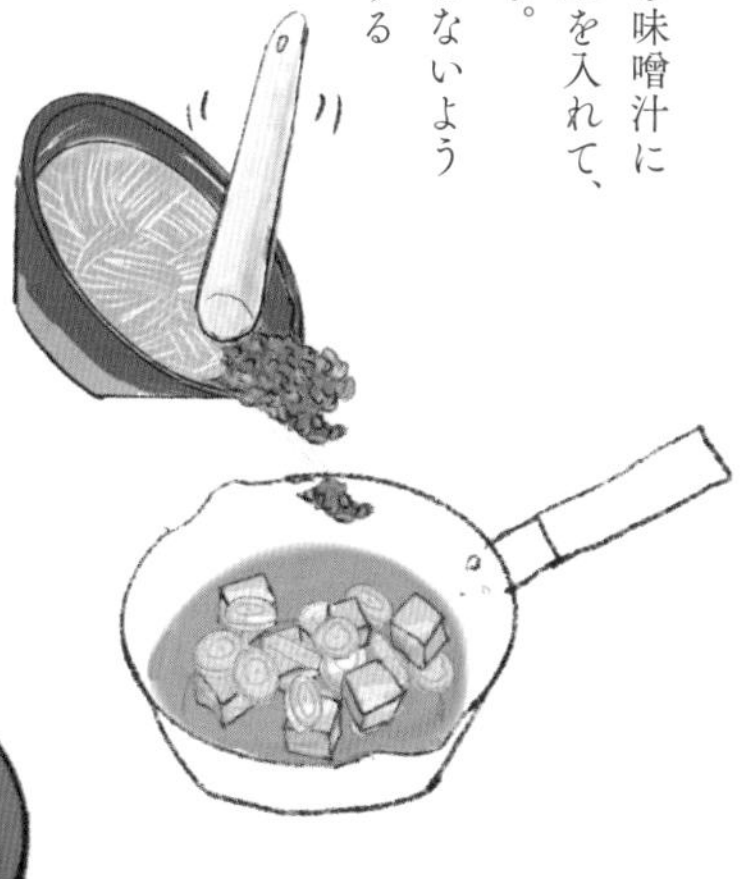

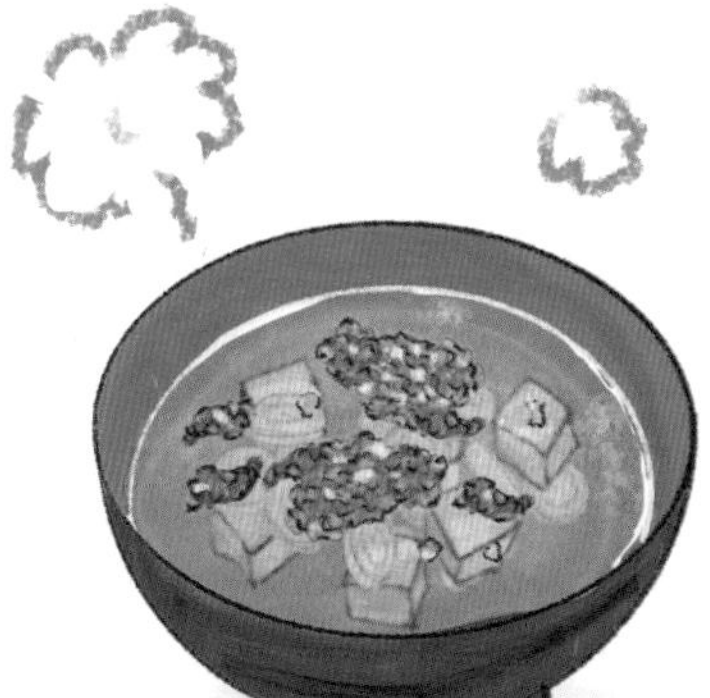

納豆を味噌汁に加えたあとに煮立てると、ぬめりがですぎたり納豆独特のにおいがきつくなるので、さっと加熱して仕上げます。

レシピ

# 麩とワカメの味噌汁

**分量（2～4人分）**
麩…4～6個
乾燥ワカメ…ひとつまみ
だし汁…300㎖

1

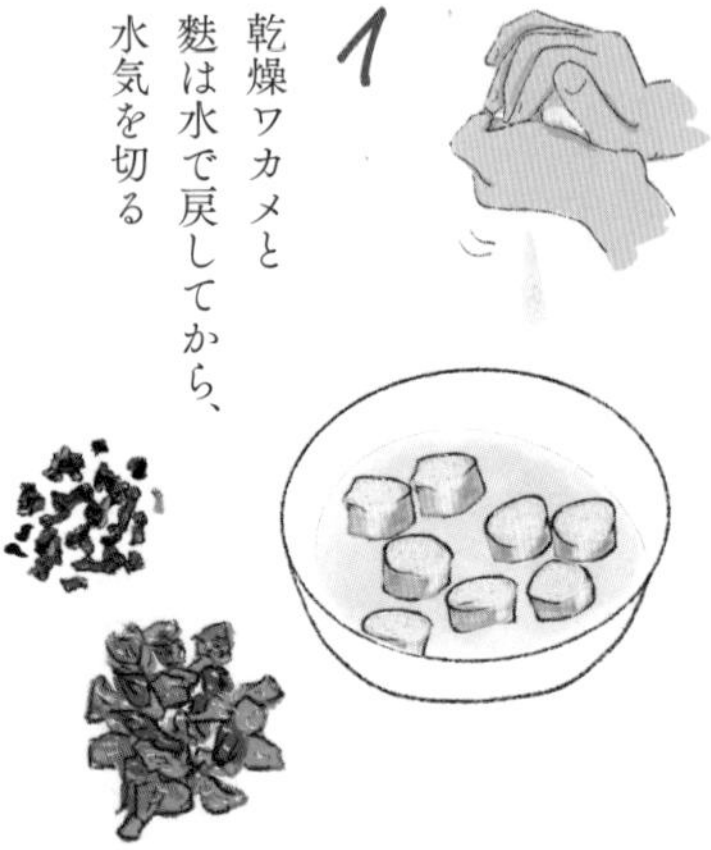

乾燥ワカメと麩は水で戻してから、水気を切る

2

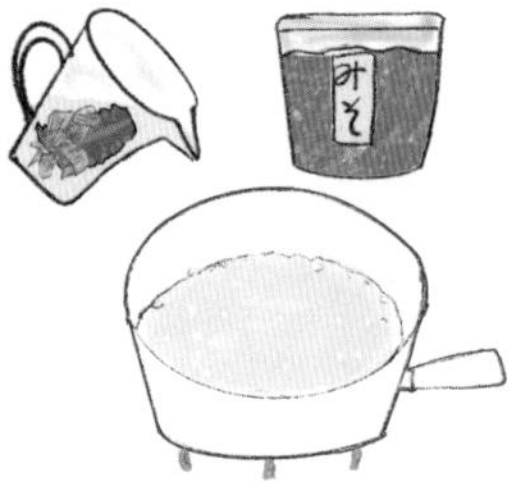


コンブとカツオ節でとっただし汁を中火で加熱して温める

3

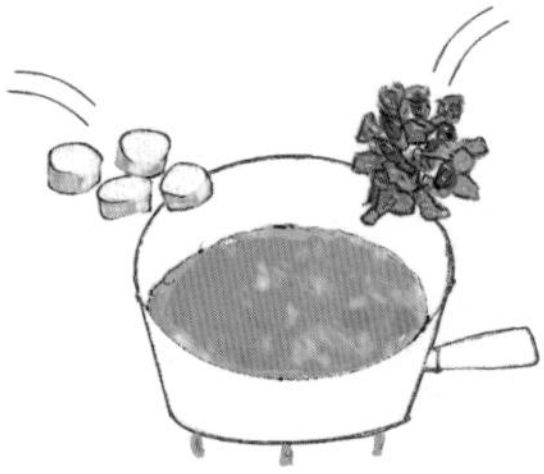

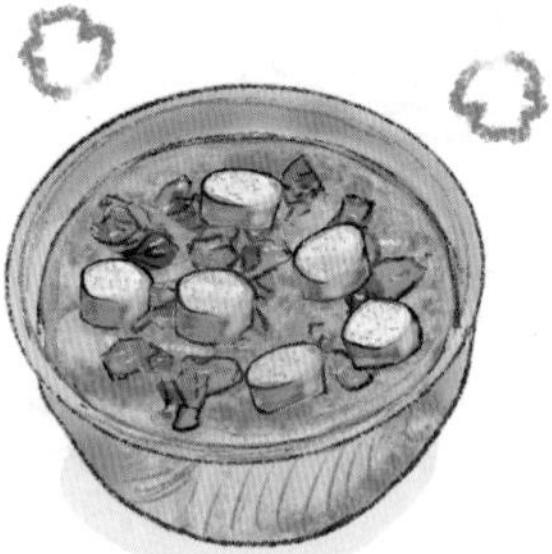

2の鍋に味噌大さじ1～**味をみながら**溶き入れ、1のワカメと麩を加えてさっと火を通したら完成

病気・不調の人は、カツオ節でとっただし汁は使わずに、コンブだけか、コンブと干しシイタケの合わせだしを使います。

レシピ

# 麩とキュウリの酢の物

**分量（2〜4人分）**
麩…10個程度
キュウリ…約1本（100g）

1

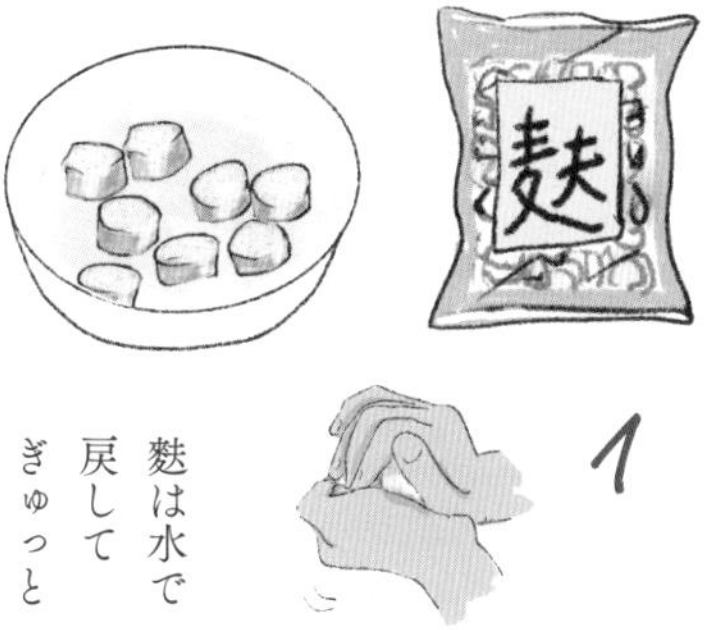


麩は水で戻してぎゅっと水分を絞る

2

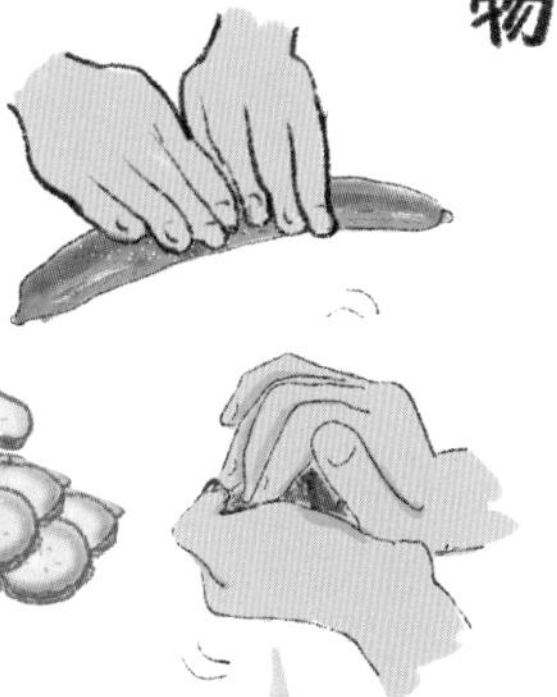

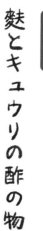

キュウリは板ずりして輪切りにする。さらに塩もみをして水分を絞る

3

1と2をあわせ、醤油大さじ1、みりん大さじ1、酢大さじ1の割合でつくった三杯酢にひたして皿にもる

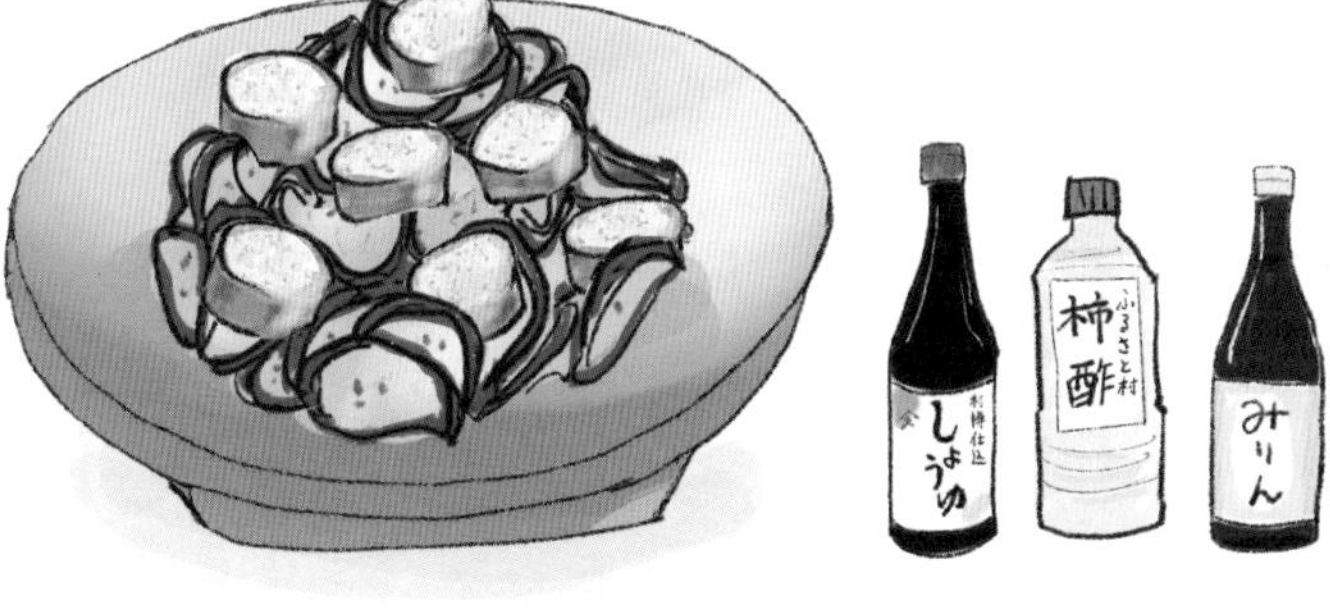

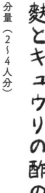

レシピ

# 車麩の甘煮

**分量（2～4人分）**
車麩…2～3枚
だし汁…200㎖

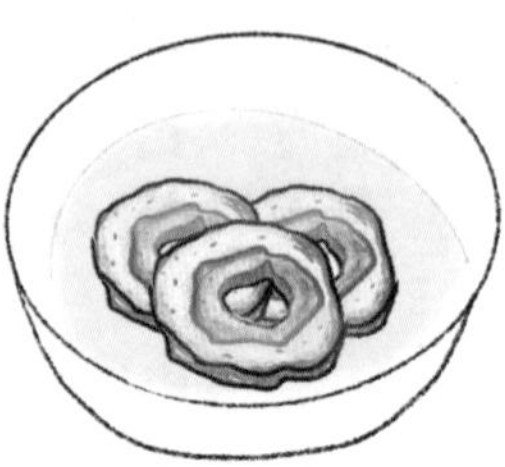

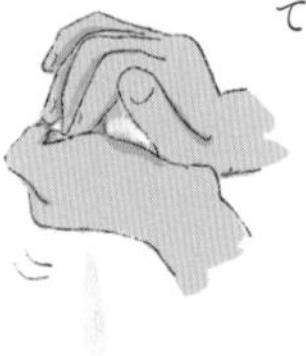

1
車麩はぬるま湯でしっとりするまで戻し、かたく絞って水気を切る

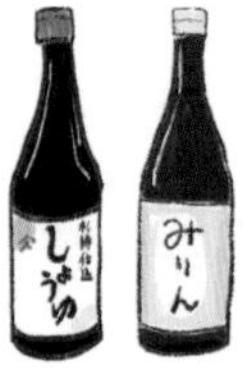


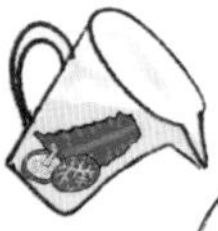

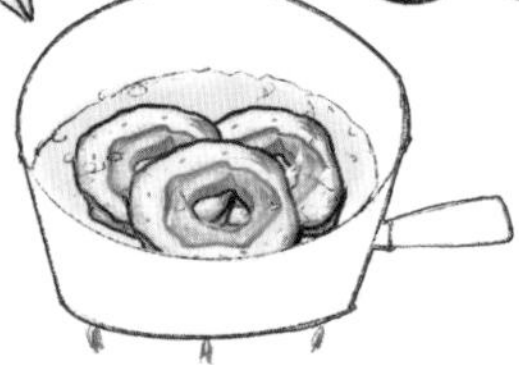

2
鍋に1を入れ、車麩がひたひたに浸るほどのだし汁と、**味をみながら**醤油小さじ1～、みりん小さじ2～を加えて、中火で加熱する

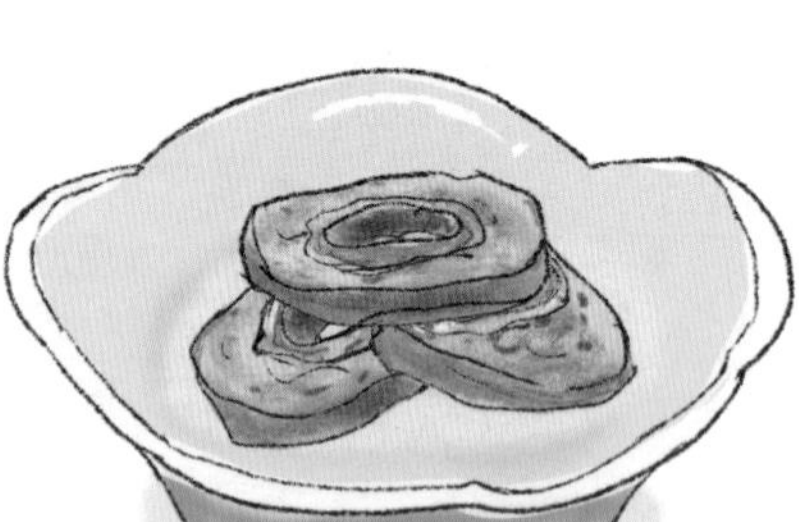

3
2の鍋が煮立ったら、弱火にして煮汁がなくなるまでじっくり煮しめて完成

病気・不調の人は、カツオ節でとっただし汁は使わずに、コンブだけか、コンブと干しシイタケの合わせだしを使います。

COLUMN

# ハレの日の食事
## ～卵、めん類など～

**食養の実践を楽しんでほしい**

『病気は、文字通り、気の病でもある。精神の働きはからだと深く連動していて、精神からくる病気もある』

『悪い食事は精神を乱し、いい食事は精神の安定につながる』

どちらも秋山先生の言葉です。

先生は、発病している人には、食養の実践を厳しく指導していましたが、発病していない人には、ストレスを感じずに、おいしく食べてもらうための工夫を凝らした食養ごはんを作られていました。

玄米、味噌汁、梅干し、漬物、野菜料理のおいしさを味わってもらい、その食事でからだが変わることを実感して、本人が自ら進んで、食養を実践することを望んでいたのです。

ふるさと村では、7～10日に1度ほど、ケージで放し飼いをして、安全な餌を与えているふるさと村の鶏の有精卵や魚（焼き魚）を使った料理などを食べる日がありました。

また、月に1回ほどの頻度で、スタッフやふるさと村に宿泊されている人のリクエストに応えた料理や、手作りのカレー、スパゲティ、刺身なども用意してくれました。

健康でいるために、肉や油、卵や乳製品、

COLUMN

甘いものや嗜好品を絶対に食べてはいけないと我慢したり、人に強制されて頭と心が納得していないのに無理やり制限しても、反動で失敗することが多いのです。

失敗するだけではなく、食養が実践できなかった罪悪感やできない自分を責めることで、からだに悪影響を与えることにもなりかねません。

本当に自分が納得したり、効果を実感したりすることで、自ら進んで実践できるように、秋山先生は、食養を強制することはありませんでした。

また、「健康にいいから○○だけを食べる」とか、「○○を制限すると健康になる」とか、極端に感じられるような健康志向や一時的な流行の健康法に対しては、懐疑的な考え方をもっていました。

いつの時代も健康法や健康食品は世間にあふれています。

食養に迷ったときは、次の秋山先生の言葉を思い出して、基本に戻ってみてください。

**『食べものが血液を作り、**
**血液がからだを作る』**

**『動物に医者はいない。**
**動物は断食・安静・保温でからだを治す』**

**『人類は飢えの歴史。**
**祖先は何千年間も、**
**今のような多品目を食べていない』**

**『日本人が長く食べてきたものを**
**基本にする』**

# おわりに

**『食養は、血液が入れ替わって効果が出るのに時間がかかり、ちゃんと噛まないと効果がない（玄米が消化できない）。必ず病気が治るとは言えないが、副作用はなく、食事を変えると、大きく人生は変わる』**

長く食養にたずさわった秋山先生の言葉です。とても正直で、実感のこもった重さがあります。

ふるさと村で暮らすまでのボクは、仕事が人生の中心でした。仕事以外の時間は、仕事でためこんだストレスを発散する時間で、身のまわりにある情報やモノは便利で快適で、ストレス発散のために、それらに接している時間はいろいろなことを忘れられて楽になりました。時間とエネルギーを浪費していたからか、1日はあっという間に流れ、昨日のことでさえ何をしていたのかを思い出すことが難しいありさまでした。

しかし、秋山先生に出会ってから時間がゆっくり進むようになりました。自然に囲まれた山のなかに住み、新聞やテレビ、インターネットが身近から消えたこともありますが、秋山先生の本質を突くひと言ひと言がこころに響き、ボクを変えたのです。

こうした秋山先生の言葉の深さと重みは、戦後生まれのボクたちが経験していない、戦争体験からきているのでしょう。

先生は、14歳のときに終戦を迎え、信じていたことや常識がすべてひっくり返り、それまでとはまったく反対のことが常識とされる体験をして、「常識やメディア、科学や文明を盲信せず、変わらない本質と本物を求める」ようになりました。

その「本質と本物」はボクに欠けていたものです。

先生の「本質と本物」が詰まった言葉を受け取り、その言葉の意味が少し理解できるようになると、漠然とあった生きることへの不安や生き急ぐことから解放され、人生に対する恐れや緊張がなくなっていきました。

やがて、料理も「本質と本物」を考えるようになりました。

料理を始めた当初は、短時間で簡単においしく作ることを重要視していました。味も、ふるさと村に来る前においしいと感じていた調味料に頼った強く刺激的な味つけを好んでいましたが、先生の料理の本質についての理解が深まるとともに、ていねいに調理をして、からだが必要としている本物の味を考えながら作るようになっていきました。

そして、ボクにとって、「食養は自分を大切にする」ことだというのに気がつきました。それは、ボクがこれまでの人生のなかで一番後回しにしていたことです。自分を大切にすることができるようになると、日々の生活を一日一日丁寧に積み重ねられ、毎日が充実していきました。

ボクは、おいしかった先生の食養ごはんを再現するための質問ばかりしていたのですが、先生は自らの料理をレシピにすることは最後までよしとされませんでした。

食養にとって本当に重要なことは、そのレシピを再現して食べることではなく、日本人が長く食べてきた食材と調味料を使い、からだが必要としている味つけで、できるだけ手を加えずシンプルに、質素に調理して、よく咀嚼して食べることです。

**『自分のからだが必要としている食材や味を理解して、自らが食事を通じてからだを養い、治していくこと』が秋山食養の本質**です。

作り方は、それぞれのやり方で「おいしく食べてほしいという気持ち」がこもっていれば、それでいいと考えていたからだと思います。

しかし、先生の料理が具体的にどのようなもので、シンプルな味つけがどういうものかを皆様にお伝えするには、参考にできる具体的なレシピが必要だとボクは考えました。

秋山先生は、2021年の初夏、最後までみんなと会話をして、周囲に迷惑をかけないために自らトイレに行く努力を続けましたが、だんだんと食べられなくなり、やがて飲むことも少なくなりました。そして、ある朝、胸の上で手を組み、静かに息を引き取りました。

生前、「人の健康のことを言ってきたので、自分が死んでいくときは、飲まず食わずでひとり静かに死んでいきたい」と言い続けていました。

その言葉通り、自らが望んでいた大往生でした。

秋山先生には、出版の1年前の5月に本を作ることをお伝えしたときからたくさんの質問をしてきました。先生の伝えたいことを間違って書くのは避けたかったので、一つひとつ先生が伝えたいことを確認しました。

本書のできあがりを見ていただけなかったのが、本当に残念でなりません。


先生の食養を、一人でも多くの人にお伝えして、からだが変わってほしいという思いから、この本の執筆を引き受けましたが、身に余る大役で、先が見えない状態が続きました。そのようななか、多くの方々のお力をお借りして、なんとかカタチにすることができました。

秋山先生、かけがえのない時間をありがとうございました。

このような機会を与えていただき、我慢強くとても丁寧に編集をしていただいたディスカヴァー・トゥエンティワンの大山聡子様、小石亜季様、深謝いたします。

ともに歩んでいただいた草野かおる様、鈴木静華様、吉村デザイン事務所の皆様、山西茂様、山田洋子様、支えてくださった多くの方々のおかげです。感謝の気持ちでいっぱいです。

そして、この本を手にとって読んでくださる皆様の少しでもお役に立てれば、本当にうれしいです。

山田　剛

病気、不調知らずのからだになれる
ふるさと村の食養ごはん

発行日　2021年9月20日　第1刷
　　　　2021年12月10日　第3刷

Supervisor　秋山龍三
Author　山田剛
Illustrator　草野かおる

Photographer　鈴木静華
Book Designer　吉村亮、眞柄花穂、石井志歩（Yoshi-des.）

Publication　株式会社ディスカヴァー・トゥエンティワン
〒102-0093　東京都千代田区平河町2-16-1 平河町森タワー11F
TEL 03-3237-8321（代表）　03-3237-8345（営業）　FAX 03-3237-8323　https://d21.co.jp/

Publisher　谷口奈緒美
Editor　大山聡子　小石亜季

Store Sales Company
安永智洋　伊東佑真　榊原僚　佐藤昌幸　古矢薫
青木翔平　青木涼馬　井筒浩　小田木もも
越智佳南子　小山怜那　川本寛子　佐竹祐哉
佐藤淳基　佐々木玲奈　副島杏南　高橋雛乃
滝口景太郎　竹内大貴　辰巳佳衣　津野主揮
野村美空　羽地夕夏　廣内悠理　松ノ下直輝
宮田有利子　山中麻吏　井澤徳子　石橋佐知子
伊藤香　葛目美枝子　鈴木洋子　畑野衣見
藤井かおり　藤井多穂子　町田加奈子

EPublishing Company
三輪真也　小田孝文　飯田智樹　川島理　中島俊平
松原史与志　磯部隆　大崎双葉　岡本雄太郎
越野志絵良　斎藤悠人　庄司知世　中西花
西川なつか　野﨑竜海　野中保奈美　三角真穂
八木眸　高原未来子　中澤泰宏　伊藤由美　俵敬子

Product Company
大山聡子　大竹朝子　小関勝則　千葉正幸　原典宏
藤田浩芳　榎本明日香　倉田華　志摩麻衣　舘瑞恵
橋本莉奈　牧野類　三谷祐一　元木優子　安永姫菜
渡辺基志　小石亜季

Business Solution Company
蛯原昇　早水真吾　志摩晃司　野村美紀　林秀樹
南健一　村尾純司

Corporate Design Group
森谷真一　大星多聞　堀部直人　村松伸哉
井上竜之介　王廳　奥田千晶　佐藤サラ圭
杉田彰子　田中亜紀　福永友紀　山田諭志　池田望
石光まゆ子　齋藤朋子　竹村あゆみ　福田章平
丸山香織　宮崎陽子　阿知波淳平　伊藤花笑
岩城萌花　岩淵瞭　内堀瑞穂　遠藤文香　オウユイ
大野真里菜　大場美範　小田日和　金子瑞実
河北美汐　吉川由莉　菊地美恵　工藤奈津子
黒野有花　小林雅治　坂上めぐみ　佐瀬遥香
鈴木あさひ　関紗也乃　高田彩菜　瀧山響子
田澤愛実　田中真悠　田山礼真　玉井里奈
鶴岡蒼也　道玄萌　富永啓　中島魁星　永田健太
夏山千穂　平池輝　日吉理咲　星明里　峯岸美有
森脇隆登

題字　竹永絵里
Proofreader　堀口真理
DTP　株式会社RUHIA
Printing　シナノ印刷株式会社



ISBN978-4-7993-2746-3 